JN325854

新 超音波ガイド下 区域麻酔法

―超音波画像を利用した神経ブロック法のすべて―

編 集

小松　徹（愛知医科大学名誉教授）
佐藤　裕（つがる西北五広域連合西北中央病院副院長・麻酔科長）
白神豪太郎（香川大学医学部麻酔学講座教授）
廣田　和美（弘前大学大学院医学研究科麻酔科学講座教授）

克誠堂出版

執筆者一覧

編集

小松　　徹	愛知医科大学名誉教授
佐藤　　裕	つがる西北五広域連合 西北中央病院副院長・麻酔科長
白神豪太郎	香川大学医学部麻酔学講座教授
廣田　和美	弘前大学大学院医学研究科麻酔科学講座教授

（五十音順）

執筆者

佐藤　祐子	愛知医科大学医学部麻酔科学
小松　　徹	愛知医科大学病院
佐藤　　裕	つがる西北五広域連合 西北中央病院麻酔科
栗田　昭英	金沢大学附属病院麻酔科蘇生科
山本　　健	金沢大学附属病院麻酔科蘇生科
瀬尾　憲正	美術館北通り診療所／昭和大学医学部／香川大学医学部
森本　康裕	宇部興産中央病院麻酔科
堀田　訓久	自治医科大学麻酔科学・集中治療医学
林　　英明	独立行政法人労働者健康福祉機構 関西労災病院麻酔科
北山　眞任	弘前大学医学部附属病院麻酔科
柴田　康之	名古屋大学医学部附属病院麻酔科
藤原　祥裕	愛知医科大学医学部麻酔科学
中本　達夫	独立行政法人労働者健康福祉機構 大阪労災病院麻酔科
原戸美佐子	社会福祉法人聖霊会 聖霊病院麻酔科
武田　敏宏	香川大学医学部麻酔学
白神豪太郎	香川大学医学部麻酔学
山内　正憲	札幌医科大学医学部麻酔科
廣田　和美	弘前大学大学院医学研究科麻酔科学
臼井　要介	水谷痛みのクリニック
白川　　香	水谷痛みのクリニック
水谷　彰仁	水谷痛みのクリニック
橋本　　篤	愛知医科大学医学部麻酔科学
伊藤　　洋	愛知医科大学医学部麻酔科学
岡田　　修	自治医科大学とちぎ子ども医療センター麻酔科

（執筆順）

序　文

　区域麻酔の利点は侵害刺激遮断，術中合併症発症頻度減少，死亡率減少，良好な術後鎮痛，経済効果，術後合併症減少，術後回復過程改善(麻薬使用量減少，制吐薬使用量減少，早期回復，早期退院，患者満足度向上)等が知られていた。しかし，2006年に「超音波ガイド下神経ブロック法ポケットマニュアル」2007年の「超音波ガイド下区域麻酔法」出版までは区域麻酔の柱である末梢神経ブロックはほとんど行われなかった。超音波ガイド下区域麻酔は神経，神経周辺組織の血管，骨，筋肉，筋膜，腱，ブロック針をリアルタイムに超音波画像上で描出しながら手技を行うことができるようになった。それまで難易度が高く熟練者でも安全性，成功率等に問題のあった末梢神経ブロックはすべての麻酔科医にとって施行可能な技術となった。

　ここ数年の超音波機器の急速な発展により鮮明な画像描出が可能となった。そのために，超音波ガイド下区域麻酔は新たな発展がみられた。当初超音波ガイド下区域麻酔の理論的利点が考えられた。臨床応用が広がるに従って，利点とともにその限界も明らかになりつつある。利点としては局所麻酔薬投与量減少，電気刺激の不快感消失，麻薬主体の術後鎮痛効果向上に寄与などがこれまでに確認された。しかし，腕神経叢・鎖骨下アプローチの複数部位局所麻酔薬投与は有効性を向上させない，腕神経叢カテーテル留置による持続ブロックは術後24時間は良好な鎮痛が得られるにもかかわらず，その後鎮痛効果は減弱する，神経管内局所麻酔薬注入を防止できないなどが明らかになった。

　アウトカムに関しては，死亡率改善は見られなかったが，特定のアウトカムに焦点を絞った研究でアウトカムの改善がみられた。特に，超音波ガイド下区域麻酔は麻薬主体の鎮痛管理に寄与し，術中・術後鎮痛に利益のあることを示している。さらに，超音波ガイド下区域麻酔の技術的発展はすべての年代の患者に著明な利益をもたらしていることが明らかになった。

　深部ブロックについては超音波ガイドの利点がないと考えられてきたが，機器の発展とともに，腕神経叢ブロック・鎖骨下アプローチ，腰神経叢ブロック，坐骨神経ブロック・殿下部アプローチ・傍仙骨アプローチ等で超音波ガイド下あるいは補助下に行うことが試みられるようになった。しかし，現段階では超音波画像の深部組織の可視化は不十分であり，超音波ガイド単独で正確な解剖に基づく神経ブロックは不可能なため，補助的手段が必要である。今後の機器の発展により，深部組織の神経ブロックの臨床応用が容易となり，安全性，成功率改善が期待される。

　当初，超音波ガイド下区域麻酔の理論的利点と考えられていた神経損傷が減少することは現実となることはなかった。一方，爆発的に区域麻酔施行者は多くなったが，神経損傷の頻度が増えなかった。これは，超音波画像上で組織解剖と神経ブロックをリアルタイムに多くの人々が共有して手技を施行できるためと考えられる。

　この5〜7年間に新たな区域麻酔施行者が増加した。この要因の一つは超音波ガイド下区域麻酔の学習曲線が急峻なためである。超音波ガイド下神経ブロック以前の神経ブロックは熟練者のみができた手技であった。初心者の成功率は極端に悪く，合併症頻度も多かったことが理

由で，多くの人々はその段階でギブアップしたのだ。1900年代初期にCrile GWがAnoci-Association に記載したように，区域麻酔は侵害刺激をほとんど遮断することが示されているにもかかわらずその後100年間一部の熟練者を除いて使用されなかった。これが，誰でもできる手技となったのであるから，超音波ガイドはすばらしい医療技術の発展である。

本書が超音波ガイド下区域麻酔の標準的手技確立，読者の超音波ガイド下区域麻酔の手技の進歩に役立つことを願う。

2012年5月吉日

愛知医科大学名誉教授　小松　徹

超音波ガイド下神経ブロックを安全に実施するための JSURA ガイドライン 2011

日本超音波区域麻酔研究会,Round Table Meeting
合同ガイドライン作成委員会
伊藤　洋,北山眞任,小松　徹,佐倉伸一,佐藤　裕,
柴田康之,白神豪太郎,瀬尾憲正,武田敏宏,谷西秀紀,
中條浩介,土井克史,中本達夫,西脇公俊,林　英明,
原かおる,廣田和美,藤原祥裕,堀田訓久,森本康裕,
山内正憲（五十音順）

　2005 年に日本麻酔科学会第 52 回学術集会で超音波ガイド下区域麻酔に関するシンポジウムとワークショップが開催され 6 年が経過した。その後,超音波ガイド下区域麻酔の急速な普及とともに数多くの臨床医がさまざまな手法を用いて試行するようになった。神経ブロックの安全性・正確性確保の観点から多くの臨床医は超音波ガイド下神経ブロックのガイドラインの必要性を認識するようになった。

　日本超音波区域麻酔研究会と Round Table Meeting のメンバーによるガイドライン作成のための会議が 2011 年初頭より開始され,12 項目の日本超音波区域麻酔研究会（JSURA）ガイドライン 2011 がまとめられた。さらに,各神経ブロックの難易度が検討され,それに従って JSURA 超音波ガイド下神経ブロック難易度が策定された。

● JSURA 超音波ガイド下神経ブロック ガイドライン 2011

1. ブロックの実施に先立ち,基礎知識を習得する
2. 穿刺に先立ちプレスキャンを行い,ランドマークとなる血管,筋肉,筋膜,骨などの解剖学的構造を描出する
3. 超音波短軸像で神経,神経叢などの目標を同定する
4. 個人差を認識し,解剖学的破格の有無を確認する
5. 合併症を避けるため,安全な針の穿刺経路を計画する
6. 清潔操作で手技を行う
7. 超音波画像上で針先を確認できないまま針を進めない
8. 目標の同定を確実にするために,神経刺激法などの手段を併用してもよい
9. 少量の薬液を試験投与して針先位置を確認する
10. 意図する薬液の広がりが得られない場合は,ブロック針の位置を調節する
11. 救急処置の準備をし,患者観察を怠らない
12. 容易なブロックから開始する

解　説

ガイドライン 2011 の項目別に簡単な解説を記す。

1 ブロックの実施に先立ち，基礎知識を習得する

　神経ブロック実施に先立ち，超音波物理学，機器の調整に関する基礎知識とブロックに関連する部位の解剖学・超音波解剖学に関する基礎知識を習得する。また，超音波ガイド手技に関する基本的事項，プローブの選択，プローブ操作，ブロック針とプローブの位置関係などを学ぶ。特に"PART"と呼ばれるプローブ操作に習熟する。P は Pressure（適度な圧調節），A は Alignment（長軸方向への走査），R は Rotation（回転走査），T は Tilting（傾き走査）を示す。

　ブロック時のプローブと針の位置は二種類ある。超音波ビーム面に針を平行に進める"平行法"と，ビーム面に垂直に針を進める"交差法"がある。平行法が安全性と容易さから超音波ガイド下神経ブロックの基本である。

2 穿刺に先立ちプレスキャンを行い，ランドマークとなる血管，筋肉，筋膜，骨などの解剖学的構造を描出する

3 超音波短軸像で神経，神経叢などの目標を同定する

　超音波画像として描出が容易な解剖学的組織は血管，筋肉，筋膜，骨である。目的組織の近隣の最も容易に識別できる超音波画像ランドマークを短軸像で描出し，そこから解剖学的知識に基づいてプローブを中枢あるいは末梢へ走査して目的組織を超音波画像上に描出する。主な末梢神経ブロックの超音波画像ランドマークを示す。

＜神経ブロックと超音波画像ランドマーク＞
斜角筋間アプローチ：鎖骨下動脈を超音波画像ランドマークとして末梢から中枢へ走査すると中斜角筋，前斜角筋，腕神経叢が描出できる。
鎖骨上アプローチ：鎖骨下動脈を超音波画像ランドマークとする。鎖骨下動脈外側に腕神経叢が描出できる。
正中神経ブロック：上腕動脈を超音波画像ランドマークとする。動脈内側に神経を描出できる。
橈骨神経ブロック：上腕骨橈骨神経溝部を超音波画像ランドマークすると神経が描出できる。
尺骨神経ブロック：尺骨動脈を超音波画像ランドマークとする。前腕中枢で動脈中枢側に神経が描出できる。
腰神経叢ブロック：横突起を超音波画像ランドマークとする。神経は横突起外側深部に描出できる。
大腿神経ブロック：大腿動脈を超音波画像ランドマークとする。神経は動脈の外側，腸骨筋膜と腸骨筋の間に神経が描出できる。

坐骨神経ブロック（大殿筋下ブロック）：大転子と坐骨結節を超音波画像ランドマークとする。神経は大殿筋下面と骨間に描出できる。

坐骨神経ブロック（膝窩ブロック）：膝窩動脈を超音波画像ランドマークとする。脛骨神経は膝窩動脈外側に描出できる。プローブを中枢へ走査すると脛骨神経と腓骨神経が併合するのが描出できる。

4 個人差を認識し，解剖学的破格の有無を確認する

5 合併症を避けるため，安全な針の穿刺経路を計画する

　超音波ガイド下神経ブロックは，神経・血管・胸膜や腹膜などの組織構造が可視化されるため，安全性が高いと考えられている。しかし，神経障害，病的変異や血管穿刺による血腫形成，局所麻酔薬中毒，気胸などの報告がある。

　合併症を避けるため，穿刺前走査の際に解剖学的破格と注意すべき組織構造を確認し，最も安全かつ容易な針の穿刺経路を計画することが重要である。

6 清潔操作で手技を行う

　重篤な感染症を合併することはまれであるが，カテーテル留置を行う持続神経ブロックに関連して感染による合併症の報告がある。神経ブロックの手技・器具の取り扱いに関して，標準化された清潔操作の方法は確立されていない。これまでの症例報告や臨床研究の知見を根拠に，超音波ガイド下神経ブロックに伴う感染症の発生を最小にするための方法として以下の項目を提唱する。

1. ブロック施行前に消毒薬を用いて手洗いを行うこと。消毒薬は，アルコールを含有するもののほうが含有しないものに比べて，高い殺菌効果と長時間の効果持続を期待できる（Grade A）。
2. 感染予防に有効な最善の手洗い方法（すなわち，通常の手洗いと完璧な外科的手洗いの比較など）は検証されていない。
3. 指輪や時計は，手洗いの前にはずすことが望ましい（Grade B）。
4. 清潔手袋を着用すること。ただし，これは手洗いの効果を補うものであり，手洗いに取って代わるものではない。手袋の着用は，患者のみならず医療従事者を感染から守る（Grade A）。
5. 手術室内で区域麻酔を実施する場合，手術ガウンの着用が必須であるかどうかは不明である。
6. マスクの着用は，ブロックを行う医師の上気道に由来する細菌感染を減らすのに有効である（Grade B）。
7. 短期間（例えば，24時間以内）のカテーテル留置に，細菌フィルターの使用は必須でない（Grade B）。
8. 穿刺部の皮膚消毒は，アルコール含有クロルヘキシジンを第一選択として使用すべきである（Grade A）。

7 超音波画像上で針先を確認できないまま針を進めない

8 目標の同定を確実にするために，神経刺激法などの手段を併用してもよい

　超音波ガイド下神経ブロックは，従来の神経刺激法によるブロックに比して，成功率，ブロックに必要な時間，合併症の頻度などで優れた方法である．しかし，ブロックの成功には超音波画像により神経組織や周辺の組織（血管など）とブロック針先が明確に同定されている必要がある．組織と針先の同定が不十分なままブロックを行うことはブロックの不成功だけでなく，血管穿刺や神経内注入による神経障害など重篤な合併症を引き起こす可能性がある．

　良好な超音波画像が得られない場合，形態学的アプローチ法と電気生理学的アプローチ法を併用した dual-guidance 末梢神経ブロックが神経ブロックの成功率や安全性の向上に有用である．

　深部のブロックでは超音波画像描出が困難であり，X 線透視下あるいは超音波と X 線の併用を推奨する．

　（Grade A：強く勧められる，Grade B：勧められる）

9 少量の薬液を試験投与して針先位置を確認する

　局所麻酔薬の投与開始の際，まず少量（2 ml 以内）の薬剤を試験投与して針先位置を最終確認する．シリンジを指で押して神経周囲への局所麻酔薬の広がりを確認できない時は針先が血管内にあるか，超音波画像でとらえられていない可能性を疑う．試験投与で注入圧が高い場合には神経障害を防ぐため針先位置の調整が必要である．

10 意図する薬液の広がりが得られない場合は，ブロック針の位置を調節する

　局所麻酔薬の広がりが超音波画像上好ましくない場合は，針の位置調整を行う．血管内注入を避けるため，局所麻酔薬の全注入期間を通じて局所麻酔薬が超音波画像下に広がることを確認する．

11 救急処置の準備をし，患者観察を怠らない

　蘇生器具の準備，頻回な注射器の吸引，標準的なモニタリング，テストドーズの投与，患者の反応，薬剤注入時の状態（抵抗や疼痛など）の観察など，局所麻酔の安全に関するガイドラインを遵守する．

　脂肪乳剤は局所麻酔薬中毒の有効な治療法である．20％イントラリピッド 1.5 ml/kg をボーラス投与した後，0.25 ml/kg を 10 分間かけて投与する

12 容易なブロックから開始する

　超音波ガイド下神経ブロックのトレーニング過程では，難易度の低い神経ブロックから始める．ある程度経験を積んだのち，難易度の高い神経ブロックを施行する．

● 超音波ガイド下神経ブロック難易度— JSURA 難易度

　神経の識別，目標の深さ，合併症の3項目の基準に従って，超音波ガイド下末梢神経ブロックをレベルⅠ（初級）からレベルⅤ（上級）の五段階に難易度を分類した。

＜難易度レベルの基準＞

1）神経の識別
　1. 識別不要あるいは識別容易
　2. 識別容易
　3. 識別やや困難
　4. 識別困難

2）目標の深さ
　1. 浅層
　2. 深層

3）合併症
　1. 合併症が少ない
　2. 合併症が多くはない
　3. 合併症は起こると重篤なことがある

＜超音波ガイド下神経ブロック JSURA 難易度＞

レベルⅠ：神経の識別が必須でない
　　　　　比較的浅部の目標
　　　　　合併症が少ない

レベルⅡ：神経の識別が容易
　　　　　比較的浅部の目標
　　　　　合併症が多くはない

レベルⅢ：神経の識別が容易
　　　　　比較的浅部の目標
　　　　　合併症は起こると重篤なことがある

レベルⅣ：神経の識別がやや困難
　　　　　比較的深部の目標
　　　　　合併症は多くない

レベルⅤ：神経の識別が困難
　　　　　比較的深部の目標
　　　　　合併症は起こると重篤なことがある

　これらのレベルに従って，各末梢神経ブロックを表（次頁）にまとめた。

表 超音波ガイド下神経ブロック JSURA 難易度

レベル 1	レベル 2	レベル 3	レベル 4	レベル 5
腹直筋鞘ブロック	大腿神経ブロック	腕神経叢ブロック 斜角筋間アプローチ， 鎖骨上アプローチ， 鎖骨下アプローチ	坐骨神経ブロック 殿下部アプローチ， 傍仙骨アプローチ， 前方アプローチ	胸部傍脊椎神経ブロック
腹横筋膜面ブロック	坐骨神経ブロック 膝窩アプローチ	肋間神経ブロック （側胸部）	仙腸関節ブロック	肋間神経ブロック （背部）
腸骨鼠径・腸骨下腹神経ブロック	腕神経叢ブロック 腋窩アプローチ	頸部神経根ブロック		腰神経叢ブロック （大腰筋筋溝ブロック）
閉鎖神経ブロック	大後頭神経ブロック			深頸神経叢ブロック
腸骨筋膜下ブロック				仙骨神経根ブロック
浅頸神経叢ブロック				星状神経節ブロック
仙骨硬膜外ブロック				

結 語

　日本超音波区域麻酔研究会と Round Table Meeting のメンバーにより作成した『JSURA 超音波ガイド下神経ブロックガイドライン』について提示した。

　本ガイドラインは，超音波ガイド下神経ブロックを実施する際の最低限遵守すべきことであり，個々のアプローチの際には，さらに注意すべきこともあるため，実際の臨床においては十分なトレーニングのもと実施することが望ましい。なお，参考文献は本書総論，各論に記載されている。

Contents

I 総論

1. 周術期疼痛管理における区域麻酔の役割
   —周術期疼痛管理における区域麻酔は長期予後を変えられるか？— 佐藤祐子・小松 徹 ... 3
2. 区域麻酔法の手技
   —ランドマーク・神経刺激ガイド下ブロックと超音波ガイド下ブロック法— 佐藤 裕 ... 9
3. 医用超音波の歴史 佐藤 裕 ... 16
4. 超音波の物理特性 佐藤 裕 ... 20
5. 超音波診断装置 佐藤 裕 ... 23
6. 神経刺激併用法 栗田昭英・山本 健 ... 29
7. 末梢神経ブロックの合併症とその予防法と対策 瀬尾憲正 ... 36
8. インフォームドコンセント・看護師への指示 瀬尾憲正 ... 42

II 各論

1 腕神経叢ブロック
1. 解剖 佐藤 裕 ... 49
2. 斜角筋間アプローチ☆ 森本康裕 ... 52
3. 鎖骨上アプローチ☆ 堀田訓久 ... 58
4. 鎖骨下アプローチ☆☆ 林 英明 ... 64
5. 腋窩アプローチ☆ 北山眞任 ... 73

2 腰神経叢ブロック
1. 解剖 柴田康之 ... 79
2. 大腿神経ブロック☆ 藤原祥裕 ... 82
3. 腸骨筋膜下ブロック☆ 柴田康之 ... 88
4. 腰神経叢ブロック（大腰筋筋溝ブロック）☆☆☆ 柴田康之 ... 92
5. 閉鎖神経ブロック☆☆ 佐藤 裕 ... 98

3 坐骨神経ブロック
1. 解剖 中本達夫 ... 103
2. 傍仙骨アプローチ☆☆☆ 原戸美佐子 ... 108
3. 殿下部アプローチ☆☆☆ 中本達夫 ... 115
4. 前方アプローチ☆☆☆ 藤原祥裕 ... 125
5. 膝窩アプローチ☆ 中本達夫 ... 130

4 体幹部ブロック
1. 腹壁の解剖 北山眞任 ... 141
2. 腹直筋鞘ブロック☆ 武田敏宏・白神豪太郎 ... 147
3. 腹横筋膜面ブロック☆ 柴田康之 ... 153
4. 腸骨鼠径・腸骨下腹神経ブロック☆ 北山眞任 ... 159
5. 胸部傍脊椎ブロックと解剖☆☆☆ 柴田康之 ... 165

xiii

5 硬膜外ブロックと脊髄くも膜下ブロック

1 胸腰椎硬膜外ブロック☆☆☆ ———————————— 山内正憲 ———— 175
2 仙骨硬膜外ブロック☆ ——————————————— 堀田訓久 ———— 182
3 脊髄くも膜下ブロック☆☆☆ ————————————— 山内正憲 ———— 188

6 頭頸部と四肢末梢神経ブロック

1 大後頭神経ブロック☆☆ ————————— 北山眞任・佐藤 裕・廣田和美 ———— 195
2 （浅・深）頸神経叢ブロック^{浅☆, 深☆☆} ———— 臼井要介・白川 香・水谷彰仁 ———— 202
3 末梢神経ブロック☆
   A 上肢 ——————————————————— 橋本 篤 ———— 210
   B 下肢 ——————————————————— 伊藤 洋 ———— 214

7 関節内注入

1 膝関節包穿刺 ———————————— 臼井要介・白川 香・水谷彰仁 ———— 223
2 肩関節内注入 ———————————— 臼井要介・白川 香・水谷彰仁 ———— 234

8 小児の超音波ガイド下神経ブロック

1 硬膜外ブロック ——————————————— 岡田 修・堀田訓久 ———— 247
2 仙骨硬膜外ブロック —————————————— 岡田 修・堀田訓久 ———— 252
3 腸骨鼠径・腸骨下腹神経ブロック ———————— 岡田 修・堀田訓久 ———— 258

9 各種手術と神経ブロック法 ————————————— 廣田和美 ———— 261

  索　引 ——————————————————————————— 267

超音波ガイド下神経ブロック習得の指標

☆ ：リニア型プローブ（38 mm，25 mm など）7–14 MHz の使用を推奨．
　　基本的ブロック．このブロック法を，指導医の監督の下で 10 例程度施行し，その後自律して 30 例以上施行する．基本的な超音波解剖を理解し，細い神経線維や体壁の層構成を識別する経験を積んでから☆☆へ進むことが望ましい．

☆☆ ：同上のプローブを用いたレスキューブロックが主な適応．

☆☆☆：コンベクス型プローブ 3–5 MHz の使用を推奨．
　　標的深度が 3 cm より深い場合が多い．☆，☆☆のブロックに習熟したのち，当該ブロックの症例の多い施設で指導医の監督の下で訓練を受けることを推奨する．

☆の数で難易度を示す：易 ☆ → ☆ 難

注：この指標は「超音波ガイド下神経ブロック法ポケットマニュアル」に準拠しました．

DVD Contents

1 腕神経叢ブロック

1. 斜角筋間アプローチ ——— 森本康裕
2. 鎖骨上アプローチ ——— 堀田訓久
3. 鎖骨下アプローチ ——— 林　英明
4. 腋窩アプローチ ——— 北山眞任

2 腰神経叢ブロック

1. 大腿神経ブロック ——— 藤原祥裕
2. 腸骨筋膜下ブロック ——— 柴田康之
3. 腰神経叢ブロック（大腰筋筋溝ブロック）——— 柴田康之
4. 閉鎖神経ブロック ——— 橋本　篤・藤原祥裕・小松　徹

3 坐骨神経ブロック

1. 傍仙骨アプローチ ——— 原戸美佐子
2. 殿下部アプローチ ——— 中本達夫
3. 前方アプローチ ——— 藤原祥裕
4. 膝窩アプローチ ——— 中本達夫

4 体幹部ブロック

1. 腹直筋鞘ブロック ——— 武田敏宏・白神豪太郎
2. 腹横筋膜面ブロック ——— 柴田康之
3. 腸骨鼠径・腸骨下腹神経ブロック ——— 北山眞任
4. 胸部傍脊椎ブロック ——— 柴田康之

5 硬膜外ブロックと脊髄くも膜下ブロック

1. 胸腰椎硬膜外ブロック・脊髄くも膜下ブロック ——— 山内正憲
2. 仙骨硬膜外ブロック ——— 堀田訓久

6 頭頸部と四肢末梢神経ブロック

1. 大後頭神経ブロック ——— 北山眞任・佐藤　裕・廣田和美
2. （浅・深）頸神経叢ブロック ——— 臼井要介・白川　香・水谷彰仁
3. 末梢神経ブロック
   - A 上肢 ——— 橋本　篤
   - B 下肢 ——— 伊藤　洋

7 小児の超音波ガイド下神経ブロック

1. 仙骨硬膜外ブロック ——— 堀田訓久
2. 腸骨鼠径・腸骨下腹神経ブロック ——— 堀田訓久

I 総論

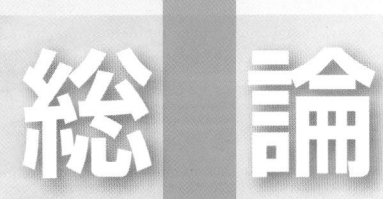

1. 周術期疼痛管理における区域麻酔の役割
2. 区域麻酔法の手技
3. 医用超音波の歴史
4. 超音波の物理特性
5. 超音波診断装置
6. 神経刺激併用法
7. 末梢神経ブロックの合併症とその予防法と対策
8. インフォームドコンセント・看護師への指示

1 周術期疼痛管理における区域麻酔の役割
―周術期疼痛管理における区域麻酔は長期予後を変えられるか？―

1 侵襲制御としての周術期疼痛管理の歴史

　麻酔とは，手術侵襲によって引き起こされるさまざまな生体反応を制御することで生体（患者）を侵襲から守ることである。そしてその最終目標は患者の予後の改善にある。さまざまな麻酔法がある中で，個々の患者，術式に最適な麻酔方法を選択し周術期管理することが求められている。

　麻酔管理の中で周術期の疼痛管理は患者の予後にも影響する重要な要素である。すなわち術後痛は急性期・慢性期を問わず，患者にとって不快であるだけでなく，術後合併症の原因となり術後の回復を遅らせ，長期予後にも影響する[1]。

　侵襲制御としての疼痛管理の重要性について，すでに1910年代に外科医Crileにより"anoci-association"という言葉で述べられている。Crileはthe ether dayの講演において，「術野からの求心性入力を完全にブロックすること（侵害刺激の抑制）により，手術侵襲から脳と他の臓器を保護できる。」と述べている[2]（図1）[3]。完全なanoci-associationの達成には複数の麻酔薬や手技を組み合わせる必要があるとして，局所麻酔薬による浸潤麻酔についても述べている。さらに，完全なanoci-associationの結果として術後の疼痛やアロディニアを抑制できることにまで言及している[3]。その後anoci-associationという概念は1990年代に入って，先行鎮痛やバランス麻酔の原点として再び省みられることとなった[4]。

　アメリカ議会は2001年からの10年間を「The Decade of Pain Control and Research」と宣言した。さらに2004年にはWHOとIASPにより疼痛治療に関する世界的キャンペーンが展開され，「疼痛治療は基本的人権である」と定義された。このような社会的背景をもって，疼痛治療における医療技術，患者教育，新しい治療法の研究，疼痛機序に関する基礎研究などが推進された。特に慢性疼痛の原因と

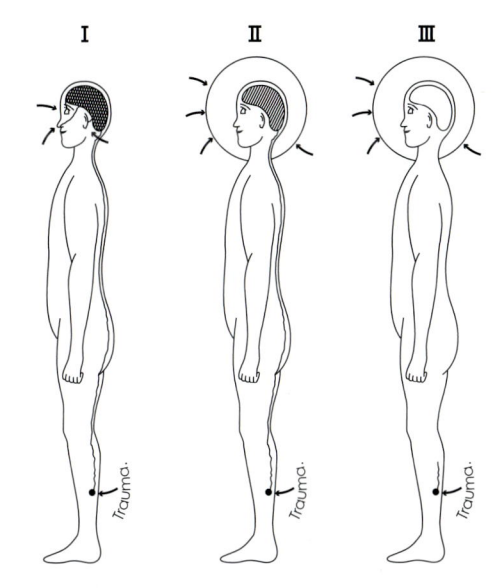

図1 Anoci-associationによる保護効果

Ⅰ．意識下の患者：聴覚，視覚，嗅覚，外傷による侵害刺激が脳に到達する．
Ⅱ．吸入麻酔薬による麻酔下の患者：侵害刺激が脳に到達する．
Ⅲ．完全なanoci-associationの状態の患者：聴覚，視覚，嗅覚は吸入麻酔薬により脳への入力が到達しない．外傷による侵害刺激は局所麻酔薬（novocaine）によりブロックされる．

（Crile G, Lower WE. In：Anoci-association. 1 st ed. Philadelphia：WB Saunders Company；1914．p.108-21より引用）

なる痛みのシグナル伝達や神経系の可塑性についての知見が集積した。これにより新しい疼痛治療の概念が発展し，また疼痛治療のガイドライン作成や標準化が推進された[5,6]。

　このように麻酔科学の領域において，手術室内の時間だけでなく術後の長期予後も意識した周術期管理が求められるようになっている。周術期疼痛管理の治療戦略において，1990年代から提唱されていたpreemptive analgesia（先行鎮痛）の概念は，2000年代に入って疼痛の病態生理を考慮に入れたpreventive analgesiaの概念へと発展的に変化していった。

2 周術期疼痛の病態生理[7,8]

手術後の疼痛はその病態生理の違いから，術後急性期の急性痛と術後数ヶ月経過しても持続する遷延痛（慢性痛）と分けて考える必要がある。

1 術後急性痛—炎症性疼痛と痛覚過敏—

手術後の痛みは外科的操作の結果生じる組織損傷やそれに伴う炎症性反応によって引き起こされる。このような炎症性疼痛は，一次求心性ニューロン（侵害受容器）で生じる末梢性感作と，二次求心性ニューロン（脊髄後角細胞）より上位で生じる中枢性感作により増強される。

末梢性感作は以下のような機序からなる。手術による侵害刺激（組織損傷）により侵害受容ニューロンが活性化される。引き続いて損傷組織と周囲の炎症細胞から放出された発痛物質や炎症性メディエータが神経終末に作用し，グルタミン酸受容体やイオンチャネルがリン酸化され感受性の亢進（閾値の低下）が起こる。また活性化された侵害受容器は後根神経節の細胞体において，神経伝達物質であるサブスタンスPなどの生成を亢進させる。軸索輸送により神経終末から放出されたこれらの物質はさらに局所での炎症反応を促進する。これらの結果，疼痛閾値の低下や興奮性の増強を生じ，痛覚過敏を引き起こす（末梢性感作）。

一方，末梢の侵害受容器からの高頻度入力により脊髄後角におけるシナプス活動も活性化する。一次求心性ニューロンの神経終末（前シナプス）からの神経伝達物質の放出が増加し，脊髄後角（後シナプス）のNMDA受容体が活性化される。また後角細胞の細胞内Caイオン濃度が上昇しNOやプロスタグランジンが合成され，興奮性が増強する。中枢性感作はこのように末梢からの入力に対する後角細胞の反応性増強の結果である。

組織損傷によって生じた末梢性感作と中枢性感作の結果，痛覚に対する感受性の増強（痛覚過敏），非侵害刺激による疼痛（アロディニア）や損傷部位を超えた範囲の疼痛などが出現する。手術に伴う痛覚過敏は通常数分で成立し数時間から数日間継続するが，損傷の治癒，炎症の終息に伴い，過剰な興奮性も正常化する可逆的変化である。臨床的には安静時痛や体動時の疼痛増強といった症候であり，生体の創傷治癒を促すのに適応した，あるいは生体を保護するメカニズムであると考えられている。

2 術後遷延痛

上記のような末梢での炎症反応による疼痛の異常な持続や神経損傷によって，さらなる中枢性感作が遅発性に誘導されると考えられている。術後遷延痛の発症機序としては，分子・細胞レベルでは術後急性痛と共通部分を有するが，さらに異所性の活動電位，構造的変化（シナプス機能の変化・抑制系介在神経細胞のアポトーシス），ミクログリアの活性化などの二次性中枢性感作と呼ばれる特有の機序がある。つまり術後遷延痛では，脊髄後角以上の中枢神経において，シグナル伝達の変調を来した結果，異常な神経伝達路が形成され不可逆的な変化が生じている。

3 内臓痛の伝達経路と痛覚過敏

内臓からの求心性神経線維（Aδあるいは C線維）は，自律神経系と走行をともにしており，交感神経，副交感神経の両者に含まれている[9,10]。つまり1つの臓器からから2つの経路を介して中枢神経系へ入力すると考えられている。内臓感覚は体性感覚を伝達する脊髄神経とは異なる経路を通っており，大部分は椎傍神経節あるいは椎前神経節を通って脊髄へ投射するが，迷走神経を介して脳幹へ，また骨盤神経を介して腰仙髄へ入力する経路もある。さらに脊髄内での入力も分節を超えて広く分布する(図2)[9]。これらのことは神経ブロックでは体性痛を遮断できても，内臓痛を遮断することは困難であることを示している。

いくつかの消化器疾患（過敏性腸症候群・非心臓性胸痛・慢性膵炎）にみられる関連痛の機序として中枢性感作を介した痛覚過敏が関与していることが示唆されている。内臓痛における痛覚過敏が存在するという事実は，周術期疼痛管理においても，内臓

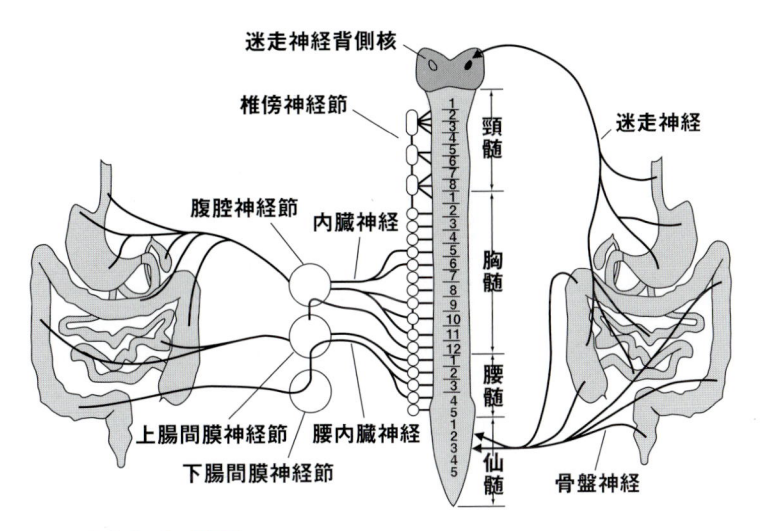

図2　内臓痛の伝達経路

（左）交感神経系を介する知覚神経の神経支配．内臓神経の知覚線維は椎前神経節（腹腔神経節，上腸間膜神経節，下腸間膜神経節）と椎傍神経節を通過して脊髄へ入力する．
（右）副交感神経系を介する知覚神経の神経支配．骨盤神経からは腰仙髄へ，迷走神経からは脳幹へおのおの入力する．
同一臓器の内臓神経の知覚線維が交感神経系と副交感神経系の両方の経路を介して中枢神経に入力するのが分かる．
(Gebhart GF. Visceral pain—peripheral sensitisation. Gut 2000; 47: 54-5 より改変引用)

からの持続的な入力を抑制するような，なんらかの処置を考慮する必要があることを示している[8]．

3 周術期疼痛管理のエンドポイント

2000年代に入ってからの周術期疼痛管理に関する臨床研究では，その病態生理に関する基礎研究の成果を踏まえ，従来のような急性期疼痛の抑制に止まらず，術後遷延痛の予防・癌再発の抑制・死亡率の抑制といった長期的予後の改善にエンドポイントを置いた研究が進んだ[11]．

1 長期予後の改善

術後の長期予後を改善する要因としては，低侵襲手術，栄養管理を中心としたERAS，体温管理，感染制御など多岐のものが報告されてきたが，周術期疼痛管理もまた長期予後の改善の戦略としてとらえられるようになってきた．

区域麻酔の施行は周術期，特に術後の呼吸機能・凝固能・腸管機能・ストレス反応といった生理学的機能に有益な影響を及ぼし，結果として周術期合併症の減少につながると期待される．硬膜外鎮痛による周術期合併症減少効果は過去に多数報告されているが，その効果は患者因子や手術手技などに影響され限定的なものである．末梢神経ブロックなどの他の区域麻酔法の周術期合併症に対する影響に関しては，いまだ明らかにはなっていない[12]．

2 腫瘍再発への影響

手術侵襲は全身性の炎症反応やストレス反応を引き起こし免疫機能に影響を与えることは周知の事実である．近年，麻酔方法を含めた周術期疼痛管理の癌の再発に及ぼす影響が注目されている．モルヒネは，動物実験において腫瘍増大作用を有し，血管新生を刺激することから，癌の再発を促進する可能性が示唆されている．ヒトにおいても吸入麻酔薬やオ

ピオイドは免疫能へ影響することが示されており，これらは癌の再発抑制には不利に働くと考えられている。これに対し区域麻酔は術野からの侵害刺激入力を抑制することによりストレス反応を最小限に抑え，吸入麻酔薬やオピオイドの必要量を減らし，結果として免疫能を維持し，腫瘍の再発リスクが軽減すると考えられている[11]。

小規模の臨床観察研究から，癌手術における局所麻酔法と癌の再発の減少に強い相関性があることが示され注目された（図3）[13,14]。これに追随する形で同様の研究が，さまざまの癌疾患で行われたが，区域麻酔の有益性は示されていない。周術期管理においてある種の麻酔方法が癌再発率や生存率に有益であるかどうかに関しては，いまだ賛否両論に分かれる問題である。最終的な結論は現在進行中の大規模多施設による前向き研究の結果を待つ必要がある[15]。

3 術後遷延痛

手術後の慢性痛あるいは遷延痛の頻度は決してまれではなく，これらは患者個人の問題のみならず社会的・医療経済的問題でもある。術後患者の10-50%が遷延痛を訴え，そのうち2-10%が重篤な症状に苦しんでいるとされ，臨床的に看過できない問題である[1]。

術後遷延痛の機序としては前述のような疼痛機序の基礎研究に基づき，持続的な炎症性反応や手術操作による神経損傷などが考えられている。急性期に重篤な疼痛に曝されることが術後遷延痛の原因であるとする仮説に基づき，ケタミンやガバペンチン系といった痛覚過敏を抑制する薬物の効果について検討されたが，いずれの研究においても，術後遷延痛抑制に明らかな有益性を示せる鎮痛方法を示すことができなかった。

この理由として研究デザインが不十分であることが指摘されている。術後遷延痛の要因・危険因子としては，炎症性疼痛の持続や神経損傷による神経障害性疼痛の成立以外にも，患者の心理社会的要因，手術手技，手術以外の併用療法の有無など多岐にわたる。また，疼痛の性状（痛覚過敏の有無・発作痛の有無など），神経学的機能変化の有無，疼痛による身体的・社会生活機能への影響などについても評価すべきであると指摘されている。このような指摘

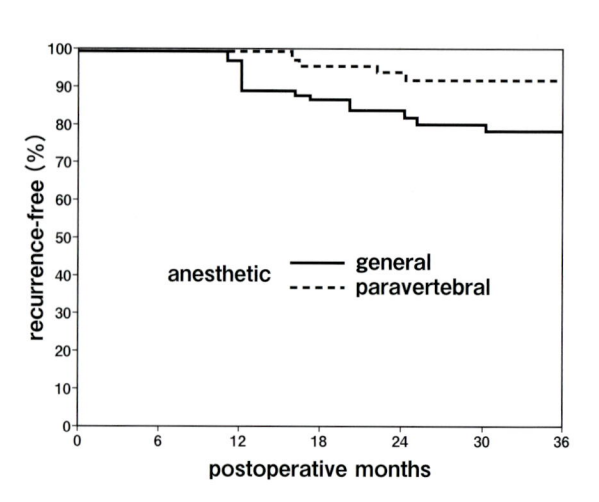

図3 乳癌患者の術後の予後曲線

全身麻酔単独群（実線）と傍脊椎ブロック併用群（破線）を比較すると，傍脊椎ブロック併用群において癌再発率が抑制されることが示された．
(Exadaktylos AK, Buggy DJ, Moriarty DC, et al. Can anesthetic technique for primary breast cancer surgery affect recurrence or metastasis? Anesthesiology 2006; 105: 660-4 より引用)

にそって，近年新たな研究が行われてきている。区域麻酔や非ステロイド性抗炎症薬（nonsteroidal anti-inflammatory drugs：NSAIDs）といった従来の鎮痛方法の有用性の検討だけでなく，基礎研究の成果に基づき，中枢性感作成立に関与する受容体に作用するような新たな薬物についての検討もなされているところであり，今後の研究の伸展が大いに期待される[16]。

4 周術期疼痛管理の治療戦略の変遷

前述のような周術期管理のエンドポイントの変遷に伴って，疼痛管理の概念や手法にも変化がみられている。すなわち術後の急性痛の抑制だけに止まらず遷延痛の抑制を視野に入れた疼痛管理の臨床研究が行われるようになっている。

1 multimodal analgesia

疼痛の病態生理の非常な複雑さが明らかになるに従い，手術侵襲以外にもさまざまな因子が術後痛の

強さ・質・持続時間や治療に対する異なる反応性に影響を与えることが明らかとなった。侵害刺激の制御を効果的に行うためには、複数の鎮痛薬、複数の鎮痛方法を組み合わせること（multimodal analgesia）が必要となる。これにより副作用を抑え、有効な鎮痛効果が得られ、慢性疼痛の発生を予防につながると考えられている[1]。

2 preemptive analgesia から preventive analgesia へ

Preemptive analgesia とは侵害刺激が中枢へ入力されてから鎮痛治療を開始するよりも、侵害刺激に先行して中枢への入力を抑制するような鎮痛を行うほうが、より有益な鎮痛効果をもたらすという仮説に基づいて、1990年代に提唱された概念である。わが国でも先行鎮痛という日本語訳で定着している。この概念に基づいた臨床研究も多数行われた。

2000年代になって術後遷延痛が臨床的問題として喚起されるようになって、preventive analgesia という概念が定着してきた。Preemptive analgesia と preventive analgesia の大きな違いは前者が侵害刺激の入力に先行して鎮痛処置を行うことに重きを置いているのに対し、後者は急性期の術後痛治療のみならず、周術期全体にわたって、すなわち執刀時から創傷治癒までの全経過を通じて、さまざまな鎮痛方法を駆使して、すべての侵害刺激を抑制することが重要としている点である[1]。そのことにより、術後遷延痛発症が予防されるという仮説である。

術後遷延痛の成立機序として、末梢から中枢への持続的かつ強烈な侵害刺激入力が、急性痛から遷延痛への移行を誘導する中枢性感作を招じることが信じられている。Preventive analgesia では周術期（術前・術中・術後）の侵害入力により誘導される感作を抑制することにより、周術期の疼痛強度や鎮痛薬の使用量が減少すると考える。感作抑制により、その鎮痛法の効果持続時間を超えた時点においても、残存するその鎮痛効果が観察されると考える[17]。

Preventive analgesia の概念は術後遷延痛の危険因子・成立機序と強く関係している。急性痛と遷延痛は多岐にわたる共通の要因を有しており、急性痛の結果として遷延痛に変化するという因果関係にあるのではなく、両者は相関関係にあるとする考えもある。遷延痛のような慢性痛の研究では、単に疼痛の程度や鎮痛薬の消費量だけでなく、疼痛に影響する心理的社会的要素や機能的評価も行う必要があり、そのため preventive analgesia の臨床研究はより困難なものとなる[17]。今後これらの問題点を解決した研究デザインに基づいて研究が進むことが期待されている。

5 周術期疼痛管理の臨床 —区域麻酔の役割—

前述のようなエンドポイントや治療戦略の概念の変化の中で、周術期疼痛管理において区域麻酔、特に末梢神経ブロックはどのような役割を果たすことができるのか？

周術期の持続末梢神経ブロックの効果として、体性痛に由来する体動時痛を効果的に抑制し、同時にオピオイドによる有害作用（急性耐性・術後悪心嘔吐・呼吸抑制）を減少させることが示されている。

現在、末梢神経ブロックは特に四肢の手術の疼痛管理において硬膜外麻酔より好まれる傾向にあり、胸部の手術においても硬膜外麻酔の代替法として評価されている。術後血栓症の予防のために抗凝固療法が行われることが多くなるに従い、硬膜外麻酔に代わる術後鎮痛法が求められている現状においては、末梢神経ブロックの有用性は高くなっているといえる。

一方、末梢神経ブロックの術後遷延痛に対する有益性は不確定のままである。Preventive analgesia の概念に則った臨床研究において、末梢神経ブロックがその有効性を示せない原因はさまざま考えられる。乳房手術における傍脊椎ブロックが術後慢性痛の抑制効果を示したのに対し、整形外科の下肢手術における持続末梢神経ブロックではその効果を示すことができなかった。これは整形外科の下肢関節手術の患者は、多くが術前から長期にわたって強い疼痛をさらされており、手術時にはすでに中枢性感作が成立しているためであろうと指摘されている。この場合、中枢性感作は隣接した脊髄分節にまで広がっているので、周術期疼痛管理としては区域麻酔だけでなく NMDA 受容体拮抗薬のような補助鎮痛

薬の併用が必要であることを示している。また，持続末梢神経ブロックは創部局所の臨床的炎症所見（関節浮腫・熱感）は抑制するが，炎症性メディエータの放出には影響しない，すなわち末梢神経ブロックは炎症性メディエータによって誘導される末梢性感作は抑制できないことが示されている[18]。

腫瘍免疫の面からは，オピオイドによる腫瘍増大や転移の促進作用が指摘されており，末梢神経ブロックの併用はオピオイドの必要量を減少させ，腫瘍再発抑制に働く可能性が考えられている。周術期管理において区域麻酔の併用が癌患者の生存率に影響するかどうかに関しても，現在行われている大規模研究の結果が待たれるところである[15]。

区域麻酔，特に末梢神経ブロックが長期予後の改善をエンドポイントに置いた周術期疼痛管理においてどれほどの有益性を示せるかに関しては，今後の臨床研究の結果が待たれる。実際の臨床の場において麻酔科医が鎮痛方法の一手段として末梢神経ブロックを用いることは，疼痛治療の選択枝を増やすだけでなく，他の鎮痛法と併用することにより質の高い鎮痛を提供させることを可能とするものと考える。より効果的で質の高い鎮痛を提供することにより，患者の満足感が高まるだけでなく，周術期の長期予後にも良い影響を与えるものと確信する。

文献

1) Kehlet H, Jensen TS, Woolf CJ. Persistent postsurgical pain：risk factors and prevention. Lancet 2006；367：1618-25.
2) Crile G. Phylogenetic association in relation to certain medical problems. the Boston Medical and Surgical Journal 1910；163：893-904.
3) Crile G, Lower WE. In：Anoci-association. 1st ed. Philadelphia：WB Saunders Company；1914.
4) Katz J. George Washington Crile, anoci-association, and preemptive analgesia. Pain 1993；53：243-5.
5) Brennan F. Pain management：a fundamental human right. Anaesthesia and anesthesiology 2007；105：205-21.
6) Raja SN, Jensen TS. Predicting postoperative pain based on preoperative pain perception：are we doing better than the weatherman? Anesthesiology 2010；112：1311-2.
7) Latremoliere A, Woolf CJ. Central Sensitization：A Generator of Pain Hypersensitivity by Central Neural Plasticity. The Journal of Pain 2009；10：895-926.
8) Woolf CJ. Central sensitization：Implications for the diagnosis and treatment of pain. Pain 2011；152：S2-15
9) Gebhart GF. Visceral pain---peripheral sensitisation. Gut 2000；47：54-5
10) Almeida TF, Roizenblatt S, Tufik S. Afferent pain pathways：a neuroanatomical review. Brain Research 2004；1000：40-56.
11) Sessler DI. Long-term consequences of anesthetic management. Anesthesiology 2009；111：1-4.
12) Curatolo M. Adding regional analgesia to general anaesthesia：increase of risk or improved outcome? Eur J Anaesthesiol 2010；27：586-91.
13) Exadaktylos AK, Buggy DJ, Moriarty DC, et al. Can anesthetic technique for primary breast cancer surgery affect recurrence or metastasis? Anesthesiology 2006；105：660-4.
14) Biki B, Mascha E, Moriarty DC, et al. Anesthetic technique for radical prostatectomy surgery affects cancer recurrence：a retrospective analysis. Anesthesiology 2008；109：180-7.
15) Yeager MPM. Cancer recurrence after surgery：A role for regional anesthesia? Reg Anesth Pain Med 2010；35：483-4.
16) Rappaport BA, Cerny I, Sanhai WR. ACTION on the prevention of chronic pain after surgery：public-private partnerships, the future of analgesic drug development. Anesthesiology 2010；112：509-10.
17) Katz J, Clarke H, Seltzer Ze. Preventive Analgesia：Quo Vadimus? Anesthesia & Analgesia 2011；113：1242-53.
18) Lavand'homme P. From preemptive to preventive analgesia：time to reconsider the role of perioperative peripheral nerve blocks? Reg Anesth Pain Med 2011；36：4-6.

（佐藤　祐子，小松　徹）

2 区域麻酔法の手技
—ランドマーク・神経刺激ガイド下ブロックと超音波ガイド下ブロック法—

> To be or not to be, that is the question.
> William Shakespeare. Hamlet, 1600-1602
> あれかこれか，という二者択一を克服して
> 患者のための最善の方法を追及しよう

はじめに

神経ブロック法は1884年，ウィーンのKarl Kollerによるコカインの局所麻酔法の発見に始まる。結膜や粘膜への局所塗布から始まり，しだいに軟部組織への局所浸潤へ応用されていった。しかし，濃度の高いコカイン溶液は耽溺性や局所麻酔薬中毒などの問題に直面することになった。1890年代に至り，ベルリンのSchleichは低濃度のコカイン溶液を，切開を受ける組織の層ごとに浸潤することで侵害刺激を遮断する方法を考案し，「無痛手術，Schmerzlose Operationen（1892年刊）」を提唱した。同法は，当時死亡率が3,000-5,000例に1例と極めて高かった吸入麻酔薬による全身麻酔法に対するアンチテーゼとして発表されたため物議を醸したが，しだいにヨーロッパ全域で受け入れられた。同時にコカインの持つ欠点を克服するため，より安全性の高い合成局所麻酔薬であるプロカインが開発され，エピネフリンや重炭酸塩の混合など，効果の改善や安全性の向上が図られた。さらに局所解剖の知識を応用して末梢神経を選択的に遮断する今日的意味での伝達麻酔が1900年初頭から広範に応用されるようになった。体表から目標の神経に到達するために，触知できる体表の形態，骨の形状，動脈の拍動などを目印に，隣接する神経の位置を同定するランドマーク法が確立された。

これにより体表のあらゆる部分から，腹腔，胸腔の臓器に対しても区域麻酔法を駆使して手術を遂行できるようになった。しかし，体表から体内の神経の走行をイメージする方法は熟練が必要であり，ブロック針が神経に接触することで引き起こされる電撃痛や放散痛に依存する部分が大きく，一時的にせよ患者に苦痛を強いるほかなく，解剖学的な個人差や病的変化などに対応するのには限界があり，重篤な合併症の発生のリスクが伴っていた。

こうしたランドマーク法の限界を克服するために，1960年代に至り，神経生理学的な知識を応用して，個々の末梢神経組織を電気刺激に対する反応性に基づいて同定する電気刺激ガイド下法が開発され，事実上の世界標準として普及した。

この方法によって，四肢の主要な末梢神経の同定が容易になり，選択的な神経ブロックの成功率が向上した。しかし，これらの改良を経ても末梢神経の走行や周囲の組織との位置関係の個人差により，神経ブロックの効果にばらつきは残った。また，通電刺激針と末梢神経組織との位置関係を，通電刺激に対する反応性だけで判別することも完璧ではなかった。

西暦2000年を契機に実用化が進んだ超音波ガイド下法は，神経組織や周囲の軟部組織の位置関係を，個体差を含めて同定できるため，神経ブロック針を目標に安全に誘導でき，局所麻酔薬の広がりをリアルタイムに視認できる。

通電刺激ガイド下法が神経生理学的な確認法とすれば，超音波ガイド下法は局所解剖学的な確認法であり，相互に補完的に応用（dual guidance）することが望ましい。以下に両者の特徴と違いについて概説する。

1 電気刺激ガイド下法

1 神経刺激の電気生理学的基礎

神経線維は太さによって構造を異にする。太い線維は電気的な絶縁体である髄鞘をもち，電気刺激は髄鞘の切れ目であるランビエ絞輪の部分を飛び，石伝いに素早く伝導する。これに比べ，細い線維では絞輪間の距離が減じ，伝導速度は相対的に遅くなる。最も細いC線維は無髄繊維であり，伝導速度は最も遅い。

表1に示すように，神経線維はその太さにより機

表1　神経線維の種別による時値および伝導速度の違い

神経線維	太さ (μm)	機能	時値 (msec)	伝導速度 (m/s)
Aα	13-22	運動	0.05-0.1	70-120
Aβ	08-13	触覚, 圧覚		40-70
Aγ	4-8	触覚		15-40
Aδ	1-4	痛覚, 温冷覚	0.15	5-15
B	1-3	交感神経系		3-14
C	0.1-2.5	交感神経系, 鈍痛	0.4	0.2-1.5

(佐藤　裕. 区域麻酔法の手技. 小松　徹, 佐藤　裕, 瀬尾憲正, 廣田和美編. 超音波ガイド下区域麻酔法. 東京：克誠堂出版；2007. p.11-6 より引用)

能が分かれており，太い線維ほど短い刺激時間で反応する．したがって十分に短い刺激時間（0.1 msec 以下）であれば運動神経のみ刺激され，痛覚刺激を起こさずに支配領域の筋収縮を確認できる．このように電撃痛などによる苦痛を患者に与えることなしに，筋収縮を指標にブロック針を目標とする神経の近傍に定位できることが，電気刺激装置を使用する大きなメリットである．

2　電気刺激装置の成り立ち

このような電気生理学的事実を取り入れて，刺激時間を 0.1 msec 前後に固定し，通電する電流量を調節して筋収縮を確認する装置が普及した（図1）．しかし，電気刺激に対する神経線維の反応性は神経線維の種類によって異なり，刺激時間を延ばすとより少ない電流で反応が起きるようになる[7,8]．また，糖尿病などで電導障害が生じると，筋収縮の確認に通常の数倍の電流や刺激時間幅が必要になる．このため，最新の電気刺激装置では，電流量，刺激時間，通電間隔のいずれも可変にできる機種が主流となっている（図2）．また，1回の刺激の中に長短の刺激を組み合わせて，神経とブロック針の先端の距離を推察できる機能を提案している機種も登場している．

3　経皮的電気刺激によるプレマッピング

四肢の末梢神経に関しては，ブロック針の穿刺前に非侵襲的に神経の走行位置を同定する目的で，1 mm径ほどの楕円先端をもった電極で皮膚上から電気刺激して支配領域の筋収縮を確認する方法がとられるようになった．

通電量は 2 Hz, 0.2 msec の条件下でおおむね 2.0 ないし 4.0 mA である．通常のブロック針を刺入する方法（2 Hz, 0.1 msec）と比べると 10 倍程度の電流量が必要である．このプレマッピングは，経皮電極に対応した市販の電気刺激装置や，一部の筋弛緩モニターなども可能である．

4　非電解質液による通電刺激の保持

カナダの Tsui は，神経近傍に注入する薬液の組成によって電気刺激に対する反応性が異なることを示した[9]．すなわち，生理食塩液（電解質液）の注入では被覆針を用いても電流が針の全体に広がるのに対し，5％ブドウ糖液（非電解質液）では非被覆針を用いても電流は針の先端に限局して流れる．このことから，神経の位置を同定するには，被覆針を用いて 5％ブドウ糖液を注入すれば，電気刺激に対する反応性を保持しながら針位置の微調整が可能である．電気刺激ガイド下法と超音波ガイド下法を併用した，いわゆる dual guidance 法を用いる場合，針周囲に液体を注入することで針先の位置がより確認しやすくなる効果も期待できる．

2　超音波ガイド下法

1　超音波解剖学

高周波（7-13 MHz）プローブで走査した軟部組

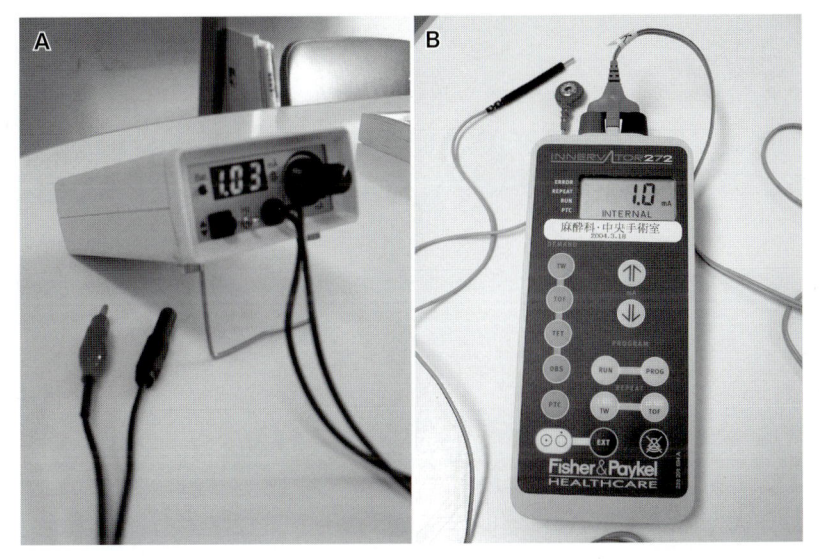

図1 各種末梢神経刺激装置
（A）単機能の電気刺激装置，（B）神経ブロック，筋弛緩モニター両用の機種

（佐藤　裕．区域麻酔法の手技．小松　徹，佐藤　裕，瀬尾憲正，廣田和美編．超音波ガイド下区域麻酔法．東京：克誠堂出版；2007．p.11-6 より引用）

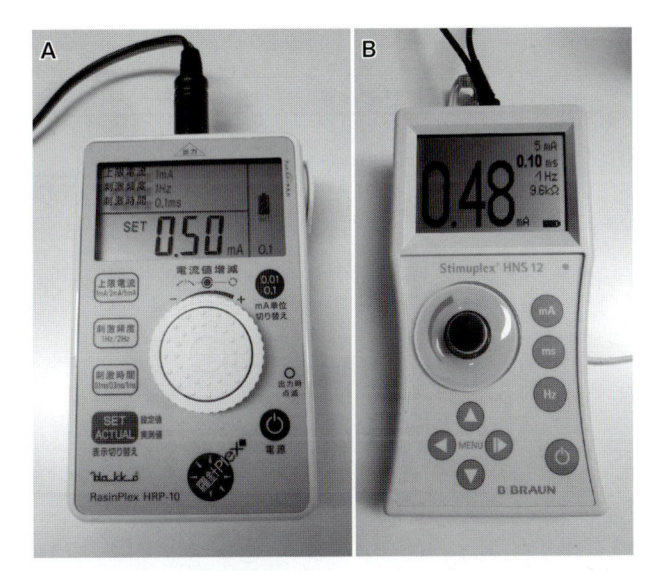

図2 新世代の神経刺激装置
（A）八光社製，（B）BBraun エースクラップ社製

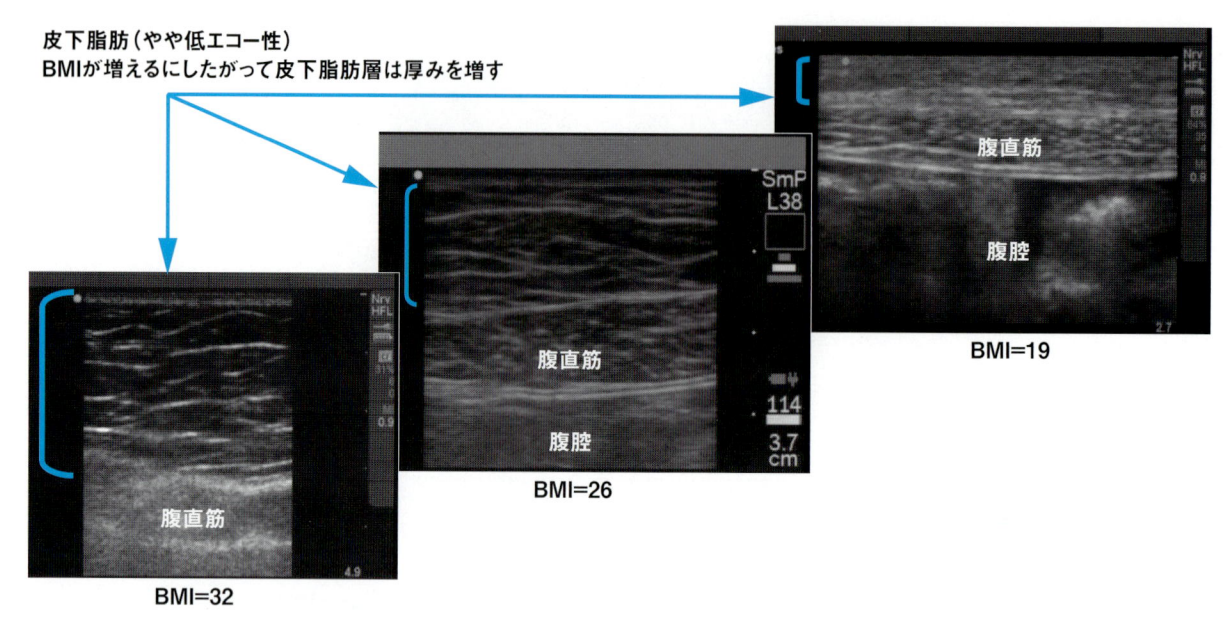

図3 皮下脂肪（臍直下部の腹直筋横断面）

（佐藤　裕．区域麻酔法の手技．小松　徹，佐藤　裕，瀬尾憲正，廣田和美編．超音波ガイド下区域麻酔法．東京：克誠堂出版；2007．p.11-6 より引用）

織は，超音波に対する透過性の差異や，重なり合う組織間での超音波の減衰に程度に応じて次のようなパターンの断層画像としてグレースケールで表示される．

■ **皮膚，皮下（脂肪）組織**（図3）

皮膚および皮下組織（表在筋膜）は最も体表にあるため高周波（10 MHz 以上）のプローブが望ましい．表在組織の詳しい観察にはゼリー状音響カプラーを用いたほうが観察しやすい．角質層，真皮，皮下組織の識別ができる．

■ **筋，筋膜組織**（図4）

筋組織，特に横紋筋線維は血流に富むため，全体に低エコー性に描出され，中結合織性の斑上の高エコー性の細かい紋理が入っている．筋組織を取り囲む筋膜組織は膠原線維や弾性線維の混合した高エコー性の構造で，若年者ほど伸縮性に富む．筋膜は組織のまとまりを保持するだけでなく，局所麻酔薬の広がりや電流の広がりを制限するため，神経ブロックの施行に際して重要な構造である．また筋膜はしばしば重要な神経・血管の通路（神経・血管回廊）ともなる．

■ **血管**（図5）

血管内を満たす血液は最も超音波の透過性に富むので低～無エコー性に描出される．血管壁は動脈と静脈で明瞭な相違がある．動脈はそれ自体の壁の弾性と血圧によって断面は基本的に正円～卵円形をなし，超音波プローブによる軽い圧迫程度では容易には変形しない．これに対し静脈はプローブの軽い圧迫でも容易に変形して虚脱する．また，血流の存在はカラードプラー機能で容易に確認できる．動脈壁の両側は中央部と比べて超音波ビームの減衰が強くなるため，特徴的な彗星状のアーチファクトを生じる（側方陰影）．一方，動静脈の中央部分は血管内腔の血液の超音波透過性が高いため，血管の後方の組織は両側と比べて高輝度に描出される（後方増強）．

■ **腱組織**（図6）

腱組織は短軸像では周囲が高エコー性で内部が低エコー性の束状の構造として描出され，外見は神経組織と類似する．長軸像でも層状に重なり合って平行する縞模様となり，神経線維によく似ているが，腱組織では走査点を移動させるにつれてしだいに周囲の筋組織と混在するのに対し，神経組織は形状や太さを変えずに走行することで識別できる．また，

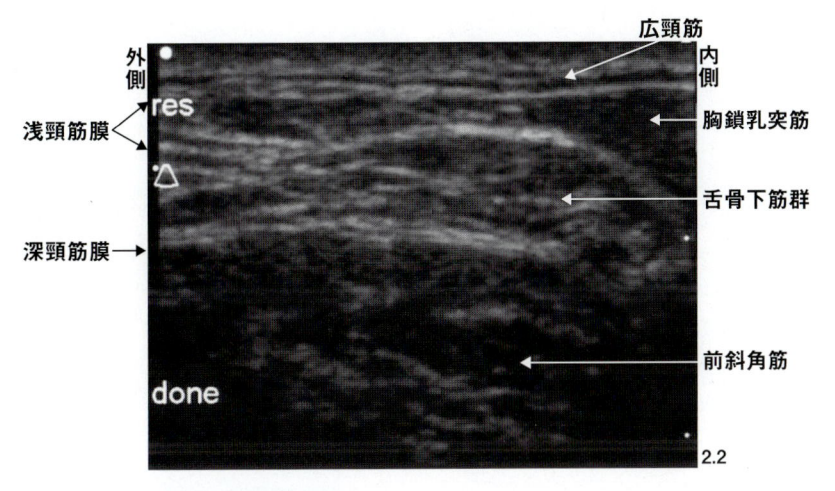

図4 筋組織・筋膜（浅頸部短軸像）

筋組織：低エコー性，線維構造
筋　膜：高エコー性，薄膜状
（佐藤　裕．区域麻酔法の手技．小松　徹，佐藤　裕，瀬尾憲正，廣田和美編．超音波ガイド下区域麻酔法．東京：克誠堂出版；2007．p.11-6 より引用）

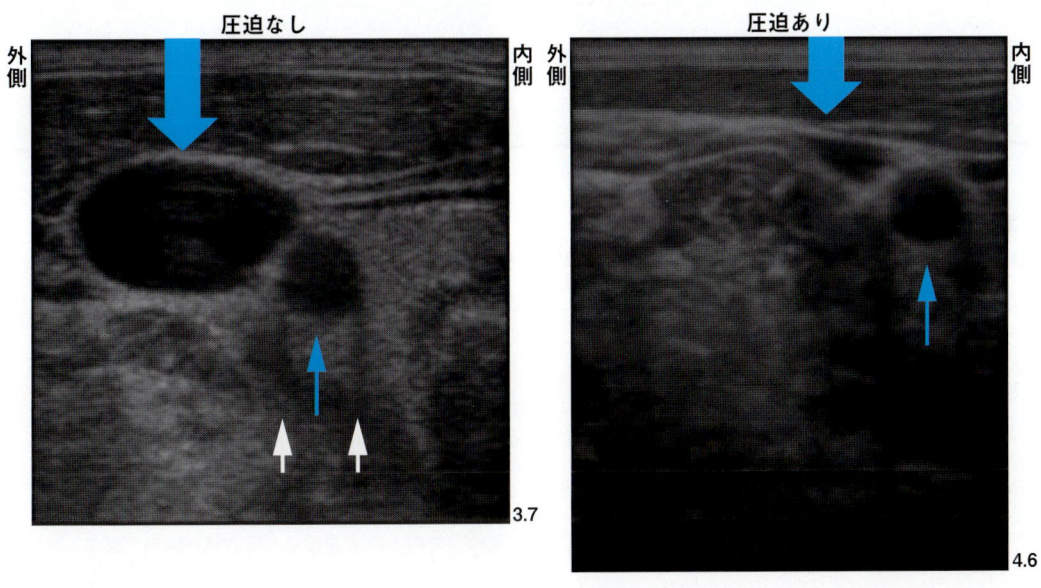

図5 血管

動脈：透過性，拍動性，圧迫で容易に変形しない
静脈：透過性，圧迫で容易に変形・圧縮可
動脈側壁による音響陰影（⇨）（側方陰影）
頸部短軸像：総頸動脈（→）と内頸静脈（⇒）
（佐藤　裕．区域麻酔法の手技．小松　徹，佐藤　裕，瀬尾憲正，廣田和美編．超音波ガイド下区域麻酔法．東京：克誠堂出版；2007．p.11-6 より引用）

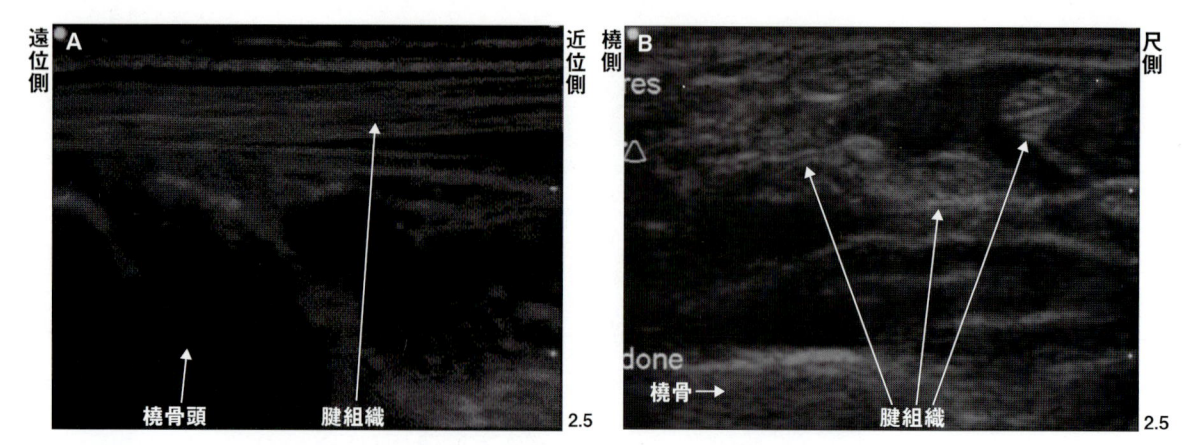

図6 腱組織
(A) 長軸像，(B) 短軸像

神経組織と似た線維状，滑液包を伴う手根部，屈筋腱
(佐藤　裕．区域麻酔法の手技．小松　徹，佐藤　裕，瀬尾憲正，廣田和美編．超音波ガイド下区域麻酔法．東京：克誠堂出版；2007．p.11-6 より引用)

図7 末梢神経組織
(A) 手根部横断面像，(B) 斜角筋間横断面像

神経組織：外周高エコー性，中心低エコー性
(A) 左尺骨動脈（⇨）と伴行する末梢神経（⇨）：束状，ぶどうの房状＝ multi bundle or cluster structure
(B) 神経根部：卵円形，低エコー性＝ monofascicular structure
(佐藤　裕．区域麻酔法の手技．小松　徹，佐藤　裕，瀬尾憲正，廣田和美編．超音波ガイド下区域麻酔法．東京：克誠堂出版；2007．p.11-6 より引用)

腱組織は意識のある被験者で関連領域の指の運動をしてもらうと，それにつれて運動して変形，移動することでも判別が可能である（動的走査法）．

■ **末梢神経組織**（図7）

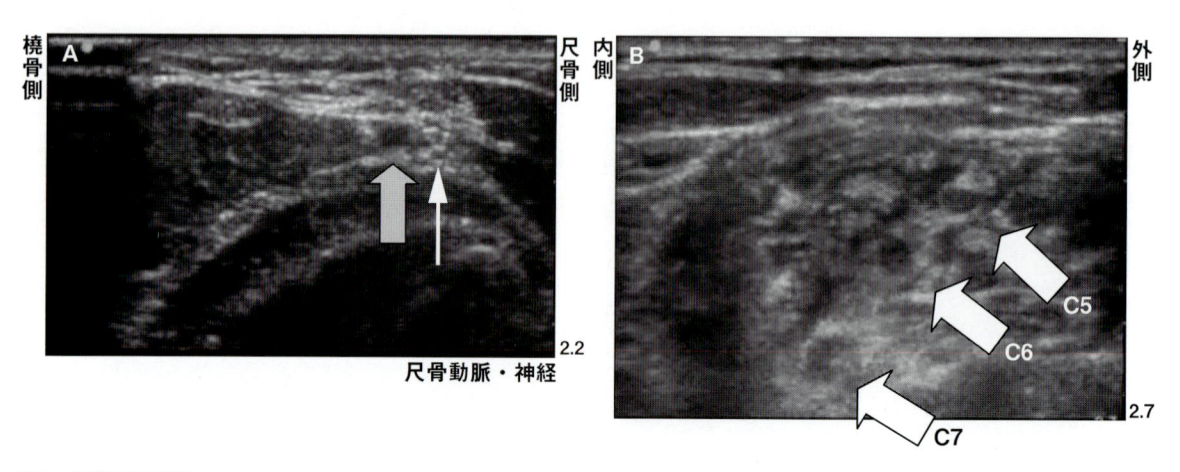

末梢神経組織は短軸像では腱組織と同様，周囲が高エコー性で内部が低エコー性の束状（ぶどうの房状，蜂の巣状または蓮根状）の構造として描出される．これは外周の神経鞘に包まれた内部の神経線維が束状に集まって神経束を形成するのに対応していると考えられる．長軸像では濃淡の縞模様が均等な幅で連続する画像となる．前述のように，神経組織は長・短軸像とも幅や径および画像の形状は均一で，プローブの軽い圧迫ではほとんど変形が見られない．

これに対し，同じ末梢神経組織でも神経根部は周囲を高エコー性の枠に覆われた低エコー性で均質な

円形～卵円形の構造として描出され，内部に束状のパターンは認められない。これは同部では脊髄の延長である神経根部の線維が，束全体を硬膜の延長である単一の神経鞘に包まれているため，個々の神経線維が分離して見えないためと考えられている。

■ 骨組織（図8）

骨組織は超音波を全く透過しない。ほとんどすべてを反射するため，描出されるのは骨組織の表面の輪郭のみであり，反射面の後方は無エコー性の陰影（音響陰影）となって，描出されない。

■ 胸膜

胸膜は胸壁と肺の境界であり，肺胞に空気を含む肺組織は超音波を強く反射するので，複雑な多重反射が生じ，後方の解剖学的な特徴は通常画像に正確に反映されない。しかし，臓側胸膜と壁側胸膜の間には漿液を含むわずかな間隙があり，臓側胸膜側も肺胞の間に隔壁や血流が存在する。この結果，正常肺でも呼吸運動によって生じる肺の動きは，胸膜反射面が左右にスライドする画像として描出される（lung sliding sign）。骨による反射面からはこのようなスライド運動は生じない。

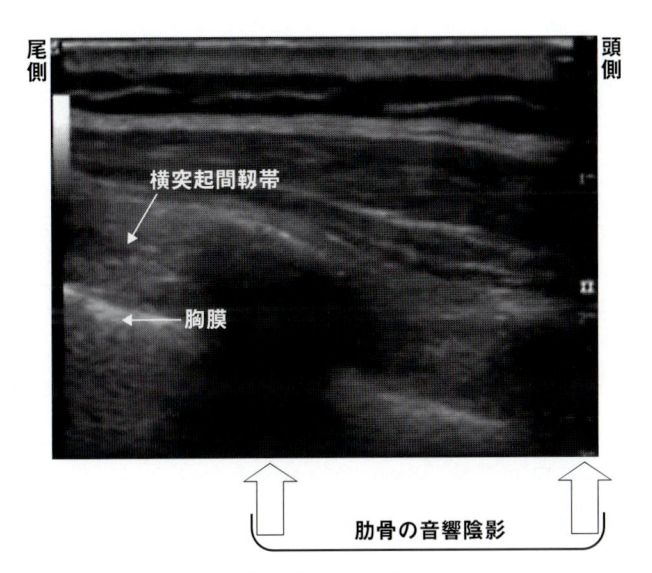

図8 骨組織・胸膜（上部胸椎傍正中縦断面）

透過性なし，高エコー（輝度）性，強い音響陰影．
(佐藤 裕．区域麻酔法の手技．小松 徹，佐藤 裕，瀬尾憲正，廣田和美編．超音波ガイド下区域麻酔法．東京：克誠堂出版；2007．p.11-6 より引用)

文献

1) 藤森 貢編．局所麻酔の基礎と臨床．東京：真興交易医書出版部；1989．
2) Barrett J, Harmon D, Loughnane F, et al. Peripheral Nerve Blocks and Peri-Operative Pain Relief. Edinburgh：Saunders；2004.
3) Hadzic A. Textbook of Regional Anesthesia and Acute Pain Management. New York：McGraw-Hill；2007.
4) Meier G, Buettner J. Peripheral Regional Anaesthesia. An Atlas of Anatomy and Techniques. Stuttgart：Thieme；2006.
5) Chelly JE. Peripheral Nerve Blocks. A Color Atlas 2nd ed. Philadelphia：Lippincot Williams & Wilkins；2004.
6) 浅田 章編．局所麻酔 その基礎と臨床．東京：克誠堂出版；2004．
7) Sites BD, Gallagher J, Sparks M. Ultrasound-guided popliteal block demonstrates an atypical motor response to nerve stimulation in 2 patients with diabetes mellitus. Reg Anesth Pain Med. 2003；28：479-82.
8) Szerb J, Rersaud D. Long current impulses may be required for nerve stimulatior in patient with ischemic pain. Can J Anaesth 2005；52：963-6.
9) Tsui B, Kropelin B. The electrophysiological effect of dextrose 5% in water on single-shot peripheral nerve stimulation. Anesth Analg 2005；100：1837-9.

〈佐藤　裕〉

3 医用超音波の歴史

1 超音波の医用利用の前史

　北イタリアの古い大学都市パヴィアは，1906年にノーベル医学・生理学賞を受賞したCamillo Goldiを輩出したことで知られる。同大学は18世紀には解剖学者MorganiやScarpaらが活躍していた。この時代の同市在住の司祭で物理学，生物学や医学生理学に造詣の深かったLazzaro Spallanzani（1729-1799）は，1793年に目隠しをしたこうもりが目隠しをしないこうもりと同様に飛行中に障害物を避けたり狩をしたりできることを観察し，「こうもりは聴覚を頼りに飛行している」と報告した。

　1822年，スイスの物理学者Jean-Daniel Colladenは，ジュネーブ湖に約15 km離れて浮かべた2艘の船の一方から水中に鐘を沈めて音を鳴らし，他方の船から水中に沈めた集音器に届くまでの時間を測定し，今日の測定結果と大差ない音の水中伝播速度（秒速約1,430 m）を報告している。

　1842年，オーストリアのザルツブルク生まれの物理学者Christian Andreas Dopplerはプラハ大学在職中に「天空の二重星と他の星の色彩について」と題する発表を行い，今日「ドプラー効果」と呼ばれる光，音などの振動源の移動速度と観察者の相対的位置の違いによる振動数の変化を初めて報告した。

　1880年，フランスの物理学者Pierre Curieは弟Jacqueとともに，特定の鉱物結晶に圧力を加えると電流が発生する現象を発見し，翌年にはその逆の現象が確認された。この現象が圧電効果（piezoelectric effect）であり，のちのマイクロフォン，スピーカー，超音波発振子などの基礎原理となった。

　1912年，史上最悪の海難事故となったTitanic号事件を契機として，音波を利用した水中探索器や氷山の検知装置の提案が大西洋の東西から相次いだ。こうした取り組みは1914年から始まった第一次世界大戦で潜水艦の探索装置である水中音響ソナー（SOund Navigation And Ranging）として実用化され，戦後に魚群探知器に転用された。

　第二次世界大戦中，圧電現象は金属など固体内部の欠損やひびを破壊せずに検査する技術にも応用され，欧米各国で超音波探傷器の開発が進んだ。戦後，これらの技術が各国で民生技術に転用されることとなった。

2 超音波の医用診断への応用の歴史

　超音波の医用診断への応用の歴史は，実用化されていたX線診断と同様の，組織への透過度の違いを映像化する試みから始まった。

　1937年，ウィーン大学の神経内科医Karl Theodor Dussikは，頭部を透過する超音波ビームを二次元的に記録し，現れた画像が脳室を反映すると推定した。この成果は1947年に論文化され，ただちに国際的に大きな反響を呼んで多くの追試者が続いた。しかしながら間もなく，この方法で得られた画像は頭蓋骨のアーチファクトによる虚像であることが判明した。その後，透過方式による画像化は省みられなくなったが，超音波画像診断法の可能性を開拓したDussikは「超音波診断法の父」と呼ばれている。

　Dussikの報告と同年に，アメリカのHowryは，パルス・エコーを用いた反射式の画像診断装置を考案し1949年に完成した。この装置は第二次世界大戦時の爆撃機B29の回転機関銃座を水槽に転用し，被験者を水中に沈め，機関銃支持具に超音波素子を取り付けて回転しながら断層像を構成するものであった。水槽はのちに被験者を水中に没しなくとも断層画像が得られるように改良された。

　1950年代初頭以降，欧米で相継いで脳組織および内臓器の超音波画像化が実現し，画像診断装置として医療の各分野に普及，隆盛を見るに至った。

3 日本の超音波技術の医用応用の歴史―特に画像診断法について―

わが国の超音波物理学研究の基礎は，仙台の東北帝国大学（当時）工学部の抜山平一教授（1889-1965）に始まる．彼は1917（大正6）年から1919（大正8）年にかけて米国のマサチューセッツ工科大学で，成層圏の電離層の発見者の一人として知られる物理学のKennelly AE教授のもとで電子音響素子の研究を行った．帰国後，抜山は東北帝国大学に開設された電気通信研究所の初代所長に就任し，超音波物理学の教鞭をとった．その後，彼のもとで学んだ多くの学生が全国の大学や企業で同技術の産業応用に従事した．その成果は第二次世界大戦中，国産の水中超音波探知機や金属探傷器として実用化され，戦後数社が魚群探知機や金属探傷器を民生機器として商用化した．こうした技術的土台があって，わが国の超音波の医用応用技術開発のニーズに，電子産業界は速やかに応えることができたのである．

1948年，まだ戦災の痕の生々しい東京で，超音波探傷器の原理を脳組織の病理学的変化の検査に応用できないか，という順天堂大学外科の田中憲二教授の着想で，同教室員だった和賀井敏男が友人の石川島播磨重工業所の所員らと実証実験を開始した．1951年に至り，和賀井は超音波探傷器の開発元であるアロカ社（現日立アロカ社）の研究員内田六郎，東北大学工学部教授の菊池喜充らと共同研究を開始し，翌年にかけて脳内血腫や腫瘍などの病変の描出法を開発した．1950年代前半に，和賀井らは相継いで乳腺，胆嚢，肝臓，心臓など腹腔臓器の病所見の診断への応用が可能であることを示した．

1955年，大阪大学附属科学工学研究所教授の里村茂夫はマイクロ波と超音波を医用診断に応用を始め，心臓の運動，末梢血流や眼内血流の測定への応用を研究した．同年里村は心臓の運動から発するドプラー信号が，3MHzの超音波を当てることにより発生することを証明した．1957年に里村がこれらの成果を英文で発表してドプラー信号の医用応用のさきがけとなった．大阪大学ではこの成果は臨床各科に応用され，精神科の金子二郎は1960年に脳内血流測定に応用した．産婦人科では竹村，足高らが1966年に至り臍帯動脈と胎盤のドプラー血流波形の測定法を開発した．

1982年に尾本良三（現埼玉医科大学常務理事）はリアルタイム・カラードプラー断層像を国内メーカーと共同開発し，大動脈弁逆流の動画像の描出に世界で初めて成功した．

東京大学医学部生体工学講座助教授の馬場一憲は立体的（3D）超音波システムを1980年に報告し，次いで1986年にミニ・コンピュータを用いた胎児の超音波立体画像を得ることに成功した．馬場は1996年に世界初のリアルタイムの超音波立体画像の成果をランセット誌に発表した．同年，馬場は英国のJukovicと共著で産婦人科領域の立体画像を含む超音波画像診断法の総合的な教科書を発行した．

4 超音波ガイド下区域麻酔法の小史

1960年代の実用的な超音波診断機器の開発当時，機器の解像度の制約から，主たる観察対象は体幹深部の臓器に限定され，神経組織の識別は対象外とされていた．1970年代の終わりころから機器の高周波，高解像度化に伴って超音波画像上で神経組織を識別した報告が現れ始める．

1978年にSampleらが喉頭神経を初めて超音波画像で同定した．1985年にはSolbatiらは反回神経走行の病的な変化を超音波画像で確認できることを報告し，神経線維は1-2 mm径の低エコー性の構造である，と記載した．1988年に，Fornageは初めて7.5 MHzの高周波リニアプローブを上下肢の末梢神経の描出に応用した．彼は，神経組織は超音波画像上，低エコー性で，縦断像では腱組織とよく似た線維状の縞模様を呈する，と記載している．1989年，シンガポールのTingらは腋窩アプローチによる腕神経叢ブロック中の局所麻酔薬の広がりを超音波画像で確認する最初の報告を行った．日本国内でも1990年代初頭に沖縄の知念，仲谷ら，続いて山口の川井，森らが鎖骨下，腋窩アプローチの腕神経叢ブロックへの応用を報告した．ウィーン大学のKapral, Marhoferらのグループは1994年に超音波ガイド下の鎖骨上アプローチ，1997年に下肢で

Winnieの3-in-1 blockに超音波ガイド下法を応用し，ブロックの所要時間，効果発現の早さ，成功率などで従来法に勝ると報告し，本格的な臨床応用への道を開いた．

　2000年に大阪のOotaki, Hayashiら関西労災病院のグループは7 MHzコンベクスプローブを用いた鎖骨下近位アプローチによる腕神経叢ブロックを報告した．彼らは同部位の鎖骨下動脈周囲を注入した局所麻酔薬が取り囲む「ドーナツサイン」を神経ブロック成功の判断基準として提唱し，比較的深部の末梢神経に対する超音波ガイド下神経ブロック法の可能性を切りひらき，国際的に高い評価を得た．

　体幹では1980年にCorkが超音波画像で皮膚から腰椎椎弓部までの距離を計測し，硬膜外腔までの深さの推定への有用性を指摘したことを嚆矢とし，2000年以降，ドイツのGrauら，香港のKarmakarらのグループが脊柱管ブロックへの応用法を精力的に追及した．この潮流は1990年代から再評価の機運にあった胸部傍脊椎ブロックへも広がり，Karmakarらの初期の報告に続き，わが国のSakura, Hara, Shibataらがより詳細な解剖学的理解に基づいた胸部傍脊椎腔への単回注入および持続注入法を提唱して高く評価されている．

　手術麻酔と並ぶ神経ブロック法の応用分野であるペインクリニックでは，わが国の宮崎らが，1980年代後半に世界に先駆けて腹腔神経叢ブロックおよび上下腹神経節ブロックに超音波画像を応用したことは銘記すべき業績である．世界的には，既述の脊柱管ブロック法への応用と並行して，2000年以降，ウィーンのKapral, Greherらが星状神経節ブロック，腰神経後枝内側枝ブロックなどへの応用を報告したのを皮切りに，スイスのEichenbergerらが腸骨下腹・腸骨鼠径神経ブロック，第3頸神経ブロック，大後頭神経ブロックなどを相次いで超音波ガイド下法で報告して以降，多くの報告が続き，超音波ガイド下法は従来のランドマーク法・透視ガイド下法に加えて有用な代替法，または併用透視ガイド下法（dual visual-guidance）のツールとして急速に認知されつつある．

　このような趨勢から，超音波ガイド下法は世界的に啓蒙期から本格的な普及期に移行し，学会横断的な教育ガイドラインの策定や国際的な学会およびワークショップが相継いで開催されるようになった．またIT時代を反映して，数多くの教科書に付随した動画閲覧サイトや，公開サイトも枚挙にいとまのない状況になっている．医療者にとっては，これらの有用な情報を取捨選択して，患者の治療に最善の方法を習得し，選択する判断が，いっそう重要な時代にさしかかっているといえる．

文献

1) Deschner B, Robards C, et al. The Histroy of Local Anesthesia. In : Hadzic A, editor. Textbook of Regional Anesthesia and Acute Pain Management. New York : McGraw-Hill；2007.
2) Kefalianakis F. Sonografie in der Anaesthesie, Stuttgart : Georg Thieme Verlag；2004.
3) 医用超音波の基礎．日本超音波医学会編．新超音波医学（第一巻）．東京：医学書院；2000.
4) 松木明知監訳．麻酔の歴史150年の軌跡．東京：克誠堂出版；1998.
5) 松木明知．日本麻酔科学史資料(19)．東京：克誠堂出版；2002.
6) 光明を求めて―アロカ50年のあゆみ．東京：アロカ株式会社；1999.
7) Omoto R, Yokote Y, Takamoto S, et al. The development of real-time two-dimentional Doppler echocardiography and its clinical significance in acquired valvular diseases : With special reference to the evaluation of valvular regurgitation. Jpn Heart J 1984；25：325-40.
8) Sample WF, Mitchell SP, Bledsoe RC. Parathyroid ultrasonography. Radiology 1978；127：485-90.
9) Sobalti I, De Pra L'lerice T, Bellotti E, et al. High-resolution sonography of the recurrent laryngeal nerve ; anatomic and pathologic consideration. Am J Roentgenol 1985；145：989-93.
10) Fornage B. Peripheral nerves of the extremities : imaging with US. Radiology 1988；167：179-82.
11) Ting PL, Sivagnanartnam V. Ultrasonogaphic study of the spread of local anaesthesitc during axillary brachial plexus block. Br J Anaesth 1989；61：326-9.
12) Kapral S, Krafft P, Eibenberger K, et al. Ultrasound-guided supraclavicular approach for regional anesthesia of the brachial plexus. Anesth Analg 1994；78：507-13.

13) Marhofer P, Schrongendorfer K, Koinig H, et al. Ultrasonographic guidance improves sonsory block and onset time of three-in-one blocks. Anesth Analg 1997 ; 85 : 854-7.
14) Ootaki C, Hayashi H, Amano M. Ultrasound-guided infraclavicular brachial plexus block : an alternative technique to anatomical landmard-guided approaches. Reg Anesth Pain Med 2000 ; 25 : 600-4.
15) Cork RC, Kryc JJ, Vaughan RW. Ultrasonic localization of the lumbar epidural space. Anesthesiology 1980 ; 52 : 153-6.
16) Grau T, Leipold R, Horter J, et al. The lumbar epidural space in pregnancy ; visualization by ultrasonography. Br. J. Anaesth. 2001 ; 86 : 798-804.

〔佐藤　裕〕

4 超音波の物理特性

はじめに

超音波は「人の聴覚で聞くことを目的としない音」と定義される。

音波は振動媒体を通して伝導する機械的で周期的な気圧の変化をもつ粗密波である。弾性のある物質内の波動の伝導様式には，進行方向に対して垂直方向に振動する電磁波に代表されるものと，進行方向と同一方向に振動する音波に代表されるものの2種類がある。音の振動は真空状態では伝導しない。超音波も音波の一種であるので，伝導方向と同一方向に振動しながら伝播する粗密波であることに変わりはない。

音の周波数に応じて，音波は次の4種類に分類される。

①低周波：16 Hz 以下
②可聴音：16 Hz ないし 20 kHz
③超音波：20 kHz ないし 10 GHz
④高周波：10 GHz 以上

人の可聴音の上限は個人差が大きいため，10 kHz 以上の音が超音波として扱われる場合もある。超音波の周波数帯のうち，医用画像診断に用いられるのは2ないし15 MHz の帯域が最も普及している。他の周波数帯域では，柔らかい物質の洗浄（コンタクトレンズなど），超音波メス，物質の皮膚角質層への浸透，水中の障害物までの距離の測定（魚群探知機），金属・コンクリートなど固形物内の亀裂，断裂の検出（超音波探傷器）などが実用化されている。

1 超音波画像診断に必要な物理公式

①周波数（Frequency；f）
単位時間（秒）あたりの振動回数
振動数ともいう。
単位：ヘルツ（Hz）
②振幅（Amplitude；A）
波動の幅，波の高さ，またはエネルギーの大きさを表す。
③波長（Wavelength；λ）
波動の同一地点間の距離，周波数の逆数関係を指す。波長は超音波画像診断では画像の分解能と相関する。医用超音波に用いられる2ないし15 MHz の範囲では，0.1 から 1 mm の距離分解能が得られるとされる。周波数が増えると波長は短くなり，距離分解能も小さくなる。
④音の伝導速度（v：音速）

$v = f \times \lambda$

音速は通過する組織の性質に大きく依存する。脂肪組織，血液，筋肉や神経組織などはすべておよそ 1,500 m/sec であるのに対し，空気や骨組織の伝導速度は差が大きい。物体間の距離の計測は，超音波の信号を発して反射信号を受信することで行われる（表1）。
⑤既知の音速と送受信の時間差による送受信機（プローブ）と対象物の距離 s，音速を v，到達時間を t とすると，

$2s = v \times t$

と表現される。s は送受信機（プローブ）と対象物までの距離であるから，2s は音波が伝わった距離に等しい。
音速は空気中で 344 m/sec（20℃），水中の音速は 1,483 m/sec（20℃）あるいは 1,520 m/sec（35℃）とされる。一方，生体中の諸臓器中の音速は臓器により異なっている。また，超音波診断装置では，生体の基準音速（軟部組織中の平均音速）として 1,530 m/sec（JIS 規格，37℃）として設計されている。

2 組織減衰率

音波が密度の異なる組織を通過するとき，音波の減衰率は組織の密度と伝播速度の変化に影響され

る。
　重層した組織を音波が通過するとき，音波には種々の変化が現れる。

3 反 射 (reflection)

　超音波が密度の異なる組織を通過するとき，その一部が反射され，その他の部分は減衰しながら通過することになる。
　反射波の強さはFresnelの公式によって次のように表現される。
　Er/Ee ＝ {($Z_2 - Z_1$) − ($Z_2 + Z_1$)}^{2}
　Er：反射波のエネルギー
　Ee：到達した波のエネルギー
　Z_1，Z_2：媒質1，媒質2の音響インピーダンス
　生体で考えると，超音波が生体組織を通過して骨組織または空気の層（気管，ガスの入った小腸，超音波プローブと皮膚の間の間隙など）に到達すると，組織とのインピーダンスの差が大きいほど多くの超音波が反射されてしまう。したがって組織の境界面の背後の構造はほとんど描出されない結果になる。逆にほとんど同一の音響インピーダンスを持つ組織同志では境界面に反射は生じないので，境界のない均一な層として描出される。

4 屈 折 (refraction)

　音波が異なる媒質の境界を越えるときに進行方向を変える現象である。
　屈折は両媒質の間の伝導速度の差で方向が決定される。入射する物質内の伝導速度のほうが速い場合，屈折角は入射角より大きくなり，入射する物質内の伝導速度が後者より遅い場合，屈折角は入射角より小さくなる。
　Snelliusの屈折の公式：
　sin a_B ／ sin a_A ＝ V_2 ／ V_1
　a_A：屈折角，V_2：媒質2の音速
　a_B：入射角，V_1：媒質1の音速

表1　生体臓器および無機物質中の音速（m/秒）

骨	3,360
腱	1,750
脳	1,560
筋肉	1,540
肝臓	1,570
脂肪	1,476
腎臓	1,556
脾臓	1,591
軟骨	1,665
水晶体	1,674
硝子体	1,534
血液	1,571
水（35℃）	1,520
空気（20℃）	344

（佐藤　裕．超音波の物理特性．小松　徹，佐藤　裕，瀬尾憲正，廣田和美編．超音波ガイド下区域麻酔法．東京：克誠堂出版；2007．p.20-1より引用）

5 吸 収 (absorption)

　超音波が生体内を伝播していく過程で，エネルギーの一部が熱エネルギーに変換されて減衰していく現象。吸収による減衰は周波数に依存し，周波数が高くなるにつれて減衰は増加する。逆に周波数が低くなると超音波の到達距離は深くなる。

6 散 乱 (scattering)

　赤血球，筋組織，結合織線維など，小組織は超音波ビームを不規則な多方向に反射することで画像を変化させる。超音波ビームの反射の変化が組織画像の微妙な変化を生み，組織判別の助けとなる。

7 回 折 (diffraction)

　媒質中を伝わる波に対し障害物が存在するとき，波がその障害物の背後など，つまり一見すると幾何学的には到達できない領域に回り込んで伝わっていく現象のことをいう。障害物に対して波長が大きいほど回折角（障害物の背後に回り込む角度）は大きい。

　超音波画像では，針先など鋭い角度を持つ物体の周りで超音波ビームの回り込みが発生し，針先の画像が強調される現象が見られる。

（本項は，佐藤　裕．超音波の物理特性．小松　徹，佐藤　裕，瀬尾憲正，廣田和美編．超音波ガイド下区域麻酔法．東京：克誠堂出版；2007．p.20-1 より転載）

（佐藤　裕）

5 超音波診断装置

はじめに

圧電現象（piezoelectric effect）を生じる鉱物結晶に電流を加えると結晶は規則的な変形を繰り返すことで音波を発生する．逆に同じ結晶に外部から音圧を加えると変形に応じて電流を発生する（逆圧電現象 = reverse piezoelectric effect）．このように，同じ結晶は超音波の発信源としても，反射して戻ってきた超音波の受信源としても用いることができる．現代の超音波診断装置では，プローブ表面に圧電素子を多数配列し，電子回路で発受信を順序良く制御して二次元的な断層画像を描出する方法が基本となっている．

1 超音波プローブの種類

圧電素子の基本的な配列方法によって次のような種類がある．

①リニアプローブ（線状走査探触子）（図1A）

圧電素子を直線状に配列したもの．得られる断層画像は基本的に四角形で，浅い部分の画像分解能に優れる．通常，深さ3cm程度までの浅部軟部組織の診断に広く用いられる．

②セクタプローブ（扇状走査探触子）（図1B）

超音波を中心点から扇状に発信して画像を描出する．発信点の近くの画質は劣るが，広い視野が得られる．表面近くに超音波ビームの透過に障害となる肋骨などがある場合，それより深部の心臓や肝臓などの観察に適する．通常神経ブロックには用いられない．

③コンベクスプローブ（円弧状走査探触子）（図1C）

リニア型とセクタ型プローブの折衷型のプローブである．プローブの直近から遠位まで解像度は維持される．

末梢神経ブロックのガイドに適した超音波装置は，表層の軟部組織の識別が可能な解像度を有し，画像の調節が分かりやすく，プローブの描画範囲がブロック針の操作に必要な視野を確保し，保持と走

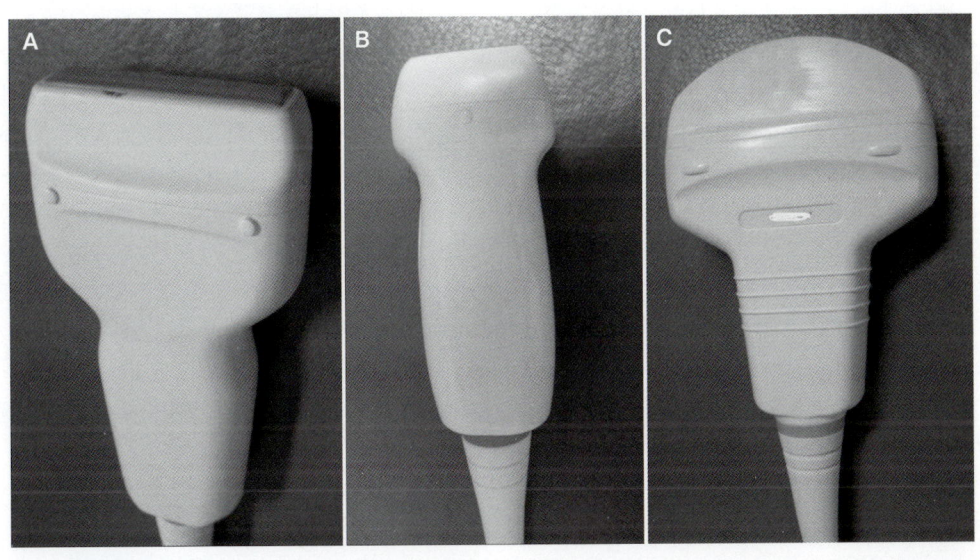

図1　各種超音波プローブ
（A）リニアプローブ，（B）セクタプローブ，（C）コンベクスプローブ

査のしやすいデザインであることが望ましい。

具体的には，体表から3 cm前後までのブロックにはプローブの周波数は7.5ないし15 MHzの高周波リニアプローブが第一選択となる。走査幅は成人では4-7 cmのものが主流である。これで体表から3 cm位までのほとんどの神経ブロックが可能である。より深部に位置する神経の場合は，3.5-5 MHz程度の周波数のコンベクスプローブが用いられる。

小児では高周波の2.5 cm幅程度の小型のリニアプローブやホッケースティック型が使いやすい（図2）。

また，体表の曲面が強い場合や，肩甲骨と脊椎の間や肋間を走査する場合は曲率の小さなマイクロコンベクスプローブ（図3）があると重宝である。

2 超音波画像の最適化

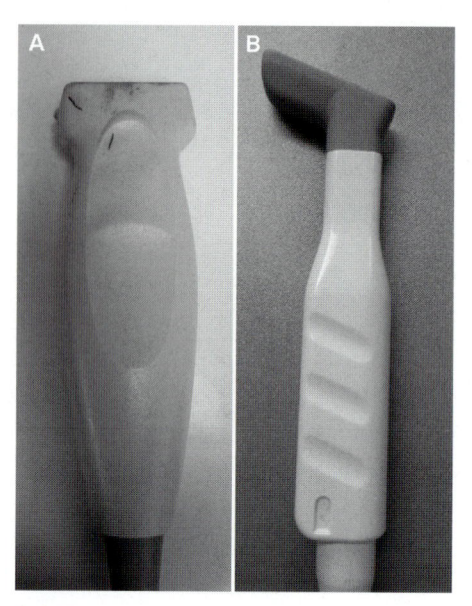

図2 走査幅2.5 cmの（A）リニアプローブと（B）ホッケースティック型プローブ

機器により調節できるパラメータは異なる。代表的なものを以下に示す。

①パワー
単位時間に発生する超音波の強度。強すぎると組織障害性を惹き起こすので，検査対象臓器により安全強度が定められている。

②ゲイン
画像表示の全体の濃度を上下する。ゲインを上げることで全体の表示濃度が明るくなる。濃淡の階調の差がつくわけではない。ビデオ画像のブライトネス・コントロールに相当する。

③デプス・ゲイン・コンペンセーション（DGC）
均一な組織でも超音波ビームの透過するに従い，吸収により信号が弱くなり，暗くなるのを補償し，画面全体の輝度を均一にする目的で用いられる。

④ダイナミックレンジ
表示画像の濃淡の階調差を調整する。レンジを広く取れば濃淡の階調差が細やかになり，微妙な組織性状の差の識別がつく反面，全体に淡い色調となり，動きのある画像では画像のすばやい書き換えが難しくなり，ギクシャクした画像となりやすい。レンジを狭く取れば濃淡の階調差が大雑把に

なり，組織の境界面の識別が容易となり，いわゆるメリハリの利いた画面となり，動画の追随性も向上する。その反面，組織内部の微妙なパターンは識別しづらくなる。ビデオ画像のコントラスト・コントロールに相当する。

⑤フォーカス
超音波探触子（プローブ）の解像度の最も良くなるポイントを調節する。プローブから発せられる超音波ビームは厳密には直進せず，わずかな曲線となる。その中で，ビームの最も収束する地点をフォーカスと呼ぶ。この地点で水平分解能が最も高感度となる。フォーカスはソフトウェア的に複数の地点を設定できるが，フォーカスを増やすほど画像の書き換え速度（フレーム・レート）が落ちるので，動画の精度が犠牲になる。書き換え速度は毎秒10フレーム以上が望ましいとされる。携帯型超音波機器では走査の簡便化を目的として，フォーカス調節機能を省略した機種もある。

⑥デプス・ペネトレーション（深達度）
周波数切り替えに同じ。対象組織の深さが最適の解像度となるように周波数を選択する。

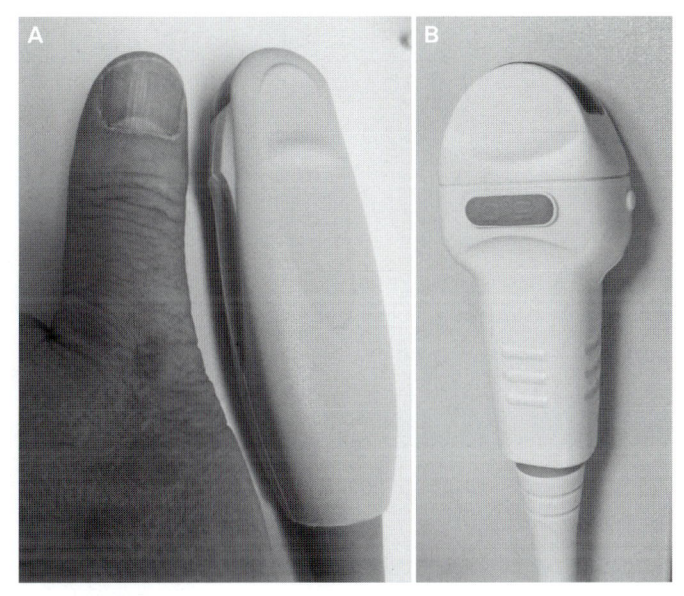

図3 代表的なマイクロコンベクスプローブ
（A）は拇指頭との比較
プローブの曲率半径：A = 11 mm，B = 14 mm

3 アーチファクト

　超音波ビームと生体やブロック針などの人工物との間の相互作用により，実際には存在しない構造が超音波画像上に描出されることがある。こうした音響学的「虚像」は超音波画像の誤判断の原因となりうる。

　アーチファクトによる誤判断を避けるためには，対象とする領域を少なくとも2方向から走査することが重要である。虚像は方向を変えることで消え去るが，実像は方向を変えても消えることはない。

　以下にアーチファクトの代表例を概説する。

①多重反射像
　音響反射度の異なる組織の境界面で超音波ビームの繰り返し反射が起こったときの画像。通常，多数の輝度の高い平行線や先端の尖った構造から彗星の尾のように流れる線として描出され，プローブからの距離に従って輝度は減衰していく。

②鏡面像
　横隔膜などの空気層と組織層のような透過度の大きく違う組織境界面で超音波ビームの強い反射が起こり，境界面を中心として実質臓器の鏡面画像が描出される現象をいう。反射信号の遅れにより，通常鏡面像は実質臓器より深い位置に描出される。鏡面像はプローブの動きに対して反対方向に移動することで識別できる。

③アコースティックシャドウ（音響陰影）
　骨や結石，金属など，超音波透過性の非常に低い組織の背面に，暗い帯状の像を生じ，組織背面の画像が消失する現象。特徴的な画像のため，胆石や腎結石の診断に有効である。

④側方陰影
　嚢腫状組織を超音波ビームが通過するとき，中心部に比べ両端の接線方向は透過度が低くなり，線状の陰影を生じること。

⑤信号の後方増強
　嚢腫状組織を超音波ビームが通過するとき，中心部は両端部に比べ超音波信号の損失が少ないので嚢腫後壁部が嚢腫の両外側と比べて高エコー性に描出される。

⑥遅延画像
　実際の組織内の超音波伝播速度と計算上の超音波伝播速度の差が極端に大きい場合，描出画像に実際とは異なる歪みとして描出される場合がある。

筋肉と軟骨が隣接するような部位で，こうした現象が端的に現れる場合のあることが知られている。
⑦境界面画像
　嚢腫の辺縁部などのように，音響インピーダンスの大きい部位で，沈殿物と見誤るような「もやもやした陰影」を生じる現象。

4｜プローブとブロック針の位置関係

　代表的な超音波プローブは電子リニア方式の二次元断層画像を描出する（Bモード）。

　標準的な超音波ビームの厚みは1.5ないし2mmである。断層像を生み出す超音波ビームの走査面内にブロック針を横切らせると画像内にブロック針の陰影が描出される。

　超音波画像は反射信号を画像化するもので，プローブへ還る信号強度が必要である。

　したがって，超音波ビームに対して直角に面する対象が最も反射信号強度が強くなり，角度が減って45°を切ると急速に反射信号の強度は弱くなる。

5｜患者・施術者・超音波画像診断装置の位置関係

〈人間工学的考察〉

　人が視覚をガイドとして作業をするとき，臨床の現場で診断装置を配置する際に大事なことは，患者と検者ともに不必要な負担がかからぬような配置法を第一に考えるべきである。超音波画像診断法を経験するまでは，患者（被検者）と医師（施術者），その間をつなぐ超音波プローブすなわち超音波診断装置の作る関係（man-machine system）を「一体」のものとして考える機会はなかったことだろう。超音波画像診断法を使い始めるとただちにこの「一体」の難しさに直面し，良い結果を得るための課題の多さに気が付くことになる。それだからこそ，常に3者の最良の配置を求めてこだわり続ける必要がある。

❶ プレスキャン（スカウトスキャン）

　超音波検査の場合を考えると，患者と検者，プローブの位置関係は三角形の配置が最も都合が良い。

ⓐ病棟回診の場合

　病棟は狭い部屋が多く，ベッド周りのスペースの制約や，電源の位置の制約などから機器を最適配置することが難しい場合も多い。機器と検者は患者の同側に配置し，ブロック予定部位，検者，超音波機器のディスプレイをほぼ三角形に配置すると検査を行いながら，同時に機器の調節や記録を行いやすい。

ⓑ手術室入室直後の場合

　ブロックに先立つプレスキャンは，実際のブロックに役立つよう，検者の視線―ブロック予定部位―超音波機器のディスプレイが一直線上になることが望ましい。プレスキャンの段階で，配置だけでなく，画像の最適化のためのプローブの位置とその保持の仕方，手を安定させる体幹の構えなども決めておくことを忘れてはならない。画質の調節や記録には助手の介助が大切である。

❷ ブロック実施にあたって

　実際にブロック針を刺入する際，刺入点がプローブに近すぎると往々にして目標へ向かう針の角度が大きすぎ，その分，針の視認性が犠牲になりやすい。プレスキャンで最適化した画像をできるかぎり本番でも再現するためには，プローブカバーの装着，プローブの持ち方，ブロック針の持ち方，刺入方法，プローブと針と術者の視線の調整，など事項全般に細心の注意を払う必要がある。ブロックの成否はこれらの事項への配慮の総和として報われるものであることを銘記すべきである。

ⓐプローブカバーの装着

　プローブと患者の皮膚面の間に空気を入れないことが最も肝要である。カプリング・メディアとしては，滅菌ゼリーのほか，生理食塩液，5％グルコース液，イソジン液なども利用可能である。

ⓑ プローブの持ち方

プローブはブロックの手技中，できるかぎり安定して保持することが最優先される。保持する手は手首から小指球で患者の体に軽く接触を保つ。同時に肘も体幹に付けるか，ベッドサイドに安定させる。前腕から手首を安定させることでプローブを保持する指でプローブの微妙な操作が可能となる。

ⓒ ブロック針の持ち方

超音波ガイド下法では，ブロック針先をディスプレー画面上で確認し続けることが最も重要である。そのためには，針の切り口（bevel）が常に超音波ビームに向くように保持することである。切り口が正しく超音波ビームに当たると，切っ先と切り返しの2カ所でビームの回折（diffraction）が起こり，画面上に2カ所の点状の高エコー性の像として描出される。この現象は針と超音波ビームがなす角が30°を超えて針の軸部の反射像が不明瞭になっても確認できる。

ⓓ 超音波ビームに対する針の刺入法

超音波ビームとブロック針の組み合わせ方は，次の2種類に大別される。

①平行法：In-Plane（IP）法

超音波ビームの作り出す平面に重なるようにブロック針を操作する方法。ブロック針の先端から針の軸まですべて超音波ビームを横切るので，超音波ビームとブロック針のなす角度が30°以下であれば，針の動きは全長にわたり明瞭に確認できる。従来から超音波ガイド下生検法に用いられてきた歴史がある。

②交差法：Out-of-Plane（OOP）法

超音波ビームの作り出す平面を突き抜けるようにブロック針を操作する方法。

超音波ビームをブロック針の先端か針の軸の一部が横切ることで，画像内で針が点状に描出され，針の後面はしばしば音響陰影が現れる。

ⓔ プローブと針および施術者の視線の調整

欧米の成書でしばしば指摘される，hand-eye-coordinationの意味である。

特に平行法の場合，超音波ビームの走査面の方向と針の刺入方向と施術者の視線の方向が正しくディスプレーに正対する配置と姿勢を妥協なく追及することが求められる。施術者の視線の方向とは，厳密には施術者の「利き目」の視線を意味する。立体視している場合，このことはあまり身近に意識されないが，平行法で針を刺入する際には思いのほか影響が大きいことに気が付かれると思う。

各個人の「利き目」の確認法は種々あるが，代表的な方法の一つは5mほど離れた径5cmほどの対象物を，両腕を伸ばしたのち，両手指で作った3角形の中にとらえ，片目づつ閉じて対象物の位置がほとんど変わらない側の目が「利き目」である。

患者のブロック部位の傍らに施術者が位置取りし，「利き目」の視線とブロック部位の作る線の延長上の患者の反対側にディスプレー画面を正対させ，その線上に超音波ビームの走査面を置き，同一線上をブロック針が進むことを目標とする。このアプローチは，特に初心者が修練する，腹直筋鞘ブロック，腹横筋膜面ブロック，斜角筋間アプローチや鎖骨上アプローチによる腕神経叢ブロック，浅頸神経叢ブロック，大腿神経ブロックおよび膝窩アプローチによる坐骨神経ブロックなどでの習熟が望ましい。

この視線の一致の確認に，線状レーザービームを活用することも有用である。

6 超音波の組織障害性

超音波も粗密波である以上，生体組織に対して熱効果と振動効果の二面性を有している。これらを利用したものが超音波メス，超音波洗浄器，超音波ネブライザー，超音波ホモジェナイザーなどである。

音の強さはW/m^2で表される。わが国では$1 W/m^2$以上のエネルギーの超音波照射で催奇形性があるとされている。このため，JIS規格ではB-モード装置，胎児ドプラー装置とも出力限度を$10 mW/cm^2$と定めている。この範囲であれば，染色体レベル，細胞レベル，小動物胎仔などでの影響はない。

文献

1) 和賀井敏夫監修.超音波の基礎と装置—コンパクト超音波シリーズ（vol.6）.東京：ベクトル・コア；1990.
2) 日本超音波医学会編.医用超音波の基礎 新超音波医学（第1巻）.東京：医学書院；2000.
3) 伊藤紘一,入江喬介.超音波検査入門（第3版）.東京：医歯薬出版；2000.
4) 日本超音波医学会編.医用超音波用語集（第3版）.東京：日本超音波医学会；2004.

（佐藤　裕）

6 神経刺激併用法

はじめに

末梢神経ブロックの理想的な施行方法とは何か。末梢神経ブロックの理想的な施行方法とは，速やかな効果発現，適切な効果持続，高い成功率，そして低い合併症発生率を達成するものである。

末梢神経ブロックの施行方法として，1911年にKulenkampffがはじめてパレステジアによる確認法を報告し，翌1912年にはPerthesが神経刺激法を報告しているが，神経刺激法の煩雑さから，長い間パレステジアによる確認法がゴールドスタンダードとなっていた。しかし1979年にSelanderら[1]がパレステジアによる確認法の安全性に疑問を呈したころから，神経刺激法に徐々に関心が集まり，1990年代からは末梢神経ブロックそのものの有用性を示す報告が相次ぎ，末梢神経ブロックの総数も増加したために，神経刺激法の施行数が爆発的に増加した。1989年には超音波ガイド下法が初めて紹介され[2]，わが国においては2005年ころからその施行数が急速に増加し，末梢神経ブロックが日常臨床に浸透するきっかけとなった。

末梢神経ブロックを施行するうえで，神経刺激法と超音波ガイド下法のどちらが優れているかを比較する論文は多いが，熟練した麻酔科医によるブロックでは，いずれの方法でも高い成功率を示している[3]。末梢神経ブロックを施行するうえで，神経刺激法と超音波ガイド下法はお互いを補完しあう方法として，どちらか一方のみでなく，双方に習熟する必要がある。

この項では，神経刺激法の生理学と基本原理，神経刺激装置，神経刺激併用超音波ガイド下法の実際の手技と注意点について解説する。

1 生理学と基本原理 [4),5)]

1 刺激強度

神経シグナルは，神経細胞軸索の負の静止膜電位が急速に正の膜電位へと脱分極することによって伝播する。この脱分極による一過性の膜電位変化を活動電位と呼ぶ。脱分極を生じさせるためには，一定値（電流閾値）以上の刺激強度が必要となる。神経刺激を行う際に用いられる電流は，単相性で長方形の持続時間の短い波形で，このような刺激波形をインパルスという。ある細胞膜に脱分極を生じさせるため必要な電流閾値Iは，次式で表される。

$I = Ir (1 + C/t)$

Irは基電流（rheobase），Cは時値（chronaxie），tは利用時を表す。図1に強さ・時間曲線を示し，利用時，電流閾値，基電流，時値について説明する。表1に代表的な神経線維とその時値を示す。

2 刺激針 ―神経間距離と刺激電流との関係―

刺激針から距離xの位置における電流値をIxとし，刺激針先端での刺激電流値をIy，Kを定数とすると，

$Ix = K (Iy / x^2)$

すなわち，

$Iy = (Ix / K) x^2$

の式が成りたつ。Ixが神経細胞膜を脱分極させる最小電流（電流閾値）とすると，Ix / Kは定数となる。つまり神経細胞膜を脱分極させるために必要な刺激電流値Iyは，刺激針-神経間距離xの二乗に比例して増加することが分かる（図2）。

3 刺激電極の極性

神経刺激を行う際の電極は，神経に近いほうを陰

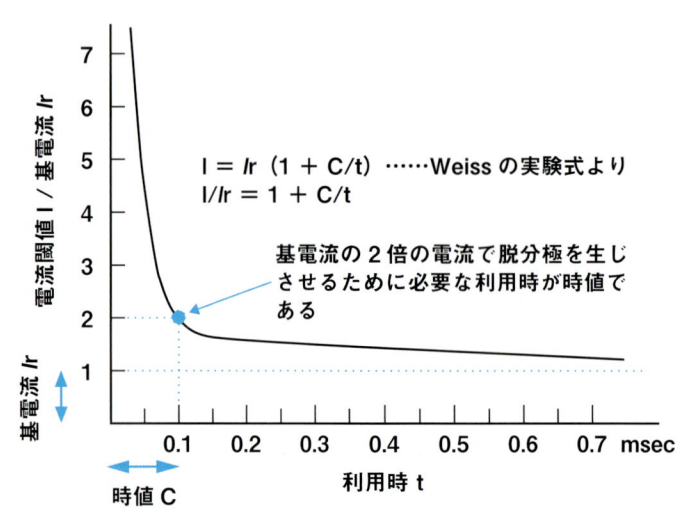

図1 脱分極に必要な電流閾値の強さ・時間曲線（Weiss の実験式）

$I = I_r (1 + C/t)$ ……Weiss の実験式より
$I/I_r = 1 + C/t$

基電流の2倍の電流で脱分極を生じさせるために必要な利用時が時値である

利用時（t）：刺激インパルスのパルス幅
電流閾値（I）：利用時tのときに細胞膜に脱分極を起こすことができる最小の電流値
基電流（I_r）：十分長い利用時に対する電流閾値
時値（C）：基電流の2倍の電流閾値のときに必要な利用時
横軸：利用時（t）
縦軸：電流閾値 I／基電流 I_r
曲線よりも右上の座標は，すべて細胞膜に脱分極を起こすことができるが，左下の座標は脱分極を起こすことができない．例えば，I = 3 I_r, t = 0.2 msec では興奮を起こすことができるが，I = I_r, t = 0.1 msec では興奮が起こらない．
（小原昭作．神経と筋の生理学．興奮と伝導．本郷利憲，廣重　力，豊田順一ほか編．標準生理学（第4版）．東京：医学書院；1996. p.79-90 より改変引用）

表1　末梢神経線維の分類と時値

分類	髄鞘の有無	直径（μm）	伝導速度（m/s）	機能	時値（msec）
Aα	有髄	13-22	70-120	求心性（筋, 腱），遠心性（骨格筋）	0.05-0.1
Aβ	有髄	8-13	40-70	求心性（皮膚触覚，圧覚）	
Aγ	有髄	4-8	15-40	遠心性（錘内筋）	
Aδ	有髄	1-4	5-15	求心性（皮膚温度覚）	0.17
B	有髄	1-3	3-14	自律神経（交感神経節前線維）	
交感神経性C	無髄	0.2-1	0.2-2	自律神経（交感神経節後神経）	
脊髄後根C	無髄	<1	0.5-2	求心性（皮膚痛覚）	0.4

（小原昭作．神経と筋の生理学．興奮と伝導．本郷利憲，廣重　力，豊田順一ほか編．標準生理学（第4版）．東京：医学書院；1996. p.79-90 より引用）

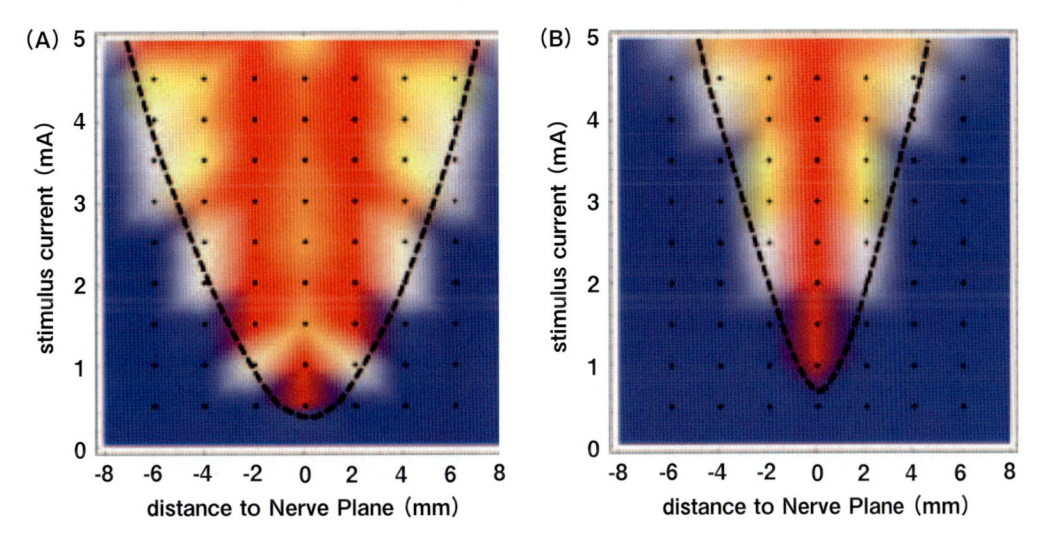

図2 刺激針-神経間距離と刺激電流値との関係
(A) 刺激針を陰極とした場合の刺激電流値と距離の関係
(B) 刺激針を陽極とした場合の刺激電流値と距離の関係

破線は神経細胞膜に脱分極を起こすことができる閾値を示している．この曲線より上方の座標では，脱分極を起こすことができる．(A)と(B)とを比較すると刺激針を陰極とするほうがより低い電流値でも脱分極を起こせることが分かる．
(Li J, Kong X, Gozani SN, et al. Current-distance relationships for peripheral nerve stimulation localization. Anesth Analg 2011；112：236-41 より改変引用)

極とする。つまり刺激針を陰極としなければならない（図2A）。刺激針を陽極とすると，刺激針を陰極とする場合に比べてより多くの電流を必要とするためである（図2B）。

刺激針を陰極とし，皮膚に貼付した電極を陽極とする場合，陽極貼付位置はあまり重要ではない。しかし劣化した電極や乾いた皮膚は皮膚-電極間の抵抗を上げてしまうため，神経刺激ができなくなる可能性がある。

2 神経刺激装置に求められる特性

1 定常電流の出力

組織のインピーダンス，刺激針，接続コード，陽極用の電極などが全体のインピーダンスに影響する。特に組織のインピーダンスは刺激針がどの組織内にあるかによって刻々と変化する。生理学と基本原理で述べたように，神経刺激に必要な刺激強度は電流値によって規定されるので，正確な末梢神経ブロック施行のためには定常電流の出力が必要となる。つまり，定常電流を出力するために，組織インピーダンスや接続インピーダンスの変化に従って装置が自動で出力電力を変化させる必要がある。

2 正確な電流値表示

正確な電流値を表示できることは，成功率と安全性を保証するために必要な要素の一つである。

3 刺激強度調節

最適な刺激強度についてはいまだに議論のあるところであるが，おおむね0.3-0.5 mAの刺激強度で高いブロック成功率が報告されている。0.2 mA以下という低い電流でも筋収縮が見られる場合は，針先が神経内に刺入されている危険性が高まるとされているので，0.2 mA以下で筋収縮が見られなくなるまで針を引き抜く必要がある。

4 パルス幅

運動神経の時値（chronaxie）に従って（表1），0.1または0.2 msecの短いパルス幅が適している。刺激強度は電流とパルス幅の積に比例するので，電流値を増加させることと同じように，パルス幅（利用時 t）を増加させれば離れた位置でも神経は刺激されやすくなる。したがって，パルス幅が短いほど目的とする神経に近づかなければ筋収縮が出にくく，逆に短いパルス幅で反応が出れば神経に近いことが分かり，ブロックの正確性が向上する。

5 刺激頻度

刺激頻度は2 Hz程度が最適である。1 Hzで行うこともできるが，この場合には針先が神経を通りすぎてしまわないようにゆっくりと針を動かさなければならない。

3 神経刺激併用超音波ガイド下法の手順

神経刺激法は，手技に熟練した麻酔科医が行えば超音波ガイド下法に劣らない成功率で末梢神経ブロックを施行できる[3]。しかし超音波装置が広く普及した現在では，神経刺激法単独で末梢神経ブロックを施行するよりも超音波ガイド下法を併用して行う方法のほうがより安全で効率的であると思われる。超音波ガイド下法は詳細な解剖学的情報を与えてくれるが，機能的な情報は与えてくれない。神経刺激併用超音波ガイド下法では，目的とする神経の支配筋肉の筋収縮によって，機能的な情報を与えてくれる。

以下に超音波ガイド下神経刺激併用末梢神経ブロックの手順を述べる。
① 神経刺激装置が正しく作動するかテストする。
② 超音波装置によって，目的とする神経周囲の解剖（神経，動脈，静脈，目印となる筋・筋膜）を確認する。
③ 皮膚消毒，局所麻酔。
④ 生理食塩液または局所麻酔薬で針と延長チューブを満たし神経刺激装置に接続し，皮膚電極も神経刺激装置と接続する。
⑤ 刺激針を刺入し，皮下組織に進める。
⑥ 神経刺激装置を起動させ，パルス幅0.1 msec，刺激頻度2 Hz，刺激電流1 mAに設定する。
⑦ 超音波ガイド下に針を目標としている神経周辺まで進め，その神経が支配している筋肉に最初に収縮が認められるまで，刺激針をさらに神経に向けて進める（表2, 3）。初期設定値にて筋収縮が見られたら，刺激に対する筋収縮反応を見ながら，筋収縮が消失するまで刺激電流を徐々に下げていく。もし0.2 mAまで電流値を下げても反応が見られるときは，神経内に針先が入っている可能性もあるので少し針を引き抜く。0.3-0.5 mAの刺激強度で筋収縮が見られれば高いブロック成功率が報告されている。針の位置と刺激電流値は，どちらの要素による変化か分からなくなるため，同時に変更してはならない。
⑧ 0.3-0.5 mAの範囲で目標筋肉の収縮が続いていれば，吸引テスト後に局所麻酔薬を3-5 mlずつ注入し，超音波装置によって神経周囲にエコーフリースペースができることと，筋収縮が消失することを確認する。全量注入するまで吸引・注入の動作を繰り返す。

超音波ガイド下に正しい位置に針先があると思われても，筋収縮が得られないことがある。以下に考えられる原因を列挙する。
① 実際の針先を描出できていない。
→ もう一度超音波ガイド下にしっかりと針先を確認する。
② ニューロパチーなどの神経疾患によって神経の伝導性が落ちている。
→ 糖尿病性ニューロパチーなどが存在する場合，刺激電流2 mA，パルス幅1 msecでも筋収縮を誘発できない場合がある[6]。しかしこのような神経障害がもとから存在する場合，局所麻酔薬による神経毒性が強く出る可能性があるので，神経ブロックの適応自体をもう一度吟味する必要がある。
③ 神経刺激装置の不具合，コードの断線。
→ もう一度装置の表示，コード外れなどを確認する。針やコードの断線が疑われるときは交換する。

表2　上肢の筋肉の神経支配と運動

筋肉	運動	神経根	神経幹	分岐部	神経束	終末神経
〈Spinal nerve origin〉						
菱形筋	肩甲骨の後上方牽引	C5				肩甲背神経
前鋸筋	肩甲骨の前外方牽引	C5-6				長胸神経
〈Trunk origin〉						
棘上筋	上腕の外転と外旋	C5-6	上			肩甲上神経
大胸筋	上腕の前方挙上と内転	C5-7	上／中	前部	外側	外側胸筋神経
大胸筋／小胸筋	上腕の前方挙上と内転	C8-T1	下	前部	内側	内側胸筋神経
広背筋	上腕の後方伸展，内転・内旋	C6-8	上／中	後部	後	胸背神経
大円筋	上腕の内転・内旋	C5-7	上／中	後部	後	肩甲下神経
〈Peripheral nerve branch origin〉						
上腕二頭筋	肘関節での前腕の屈曲・回外	C5-6	上	前部	外側	筋皮神経
三角筋	上腕の外転	C5-6	上	後部	後	腋窩神経
上腕三頭筋	肘関節での前腕の伸展	C7-8	中／下	後部	後	橈骨神経
腕橈骨筋	前腕の回外屈曲	C5-6	上	後部	後	橈骨神経
橈側手根伸筋	手根の伸展	C6-7	上／中	後部	後	橈骨神経
総指伸筋	第2-5指の伸展	C7-8	中／下	後部	後	橈骨神経
示指伸筋	第2指の伸展	C7-8	中／下	後部	後	橈骨神経
円回内筋	前腕の回内	C6-7	中／下	前部	外側	正中神経
橈側手根屈筋	手根の屈曲・外転	C6-7	上／中／下	前部	外側／内側	正中神経
方形回内筋	前腕の回内	C8-T1	下	前部	内側	正中神経
母指対立筋	第1指の対立	C8-T1	下	前部	内側	正中神経
尺側手根屈筋	手根の屈曲・内転	C7-C8-T1	中／下	前部	外側／内側	尺骨神経
深指屈筋（第3-4）	第3-4指の屈曲	C7-C8-T1	中／下	前部	外側／内側	尺骨神経
深指屈筋（第1-2）	第1-2指の屈曲	C7-C8-T1	中／下	前部	外側／内側	正中神経

(De Andrés J, Alonso-Iñigo JM, Sala-Blanch X, et al. Nerve stimulation in regional anesthesia: theory and practice. Best Pract Res Clin Anaesthesiol 2005；19：153-74 より改変引用)

4 神経刺激法における注意点 —特にペースメーカー（PM）使用患者について—

　神経刺激装置の取扱説明書には，植込み型PMなどを使用している患者には神経刺激装置を使用しないこととなっているが，実際に植込み型PM使用中の患者に神経刺激装置を用いて，PMの誤作動を招いた症例が報告[7]されているので注意が必要である。この症例では，パルス幅0.1 msec，刺激強度3 mAではなんの反応も見られなかったが，パルス幅1 msecでは，刺激強度が0.76 mAより強くなるとPMの抑制が生じたとのことである。
　植込み型PMおよび植込み型除細動器（ICD）を装着している患者への，神経ブロックに関する指針は現在のところ存在しない。参考として神経伝達速度を計測するときのガイドライン[8]を以下に示す。

① 神経刺激を行う場合は，専門家に相談をし，その患者またはそのデバイス（PMもしくはICD）に特有の安全面の問題を確認するとともに，手技施行中にデバイスをつけておくか切っておくかを解決しなくてはならない。
② デバイスを外部から誤作動させる可能性を減らすために，デバイスの植込み部位近くの神経刺激を避けるべきである。
③ 植込み型デバイスから少なくとも15 cm離して刺激する。
④ 接地電極はデバイスから十分離して設置しなけれ

表3　下肢の筋肉の神経支配と運動

刺激神経	筋肉	運動	神経根レベル
腰神経叢（後方アプローチ）	大腿四頭筋	股関節の屈曲，膝関節の伸展	L1–3
	大腿の内転筋群	股関節の内転，内転筋群の収縮	L2–4
閉鎖神経	大腿の内転筋群	股関節の内転，内転筋群の収縮	L3–4
大腿神経	大腿四頭筋	股関節の屈曲，膝関節の伸展	L2–4
	縫工筋	股関節の屈曲，外転，外旋	L2–3
坐骨神経（近位アプローチ）	足底の筋群（足底方形筋，足指の屈曲筋群）	足底，足指の屈曲（後脛骨神経）	L4–S3
	後脛骨筋	足の内反と底屈	L4–S2
	足指の伸筋群	足の背屈（浅腓骨神経，総腓骨神経の末梢枝）	L5–S1
	長腓骨筋，短腓骨筋	足の外反と底屈	L4–S1
	前脛骨筋，足指の伸筋群	足の背屈（総腓骨神経の枝），（坐骨神経の最も外側の刺激によって）	L4–S1
	大腿二頭筋	股関節で大腿を伸展，膝関節で下腿を屈曲（坐骨神経の最も内側の刺激によって）	L4–S2
	半膜様筋，半腱様筋	股関節で大腿を伸展，膝関節で下腿を屈曲	L5–S2
坐骨神経（遠位アプローチ）	足底の筋群（足底方形筋，足指の屈曲筋群）	足底，足指の屈曲（後脛骨神経）	L4–S3
	後脛骨筋	足の内反と底屈	L4–S2
	足指の伸筋群	足の背屈（浅腓骨神経，総腓骨神経の末梢枝）	L5–S1
	長腓骨筋，短腓骨筋	足の外反と底屈	L4–S1
	前脛骨筋，足指の伸筋群	足の背屈（総腓骨神経の枝），（坐骨神経の最も外側の刺激によって）	L4–S1

（De Andrés J, Alonso-Iñigo JM, Sala-Blanch X, et al. Nerve stimulation in regional anesthesia: theory and practice. Best Pract Res Clin Anaesthesiol 2005；19：153-74 より改変引用）

ばならない。このことを刺激開始前に確認する。
⑤刺激パルス幅は，0.2 msec 以上にすべきではない。
⑥刺激頻度は 1 Hz 以上で行うべきではない。
⑦インフォームドコンセントを得るべきである。

　以上，神経刺激法および神経刺激併用超音波ガイド下法に必要な基本原理，刺激装置，実際の手技について概説した。本項によって，超音波ガイドによる解剖学的指標と神経刺激による機能的な指標がうまく融合し，理想的な末梢神経ブロックに近づく一助となれば幸いである。

文献

1) Selander D, Edshage S, Wolff T. Paresthesiae or no paresthesiae? Nerve lesions after axillary blocks. Acta Anaesthesiol Scand 1979；23：27-33.
2) Ting PL, Sivagnanaratnam V. Ultrasonographic study of the spread of local anaesthetic during axillary brachial plexus block. Br J Anaesth 1989；63：326-9.
3) Casati A, Danelli G, Baciarello M, et al. A prospective, randomized comparison between ultrasound and nerve stimulation guidance for multiple injection axillary brachial plexus block. Anesthesiology 2007；106：992-6.
4) De Andrés J, Sala-Blanch X. Peripheral nerve stimulation in the practice of brachial plexus anesthesia: a review. Reg Anesth Pain Med 2001；26：478-83.
5) De Andrés J, Alonso-Iñigo JM, Sala-Blanch X, et al. Nerve stimulation in regional anesthesia：theory and practice. Best Pract Res Clin Anaesthesiol 2005；19：153-74.
6) Szerb J, Persaud D. Long current impulses may be required for nerve stimulation in patients with isch-

emic pain. Can J Anaesth 2005 ; 52 : 963-6.
7) Engelhardt L, Grosse J, Birnbaum J, et al. Inhibition of a pacemaker during nerve stimulation for regional anaesthesia. Anaesthesia 2007 ; 62 : 1071-4.
8) Manickam BP, Brull R. Implications of a permanent cardiac pacemaker in peripheral nerve blockade. Reg Anesth Pain Med 2009 ; 34 : 233-5.
9) 小原昭作. 神経と筋の生理学. 興奮と伝導. 本郷利憲, 廣重 力, 豊田順一ほか編. 標準生理学（第4版）. 東京：医学書院；1996. p.79-90.
10) Li J, Kong X, Gozani SN, et. al. Current-distance relationships for peripheral nerve stimulation localization. Anesth Analg 2011 ; 112 : 236-41.

（栗田　昭英, 山本　健）

7 末梢神経ブロックの合併症とその予防法と対策

はじめに

超音波ガイド下区域麻酔での合併症は使用する局所麻酔薬による全身性反応と手技上の合併症がある。本項では局所麻酔薬による全身性反応とその予防法および対策について述べる。それぞれの末梢神経ブロックの手技上の合併症についてはブロックの各項を参照されたい。

1 局所麻酔薬による全身性反応

局所麻酔薬による全身性反応には，局所麻酔薬脳内濃度が上昇することによる局所麻酔薬中毒反応と，投与された局所麻酔薬の投与量に関係なく発生するアナフィラキシー反応がある。

フランスにおける前向き研究では，痙攣，心停止，死亡の発生頻度はそれぞれ16例/10,000例（95％信頼区間3.9-11.2例），1.4例/10,000例（95％信頼区間0.3-4.1例），1例/10,000例（95％信頼区間0-2.6例）であった[1]。

1 局所麻酔薬中毒

ⓐ 原因

中枢神経内の局所麻酔薬の濃度が上昇する原因は以下の3つが挙げられる。
① 血管内または脊髄腔内誤注入
② 過量投与，特に血管が豊富な部位への投与による吸収促進
③ 肝機能障害や腎機能障害患者への相対的過量投与

血管内または脊髄腔内誤注入では全身性反応は注入直後に発生し，急激な症状を呈することが多い。過量投与や相対的過量投与では全身性反応は注入直後に発生することは少なく，無症状の時期を経て徐々に発症するため，診断や対応が遅れることがある。

ⓑ 症状および徴候

局所麻酔薬の全身性反応は大別して中枢神経系と心・循環系に分けることができる。

■ 中枢神経系毒性

血漿濃度が徐々に上昇する場合，4相性の反応がある（初期抑制，興奮，後期抑制，痙攣）[2,3]（図1）。

① 初期抑制期

覚醒しているネコにリドカイン1 mg/kg/minで静脈内持続投与すると，歩き回っていたネコは徐々におとなしくなり，前枝を伸ばし後枝を曲げて腹ばいとなり，あごを床につけるようになる。ヒトでは眠気，ふわふわ感，眩暈を感じる時期に相当する。

② 興奮期

さらに静脈内持続投与を続けると，ネコは頭をあげ前枝を伸ばし，激しく泣き声を発するようになる。呼吸は促迫し，あえぎ様の呼吸となり瞳孔は散大し，時には失禁や脱糞をする。ヒトでは多弁，興奮状態やカタトニア状態がそれと類似している。外からの刺激や呼びかけには反応しない。ネコでは興奮期に至るリドカインの総量は10 mg/kg程度である。

③ 後期抑制期

さらに投与を続けると，再びネコはおとなしくなり，初期抑制期のような姿勢にもどる。外からの刺激には反応しない。ヒトでは痙攣発現前の無反応時期に相当する。

④ 痙攣期

痙攣は突然出現する。ネコでは急に四肢を突っ張らせ，横向きになる。痙攣初期は強直性のことが多い。続いて間代性痙攣に移行する。ヒトでも同様の痙攣が発現する。ネコでは痙攣に至るまでの総投与量は約25 mg/kgである。

急激な濃度上昇の場合3相目の後期抑制期が短縮または消失して抑制，興奮，痙攣となることがある[4]。

⑤ 局所麻酔薬の脳内濃度の上昇の違い

血管内注入などによる急激な濃度上昇は注入直後に発生する。このような場合，興奮状態から突然

36　I 総論

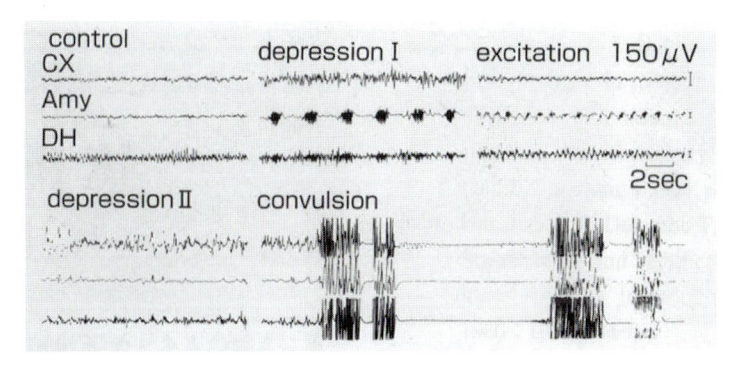

図1 リドカイン持続静注時の脳波の4相性変化

リドカイン（1 mg/kg/min）静脈内持続投与により，脳波は4相性変化を示す．CX：前上シルビウス帯回，Amy：扁桃体中心核，DH：海馬背側体，depression I：初期抑制期，excitation：興奮期，depression II：後期抑制期，convulsion：痙攣期
（Seo N, Oshima E, Stevens J, et al. The tetraphasic action of lidocaine on CNS electrical activity and behavior in cats. Anesthesiology 1982 ; 57 : 451-7 より引用）

痙攣が出現する．過量投与で局所吸収による血漿濃度上昇が徐々に起こるため注入後30分程度で発生する．このような場合では，眠気，多弁，小刻みな筋肉の震えから意識消失，突然の痙攣発現という経過をたどることが多い．

■ **心・循環系毒性**

非常に大量の局所麻酔薬が投与された場合に発生する．不整脈・伝導障害，心収縮力の低下および末梢血管拡張が主な症状である．循環系への経時的変化としては，徐脈，QRS延長から心停止，torsades de pointes，心室性頻拍，心室細動へ至るものが多い．

リドカインの電気生理学的作用機序は，心室筋のNa$^+$チャネルの遮断によって自動能を抑制し伝導速度を延長させることである．Vaughan-Williams分類 Ib の抗不整脈薬に分類される．しかし不応期の延長よりも伝導速度の低下が強く，結果的にはリエントリー型の不整脈が発生しやすい催不整脈作用もある．リドカインは Na$^+$チャネルとの結合・解離が速い．したがって蓄積作用が少ないので，Na$^+$チャネル遮断による抗不整脈作用が強い．一方，ブピバカインは Na$^+$チャネルとの結合は速いが解離が遅いため，大量投与下では蓄積して Na$^+$チャネル遮断が持続することから，心毒性，催不整脈性が出現しやすくなる．また，伝導遮断は心拍数が増加すると増強する use-dependent block である．したがって成人に比較して心拍数が多い乳児や小児ではブピバカインは心毒性，催不整脈作用が強くなる．この use-dependent block は R（+）体やラセミ体がS（-）体よりも重度である．したがって心毒性はラセミ体であるブピバカインが強く，S（-）体であるロピバカインやレボブピバカインは弱い．

ⓒ局所麻酔薬脳内濃度が上昇することによる全身性反応に対する予防と対策

■ **準備**

区域麻酔施行時も局所麻酔薬の全身性反応の出現に対する準備は必須である．麻酔器または酸素供給装置，用手換気用バッグ，マスク，挿管道具一式，薬物などは全身麻酔時の準備に準じる．除細動器も必要時にただちに準備できるようにしておく．

■ **予防**

ブロック施行時は心電図，非観血的血圧測定，パルスオキシメータ装着を必ず行う．

局所麻酔薬の血管内注入や脊髄腔内への誤注入の予防には頻回の吸引による血液や髄液の逆流のチェックが重要である．ブロック針はつかんでいる指でしっかりと固定する．局所麻酔薬の注入は少量ずつ行い，注入ごとに吸引を繰り返す．言葉によるコンタクトを常に取りながら，中枢神経系や気分の変化に細心の注意を配る．各局所麻酔薬の最大用量を超えないことはもちろんであるが，できるかぎり少量の薬物を使用する（表1）[5,6]．

表1 末梢神経ブロック（複数，神経叢）と局所麻酔薬

薬物名	濃度(%)	最大用量(mg)	用量(ml)	効果発現時間(分)	効果持続時間(時間)
リドカイン*	1-2	500	30-50	10-20	02-4
メピバカイン*	1-2	500	30-50	10-20	03-6
ブピバカイン*	0.25-0.5	225	30-50	15-30	06-12
ロピバカイン†	0.5-0.75	300	20-40	10	16-22

*：20万倍エピネフリンを含む.
†：日本での最大用量は 2 mg/kg
　体重70 kg成人が対象．エピネフリンを含まない局所麻酔薬やリスクのある患者では投与量を少なくすることが勧められる．
（Strichartz GR, Berde CB. Local anesthetics. In：Miller RD, editor. Miller's anesthesia 6 th ed. Philadelphia：Chuchill Livingstone；2005．573-603，山本 健．局所麻酔薬の使い分け：各局所麻酔薬の特徴・使い方．（社）日本麻酔科学会教育委員会・安全委員会編．JSA リフレッシャーコース 2005．東京：メディカル・サイエンス・インターナショナル；2006．p.43-52 より一部改変引用）

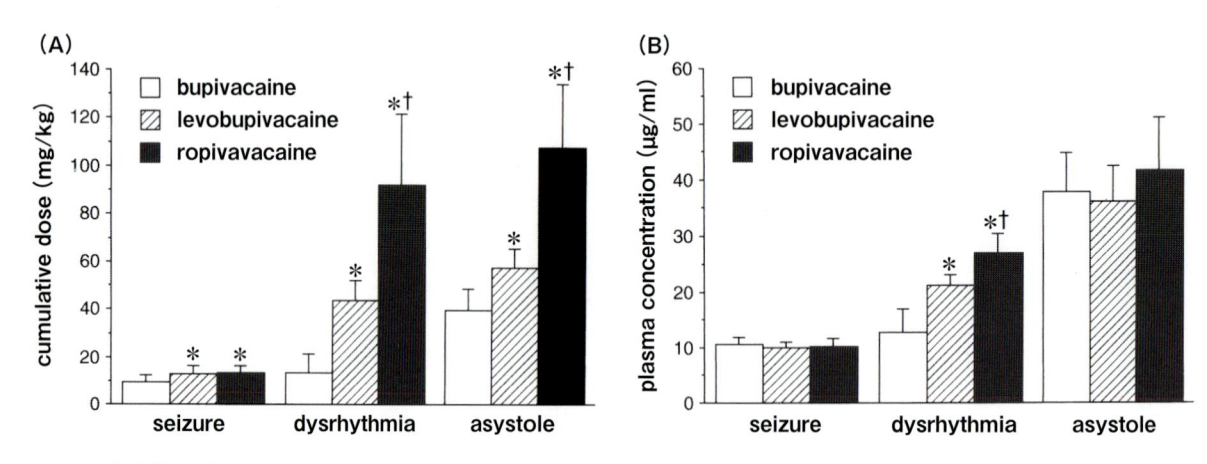

図2 局所麻酔薬と副作用

痙攣，不整脈，心静止発現までの局所麻酔薬（ブピバカイン，レボブピバカイン，ロピバカイン）での累積量（A），血漿濃度（B）．
*P<0.05 ブピバカインとの比較，*P<0.05 レボブピバカインとの比較
(Ohmura S, Kawada M, Ohta T, et al. Systemic toxicity and resuscitation in bupivacaine, levobupivacaine, or ropivacaine-infused rats. Anesth Analg 2001；93：743-8 より一部改変引用)

投与量（極量）：ブロックの強さが同じ状態での局所麻酔薬間の毒性は，ブピバカイン＞レボブピバカイン＞ロピバカイン＞リドカイン＞メピバカイン＞プロカインとなる．

ラットでのロピバカイン，レボブピバカイン，ブピバカインの持続静注で中毒症状である痙攣，不整脈，心停止を検討し，ロピバカインがレボブピバカインやブピバカインよりも安全であることを示唆する研究がある[7]．痙攣は3つとも同程度の累積投与量で発現した．ロピバカインは不整脈，心停止までの累積投与量が多く，心停止後の蘇生率も優れていた（図2）．

ただし，ロピバカインでの心停止の報告例も少なくない[8〜10]．しかし，除細動を含む心肺蘇生やエピネフリンで容易に回復した報告が多い．原因は過量投与と血管内投与がほぼ半数である[10]．超音波ガイド下法ではランドマーク法や神経刺激法に比較して画像を見ながら注入できるので血管内投与は少ないと考えられる[11]．

■ 治療（表2）
まず，酸素投与，気道確保，呼吸維持を迅速かつ確実に行う．これらの処置により局所麻酔薬の毒性

を増強する低酸素血症，高二酸化炭素血症，代謝性アシドーシスを避ける。

痙攣発作に対しては，抗痙攣薬であるジアゼパム，サイオペンタール，プロポフォールの投与を行う。痙攣重積状態で抗痙攣薬のみで気道確保が困難な場合，筋弛緩薬を投与する。心停止およびショックに対してはエピネフリンやノルエピネフリンが第一選択となる。ただし心室細動に移行するおそれがあるので除細動器は発症直後より迅速に準備しておく。難治性心室細動や心静止に対しては，体外式ペーシングや経皮的心肺補助装置の適応となることから，心臓チームなどに連絡することも重要である。

コラム

海外の局所麻酔薬中毒に対する治療ガイドラインにおいて，局所麻酔薬が原因と思われる心停止や低血圧，難治性不整脈に対する治療法として，脂肪乳剤の治療法（lipid rescue）が新しく挙げられている（注1）（注2）。しかし，わが国では，まだイントラリピッド™にはそのような保険適用はないので，投与には十分なインフォームドコンセントが必要と思われる（注3）。

（注1）http://www.aagbi.org/sites/default/files/la_toxicity_2010_0.pdf
（注2）http://www.lipidrescue.org
（注3）小田　裕．脂肪乳剤は局所麻酔薬中毒の救命に役立つか．日臨麻会誌 2010；30：523-33．

2 アナフィラキシー反応

ⓐ概要

局所麻酔薬によるアレルギー反応はまれであり，副作用の1％以下であるといわれている[12]。投与量に関係しない抗原-抗体反応で，肥満細胞から，ヒスタミン，ロイコトリエン，プロスタグランジンなど化学物質が放出される。気管支平滑筋の攣縮，血管拡張，血管透過性の亢進，蕁麻疹，皮膚発赤などを来し，ショック，意識障害，喘息重積発作，声門浮腫，窒息など生命の危険が生じる重大な合併症である。

局所麻酔薬自体，局所麻酔薬に含まれている保存薬，術者の手袋のラテックスなどが原因となる。局

表2　局所麻酔薬の全身性反応に対する処置

1. 酸素投与
2. 気道・呼吸確保
    1) 抗痙攣薬：ジアゼパム，サイオペンタール，プロポフォールの投与
    2) 筋弛緩薬の投与
3. 循環維持
    1) 心マッサージ
    2) 心室細動：除細動
    3) 心静止：体外式ペースメーカ，経皮的心肺補助装置
4. 薬物
    1) 低血圧：エピネフリン 0.3-0.5 mg 筋注，5-20 分ごとまたは 1-4 μg/min
    2) 脂肪乳剤*

（瀬尾憲正．末梢神経ブロックの合併症とその予防法と対策．小松　徹，佐藤　裕，瀬尾憲正，廣田和美編．超音波ガイド下区域麻酔法．東京：克誠堂出版；2007．p.36-41 より一部改変引用）
＊：コラム参照

所麻酔薬ではエステル型であるプロカイン，テトラカインのほうがアミド型であるリドカイン，メピバカイン，ロピバカイン，ブピバカインなどより発生頻度が高い。

ⓑ治療

蕁麻疹，喘息発作，呼吸困難，ショックなどの症状で診断は比較的容易であるが，シーツなどで全身が覆われていると，発見が遅れるおそれがある。治療は心肺蘇生に準ずる。酸素投与，気道確保，呼吸維持，エピネフリン皮下注，輸液，抗ヒスタミン薬投与，ステロイド投与などを迅速に行う（表3）。

2 末梢神経損傷

1 損傷の程度

① Neuropraxia
神経線維が一過性に機能的に断裂した状態で，損傷部位での神経伝導が軽度障害される。神経伝導機能はほぼ100％回復する。

② Axonotmesis
軸索のみの断裂でシュワン鞘は温存されている状

態である．軸索のワーレン変性が障害部位から末梢へ発生する．神経細胞の再生は1-2 mm/dayであり，その神経伝導の回復は，神経内膜の再生力と傷害部位の長さに依存する．

③ Neurotmesis
軸索とシュワン鞘がともに断裂している状態である．筋萎縮が進行し，神経伝達は完全には回復しない．

2 原　因

末梢神経損傷は，局所麻酔薬による神経細胞への直接的な毒性と，ブロック針の神経束内への刺入や神経周膜の破壊や組織浮腫や出血による虚血などの種々の機械的損傷が原因として挙げられる．神経内への刺入は，機械的損傷として古くから挙げられているが，原因として断定されていない．また，外科的要因・患者側因子も関与すると考えられる．

局所麻酔薬の神経毒性については，まだ解明されていない．現在，局所麻酔薬の細胞膜への直接的な破壊作用[13]，細胞内カルシウム上昇[14]，ミトコンドリアを介するアポトーシス[15]などが原因として挙げられている．ラットの脊髄くも膜下麻酔での各局所麻酔薬の神経毒性の強さは，ジブカイン＞リドカイン≒テトラカイン＞メピバカイン≒ブピバカイン＞レボブピバカイン＞ロピバカインである[16]．

3 頻　度

脊髄くも膜下ブロックは，末梢神経ブロックを含むその他のブロックよりも，術後の神経障害の発生頻度が有意に高い（$6.4 \pm 1.2/1,000$症例 vs $1.0 \pm 0.4/1,000$症例；$P<0.05$）．末梢神経ブロックに伴う末梢神経損傷の発生頻度は，0.5/10,000-4.8/10,000症例である．神経損傷症例の約70％が，穿刺時または薬液注入時に異常感覚（paresthesia）を訴えていた[17]．しかし，神経刺激法を用いた頻回注入法による末梢神経ブロックでの末梢神経損傷を検討した研究では，ターニケット圧400 mmHg以上という因子のみが，術後末梢神経障害の有意な因子であった[18]．したがって，末梢神経ブロック時に，異常感覚の発生を避けることは好ましいことである

表3　アナフィラキシーショックの治療

1. 酸素投与
2. 気道・呼吸確保：声門浮腫，気管支攣縮の徴候があれば早期に気管挿管，人工呼吸
3. 循環維持
    1) 輸液：乳酸リンゲル液 1-2 l
    2) エピネフリン：1-4 μg/min
4. 薬物
    1) エピネフリン：0.3-0.5 mg 筋注，5-20分ごと
    2) 抗ヒスタミン薬（H₁）：ジフェンヒドラミン 20-50 mg 静注，早期投与
    3) H₂遮断薬：H₁遮断薬投与後循環動態が改善しない場合，ゆっくりと投与
    4) ステロイド：早期に大量投与（効果発現までに4-6時間かかる）

（瀬尾憲正．末梢神経ブロックの合併症とその予防法と対策．小松　徹，佐藤　裕，瀬尾憲正，廣田和美編．超音波ガイド下区域麻酔法．東京：克誠堂出版；2007. p.36-41より引用）

が，異常感覚の発生がすべて末梢神経損傷を示唆するものでもない．

超音波ガイド下神経ブロック法では，超音波画像でブロック針の刺入状態を確認できることから，神経刺激法よりも，目的とする末梢神経に直接触れることなく，神経周囲に局所麻酔薬を投与することが可能である．したがって，超音波ガイド下神経ブロックでは，異常感覚の確認を必要としないため，神経損傷の頻度は低くなると期待された．しかしながら，超音波ガイド下神経ブロック法は，従来の方法と比較して，末梢神経損傷に差がないことが明らかにされた[19]．

3 末梢神経ブロックの合併症と医療訴訟

米国麻酔科医学会での1980年から1999年における末梢神経ブロックに関連した非公開損害賠償申し立てのデータベースの検討では，全体の約1.6％が死亡例で，約1/4が重篤な後遺症で，その約60％近くがブロック自体が原因であると考えられた．重篤な後遺症は，球後麻酔による直接的な眼損傷，ブロック針による末梢神経損傷，局所麻酔薬中毒，不十分な看視下の鎮静が主な原因であった．ブロック針による神経損傷は新しい技術である超音波ガイド

下神経ブロック法で少なくなることが期待される。今後の大規模な前向き研究が待たれるが、そのような新しい技術が導入されても、ブロック中の鎮静には呼吸および循環動態のしっかりとした看視は常に必要であることが強調されている[20]。

おわりに

超音波ガイド下区域麻酔法は超音波画像上で血管、神経、筋、筋膜などを確認しながらブロック針を刺入し、薬液の注入時のその広がりを確認することができることから、神経損傷、血管内や脊髄腔内誤注入、気胸などの頻度は低下すると考えられる。しかし、過量投与の問題は超音波ガイド下区域麻酔法においても解決しない。

したがって、末梢神経ブロック時の合併症の予防と対策を熟知して、迅速で確実な対応することが必要である。

文献

1) Auroy Y, Narchi P, Messiah A, et al. Serious complications related regional anesthesia. Anesthesiology 1997 ; 87 : 479-6.
2) Seo N, Oshima E, Stevens J, et al. The tetraphasic action of lidocaine on CNS electrical activity and behavior in cats. Anesthesilogy 1982 ; 57 : 451-7.
3) 佐藤友紀, 瀬尾憲正. 薬理作用 中枢神経系. 浅田章編. 局所麻酔 その基礎と臨床. 東京：克誠堂出版；2004. p.27-5.
4) Shibata M, Shingu K, Murakawa M, et al. Tetraphasic actions of local anesthetics on central nervous system electrical activities in cats. Reg Anesth 1994 ; 19 : 255-3.
5) Strichartz GR, Berde CB. Local anesthetics. In : Miller RD, editor. Miller's anesthesia 6th ed. Philadelphia : Churchill Livingstone ; 2005. p.573-603.
6) 山本 健. 局所麻酔薬の使い分け：各局所麻酔薬の特徴・使い方. （社）日本麻酔科学会教育委員会・安全委員会編. JSAリフレッシャーコース2005. 東京：メディカル・サイエンス・インターナショナル；2006. p.43-2.
7) Ohmura S, Kawada M, Ohta T, et al. Systemic toxicity and resuscitation in bupivacaine-levobupivacaine-, or ropivacaine-infused rats. Anesth Anal 2001 ; 937 : 743-8.
8) Reinikainen M, Hedman A, Pelkonen O, et al. Cardiac arrest after interscalene brachial plexus block with ropivacaine and lidocaine. Acta Anaesthesiol Scand 2003 ; 47 : 904-6.
9) Klein SM, Pierce T, Rubin Y, et al. Successful resuscitation after ropivacaine-induced ventricular fibrillation. Anesth Analg 2003 ; 97 : 901-3.
10) Chazalon P, Tourtier JP, Villevielle T, et al. Ropivacaine-induced cardiac arrest after peripheral nerve block : Successful resuscitation. Anesthesiology 2003 ; 99 : 1449-51.
11) Marhofer P, Greher M, Kapral S. Ultrasound guidance in regional anaesthesia. Br J Anaesth 2005 ; 94 : 7-17.
12) Giovannittij, Bennett CR. Assessment of allergy to local anesthesia. JADA 1979 ; 98 : 701-6.
13) 北川範仁. 局所麻酔薬の神経毒性：脊髄くも膜下麻酔後の神経障害. LiSA 2003 ; 10 : 2-12.
14) Gold MS, Reichling DB, Hampl KF. Lidocaine toxicity in primary afferent neurons from the rat. J Pharmacol Exp Ther 1998 ; 285 : 413-21.
15) Johnson ME, Uhl CB, Spitter KH, et al. Mitochondrial injury and caspase activation by local anesthetic lidocaine. Anesthesiology 2004 ; 101 : 1184-94.
16) Tatenami T. Neurotoxicity syndromes research focus. In : Webster LR, editor. Neurotoxicity syndromes. New York : Nova Biomedical ; 2007. p.69-81.
17) Auroy Y, Narchi P, Messiah A, et al. Serious complications related regional anesthesia. Anesthesiology 1997 ; 87 : 479-86.
18) Fanelli G, Casati A, Garancini P, et al. Nerve stimulator and multiple injection technique for upper and lower limb blockade. Failure rate, patient acceptance, and neurologic complications. Anesth Analg 1999 ; 88 : 847-52.
19) Barrington MJ, Snyder GL. Neurologic complications of regional anesthesia. Curr Opin Anaesthesiol 2011 ; 24 : 554-60.
20) Lee LA, Domino KB. Complications associated with peripheral nerve blocks : lessons from the ASA closed claims project. Int Anesthesiol Clin 2005 ; 43 : 111-8.

（瀬尾　憲正）

8 インフォームドコンセント・看護師への指示

はじめに

インフォームドコンセントと看護師への指示は対象が異なるが，安全で確実な診療を行うために診療内容（適応，有効性，合併症などを含む）を十分に理解してもらう点では同じであり，いずれも診療を行ううえでは必須の事項である。本項では超音波ガイド下区域麻酔に関するインフォームドコンセントと看護師への指示について概略する。

1 インフォームドコンセント

1 現在のインフォームドコンセントの考え方

インフォームドコンセントとは，「患者が十分な説明を受けて理解，納得したうえで行う同意」のことである。医師法第23条に「医師は，診療をしたときは，本人又はその保護者に対し，療養の方法その他保健の向上に必要な事項の指導をしなければならない」と記載されている。これは患者の身体への侵襲行為を行う場合，医師には患者の同意を得るための説明義務があるということによる（違法性の阻却）[1]。平成9年12月17日に改正された医療法1条の4第2項に，「医師，歯科医師，薬剤師，看護師その他の医療の担い手は，医療を提供するに当たり，適切な説明を行い，医療を受ける者の理解を得るように努めなければならない」と医療従事者の説明義務が明文化された。

患者に対する説明は，従来は行おうとする治療や検査の内容とその危険性を説明することで十分であるというのが一般的であったが，最近は，その治療や検査以外に選択可能な代替方法の有無も説明し，その治療や検査の利点および欠点や行わなかった場合の疾病の将来予測を含めて説明し，患者が十分な情報のもとで，診療行為を患者の意思に基づいて選択できるようにすることが求められるようになった。これは最高裁で平成12年2月にいわゆる「エホバ証人」の信者に無断で輸血した事件において自己決定権の侵害であると認めたことによる[2]。すなわち，この判例により，憲法13条「個人の尊重，生命・自由・幸福追求の権利」で定められている権利のひとつとしての人格権として診療上の自己決定権が基本的人権のひとつとして明示されたことになる。

2 インフォームドコンセントの対象事項

現在では，医師は以下に挙げるような事項について患者に説明し，患者はそれを理解し患者の意思で診療行為を選択できるようにしなければならない[3]。
①病名と病気の現状
②行おうとする診療行為の内容と期待されること
③その診療行為の危険性
　合併症の具体的内容と具体的頻度，対処法の有無とその有効性など
④それ以外の選択肢の内容とその利害得失（有効性と危険性）
⑤患者の疾病についての将来の予測（無治療を含む）

3 自治医科大学附属病院麻酔科でのインフォームドコンセント

自治医科大学附属病院麻酔科では麻酔診療行為（全身麻酔，硬膜外・脊髄くも膜下麻酔，神経ブロック）に対するインフォームドコンセントは患者の意思により自己選択できる（インフォームドチョイス）ように麻酔診療において患者にビデオ放映や書面などを用いて情報を提供している。最終的に患者が自己決定する（インフォームドディシジョン）こととし，患者は病院宛に「麻酔依頼書」（図1）を提出する。その依頼書には麻酔方法の概要，患者の麻酔上の問題点，施行予定の麻酔法での合併症などの説明内容を印刷している。また別紙で主な合併症の当施設での発生頻度についても説明している。この依

超音波ガイド下神経ブロック　依頼書

　私は以下のような超音波ガイド下神経ブロックの，有用性，手順，合併症などの説明を伺い，納得しましたので，手術に際してその神経ブロックを依頼します．
　平成　　年　　月　　日
　患者氏名　　　　　　　　　　　　　　　　患者代理氏名
　説明医師名

説明内容

1. 予定神経ブロック名

2. 有用性
　超音波画像を見ながら手術する部位を支配する神経を安全かつ確実にブロックすることが可能となります．手術中はもとより手術後も痛みによるストレスを軽減することが出来ます．また，不必要な部位をブロックする弊害がありません．

3. 手順
1) 鎮静薬や鎮痛薬を投与して少しぼんやりした状態で始めます．
2) 神経ブロックの前に，超音波装置でブロックする周囲の筋肉，神経，血管などの組織を描出し，目的とする神経を同定できるかを確認をします．
3) ブロック針の刺入部位を広く消毒します．
4) ブロック針の刺入部位を局所麻酔薬で皮下に浸潤して痺れさせます．
5) 超音波プローブを当てながらブロック針と周囲の筋肉，血管，その他組織を画像に描出しながら目的とする神経の近くまでブロック針を進めます．神経刺激装置を用いる場合はブロック針がその神経に近づくとその神経が支配している筋肉が収縮します．ブロック針が直接神経に穿刺すると電流が走るような感覚が出現することがあります．その場合は少し引き抜きます．
6) ブロック針が神経に接触する位置にあることを確認後，少量ずつ局所麻酔薬を注入します．局所麻酔薬の広がりは超音波装置で確認することが出来ます．注入後，その神経が支配する部位が痺れたり暖かくなります．また，動きが鈍くなり重たく感じるようにもなります．
7) 全身麻酔を併用する場合は，痺れたり暖かくなったことを確認後，全身麻酔を開始します．ブロック単独の場合は，ブロックの効果が確実になるのを確認してから開始します．
8) ブロックの効果（感覚や運動麻痺）は局所麻酔薬の投与量，種類，個人差などが影響しますが，24時間程度持続することがあります．

4. 合併症
1) 局所麻酔薬の全身性反応
①心停止，痙攣，意識障害
　局所麻酔薬が血液内に大量に注入されると，心停止（1.4/10,000），痙攣・意識障害（7.5/10,000）など全身性の反応が出現することがあります．
②アレルギー反応
　局所麻酔薬のアレルギー反応が出現することがあります．少量投与でも出現することがあります．発生頻度は0.01％以下です．
2) 神経傷害
　ブロック針の穿刺により神経が傷つき，痺れや異常感覚や運動障害が残ることがあります．発生頻度は1万例あたり1.9例，4-12週で殆どの症例は改善します．
5. その他

図1　超音波ガイド下神経ブロック：依頼書

（瀬尾憲正．インフォームドコンセント・看護師への指示．小松　徹，佐藤　裕，瀬尾憲正，廣田和美編．超音波ガイド下区域麻酔法．東京：克誠堂出版；2007．p.42-5 より引用）

指示表

1. 患者名

2. 施行ブロック
    施行日時　　　年　月　日　時　分
    ブロック名：（右・左）＿＿＿＿＿＿＿＿＿＿＿＿＿＿＿＿
    （超音波ガイド下・神経刺激装置使用）

3. 使用薬物：
    ①術中使用薬剤：
    ②術中使用薬剤：
    ③持続注入薬剤：

4. 手術終了時のブロック範囲：
    1）感覚機能：
    2）運動機能：

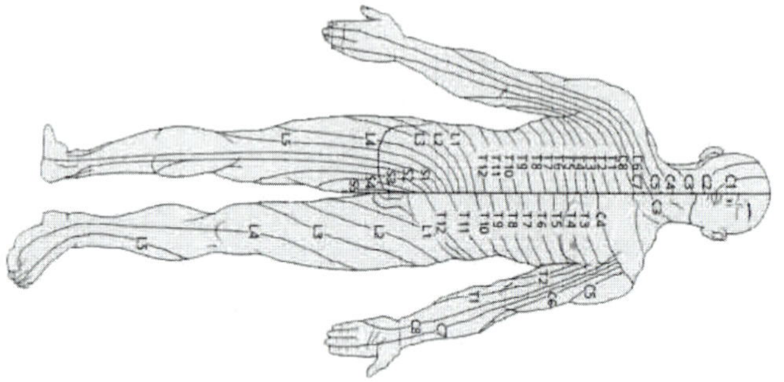

5. 施行時の合併症：（なし・あり）
    1）合併症名：
    2）処置：

6. 指示項目
    1）バイタルサイン：　　　時間毎（　　　時まで）以後　　　時間毎
    2）ブロックレベル：　　　時間毎（　　　時まで）以後　　　時間毎
    3）トイレ歩行・離床可：　　　時より（　　　）
        飲水可　　　　　：　　　時より（　　　）
    4）疼痛増強時
    5）ドクターコール
        (1) バイタルサイン：
            意識レベル低下，呼吸困難，
            収縮期血圧　　　mmHg以上または　　　mmHg以下
        (2) 運動障害持続時（12時間以降）
        (3) その他

    　　　　　　　　　　　　　　　　　　　　指示者　　　　　　　PHS

図2　指示表

（瀬尾憲正．インフォームドコンセント・看護師への指示，小松　徹，佐藤　裕．瀬尾憲正，廣田和美編．超音波ガイド下区域麻酔法．東京：克誠堂出版；2007．p.42-5 より引用）

頼書は複写で患者・患者家族が署名し，一部は病院に提出し，もう一部は患者家族が保管する。

2 看護師への指示

最近は診療録が電子化されて，医師の診療記録に看護師もフリーアクセスが可能である。また医師も看護記録を閲覧できる。しかもクリニカルパスの導入で看護師への指示の省力化が図られている。したがって，医師-看護師間の診療上の齟齬は少なくなったと考えられるが，実際は依然として存在している。診療記録と看護師への指示ははっきりと区別すべきで，ブロック後の指示はきちんとした書式を用いて，可能であればクリニカルパスを作成するのが安全で確実である。

診療録への記載は通常麻酔記録内に記載する。ブロック名，施行者，ブロック針刺入中の痛み，異常感覚の有無，局所麻酔薬注入中の痛みの有無，局所麻酔薬注入量，終了時の運動・感覚ブロックの範囲，なども正確に記載する。神経刺激装置を併用した場合は刺激した神経，最小の電流，刺激幅を記載したほうがよい。可能であれば局所麻酔薬注入時の超音波画像を保存しておく。

看護師への指示には，実施したブロック法，使用薬物，終了時のブロック範囲，施行時の合併症，安静度，観察項目，疼痛増強時の指示などを記載もれがないように一定の書式を用いて行うのが安全である（図2）。

おわりに

インフォームドコンセントも看護師への指示も，医師と患者・患者家族や医師と看護師との信頼関係のもとで，医療行為が安全に確実に行われ，万が一合併症が発生した場合には迅速に対応できるようにするためのものである。医療紛争発生時の追求を逃れるための手段ではない。医療には常に不確実性が存在することから，医師を含む医療従事者と患者・患者家族が共同で疾病を認識し，対処することが最も重要である。

（本項は，瀬尾憲正．インフォームドコンセント・看護師への指示．小松　徹，佐藤　裕，瀬尾憲正，廣田和美編．超音波ガイド下区域麻酔法．東京：克誠堂出版；2007．p.42-5 より転載）

文献

1) 白石義人，安澤則之．麻酔リスクのインフォームドコンセントに対する考え方．日臨麻会誌 2005；25：588-4.
2) 最高裁判所平成12年2月29日判決．判例タイムズ 2000；1031：p.159.
3) 古川俊治．インフォームドコンセントと医療過誤．瀬尾憲正編．周術期の肺血栓塞栓症・深部静脈血栓症の予防と対策．東京：克誠堂出版；2004．p.143-54.

（瀬尾　憲正）

II 各論

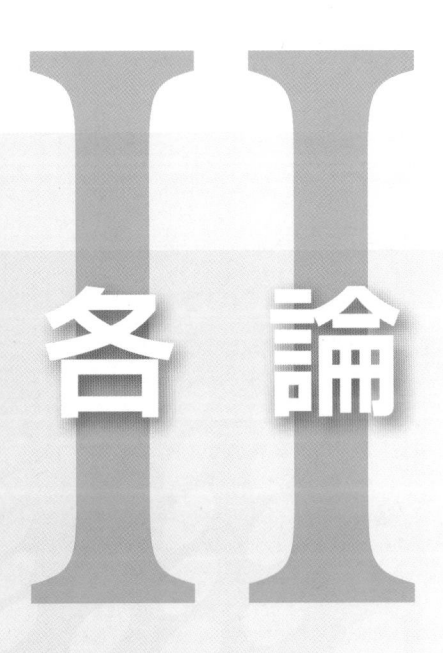

1. 腕神経叢ブロック
2. 腰神経叢ブロック
3. 坐骨神経ブロック
4. 体幹部ブロック
5. 硬膜外ブロックと脊髄くも膜下ブロック
6. 頭頸部と四肢末梢神経ブロック
7. 関節内注入
8. 小児の超音波ガイド下神経ブロック
9. 各種手術と神経ブロック法

1 腕神経叢ブロック

1 解 剖（図1）

1. 腕神経叢の神経根部の分岐と収束[1]

◆神経根部

　腕神経叢の根部は日本人の約60％がC5以下の4本の頸神経と第1胸神経の前枝で構成される。C4が関与する例は全体の30％弱であり，Th2が関与する例は同じく15％程である。C4，Th2ともに関与する例は2-5％である。肩甲背神経（C5），および長胸神経（C5, 6, 7）はともにこの神経根部で各神経の背側成分から分岐する。

◆神経幹部

　腕神経叢の多数例では，C5とC6の両根が合一して上神経幹，C7の神経根はそのまま中神経幹，C8とTh1が合一して下神経幹となる。その後これらの神経幹はそれぞれ前（腹側）枝と後（背側）枝に分岐する。肩甲上神経は上神経幹の背側成分から分岐し，中斜角筋前面を通り鎖骨上縁部のわずか頭側で肩甲舌骨筋の下腹の背面を通過して外側へ走行し，肩甲切痕を経て棘上筋，棘下筋の運動，および肩甲関節，関節包の知覚を支配する。

◆分岐部

　上神経幹と中神経幹に由来した前枝は合流して外側神経束となり，下神経幹の前枝はそのまま内側神経束に移行する。外側神経束は外側に筋皮神経を分岐したのち，正中神経のワナの外側根となり，内側神経束は内背側に尺骨神経を分岐したのち，正中神経ワナの内側根となり，内外側両根は腋窩動脈の前面で合流して正中神経ワナを形成する。正中神経ワナは腋窩動脈の貫通によって形成され，多くの場合，C7とC8の脊髄分節間を通る。上肢の屈側（前面）の皮膚と筋肉を支配する神経群，すなわち筋皮神経，正中神経，尺骨神経は正中神経を中心にしてM字状に分岐している。

◆神経束部

　分岐部は小胸筋背面を通過して腋窩に入る高さになると，上，中，下の各神経幹に由来した3本の後

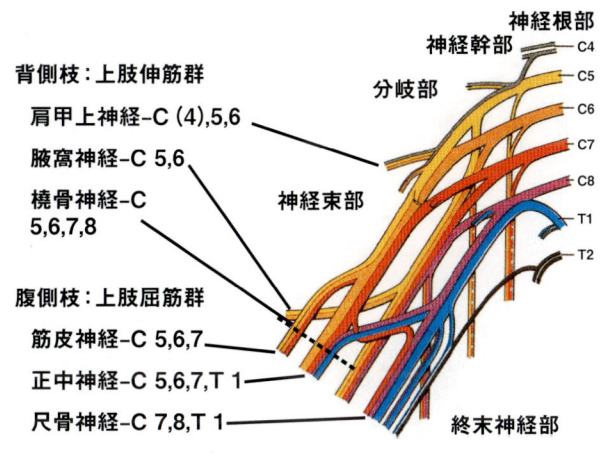

図1　腕神経叢の構成図

（In：Frick H, Leonhardt H, Starck D, editors（大谷　修監訳），人体解剖学ハンドブック1．新潟：西村書店；2000．p.131より一部改変引用）

枝は合流して後神経束を形成する。上肢の伸側（後面）の皮膚と筋肉に分布する神経，すなわち腋窩神経と橈骨神経とが分岐する。外側神経束はすぐに分岐して筋皮神経を形成し，外側神経束の残りと内側神経束の一部はおのおのの腹側枝が吻合して正中神経となる。内側上腕皮神経と内側前腕皮神経は筋皮神経の分岐部とほぼ同じ位置で，内側神経束から分岐して，腋窩静脈の走行にほぼ伴行して腋窩部を通過し，上肢内側から背側の皮膚知覚を分担支配する。内側前腕皮神経は肘関節のやや遠位部では肘正中皮静脈と伴行する個体が多いので，これら静脈の存在がランドマークとして利用できる。内側神経束の残りの成分が尺骨神経となる。

2. 終末神経部

腋窩部アプローチの目標となる代表的な5神経の走行と機能分担を概説する。

◆腋窩神経（C5, 6）

後神経束の背側成分から分岐し，後上腕回旋動脈とともに大円筋と小円筋の間を通過して肩関節に至り，三角筋と小円筋の運動を支配し，同時に三角筋部の皮膚や，肩甲上腕関節や肩鎖関節の知覚を支配する。

◆橈骨神経（C5-T1）

上腕背面を後橈骨動脈とともに回り込み，肘関節のすぐ頭側で上腕骨外顆を過ぎて前腕橈側へ走行する。橈骨神経は上腕背面から手背への走行の過程で上腕三頭筋の各筋頭など前腕の伸展，前腕の回内，手首および手指の伸展，親指の開排を支配し，同時に下外側上腕皮神経として上肢の外側面の知覚も支配する。

◆正中神経（C5-T1）

上腕動脈に伴行して上腕内側を走行し，肘窩で上腕動脈の内側から深指屈筋と前腕回内筋の間を通り，手首の部分で指屈筋腱と長掌筋腱と間を手根管へ向けて通過し，手掌へ分布する。正中神経は前腕の屈曲と回内，手首や手指の屈曲，拇指の対向などを担う数多くの筋を支配し，同時に拇指球および第1-3指と第4指の外側半分，それらの指の手背側，橈尺関節，手根関節，指関節および肘関節などの知覚を支配する。

◆尺骨神経（C8, T1）

上腕内側を上腕動脈と伴行して走行し，上腕骨の内顆の背面を通過して前腕内側に至り，尺側手根屈筋と深指屈筋の間を通過して前腕近位1/3付近で尺骨動脈と伴走して手根部に至る。尺骨茎状突起と尺骨動脈の間を通って手掌に分布する。尺骨神経は第4, 5指を中心に手首と指の屈曲に関与する筋肉，拇指との対向運動や指間筋を介した手指の開閉を支配し，同時に小指球，手掌内側および手背，第5指と第4指内側の手掌側，および拇指など一部を除くほとんどの手関節の知覚を分担している。

◆筋皮神経（C5-7）

腋窩深奥部で外側神経束から分岐し，上腕二頭筋を貫通したのちに，多くの場合上腕二頭筋短頭と烏口腕筋の間の筋膜面を通過し，肘関節部で外側前腕皮神経を分岐する。運動支配は既述の3筋肉で主として前腕の屈曲と回内を支配し，同時に前腕の外側および肘関節と近位橈尺関節の知覚を分担する。

◆その他神経束部位で分岐する主要な末梢神経

後神経束から胸背神経，肩甲下神経，外側神経束から外側胸筋神経，内側神経束からは内側胸筋神経がある。

付記：
①肋間上腕神経について

腋窩から上腕に分布する上位の肋間神経の外側皮枝を肋間上腕神経と呼ぶ。その由来は第2肋間神経外側皮枝のみが59.5％，第2, 3肋間神経外側皮枝の2根が21.6％，第1, 2肋間神経外側皮枝の2根が10.8％などであるという。また，第1外側肋間神経外側皮枝が肋間上腕神経となって上腕後側に分布する例では，内側上腕皮神経がしばしば欠如する。このように上腕〜体幹の移行部では，皮神経は相互に交通したり分布を対償したりする頻度が高いので上腕近位に駆血帯を装着する場合や，乳腺手術の腋窩廓清の場合に区域麻酔の効果に個体差が出やすいので，レスキューブロックやmultimodal approachの準備を忘れてはならない。

②浅頸神経叢ブロックについては当該項を参照されたい。

文献

1) 佐藤達夫．頸部外科に必要な局所解剖(7) 頸部の神経(1)腕神経叢．耳喉頭頸 1993；65；517-26.

2) 佐藤達夫，秋田恵一編．日本人のからだ―解剖学的変異の考察．東京：東京大学出版会；2000.

（佐藤　裕）

2 斜角筋間アプローチ ★

はじめに

腕神経叢ブロックのうち斜角筋間アプローチは1970年にWinnie[1]により考案されたもので、輪状軟骨の高さで前・中斜角筋間溝より局所麻酔薬を注入することにより腕神経叢をブロックする方法である。腕神経叢ブロックのアプローチの中では最も頭側で行う方法であり、神経根から神経幹のレベルがブロックされる。

斜角筋間アプローチでは主に第5-7頸神経(C5-7)領域の上神経幹(C5, 6)と中神経幹(C7)がブロックされ、頸神経叢由来の神経も付随的にブロックされる。頸神経叢の神経としては、鎖骨上神経(C3, 4)と横隔神経(C3, 4, 5)がある。鎖骨上神経もブロックされることから、肩から鎖骨遠位および上腕骨近位の手術に適している。一方で下神経幹の領域の尺骨神経領域のブロック効果が不十分なことがある。

● 適応

上肢手術全般と肩関節の手術に適している[2]。腱板修復術や肩関節人工関節置換術、上腕骨の近位端骨折手術などである。鎖骨の手術も遠位側では適応となる。上肢の手術に用いる際には、尺骨神経領域の効果が十分に得られない可能性がある[3]。鎖骨により近いレベルで行う低位斜角筋間アプローチ[4]ではブロック範囲は鎖骨上アプローチとほぼ同様である。

● 体位

仰臥位あるいは半側臥位で施行する。側臥位でも可能である。頭部を非ブロック側へ軽度傾ける。仰臥位でプローブ外側からの平行法でアプローチする際は、ブロック側の肩の下に薄い枕を入れるとブロック針の操作がしやすくなる。

● 超音波プローブの位置と向き (図1)

輪状軟骨の高さで側頸部に、プローブを横断面に

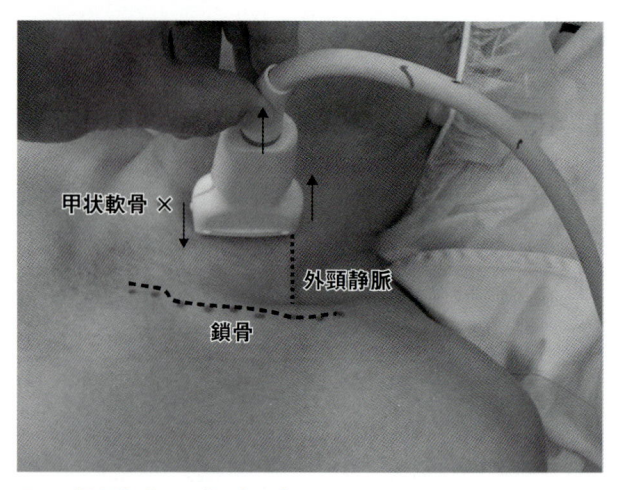

図1 超音波プローブの当て方
輪状軟骨の高さで側頸部に、プローブを横断面に平行に当てたのち、神経の横断面が描出されるように(神経走行に直角に)角度を調節する.

平行に当てる。神経の走行を考えて神経の横断面が描出されるように(神経走行に直角になるように)角度を少し調節し、さらに鎖骨下をのぞくように少しプローブを倒す(腕神経叢は内側から外側へ、深部から浅部へと走行している)。

● 超音波プローブ周波数

10-15 MHzのリニアプローブを使用する。

● ブロック針穿刺法 (図2)

頸部の外側(図2A)、あるいは内側(図2B)より平行法で穿刺する。外側からの穿刺は肩枕を使用し半側臥位あるいは側臥位とすると針の操作が容易である。内側から穿刺する際は、血管穿刺に注意する。持続ブロックの際は交差法で頭側あるいは尾側より穿刺する場合もある。

● ランドマーク法・神経刺激法による確認

患者を仰臥位とし上肢を体側につける。輪状軟骨

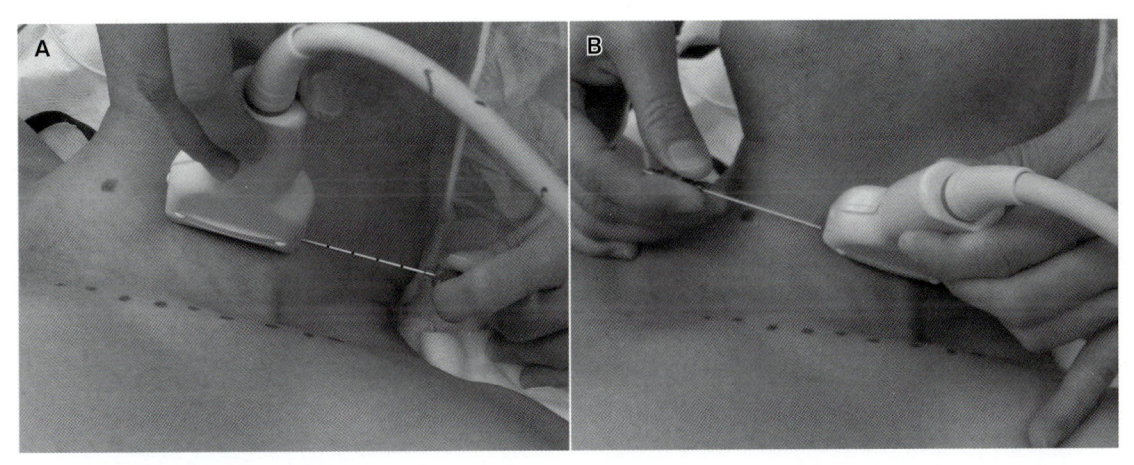

図2 ブロック針の穿刺法（平行法）
（A）外側アプローチ，（B）内側アプローチ

の高さで，胸鎖乳突筋の走行を確かめる。患者に頭部を少し持ち上げるような動作をさせると筋の走行が明瞭となる。胸鎖乳突筋の側方後部に前斜角筋と中斜角筋があり，腕神経叢はその2つの筋の間（斜角筋間溝）を走行している。斜角筋間溝を尾側へたどると鎖骨下動脈の拍動を触知できる。

外頸静脈に注意して，輪状軟骨の高さで前斜角筋と中斜角筋の間にブロック針を皮膚に直角に刺入する。神経刺激で上肢，肩の筋肉（三角筋，上腕二頭筋）が収縮するのを確認する。

穿刺前超音波画像評価[5,6]

輪状軟骨の高さで側頸部にプローブを横断面に平行に当てる。まず，正中に気管，甲状腺さらにその外側に総頸動脈と内頸静脈を確認する。内頸静脈の外側に前斜角筋，さらにその外側に中斜角筋を確認すると，両斜角筋間に低エコー性の円形の構造物を複数確認できる。これが腕神経叢である。プローブを頭側に移動すると，画像の下方に"蟹爪様"に低エコー域の頸椎横突起（第4-6頸椎）と神経根が確認できる[7]。頸椎レベルの確認は，頸椎横突起の前結節と後結節の形状で行うことができる（図3）。腕神経叢をその走行に沿って尾側に追うと，腕神経叢は鎖骨上で鎖骨下動脈の外側に収束していく。斜角筋間レベルで腕神経叢の同定が困難であれば，鎖骨上で鎖骨下動脈を指標に，その外側に腕神経叢を同定（鎖骨上アプローチを参照）したのち，頭側へたどることもできる。

注意したいのは椎骨動脈である。円形の低エコー性の形状から神経と間違えやすい。椎骨動脈は鎖骨下動脈から分岐後，前斜角筋と頸長筋との間を上行し，大多数は第6頸椎の横突孔へ向かう。カラードプラーを併用して椎骨動脈の走行を正常破格の有無を含め確認しておく。

ブロック針サイズ

21-22 G，50-100 mmのブロック針を使用する。通常の体型の患者であれば50 mmで可能である。

局所麻酔薬投与量

通常10-20 ml使用する。短時間の手術であれば1-1.5％メピバカインを，術後痛まで考慮するのであれば，0.2-0.375％ロピバカインを用いる[8]。

単回投与ブロック

単回投与ブロックの場合，平行法で穿刺する。頸部の外側あるいは内側から穿刺する。患者の体型や動静脈との位置関係からどちらのアプローチを行うかを判断する。外側から穿刺する場合，神経と神経の中間を目標に中斜角筋間をゆっくり進める。ブ

1 腕神経叢ブロック

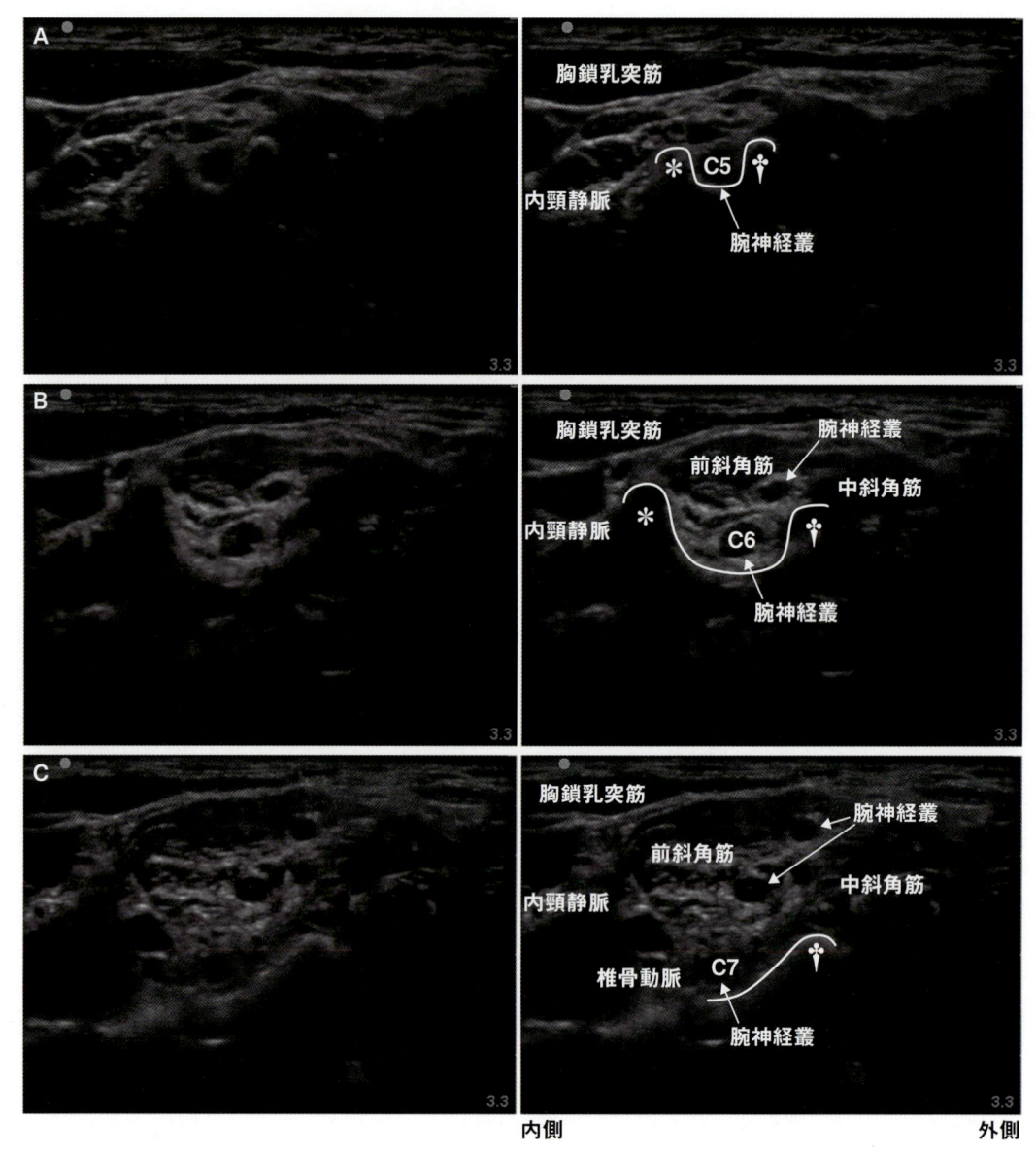

図3 穿刺前超音波画像
　　　（A）第5頸神経（C5）レベル，（B）第6頸神経（C6）レベル，（C）第7頸神経レベル

斜角筋間を頭側から尾側へプローブを移動すると神経根が頸椎横突起から出現し，斜角筋間へ移動していくのが確認できる．C7横突起には後結節（†）があるが前結節（*）はない．これに対して，C5，6は後結節と前結節がともに存在し"蟹爪様"に見える．

ロック針が中斜角筋筋膜を貫いて斜角筋間に入ったら，吸引後に局所麻酔薬を1 ml注入し，低エコーの広がりを確認する．斜角筋間に局所麻酔薬が広がるのが確認できれば2 mlずつ注入する．局所麻酔薬の広がりを見ながら針の位置を変えて局所麻酔薬を注入する．上記局所麻酔薬を計10-20 ml使用する．

持続ブロック

肩手術の場合単回投与ブロックでは長時間作用性のロピバカインを用いても麻酔の持続時間が十分ではないことが多く，持続ブロックの適応となる．また，持続ブロックを行いながらリハビリを行うこと

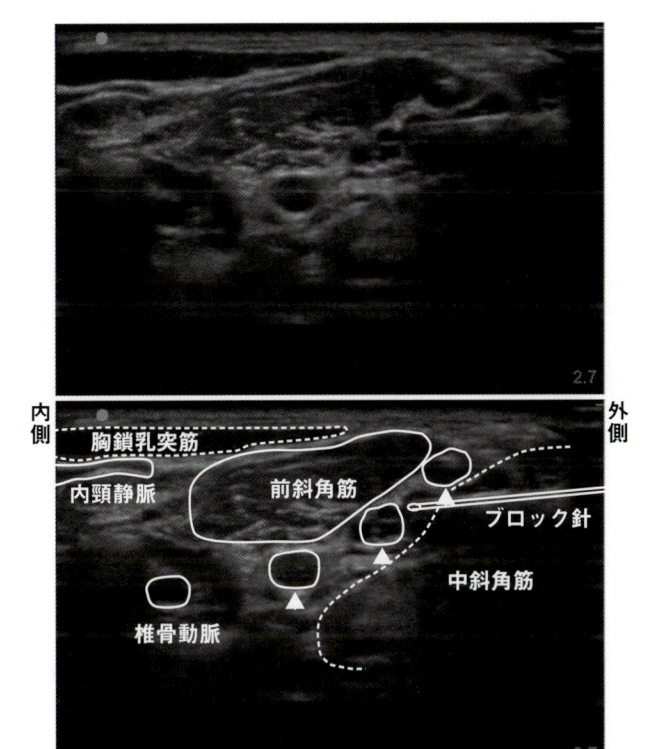

図4 ブロック針穿刺時の超音波画像（平行法，外側アプローチ）

前斜角筋と中斜角筋の間に低エコー性の円形の構造として腕神経叢（△）を認める．外側より中斜角筋を貫いて刺入されたブロック針が描出されている．

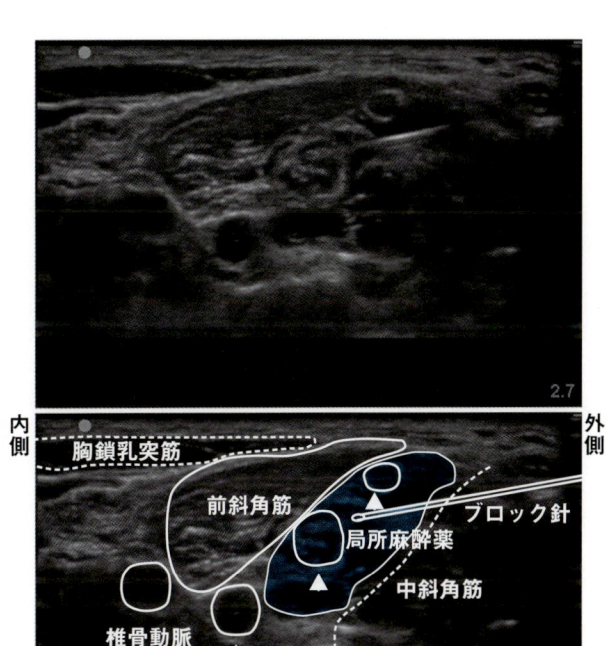

図5 局所麻酔薬注入時の超音波画像

神経周囲に無エコー性の局所麻酔薬の広がりが確認できる．
△：腕神経叢

　もできる[9]．

　持続ブロックの方法はいろいろある．著者は，Tuohy針タイプの持続ブロック用の穿刺針を用いて頭側から交差法で神経と神経の中間を目標に穿刺し，針先が斜角筋間に入ったら局所麻酔薬を少量ずつ注入し斜角筋間に広がるのを確認しながら10 ml注入後，カテーテルを3 cm程度挿入している．この方法は交差法での中心静脈穿刺と同様の感覚で穿刺できるのが利点である．カテーテル留置後は局所麻酔薬をさらに注入して斜角筋間への広がりを確認する．同様に平行法で単回ブロックと同様に穿刺後カテーテルを留置することもできる．持続投与では，0.15-0.2％ロピバカイン4-6 ml/hrで投与する．肩周辺の手術に用いることが多いので，カテーテルの挿入部位と手術野の距離に注意する．通常，中枢側から鎖骨に向けてカテーテルを進めるため挿入距離は3 cm程度に留める（挿入距離が長いと肩への効果が減弱する）．皮膚からの液漏れを防ぐにはカテーテル挿入部を一針かけて縫合するとよい．持続カテーテル留置は，首の動きなどで事故抜去の頻度が高い（20％程度）のが欠点である．このため，後方からカテーテルを留置する方法[10]などいろいろなアプローチが試みられている．

実際の手技とプロトコール（図4, 5）

①輪状軟骨の高さで側頸部に，プローブを横断面と平行に当てる．
②内頸静脈の外側に前斜角筋，さらにその外側に中斜角筋を確認し，両斜角筋間に低エコー性の丸い構造物を複数確認する．これが腕神経叢である．神経の描出はプローブ角度のわずかな違いで変わってくる．神経の走行を考えながら，ベストなプローブの位置を確認する．超音波装置のゲイン

や診断距離を最適に調節する。
③ブロック針は平行法の場合，プローブの外側，内側どちらからでも刺入可能である。平行法では，通常ブロック針の描出は容易である。交差法でも可能であるがこの場合ブロック針先端の描出は困難となる。実際のブロックに際してはブロック効果を期待する部位の神経支配を考える。肩への効果を期待するのであればC5-6の神経根へ局所麻酔薬を作用させれば十分で，深部へ針を進める必要はない。一方，上肢への効果を期待するのであればやや鎖骨よりからアプローチしてすべての神経幹に十分に局所麻酔薬を作用させる必要がある。これらを考慮してブロック針の刺入計画を立てる。
④ブロック針の先端を確認しつつ，腕神経叢に向かって針を進めていく。針先が斜角筋間に到達したら局所麻酔薬を注入する。針先が腕神経叢に接していると思われても，実際には斜角筋の筋膜をブロック針が貫通しないと神経の周りに薬液は浸透しない。斜角筋間アプローチは比較的浅くブロック自体は容易である。しかし，神経叢周囲には，横隔神経などの他の神経も集まっているので，合併症を避けるには平行法で針先を常に描出することと，局所麻酔薬の注入時に広がり確認することを心がける必要がある。
⑤局所麻酔薬の広がりを画像上で確認しながら，針先の位置を微調整する。神経の周囲を薬液で囲むように，吸引試験を繰り返しながら2 mlずつ分割注入する。

合併症

- 斜角筋間アプローチによる重篤な合併症はまれである。横隔神経麻痺は，ほぼ100％に起こるとされる[11]。横隔神経は第3, 4, 5頸神経からなり，前斜角筋の前面を走行している。局所麻酔薬が斜角筋間から前斜角筋前面に広がることで横隔神経麻痺が起こる。片側性であり通常は問題とならないが，低肺機能患者では他の方法を用いたほうがよい。また，両側横隔神経麻痺を避けるため両側ブロックは行わない。局所麻酔薬の使用量を5 mlに留めることで横隔神経麻痺の発生頻度を低下させることができる[12]。超音波で局所麻酔薬の広がりを確認し，必要以上に局所麻酔薬を用いないことが重要である。同様に，反回神経麻痺（3-21％）やホルネル徴候（5-75％）も起こりうる。
- 血管穿刺は，血腫を形成した場合，気道狭窄を起こす可能性があり危険である。総頸動脈と椎骨動脈の走行を確認後穿刺する。血管内への局所麻酔薬の誤注入は局所麻酔薬中毒を起こすことがある。局所麻酔薬注入前に注意深く吸引することと，局所麻酔薬の組織への広がりを確認しながら少量ずつ注入することが重要である。
- ブロック針の神経への直接穿刺は神経損傷を起こす可能性がある。局所麻酔薬注入時に抵抗がある場合，あるいは患者が放散痛を訴える場合は神経内注入の可能性があるので投与を中止して針先の位置を変える。
- 気胸はまれではあるが，交差法で頭側から尾側へ穿刺したときには起こりうる。その他針先が深く入りすぎたときは，くも膜下注入による全脊髄くも膜下麻酔や硬膜外腔への注入の可能性がある。これらの合併症は，超音波ガイド下に針先の位置を確認しながらブロックを行うことで避けることができる。

文献

1) Winnie AP（川島康男, 佐藤信博訳). 腕神経叢ブロックの斜角筋間血管周囲法. 腕神経叢ブロック. 東京: 真興交易医書出版部；1988. p. 167-88.
2) Long TR, Wass CT, Burkle CM, et al. Perioperative interscalene blockade: An overview of its history and current clinical use. J Clin Anesth 2002; 14: 546-56.
3) Vester-Andersen T, Christiansen C, Hansen A, et al. Interscalene brachial plexus block: area of analgesia, complications and blood concentrations of local anesthetics. Acta Anaesthesiol Scand 1981; 25: 81-4.
4) Gadsden JC, Tsai T, Iwata T, et al. Low interscalene block provides reliable anesthesia for surgery at or about the elbow. J Clin Anesth 2009; 21: 98-102.
5) Chan VW. Applying ultrasound imaging to inter-

scalene brachial plexus block. Reg Anesth Pain Med 2003 ; 28 : 340-3.
6) Marhofer P, Greher M, Kapral S. Ultrasound guidance in regional anaesthesia. Br J Anaesth 2005 ; 94 : 7-17.
7) Martinoli C, Bianchi S, Santacroce E, et al. Brachial plexus sonography : a technique for assessing the root level. 2002 ; AJR Am J Roentgenol 179 : 699-702.
8) Fredrickson MJ, Smith KR, Wong AC. Importance of volume and concentration for ropivacaine interscalene block in preventing recovery room pain and minimizing motor block after shoulder surgery. Anesthesiology 2010 ; 112 : 1374-81.
9) 森本康裕,野上裕子,吉川智枝.整形外科手術に対する四肢ブロックの現状と将来.日臨麻会誌 2010 ; 30 : 974-9.
10) Mariano ER, Afra R, Loland VJ, et al. Continuous interscalene brachial plexus block via an ultrasound-guided posterior approach : a randomized, triple-masked, placebo-controlled study. Anesth Analg 2009 ; 108 : 1688-94.
11) Fujimura N, Namba H, Tsunoda K, et al. Effect of hemidiaphragmatic paresis caused by interscalene brachial plexus block on breathing pattern, chest wall mechanics, and arterial blood gases. Anesth Analg 1995 ; 81 : 962-6.
12) Riazi S, Carmichael N, Awad I, et al. Effect of local anaesthetic volume (20 vs 5 ml) on the efficacy and respiratory consequences of ultrasound-guided interscalene brachial plexus block. Br J Anaesth 2008 ; 101 : 549-56.

〈森本　康裕〉

3 鎖骨上アプローチ★

はじめに

鎖骨上アプローチは麻酔効果が高く，腕神経叢ブロックの中では適応の広いアプローチ法である．従来の体表ランドマーク法は，KulenkampffやWinnieの方法として知られているが，気胸の合併症があることから，斜角筋間法や腋窩法と比べて困難でリスクが高いと考えられていた[1]．

超音波ガイド下に行う鎖骨上アプローチは，1994年にKapralらが報告している[2]．超音波ガイド下法では腕神経叢のみならず，ブロック針，胸膜などを超音波画像上に描出し，その位置関係をリアルタイムに確認できる利点がある．2003年のChanらの報告では，より明瞭な超音波画像を用いて，ブロック針の位置などを詳細に記載している[3]．超音波ガイド下法は鎖骨上アプローチの実践を促進したと考えられるが，近年，合併症の報告もなされている[4,5]．一般的な超音波ガイド下神経ブロックの手技をある程度経験したうえで，注意深い手技の実践が望ましい．

● 適 応

腕神経叢は鎖骨上アプローチの部位において最もコンパクトにまとまっており，上肢の手術全般が適応となる．斜角筋間アプローチではブロックされにくいC8やTh1に由来する神経へのブロック効果も高いことから，前腕や手の手術もよい適応である[6]．また，Liuらの報告では，超音波ガイド下に行う斜角筋間および鎖骨上アプローチは，外来の肩関節鏡手術において，どちらも有効であることが示されている[7]．ペインクリニック領域の適応としては，上肢の複合性局所疼痛症候群（complex regional pain syndrome：CRPS）や血流障害，胸郭出口症候群，帯状疱疹痛といった疼痛疾患がある．

● 体 位

仰臥位または半坐位とし，頭部を非ブロック側へ軽く傾ける．ブロック側の上腕は体幹に沿わせる．

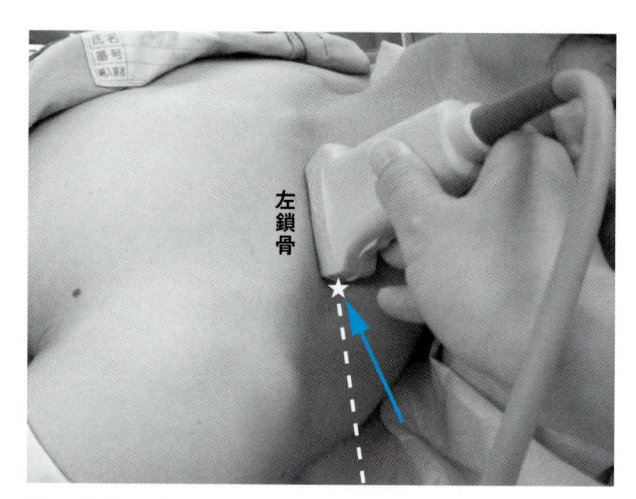

図1 超音波プローブの当て方・体表ランドマーク・ブロック針の刺入方向

リニアプローブを左の鎖骨上窩で鎖骨と平行に当てている．プローブの向きは，皮膚に対して垂直の位置から少し尾側へ傾けて，鎖骨下動脈と腕神経叢の短軸像を描出する．
☆：ブロック針の刺入部位，→：ブロック針の刺入方向

肩甲骨の背面に薄い枕を入れると，肩を後方へ下げることができる．

● 超音波プローブの位置と向き

プローブは鎖骨上窩で鎖骨に対して平行に当て，皮膚に垂直な位置よりもやや尾側に向ける（図1）．鎖骨下動脈と腕神経叢の短軸像が得られるように，プローブの向きを調整する．

● 超音波プローブ周波数

腕神経叢は比較的浅い部位を走行しているケースが多く，高周波（10 MHz以上）のリニアプローブが適している．

● ブロック針穿刺法

穿刺法は平行法が適している．プローブの外縁付近を刺入点として，内側に向けてブロック針を刺入する（図1）．超音波走査面内に針を刺入するので，

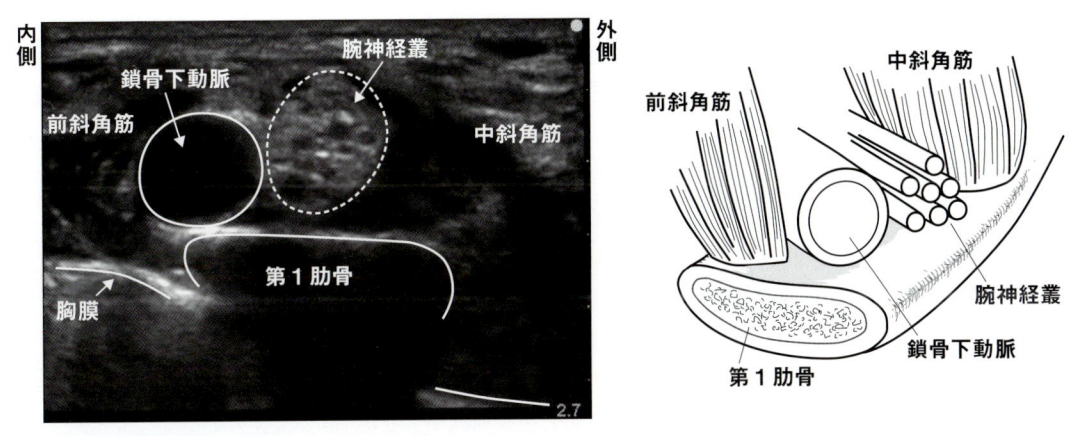

図2 穿刺前超音波画像・解剖

鎖骨下動脈の短軸像を指標として，その外側に腕神経叢を描出する．個々の神経は，周囲が高エコー性で内部が低エコー性の円形または楕円形で，神経叢全体としては"ブドウの房状"に見えることが多い．鎖骨下動脈および腕神経叢の深部には，胸膜と第1肋骨の高エコー像が観察される．第1肋骨の高エコー像には音響陰影が伴う．

ブロック針の長軸像が描出される．針の先端と神経，血管および胸膜との位置関係を確認しながら，リアルタイムにブロック針の位置を調整することができる．このことは，血管穿刺や気胸といった合併症を避けるのに有利であるが，針の描出性はわずかなプローブの動きによっても大きく変化することに注意が必要である．

● ランドマーク法・神経刺激法による確認

鎖骨上アプローチでは，神経刺激により上肢のさまざまな筋収縮反応が生じる．神経刺激を併用する場合は，超音波ガイド下に神経刺激用の絶縁ブロック針を刺入して，0.8〜1 mA程度の強度で刺激を開始する．針の先端が神経近傍に達すると，上肢の筋収縮反応が見られるので，0.5 mAまで下げても筋収縮が見られれば，十分に近接していると判断してよい．一方，鎖骨上アプローチでは0.9 mAの刺激で筋収縮反応が得られればよく，0.5 mAまで下げる必要はないとする報告もある[8]．神経刺激法の併用は必須ではないが，併用によりブロック手技の妥当性を判断するための所見が増える．施行者の判断により，適宜併用すればよい．

● 穿刺前超音波画像評価（図2）

①穿刺手技を行う前に超音波画像の深度やゲインの調整などを行い，最適な画像条件に設定する．穿刺前評価では，神経の走行や周囲組織との位置関係を確認し，どのような穿刺経路で行うのかを想定する．

②プローブを鎖骨上窩で鎖骨と平行に当て，向きを調整する．画像上の指標としては，まず，鎖骨下動脈の短軸像を描出する．鎖骨下動脈は拍動性で円形の無エコー像である．カラードプラーを用いると，血流の存在を確認できる．

③腕神経叢は鎖骨下動脈の後外側を走行しているので，超音波画像では鎖骨下動脈の外側に描出される．神経叢を構成する個々の神経は，周囲が高エコー性で，内部が低エコー性の円形または楕円形となる．3本（上・中・下）の神経幹は，それぞれが前枝と後枝に分岐するため，ここでは神経叢全体が"ブドウの房状"に見えることが多い．

④腕神経叢外側の低エコー領域は中斜角筋で，鎖骨下動脈内側の低エコー領域は前斜角筋である．前斜角筋のさらに内側には，鎖骨下静脈（無エコー像）が存在する．また，鎖骨下動脈と腕神経叢の深部に存在する高エコー性のラインは，第1肋骨と胸膜である．第1肋骨の高エコー像は骨表面における反射によるもので，音響陰影を伴っている．

胸膜の高エコー像は肋骨の高エコー像よりも深い位置にあり，音響陰影を伴わない。

ブロック針サイズ

成人における単回投与ブロックの場合，20-22 G程度で50-70 mmの神経ブロック針が一般的なサイズである。神経刺激を行う場合は，神経刺激用の絶縁針を用いる。また，カテーテルを用いた持続神経ブロックを行う場合は，持続硬膜外ブロックキット（16または17 GのTuohy針）や，神経刺激が可能な持続末梢神経ブロックキットを用いる。

局所麻酔薬投与量

成人における一般的な手術麻酔としての薬液量は20-30 mlである。

単回投与ブロック

手術時間に応じて，メピバカインやロピバカインを使用する。1.5％メピバカインであれば3時間程度までの手術に対応できる。ロピバカインやブピバカインであれば5-7時間の麻酔効果があり，術後鎮痛効果としては10-12時間期待できる。全身麻酔と併用して，術後鎮痛法として用いるのであれば，作用持続時間が長いロピバカインやブピバカインなどが適している。

持続ブロック

単回投与ブロックで対応できない長期間の鎮痛には，カテーテルを留置した持続ブロックを行う。ブロック針の刺入は，単回投与ブロックと同様の平行法の手技で行う。神経周囲に局所麻酔薬を注入し，薬液によって生じたスペースに，カテーテルを3-5 cm留置する。カテーテルの位置を確認する方法としては，カテーテルから液体（生理食塩液や局所麻酔薬）や空気を注入し，それらによって生じる低エコー像や高エコー像が参考となる。術後の運動機能を維持するには，運動神経遮断を来しにくい低濃度のロピバカインやブピバカインなどが適している。

実際の手技とプロトコール

①穿刺前評価を終えたら，滅菌器材の準備を行う。鎮静を行う場合には，ミダゾラム1-2 mgおよび／またはフェンタニル0.05-0.1 mgの静脈投与を行い，酸素を投与する。

②皮膚消毒を行い，滅菌覆布をかける。プローブに滅菌カバーを装着し，鎖骨上窩に当てる。鎖骨下動脈を指標として，その外側に存在する腕神経叢を描出し，さらに周囲組織を確認する。

③プローブの外縁付近を刺入点として，皮下浸潤麻酔を行う。神経叢の下部を目標として，平行法で外側から内側に向けてブロック針を刺入する。ブロック針の長軸像が描出されるように，プローブの位置や向きを調整しながら針を進める（図3）。

④神経刺激を行う場合には，前述の手技に従って行う。

⑤ブロック針の先端が神経近傍に到達したところで，吸引試験を行い，続いて局所麻酔薬の注入を行う。まず，1 ml程度の薬液を注入し，低エコー性の薬液像の広がりを確認する。神経周囲への広がりが見られたら，吸引試験を繰り返しながら2-3 mlずつ薬液を注入する（図4）。薬液が神経周囲全体に広がることを目標とし，必要に応じて針先の位置を調整する。その場合には，神経や血管を穿刺しないように注意する。また，薬液注入時に高い注入圧や放散痛が生じた場合には，神経内注入の可能性があるので，注入を中止して針の位置を変更する。

⑥ブロック終了後に，プローブを神経の走行に沿って移動させて，穿刺後評価を行う。神経周囲での局所麻酔薬の広がりを評価する。分割投与法も単回投与法も効果にはかわりがないとの報告がある。

手技のコツ

①鎖骨上窩における腕神経叢の判別が困難でも，プローブを頭側へ移動させると，斜角筋間レベルでの判別は容易なことがある。ここで描出した神経の走行を確認しながら，プローブを鎖骨上窩まで移動させてみる。

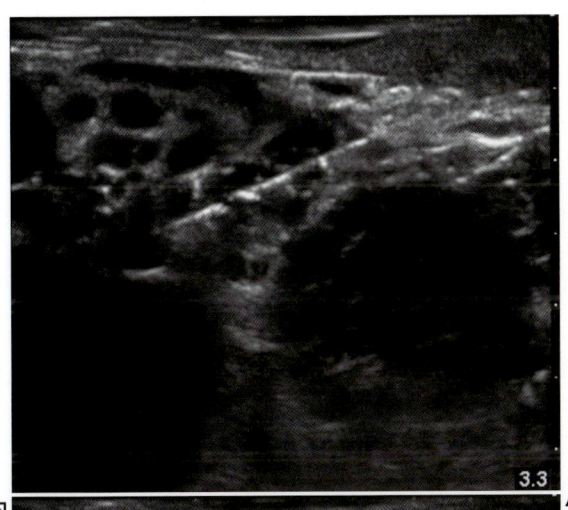

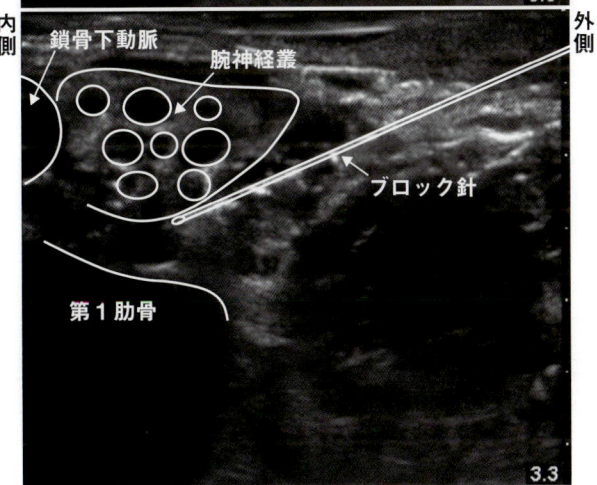

図3 ブロック針穿刺時の超音波画像

平行法でブロック針の全長を描出する．ブロック針は神経を直接穿刺しないように，神経叢の下部に向けて進めている．

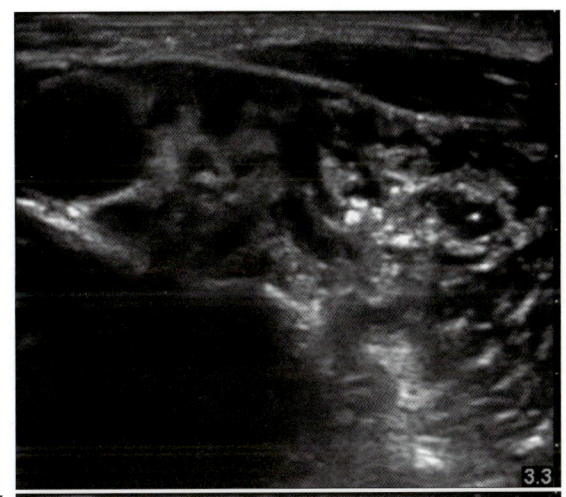

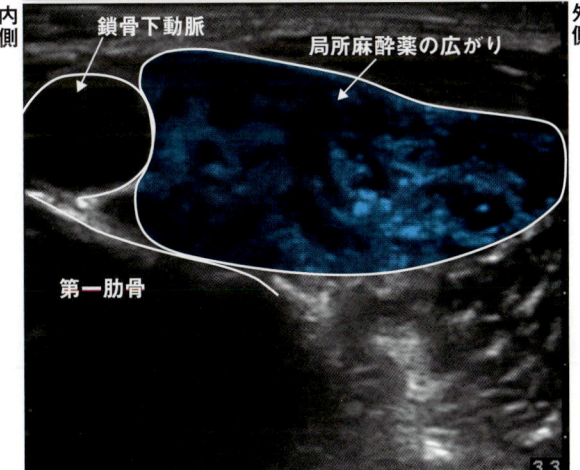

図4 局所麻酔薬注入後の超音波画像

神経周囲に低エコー性の局所麻酔薬が広がることを確認する．局所麻酔薬が神経叢全体に浸潤するように，必要に応じて針先の位置を調整する．

②ブロックの成功には，局所麻酔薬が神経叢全体に浸潤することが重要である。ブロック針の先端を神経叢の下部にすると，注入した薬液の広がりが良いことが多い。

③薬液注入に伴う低エコー像の広がりを視認できないときは，ブロック針の先端が超音波走査面からはずれているか，血管内投与の可能性が考えられる。そのような場合は，ブロック針を不用意に進めずに，プローブの位置や向きを調整して，針先の描出に努める。

合併症

一般的な局所麻酔薬による合併症のほかに，鎖骨上アプローチで特に注意すべき合併症として，気胸，神経損傷，血管穿刺がある。

● 気胸

従来の体表ランドマーク法による鎖骨上アプローチは気胸のリスクが高いとされているが，その頻度は報告によってまちまちである。神経刺激法で行った1,001例のブロックで，気胸の発生はゼロとの報告もある[9]。一方，超音波ガイド下に行った500例のブロックでは，気胸の発生がなかったと報告されている[10]。超音波ガイド下法は画像

ガイド下に行える利点があるが，プローブの内縁から外側に向けて刺入した平行法の手技で気胸を生じた報告もある[4]。したがって，超音波ガイド下法と言えども，注意深い手技の実践が必要である。手技上の重要な点は，針先を描出した状態でブロック針を進めることであり，画像描出が困難な患者では，他のアプローチ法や麻酔法に変更することも考慮する。

● 神経障害

神経内部への針の刺入や薬液の注入により，神経障害が生じる。超音波と神経刺激のデュアルガイダンスによる鎖骨上アプローチを施行していても，神経障害を生じた報告がある[5]。したがって，超音波ガイド下の手技であっても細心の注意が必要である。薬液投与時の高い注入圧や，強い放散痛がある場合には，注入を中止して針の位置を変える。

● 血管穿刺

鎖骨上窩を走査すると，神経近傍を走行する鎖骨下動脈の分枝が観察される（図5）。このような血管がブロック針の刺入経路に入らないように，プローブの位置を調整したうえで，ブロック針を刺入する。

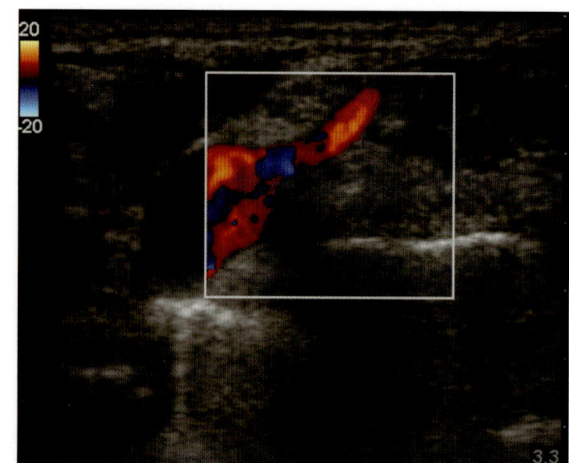

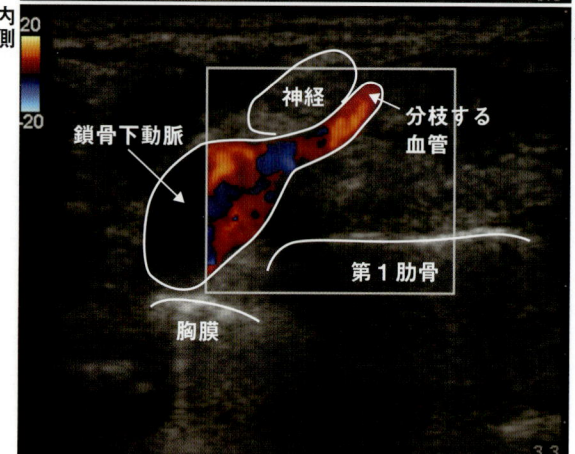

図5 神経近傍を走行する鎖骨下動脈の分枝

外側からブロック針を刺入する場合には，神経近傍を走行する血管に注意する．このような血管が描出された場合は，超音波プローブを移動させて，血管がブロック針の刺入経路に入らないように調整する．

文献

1) Brown DL, Bridenbaugh LD. The upper extremity - Somatic block. In : Cousins MJ, Bridenbaugh PO, editors. Neural blockade in clinical anesthesia and management of pain. 3rd ed. Philadelphia : Lippincott-Raven Publishers ; 1998. p.345-71.
2) Kapral S, Krafft P, Eibenberger K, et al. Ultrasound-guided supraclavicular approach for regional anesthesia of the brachial plexus. Anesth Analg 1994 ; 78 : 507-13.
3) Chan VW, Perlas A, Rawson R, et al. Ultrasound-guided supraclavicular brachial plexus block. Anesth Analg. 2003 ; 97 : 1514-7.
4) Bhatia A, Lai J, Chan VW, et al. Case report : pneumothorax as a complication of the ultrasound-guided supraclavicular approach for brachial plexus block. Anesth Analg 2010 ; 111 : 817-9.
5) Reiss W, Kurapati S, Shariat A, et al. Nerve injury complicating ultrasound/electrostimulation-guided supraclavicular brachial plexus block. Reg Anesth Pain Med 2010 ; 35 : 400-1.
6) Lanz E, Theiss D, Jankovic D. The extent of blockade following various techniques of brachial plexus block. Anesth Analg 1983 ; 62 : 55-8.
7) Liu SS, Gordon MA, Shaw PM, et al. A prospective clinical registry of ultrasound-guided regional anesthesia for ambulatory shoulder surgery. Anesth Analg 2010 ; 111 : 617-23.
8) Franco CD, Domashevich V, Voronov G, et al. The supraclavicular block with a nerve stimulator : to decrease or not to decrease, that is the question. Anesth Analg 2004 ; 98 : 1167-71.
9) Franco CD, Vieira ZE. 1,001 subclavian perivascu-

lar brachial plexus blocks: success with a nerve stimulator. Reg Anesth Pain Med 2000 ; 25 : 41-6.
10) Neal JM, Moore JM, Kopacz DJ, et al. Quantitative analysis of respiratory, motor, and sensory function after supraclavicular block. Anesth Analg 1998 ; 86 : 1239-44.

〔堀田　訓久〕

4 鎖骨下アプローチ ★★

はじめに

鎖骨下アプローチは，鎖骨と腋窩の間の領域で胸壁上からブロック針を穿刺し，腕神経叢に到達する方法である。

盲目的穿刺法の時代から，鎖骨下アプローチにはいくつかの変法が存在する[1〜7]。ここでは，烏口突起に付着する小胸筋を境界としてどの部位で穿刺を行うかにより，近位（内側）アプローチと遠位（外側）アプローチに区分する。すなわち，腕神経叢への到達点が小胸筋の内側縁よりも鎖骨寄りである場合が近位アプローチ，腋窩寄りである場合が遠位アプローチである。これまでの報告の多くは遠位アプローチに関するものである。肺と腕神経叢が近接する鎖骨に近い位置で穿刺を行う近位アプローチが気胸の危険性を伴うのに対して[8〜10]，胸壁外側の腋窩に近い位置で穿刺を行う遠位アプローチは腕神経叢と肺の距離が増すため，穿刺針の誤操作による気胸の危険性が低いとされる。これまでの盲目的穿刺法で遠位アプローチが好んで選択されてきた理由はこの違いにある。近年，神経ブロックに超音波ガイドを利用する方法が応用されるようになり[11]，鎖骨下アプローチにおいても，超音波画像を用いて腕神経叢周囲に局所麻酔薬を投与する方法が行われる[12〜19]。以下では，超音波ガイド下法を用いて行う鎖骨下アプローチ腕神経叢ブロックについて，近位アプローチと遠位アプローチに分けて紹介する。

● 適 応

鎖骨下アプローチ腕神経叢ブロックの手術麻酔における適応は，肘より遠位の上肢手術である。鎖骨下，特に遠位アプローチで投与された局所麻酔薬の中枢側（頭側）への広がりが不足すると，斜角筋間で第6頸（C6）神経根から分枝する肩甲上神経に対する遮断作用が不十分となり，肩の手術に必要とされる効果が欠落する。また，同じ理由から，肩甲上神経に支配される棘上筋・棘下筋・小円筋の筋弛緩が得られにくい。肩関節の内外旋運動は，内旋筋である肩甲下筋（肩甲下神経支配）と，外旋筋である棘上筋・棘下筋・小円筋（肩甲上神経支配）の拮抗作用で調整されている。鎖骨下アプローチで腕神経叢ブロックを行った直後は，肩甲上神経と肩甲下神経の解剖学的位置関係から，両神経の遮断効果に差を生じる。すなわち，局所麻酔薬の投与部位に近い位置で分枝する肩甲下神経の遮断効果が優位となり，外旋筋と内旋筋の作用に差を生じる結果，肩関節は外旋位を取りやすくなる。この状態で手術台に置かれたブロック肢は手掌が天井を向くため，手背や前腕背側に対して行う手術に適した肢位を保持しにくい。全身麻酔とともに筋弛緩を使用する症例では問題とならないが，腕神経叢ブロックのみでこれらの領域の手術を行う場合，鎖骨下アプローチよりも鎖骨上アプローチを選択するほうが望ましい。

上肢手術では，上腕に駆血帯（ターニケット）を装着することが一般的である。長時間の駆血は耐え難い痛みを生じるが，鎖骨下アプローチによる腕神経叢ブロックでは，ターニケットの使用に起因する苦痛が問題になることはまれである（ブロックの効果が適正である限り，ターニケット由来の痛みも遮断可能である）。

● 体 位

患者体位は仰臥位とし，枕は低めのものを使用する。手術肢は内転位で体幹にそろえるように置く。上肢を外転位とすることで腕神経叢の超音波画像上の視認性が改善する場合もあるので[20]，この方法を試みてもよい。頭位は正面ないしはブロック側と反対方向に軽く回転してもらう。

● 超音波プローブの位置と向き

近位アプローチと遠位アプローチでプローブの位置と向きが異なる。

近位アプローチ：鎖骨中央部でその下縁に沿わせるようにプローブを置き，プローブの位置を内外側に移動させて腋窩動静脈の断面を描出する（図1A）。

遠位アプローチ：烏口突起の内側で矢状方向にプ

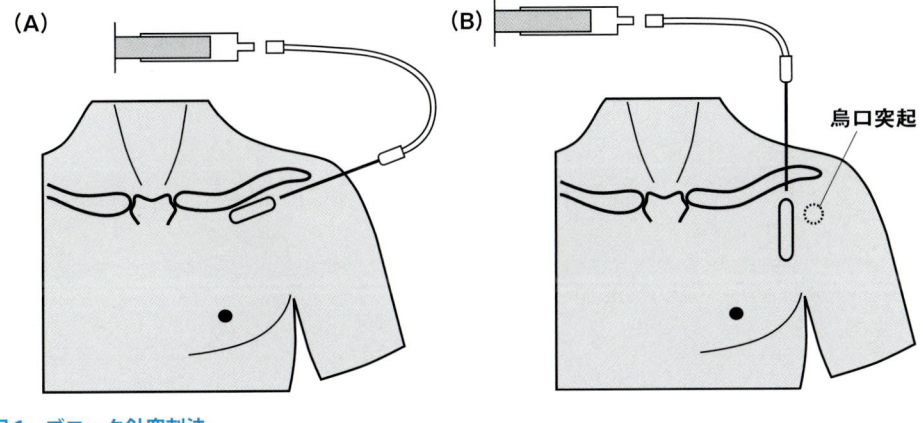

図1　ブロック針穿刺法
　　　(A)　近位アプローチ，(B)　遠位アプローチ

(A) 鎖骨中央部でその下縁に沿わせるようにプローブを置き，プローブを内外側に移動させて，腋窩動静脈の断面を描出する．ブロック針は患者外側から平行法で刺入する．
(B) 烏口突起の内側で矢状方向にプローブを置き，プローブを矢状面内で頭尾側に移動させて，腋窩動静脈の断面を描出する．ブロック針は患者頭側から平行法で刺入する．

ローブを置き，プローブを矢状面内で頭尾側に移動させて腋窩動静脈の断面を描出する（図1B）．

超音波プローブ周波数

　中心周波数 7-12 MHz のリニアプローブを使用する．体表から腕神経叢・腋窩動静脈までの距離に応じて周波数を選択する．より良い解像度を得るため高い周波数を選択するが，高い周波数の超音波は減衰が大きく深部の観察に適さない場合もあるので，そのような場合は周波数を下げることも考慮する．
　接地面積の大きいリニアプローブが穿刺操作の妨げとなる場合，小型コンベクスプローブやセクタープローブを選択することもある．ただし，コンベクスプローブやセクタープローブは，超音波の周波数が低いことに加えて，扇状の走査を行うため深部の解像度が低下する点がリニアプローブに比べて劣る．

ブロック針穿刺法

　近位アプローチ・遠位アプローチいずれの場合も，ブロック針はプローブの超音波走査面と平行に穿刺する（平行法）．
　近位アプローチ：鎖骨に沿わせるように置いたプローブの外側（肩側）から内側方向に刺入し，腋窩動脈断面像の外側に向けてブロック針を進める（図2A）．
　遠位アプローチ：烏口突起内側で矢状方向に置いたプローブの頭側縁と鎖骨の間から尾側方向に刺入し，腋窩動脈断面像の頭側から後側に向けてブロック針を進める（図2B）．

ランドマーク法・神経刺激法による確認

　超音波画像を用いて腕神経叢を描出し，腕神経叢は腋窩動脈の周囲を走行するという解剖学的知識に基づいて，穿刺と局所麻酔薬の投与を行えば，神経電気刺激による腕神経叢の局在確認は必須でない[14,21]．ただし，超音波画像のみで腕神経叢の局在が不明確な場合，薬液の注入点を決定するための補助的手段として神経電気刺激を併用することは行われる（超音波ガイドと神経電気刺激の dual guidance）[18]．この際，後神経束の刺激反応（手関節・肘関節の伸展）を誘発できるとブロックの成功率が高くなる[7,18,22]．

穿刺前超音波画像評価

　近位アプローチ・遠位アプローチで観察される超音波画像の例を図3に示す．
　近位アプローチ：描出される構造物は，肺・胸膜・

1　腕神経叢ブロック　65

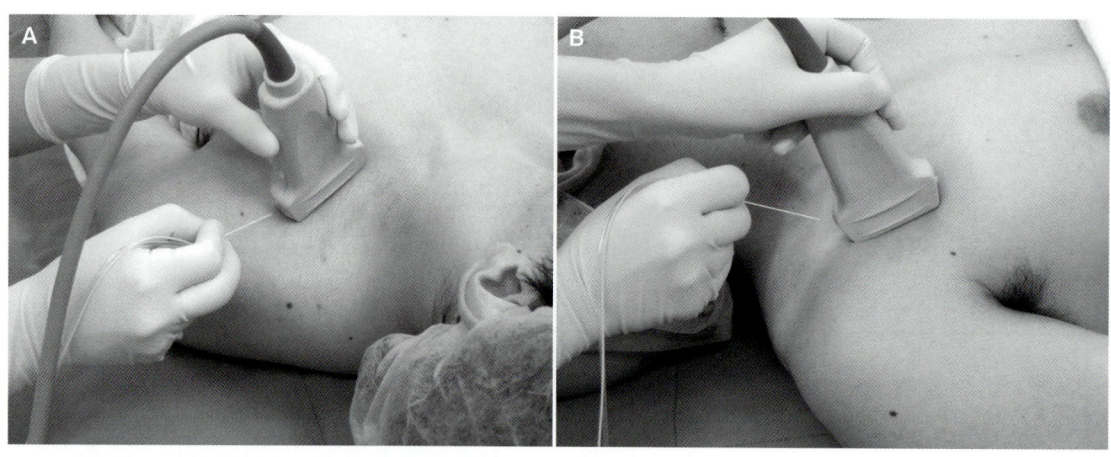

図2 超音波プローブの当て方・ブロック針の穿刺法
(A) 近位アプローチ, (B) 遠位アプローチ

(A) 鎖骨に沿わせるように置いたプローブの外側から内側方向に刺入する.
(B) 烏口突起内側で矢状方向に置いたプローブの頭側縁と鎖骨の間から尾側方向に刺入する.

腋窩動静脈・腕神経叢・大胸筋・鎖骨下筋などである(図3A). これらの構造の中で, 最初に同定するものは腋窩動脈である. 拍動を伴う低エコー性の円形構造として描出される腋窩動脈の同定は容易である. 腋窩動脈を確認したところで, この動脈を画像の中央部分に描出するようにプローブの位置を調整する. 腋窩動脈の内側に腋窩静脈が位置する. 腋窩動脈と異なり, 腋窩静脈はプローブに加える圧力に応じて大きさが容易に変化する. 腋窩動静脈の背側に高エコー性の胸膜と肺が観察される. また, 腋窩動静脈と体表の間には大胸筋が存在する. この領域の腕神経叢は腋窩動脈の外側に高エコー性に観察される. 腕神経叢は鎖骨上領域で鎖骨下動脈の外側に集合し"ブドウの房状"の像を呈するが, 鎖骨下領域を腋窩に向かうにつれて3本の神経束に再配列する. 神経束の走行位置は, 腋窩動脈の周囲でらせんを描くように変化する(図4). 鎖骨下アプローチでは腕神経叢が体表から深い位置にあるため, 全例で腕神経叢が明瞭に描出できるとは限らないが, プローブの操作と超音波装置の設定の調整により腕神経叢の描出に努める.

遠位アプローチ：観察される構造物は, 腋窩動静脈・腕神経叢・大胸筋・小胸筋などである(図3B). 超音波の走査を行う矢状断面が胸腔より外側の場合, 胸膜や肺は描出されない. 近位アプローチの場合と同様, 拍動する低エコー性の円形構造である腋窩動脈を最初に同定する. 腋窩動脈の尾側に腋窩静脈が描出される. 鎖骨下の遠位領域では, 腕神経叢は3本の神経束(外側・後・内側)として腋窩動脈の周囲を走行する(図4). 遠位アプローチの場合も, 腕神経叢の全貌が一断面で明瞭に観察できるとは限らないが, 3本の神経束の配列パターンを想定しながら観察を行う.

ブロック針サイズ

単回投与法では, 21-23 G, 70-100 mm のブロック針を使用する. 単回投与法・持続投与法を問わず17-20 G の硬膜外針も使用される.

鎖骨下アプローチでは, 腕神経叢に向けて刺入する針の刺入角度が大きいため, 超音波画像上の針の描出は他のアプローチに比較して難しい[23]. これを補う手段として, 18 G 程度の硬膜外針も好んで使用される[13,19,20,24,25]. 硬膜外針のような太めの針を使用することで針の視認性が増し, 同時に針の直進性・操作性も良くなる.

持続法では穿刺に硬膜外針を使用し, これを通してカテーテルの挿入・留置を行う[13,24~26]. 通常の硬膜外カテーテル留置キットを使用できるが, 表面に絶縁加工を施し神経電気刺激も行える特殊な硬膜外針を組み込んだ持続神経ブロックカテーテル留置キットも製品化されている.

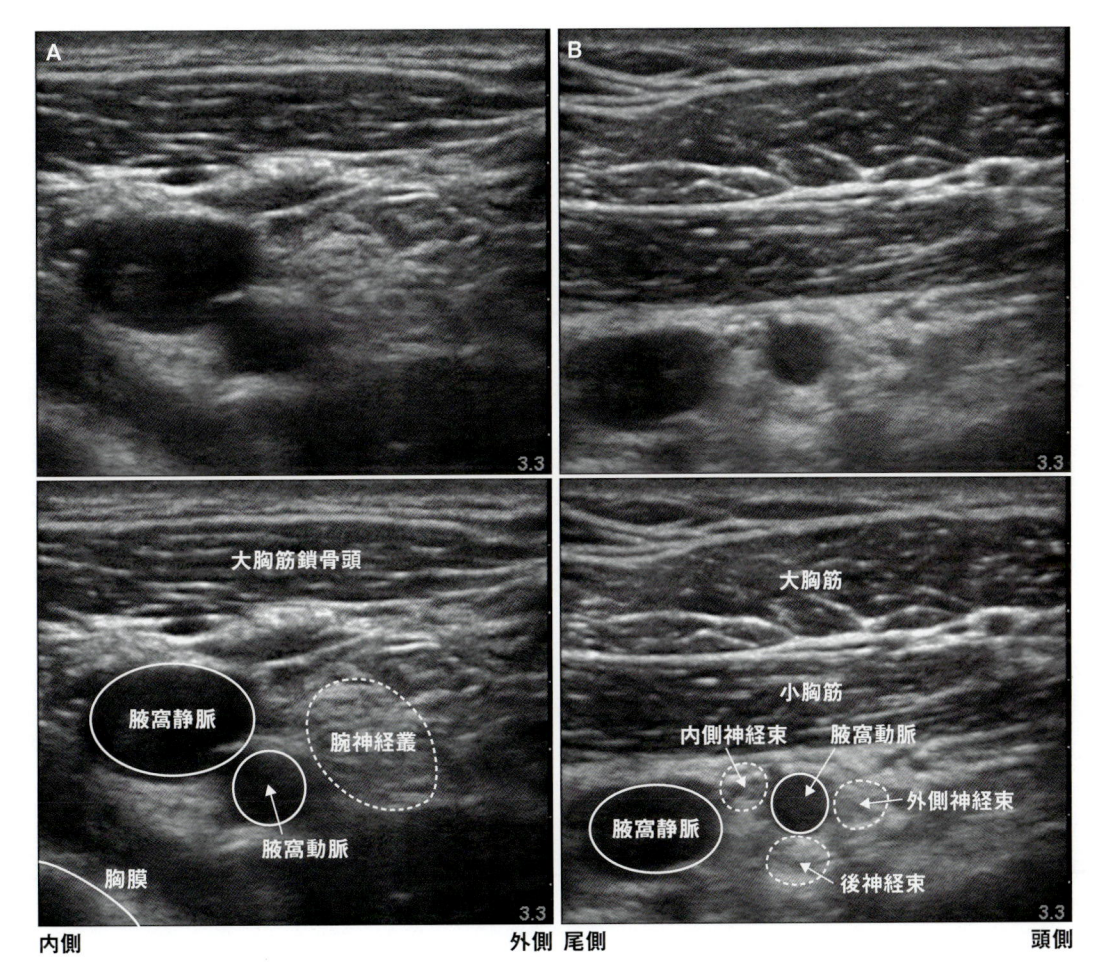

図3 穿刺前超音波画像（12 MHz リニアプローブ使用）
　　（A）近位アプローチ，（B）遠位アプローチ

(A) 腋窩動脈は拍動を伴う低エコー性円形構造物として同定できる．その内側に腋窩静脈，また前外側に腕神経叢が描出される．腋窩動静脈の背側には胸膜が存在する．皮下には大胸筋鎖骨頭が観察される．近位アプローチでは小胸筋は観察されない．

(B) 腋窩動脈は拍動を伴う低エコー性円形構造物として同定できる．その尾側に腋窩静脈が描出される．腋窩動脈の周囲に外側神経束・後神経束・内側神経束が配列する．皮下には大胸筋と小胸筋が観察される．遠位アプローチでは胸膜は観察されない．

● 局所麻酔薬投与量

　単回投与法で使用する局所麻酔薬の薬液量は 25-30 ml である[16,19,20]．欧米の報告では 30 ml を超える量を使用する記述も見られるが[14,15,17,18,21,24,26〜28]，超音波画像上に観察される薬液の広がり方を評価しながら，体格・年齢なども考慮し必要量を決定すべきである．

　局所麻酔薬の種類と濃度は，必要とされる効果（手術麻酔・術後鎮痛）と作用持続時間に照らして選択する．

● 単回投与ブロック

　近位アプローチ：鎖骨に沿わせるように置いたプローブの外側（肩側）から平行法で腋窩動脈に向けて針を刺入し，動脈の外側に集合する腕神経叢の周囲に局所麻酔薬の投与を行う．

　遠位アプローチ：矢状方向に置いたプローブの頭側縁と鎖骨の間から，平行法で腋窩動脈に向けて針を刺入する．この領域の腕神経叢は神経束を形成し動脈の周囲に配列するので，3 本の神経束に局所麻酔薬を作用させる必要がある．ブロック針の操作と

薬液投与のポイントは，動脈の後側を中心に薬液注入を行い（"double bubble" サイン）[15]，動脈に沿って内外側（解剖学的には頭尾側）に薬液をU字状に広げることである[21]．

近位アプローチ・遠位アプローチいずれの場合も，腕神経叢を取り囲む結合組織（周囲を取り囲む筋肉の筋膜，従来言われてきたいわゆる"神経鞘"）を貫いて，ブロック針の針先を腕神経叢が存在する区画内に進めることが必要である[29,30]．先端が鈍な針を使用する場合，貫通時にクリック感を感じることや[30]，超音波画像上で筋膜がテント状に変形する様子が観察されることがある．

● 持続ブロック

持続投与法では，腕神経叢の近傍（腕神経叢が筋膜によって取り囲まれた区画内）にカテーテルを挿入・留置する．カテーテルを通じて局所麻酔薬を持続的または反復的に投与することにより，単回投与法以上の作用持続時間の延長を得ることができる．また，持続注入に使用する局所麻酔薬の濃度を下げ，運動麻痺や筋力低下の程度を抑えつつ鎮痛効果を維持する目的にも利用される．

手技的には，単回投与法と同様，腕神経叢と腋窩動脈の断面像を描出し平行法で腕神経叢に向けて穿刺を行う（needle in-plane, nerve in short axis approach）[31]．近位アプローチでは腋窩動脈の外側領域，遠位アプローチでは腋窩動脈の背側領域を目標点として硬膜外針の針先を進める．最初に初期量の局所麻酔薬を投与したのち，カテーテルを挿入する方法が一般的である．硬膜外針の先端を超えてカテーテルを1-3 cm挿入し留置を行う[13,17,24〜26]．

● 実際の手技とプロトコール

1 近位アプローチ

①鎖骨に沿わせるように置いたプローブの外側（肩側）から平行法で刺入し，腋窩動脈の外側に集まる腕神経叢に向けて針を進める（図5）．
②針先が腕神経叢周囲の筋膜を貫通し目標点に到達したところで，吸引試験を繰り返しながら局所麻酔薬を2 mlずつ分割投与する．この際，局所麻

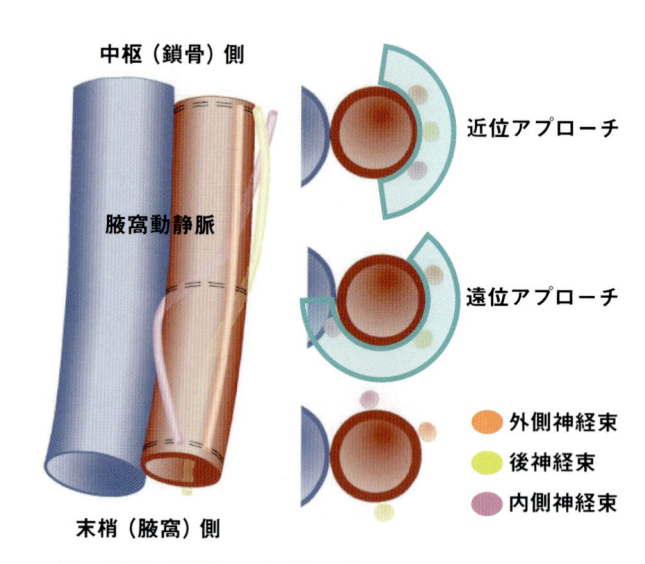

図4 鎖骨下領域における神経束の走行と薬液注入部位
腕神経叢は鎖骨と第1肋骨の間隙を通過したのち，3本の神経束（外側・後・内側）を形成し腋窩動脈の周囲を走行する．個々の神経束の走行位置は，その経路に沿って徐々に配列が変化する．
（Bigeleisen P, Wilson M. A comparison of two techniques for ultrasound guided infraclavicular block. Br J Anaesth 2006；96：502-7 より改変引用）

酔薬が腋窩動脈の外側領域を中心に腕神経叢の周囲に広がることを確認する（図6）．

2 遠位アプローチ

①烏口突起の内側で矢状方向にプローブを置き，その頭側から背尾側に向けて矢状面内を平行法で針を進める．
②腋窩動脈の背側に針先を進めたところで，吸引試験を繰り返しながら局所麻酔薬を2 mlずつ分割投与する．動脈の背側を中心に，局所麻酔薬を血管周囲の内外側に広げる[14,15,18,19,21,24,32]．

3 薬液投与

①近位アプローチ・遠位アプローチいずれの場合も"神経周囲＋動脈周囲"法が基本となる．腕神経叢の走行は，鎖骨下領域から腋窩に向かうにつれて体表からの深さが増すため，超音波画像を用いて全例でその全貌を明瞭に描出できるとは限らない．また，深い位置の目標に向けてブロック針を細かく操作することは技術的にも難度が高い．局所麻酔薬の投与中は超音波画像上で薬液が広がる

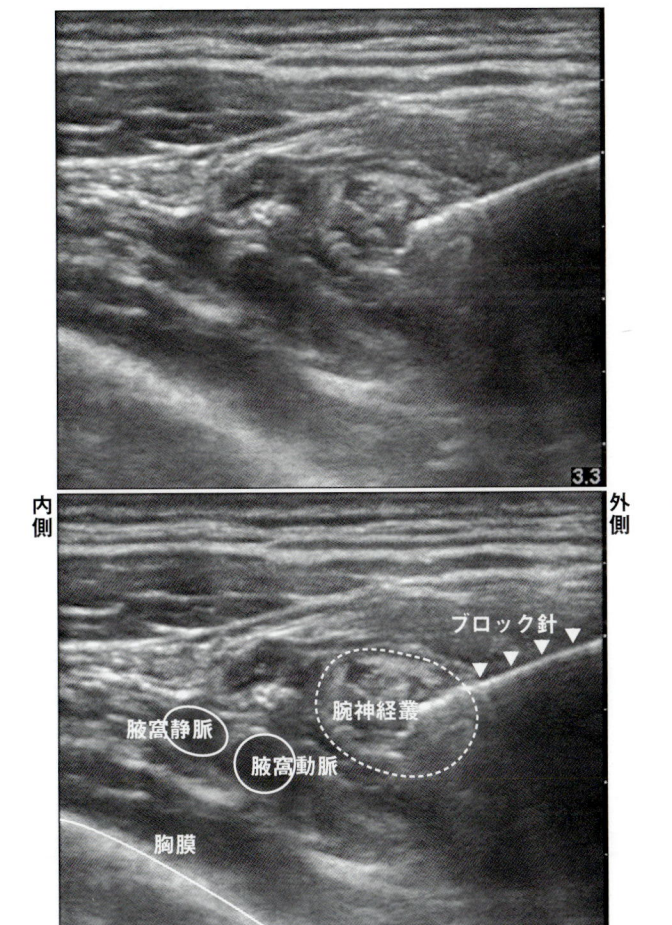

図5　ブロック針穿刺時の超音波画像（近位アプローチ）

近位アプローチでは，腋窩動脈の外側に集まる腕神経叢に向けてブロック針を進める．針先が腕神経叢周囲の筋膜を通過したところで，吸引試験を繰り返しながら，局所麻酔薬を2 mlずつ分割投与する．

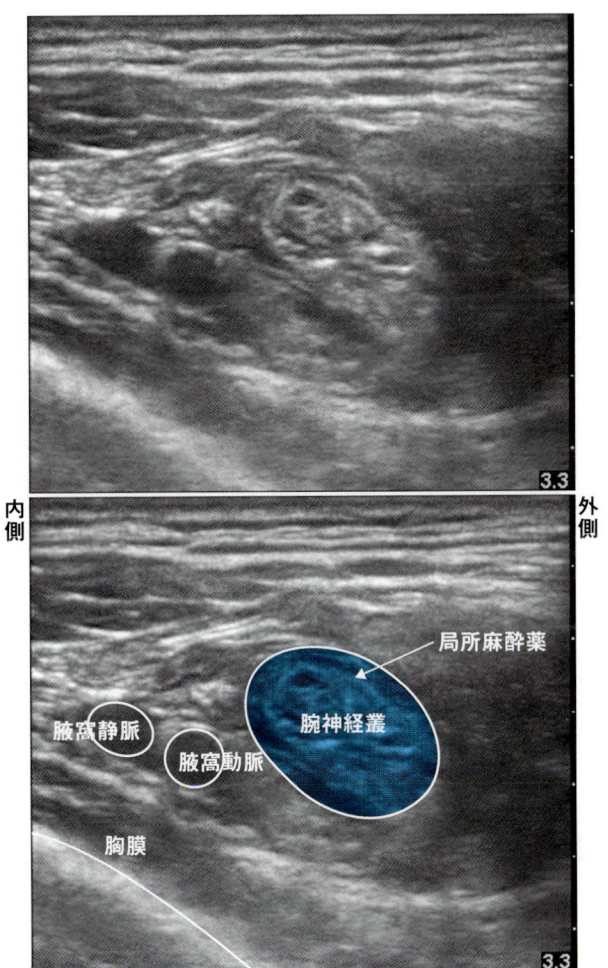

図6　局所麻酔薬投与後の超音波画像（近位アプローチ）

局所麻酔薬が腋窩動脈の外側領域を中心に腕神経叢の周囲に広がった様子を示す．

様子を注視し，薬液が腋窩動脈の近傍で腕神経叢を取り囲む筋膜内に貯留することを確認する．薬液が腕神経叢周囲の筋肉内に拡散する場合や，あるいは筋膜外を腕神経叢・腋窩動脈から離れるように流れる場合は，針先が目標区画外に止まっている可能性が考えられるので，筋膜を貫通する位置まで針を進める必要がある．
② 局所麻酔薬の投与時は，大量の局所麻酔薬を血管内に誤注入することがないよう注意しなりればならない．このため，全量を一度に投与することは行わず，各注入前に吸引試験を繰り返しながら少量（通常2 cc）ずつ分割投与することが原則であ

る．この際，注入された薬液が血管外の組織中に広がる様子を超音波画像上で確認することも大切である．

手技のコツ

① 超音波ガイド下法では，神経の局在を確認するための手段として放散痛の誘発を必要としないが，神経の近傍に針先を進める過程で意図せず放散痛の訴えを聞く場合がある．そのような場合，針先の位置を少し引き戻し，放散痛を伴わない位置で薬液の注入を行う．この際，薬液の注入は慎重かつ緩徐に行い，痛みの訴えがないことや注入に際

1　腕神経叢ブロック　69

して高い圧力を伴わないことを確認しなければならない。これらの症状や異常が存在する場合，薬液が神経内に注入されている可能性があり，無理に注入を継続すると神経損傷の原因ともなりかねないので[33]，ただちに薬液注入を中止し針先の位置を修正する必要がある。

②鎖骨下アプローチを超音波ガイド下に行う際のブロック針の視認性の不良を補う手段として，欧米の報告では太めの針（18 G 硬膜外針など）が頻用される[13,19,20,24,25]。また，超音波ビームの反射効率を向上させるための加工を表面に施したブロック針も製品化されている。平行法による穿刺で超音波画像上に針を描出するためには，超音波ビームの走査面と針の進入路を一致させなければならない。超音波装置によっては，これを補助するためのニードルガイドをプローブに装着できる場合もある。組織中に薬液が注入されると，液体が超音波伝播の良好な媒体となるため，薬液の貯留部位からその背後にかけて超音波画像の描出条件が良くなる。この現象を有効に利用すると，薬液が貯留する領域で針の視認性を向上させることができる。超音波画像上に針先を明瞭に描出できない場合，1-2 ml 程度の薬液を試験注入し，その広がる部位から針先の位置を推定するのも一つの方法である。試験注入の目的に限れば生理食塩液または5％ブドウ糖液が利用できるが，神経電気刺激法を併用する場合は，非電解質液である5％ブドウ糖液を選択する。超音波ガイド下法に神経電気刺激法を併用する場合も，絶縁ブロック針の操作・誘導に超音波画像を活用し，盲目的操作に頼りすぎないよう心がける。

③超音波ガイド下神経ブロックを行う際に注意しなければならない点として，薬液注入時の気泡の混入がある。組織中に気泡が注入されると，気泡の存在により超音波ビームが乱反射され，その領域の組織やブロック針の描出が困難になる。局所麻酔薬や試験注入用の薬液を準備する際やこれらの薬液を入れたシリンジを交換する際に，空気が混入しないよう注意する。

● 合併症

- 神経ブロック全般に共通する合併症として，血管穿刺・出血・神経損傷・感染・局所麻酔薬中毒・局所麻酔薬アレルギーなどがある。また，鎖骨下アプローチで注意すべき合併症として気胸がある。
- 症例ごとに組織の内部構造を観察し，針先の位置を確認しながら穿刺を行う超音波ガイド下法は，ブロック針の盲目的操作に起因する血管穿刺・神経損傷・気胸の危険性を減らすことに有効であると期待されている。しかしながら，その前提条件となる超音波画像の読影力やブロック針の描出と誘導に関わる技術は，個々の施術者の技量や経験に大きく依存する。超音波画像を目の前にしても，ブロック針の進路を確認しないまま針を操作するのでは盲目的穿刺となんら変わらない。超音波ガイド下に行う神経ブロックと言えども，穿刺針による合併症は起こりうることを肝に銘じておかなければならない[34]。

文献

1) Raj PP, Montgomery SJ, Nettles D, et al. Infraclavicular brachial plexus block：A new approach. Anesth Analg 1973；52：897-904.
2) Sims JK. A modification of landmarks for infraclavicular approach to brachial plexus block. Anesth Analg 1977；56：554-5.
3) Whiffler K. Coracoid block：A safe and esay technique. Br J Anaesth 1981；53：845-8.
4) Kilka HG, Geiger P, Mehrkens HH. Infraclavicular vertical brachial plexus blockade. A new method for anesthesia of the upper extremity. An anatomical and clinical study. Anaesthesist 1995；44：339-44.
5) Borgeat A, Ekatodramis G, Charles D. An evaluation of the infraclavicular block via a modified approach of the Raj technique. Anesth Analg 2001；93：436-41.
6) Minville V, N'Guyen L, Chassery C, et al. A modified coracoid approach to infraclavicular brachial plexus blocks using a double-stimulation technique

in 300 patients. Anesth Analg 2005 ; 100 : 263-5.
7) Lecamwasam H, Mayfield J, Rosow L, et al. Stimulation of the posterior cord predicts successful infraclavicular block. Anesth Analg 2006 ; 102 : 1564-8.
8) Schüpfer GK, Jöhr M. Infraclavicular vertical plexus blockade : A safe alternative to the axillary approach? Anesth Analg 1997 ; 84 : 233.
9) Greher M, Retzl G, Niel P, et al. Ultrasonographic assessment of topographic anatomy in volunteers suggests a modification of the infraclavicular vertical brachial plexus block. Br J Anaesth 2002 ; 88 : 632-6.
10) Klaastad Ø, Smedby Ö, Kjelstrup T, et al. The vertical infraclavicular brachial plexus block : A simulation study using magnetic resonance imaging. Anesth Analg 2005 ; 101 : 273-8.
11) Marhofer P, Greher M, Kapral S. Ultrasound guidance in regional anaesthesia. Br J Anaesth 2005 ; 94 : 7-17.
12) Ootaki C, Hayashi H, Amano M. Ultrasound-guided infraclavicular brachial plexus block : An alternative technique to anatomical landmark-guided approaches. Reg Anesth Pain Med 2000 ; 25 : 600-4.
13) Sandhu NS, Manne JS, Medabalmi PK, et al. Sonographically guided infraclavicular brachial plexus block in ddults. A retrospective analysis of 1146 cases. J Ultrasound Med 2006 ; 25 : 1555-61.
14) Sauter AR, Dodgson MS, Stubhaug A, et al. Electrical nerve stimulation or ultrasound guidance for lateral sagittal infraclavicular blocks : A randomized, controlled, observer-blinded, comparative study. Anesth Analg 2008 ; 106 : 1910-5.
15) Tran DQH, Clemente A, Tran DQ, et al. A comparison between ultrasound-guided infraclavicular block using the "double bubble" sign and neurostimulation-guided axillary block. Anesth Analg 2008 ; 107 : 1075-8.
16) Desgangnés MC, Lévesque S, Dion N, et al. A comparison of a single or triple injection technique for ultrasound-guided infraclavicular block: A prospective randomized controlled study. Anesth Analg 2009 ; 109 : 668-72.
17) Tran DQH, Russo G, Muñoz L, et al. A prospective, randomized comparison between ultrasound-guided supraclavicular, infraclavicular, and axillary brachial plexus blocks. Reg Anesth Pain Med 2009 ; 34 : 366-71.
18) Bowens C Jr, Gupta RK, O'Byrne WT, et al. Selective local anesthetic placement using ultrasound guidance and neurostimulation for infraclavicular brachial plexus block. Anesth Analg 2010 ; 110 : 1480-5.
19) Fredrickson MJ, Wolstencroft P, Kejriwal R, et al. Single versus triple injection ultrasound-guided infraclavicular block : Confirmation of the effectiveness of the single injection technique. Anesth Analg 2010 ; 111 : 1325-7.
20) Bigeleisen P, Wilson M. A comparison of two techniques for ultrasound guided infraclavicular block. Br J Anaesth 2006 ; 96 : 502-7.
21) Dingemans E, Williams SR, Arcand G, et al. Neurostimulation in ultrasound-guided infraclavicular block : A prospective randomized trial. Anesth Analg 2007 ; 104 : 1275-80.
22) Bloc S, Garnier T, Komly B, et al. Spread of injectate associated with radial or median nerve-type motor response during infraclavicular brachial-plexus block : An ultrasound evaluation. Reg Anesth Pain Med 2007 ; 32 : 130-5.
23) Schafhalter-Zoppoth I, McCulloch CE, Gray AT. Ultrasound visibility of needles used for regional nerve block : An in vitro study. Reg Anesth Pain Med 2004 ; 29 : 480-8.
24) Tran DQH, Bertini P, Zaouter C, et al. A prospective, randomized comparison between single- and double-injection ultrasound-guided infraclavicular brachial plexus block. Reg Anesth Pain Med 2010 ; 35 : 16-21.
25) Mariano ER, Sandhu NS, Loland VJ, et al. A randomized comparison of infraclavicular and supraclavicular continuous peripheral nerve blocks for postoperative analgesia. Reg Anesth Pain Med 2011 ; 36 : 26-31.
26) Slater ME, Williams SR, Harris P, et al. Preliminary evaluation of infraclavicular catheters inserted using ultrasound guidance : Through-the-catheter anesthesia is not inferior to through-the-needle blocks. Reg Anesth Pain Med 2007 ; 32 : 296-302.
27) Sandhu NS, Capan LM. Ultrasound-guided infraclavicular brachial plexus block. Br J Anaesth 2002 ; 89 : 254-9.
28) Tran DQH, Dugani S, Dyachenko A, et al. Minimum effective volume of lidocaine for ultrasound-guided infraclavicular block. Reg Anesth Pain Med 2011 ; 36 : 190-4.

29) Morimoto M, Popovic J, Kim JT, et al. Case series: Septa can influence local anesthetic spread during infraclavicular brachial plexus blocks. Can J Anesth 2007 ; 54 : 1006-10.
30) Lévesque S, Dion N, Desgangné MC. Endpoint for successful, ultrasound-guided infraclavicular brachial plexus block. Can J Anesth 2008 ; 55 : 308.
31) Ilfeld BM, Fredrickson MJ, Mariano ER. Ultrasound-guided perineural catheter insertion. Three approaches but few illuminating data. Reg Anesth Pain Med 2010 ; 35 : 123-6.
32) Sauter AR, Smith HJ, Stubhaug A, et al. Use of magnetic resonance imaging to define the anatomical location closest to all three cords of the infraclavicular brachial plexus. Anesth Analg 2006 ; 103 : 1574-6.
33) Hadzic A, Dilberovic F, Shah S, et al. Combination of intraneural injection and high injection pressure leads to fascicular injury and neurologic deficits in dogs. Reg Anesth Pain Med 2004 ; 29 : 417-23.
34) Bhatia A, Lai J, Chan VWS, et al. Pneumothorax as a complication of the ultrasound-guided supraclavicular approach for brachial plexus block. Anesth Analg 2010 ; 111 : 817-9.

〔林　英明〕

5 腋窩アプローチ ★

はじめに

　腕神経叢ブロックは，1911年にHirschelが腋窩からの経皮的ブロックに成功したのを嚆矢とする[1]。腋窩アプローチは，神経叢が表在に位置するため腋窩動脈の拍動や筋肉を体表から触知する"ランドマーク法"が比較的簡便であり，手の外科領域の整形外科手術を中心に広く施行されてきた。重篤な合併症が少ない一方，適切な神経遮断域を得るために大量の局所麻酔薬を必要とした[2]。1990年代に入ると"神経刺激法"によりブロックの成功率が向上し[3,4]，神経損傷のリスクが軽減した[5]。

　Tingら[6]により1989年に初めて超音波画像の腕神経叢ブロックへの応用が報告され，超音波画像は腋窩血管鞘への局所麻酔薬の広がりをリアルタイムに確認できる有効な手段となった。その後，超音波画像装置の機能向上，高周波数プローブの開発により神経の描出と同定が可能になった[7,8]。特に筋皮神経は走行にバリエーションが多く[9]，従来の盲目的な注入法ではブロック効果が不確実であったが，超音波ガイド下法の出現で遮断効果が確実に得られるようになった[10,11]。近年，腋窩アプローチの超音波ガイド下法と神経刺激法を比較した研究が行われ，神経刺激法に比べて超音波ガイド下法では，成功率向上[12〜16]，作用発現時間短縮[12,16]，ブロック実施時間短縮[13,14]，局所麻酔薬使用量減少[12〜15]およびブロック施行時の痛みや快適性の改善[17]などが報告されている。安全性の向上や合併症頻度低下などのエビデンスは得られていないが，血管組織の豊富な同部位での血管内誤注入頻度の減少や，神経損傷頻度の低下などが予想される。

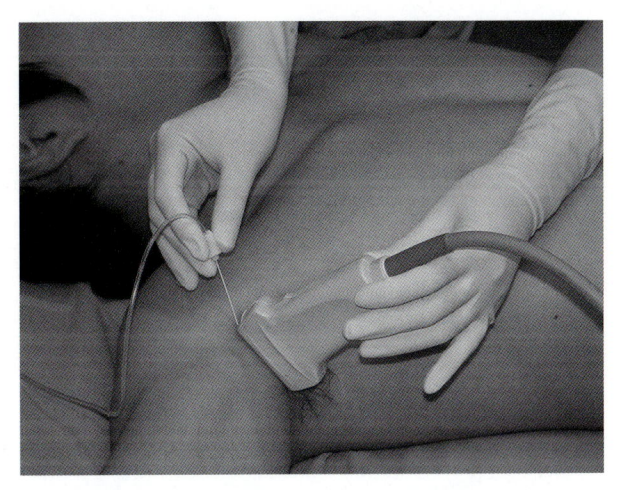

図1　超音波プローブの当て方・ブロック針の穿刺法（平行法）

成人．10-15 MHzのリニアプローブを使用．プローブを腋窩動脈の走行に対して垂直に当て，周辺の組織を描出する．
（北山眞任．腋窩アプローチ．小松　徹，佐藤　裕，瀬尾憲正，廣田和美編．超音波ガイド下区域麻酔法．東京：克誠堂出版；2007．p.76-81 より引用）

適　応

　肘関節以下の前腕および手（手首・指領域）の手術が可能である。ただし前腕の肘に近い領域の手術では，ターニケットを上腕近位部に装着するので，ターニケットペインを予防するためには，腋窩神経，内側上腕皮神経，肋間上腕神経の浸潤麻酔を必要とする。内側上腕皮神経，肋間上腕神経は腋窩動脈鞘に平行に走行しているので，ブロック針を抜去する際に皮下に数mlの局所麻酔薬を浸潤することでこれらの神経をブロックできる[2]。

体　位（図1）

　患者を仰臥位として，上腕を90°外転，さらに前腕を外旋させる。前腕の屈曲は必ずしも必要ない。頸部は軽く反対側に向ける。上肢の拘縮や疼痛のため上記の体位が不可能な場合は，別のアプローチを検討する。

超音波プローブの位置と向き（図1）

　腋窩のできるだけ近位側，大胸筋の外側縁で腋窩動脈の走行に対してプローブを垂直に密着できる位置を目標とする。

超音波プローブ周波数

　10-14 MHzの高周波リニアプローブを使用する。

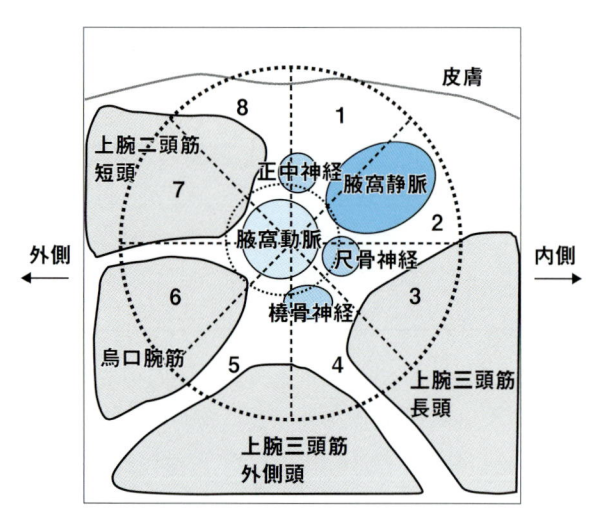

図2　腋窩動脈を中心とした末梢神経の位置

動脈周囲を8分割した領域（図中1～8）において，尺骨神経の50％以上は第2区域（posterior medial）に，橈骨神経の約50％は第2と第3領域（median posterior）に，正中神経の約65％は第8区域（anterior medial）と第1区域（posteror medial）に確認される[22]．
（Retzl G, Kapral S, Greher M, et al. Ultrasonographic findings of the axillary part of the brachial plexus. Anesth Analg 2001；92：1271-5 より改変引用）

● ブロック針穿刺法

単回投与法では，平行法による穿刺が望ましい．腋窩動脈や周辺静脈などの血管が豊富な部位で行う腋窩アプローチでは，針先端の視認性が高い平行法のほうが安全と思われる．しかし，交差法は施行時間が平行法に比べて短く，快適性に優れているという報告もある[17]．

● ランドマーク法・神経刺激法による確認

腋窩動脈を触知し，なるべく中枢側へたどる．さらに大胸筋，上腕二頭筋の筋腹も確認する．この際，患者の協力を得て筋肉を弛緩させてもらうと筋肉が分かりやすい．超音波プレスキャンで神経の位置を確認し，電気刺激装置で神経直上の皮膚を刺激すると関連する筋肉の収縮が確認できる．

● 穿刺前超音波画像評価（図2, 3）

術前回診時や皮膚消毒前に腋窩部周辺の血管，神経，筋，骨組織を同定し，超音波画像で穿刺の際の

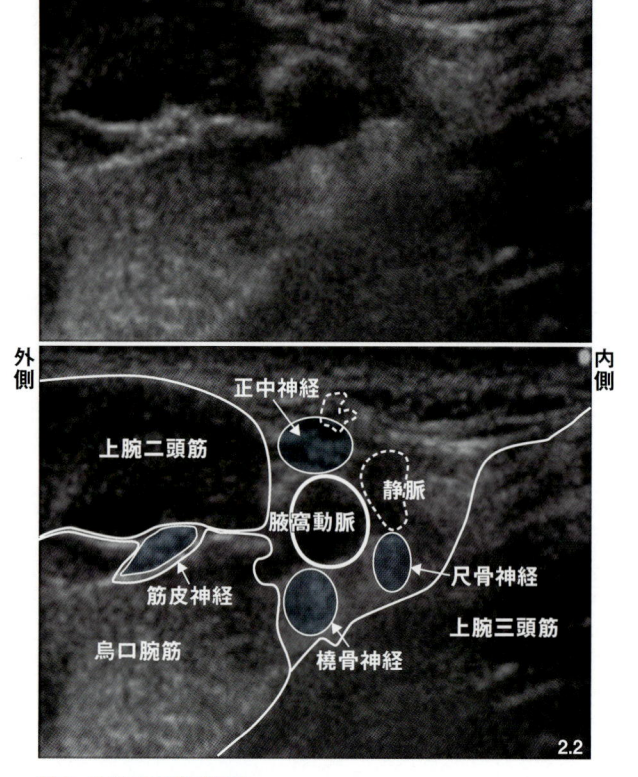

図3　穿刺前超音波画像
健康成人の標準的な腋窩超音波画像．

アプローチを検討する．確認の必要な組織は以下のとおりである．

◆ 腋窩動脈・腋窩静脈

動脈：拍動性，カラードプラーも拍動性．
静脈：プローブによる圧迫で虚脱，カラードプラーで上肢圧迫やsqueezingによりカラーフローが増加．

◆ 正中神経・尺骨神経・橈骨神経

筋皮神経を除く3つの神経は腋窩動脈の周囲に局在する．正中，尺骨，橈骨神経は，円形～楕円の高エコー性の薄い膜（神経鞘）に包まれた低エコー性の陰影を示す．動脈の走行に沿ってプローブをスライドさせると連続した索状物として描出される．Retzl ら[7]は，腋窩動脈を中心とした尺骨神経，橈骨神経，正中神経の位置をボランティア69名で検討した．動脈周囲を8分割した領域（図2）で，尺骨神経は第2区域（posterior medial）に59％，橈骨神

経は第2区域に20％，第3領域（median posterior）に30％，また正中神経は第8区域（anterior medial）に38％，第1区域（posteror medial）に26％分布している。各神経はプローブによる圧迫や上腕の隣位により動脈との位置関係が容易に変わるので注意を要する。さらに各神経は肘関節ないし前腕までその解剖学的な走行に沿って追跡すると，内部が蜂窩状の連続した索状構造物として確認しうる。

◆ 筋皮神経

腋窩のレベルでは，約80％が上腕二頭筋と烏口腕筋の間の筋膜間に存在する[10,18]。プローブを中枢側にスライドさせると筋皮神経が正中神経と（外側神経束に）合流する方向に近づくのが観察される。筋皮神経は，神経周膜が周囲の筋組織とのコントラストによって高エコー性に強調された紡錘状で内部が低エコー性の像を示す。

◆ 上腕二頭筋，上腕三頭筋，烏口腕筋

リアルタイムでスキャンしながら，患者の協力を得て肘関節を伸展，屈曲してもらうことにより各筋群の境界が把握できる。

以上のプレスキャンが終了したら，画像を記録し，特に腋窩静脈（複数に分岐している）の位置を参考にして，ブロック針の皮膚上の刺入位置，刺入方向および深さなど穿刺上のアプローチを計画する。

● ブロック針サイズ

22 G，50 mm 以下の短ベベル針，22 G または 20 G の Tuohy 針を使用する。神経刺激を併用する際は絶縁電極ブロック針を用いる。

● 局所麻酔薬投与量

正中，尺骨，橈骨および筋皮神経がそれぞれ周囲を局所麻酔薬で包まれるように薬液を注入する（ドーナツサイン）。それぞれ5 ml 以下を目安とするが，薬液の広がりや状況により増減する。O'Donnell らは[19]，腋窩アプローチの最小必要局所麻酔薬量を step up/step down モデルを用いた研究で求め，20万倍エピネフリン添加2％リドカインで各神経に1 ml（計4 ml）と極めて少量で手術可能であることを示した。Eichenberger らは，尺骨神経ブロックで算出した神経断面積当たりの局所麻酔薬量 ED_{95}（= 0.11 ml・mm^{-2}）[20]を基に，腋窩アプローチで3本の神経にそれぞれ1％メピバカインを0.11 ml・mm^{-2}（総量2-6 ml）使用した群と，その4倍量に相当する0.44 ml・mm^{-2}（総量9-20 ml）使用した群で効果を比較した。その結果両者に，効果発現時間以外には有意差を認めなかった[21]。いずれの報告も従来の教科書に記載されている投与量よりはるかに少ない。神経内注入や局所麻酔薬中毒予防の観点からさらなる至適投与量の検討が望まれる。

● 単回投与ブロック

比較的短時間で終了（2-3時間）する手術に適応とされる。薬剤の種類（ロピバカイン，レボブピバカイン，リドカイン），濃度，投与量およびエピネフリンの添加の有無などが作用持続時間に影響する。患者の年齢や状態，手術麻酔か術後鎮痛目的かなどにより適宜調整する。0.5％ロピバカイン使用では鎮痛効果は8-12時間に及ぶ[22]。

● 持続ブロック

術後鎮痛や慢性痛の治療目的に使用される。単回投与ブロックと同様に腋窩動脈を超音波画像上に描出し，18-19 G Tuohy 針または持続カテーテル挿入用の針を用いて腋窩血管周囲鞘に沿って10-20°程度の角度で穿刺する（交差法）。電気刺激で収縮が確認されたらカテーテルを5-8 cm 進める。腋窩アプローチではカテーテルの固定性や清潔度を保つのが難しく，長期鎮痛目的では鎖骨下アプローチが一般的である。

● 実際の手技とプロトコール（図4, 5）

①体毛の処理

体毛のためプローブと皮膚表面の間に空気が混入するので超音波画像の質が劣化する。全身麻酔への移行を避けたい患者では，準備の段階で腋窩部の剃毛を行う。

②マーキングおよび電極の装着

プレスキャン時に皮膚上に油性インキで決定され

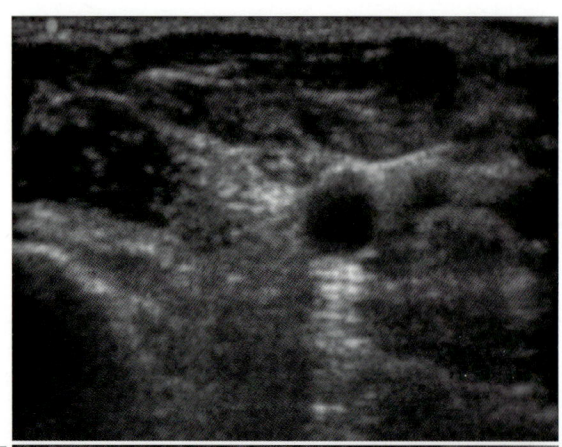

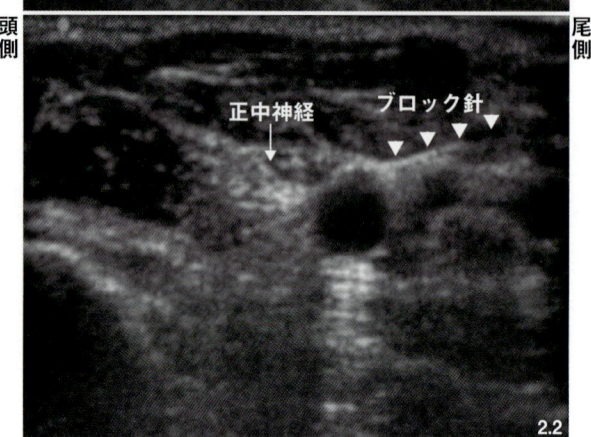

図4 ブロック針穿刺時の超音波画像

26歳の患者に,腋窩アプローチによる腕神経叢ブロック施行.針先は正中神経の2時方向に到達している.

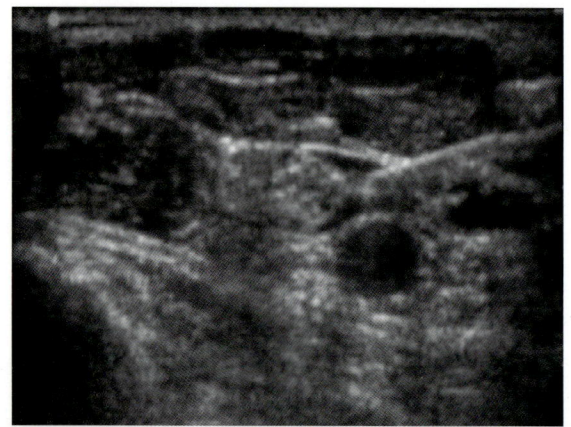

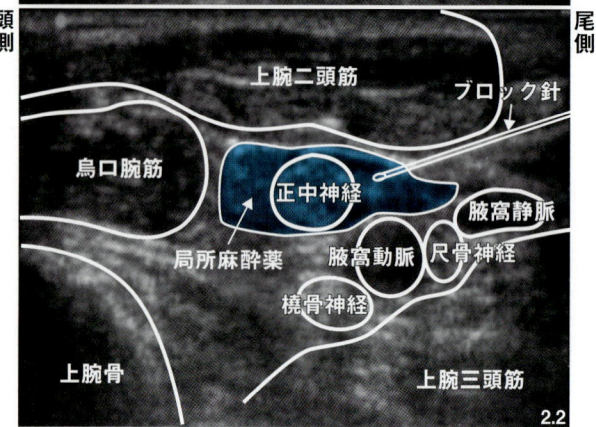

図5 局所麻酔薬注入後の超音波画像

正中神経に5 mlの局所麻酔薬を注入した.正中神経が薬液に包まれ,尺骨神経,橈骨神経の輪郭が分かりやすくなる.腋窩血管周囲鞘を介して,その他の神経の周辺に薬液が浸潤したためと考えられる.

たプローブの位置に印をつける.神経刺激法を併用する場合は,電極を装着する.

③皮膚消毒・滅菌ドレープ

意識下でブロックを行う場合は患者の表情を観察できる透明なドレープを掛ける.電気刺激を行う場合,肘以下の動きが分かるようにドレープを調整する.

④最終的なプレスキャン

滅菌カバーでプローブを覆い,ゲインの調節や画面の条件を再調整する.

⑤正中神経,尺骨神経,橈骨神経のブロック

プローブの外側縁(図4画面上では,上腕二頭筋側)から0.5-1 cm程度離した皮膚に局所浸潤麻酔を行い,18G針で皮膚切開を加える.筋膜や腋窩血管周囲鞘を貫いて正中,尺骨,橈骨神経周辺に慎重に針を進め,神経の周囲に薬液が浸潤(=ドーナツサイン)するよう分割注入する(図5).神経や血管は多重の筋膜間を走行しており,末梢神経を包む筋膜は単体ではない.したがって針が必ずしも神経に接する位置でなくても,薬液は注入するに従って神経周辺へ広がっていく.

⑥神経刺激の併用

腋窩動脈の背面に位置する橈骨神経は,描出が困難な場合がある.神経刺激の併用が有用である[23].針の先端が神経周囲に接近する前に1.0-1.5 mAで電気刺激を開始する.0.5 mA以下での筋収縮で薬液を注入するのは神経内注入の危険がある.

⑦筋皮神経ブロック

腋窩動脈周囲への薬液注入が終了したら,筋皮神経のブロックを行う.他の神経より離れた外側に

あるので，皮膚の刺入部位を変えて穿刺する場合もある。
⑧内側上腕皮神経・内側前腕皮神経のブロック
　—ターニケットペインの予防—
　内側神経束は，内側上腕皮神経，内側前腕皮神経をこの順に分岐したのち，尺骨神経に移行する。前腕部に広く侵襲が及ぶ手術では，ターニケットペイン予防のためには鎖骨上アプローチが望ましい。しかし呼吸機能が低下して横隔神経麻痺による影響を危惧する場合は，腋窩アプローチを選択したうえで，局所麻酔薬量を多めに中枢側へ浸潤投与して，上記両神経のブロックを期待する方法も考慮されるべきであろう。

合併症

● 局所麻酔薬中毒
　超音波ガイド下法でも血管内誤注入が起こりうるので，薬液注入開始時にゆっくり吸引テストを行い少量ずつ注入する。逆に局所麻酔薬が組織内に拡散する様子は，血管内誤注入のネガティブサインとなる。

● 末梢神経障害
　予防として，①針先を神経の近傍に近づけ過ぎない，②通電刺激を併用する場合は0.5 mA以上で行う[25]（もし0.5 mA以下で行うのであれば筋収縮を生じた際は，針先を少し引き抜いて再度確認する），③麻酔薬の注入時に異常な抵抗を感じた場合は注入しない。

● 血腫形成
　抗凝固薬を内服している患者は巨大な血腫により血流障害を来す可能性があるので注意を要する。

おわりに

　腋窩動脈周囲の3本の神経と動脈の位置関係には個人差があり[7]，また静脈の配置も複雑なため，各神経へのアプローチの順序は症例ごとに検討すべきである。Imasogieら[24]は，アプローチの異なる方法でブロックの効果を比較した。筋皮神経を含む4本の神経をそれぞれ10 mlずつの局所麻酔薬で浸潤（=4-injection）する群と腋窩動脈の背面（6時方向）から動脈の周囲に30 mlの局所麻酔薬を注入し，さらに筋皮神経に10 ml浸潤（=2-injection）する群の2群で成功率や効果発現時間を比較した。4-injection群でブロック施行時間が有意に長い以外，いずれの群も成功率や効果に有意差はなかった。現時点では，成功率，効果発現時間，安全面などからgold standardとなりうるアプローチは確立していない。本項ではそれぞれの神経に個別にアプローチする（=4-injection）方法について記述した。

文献

1) Hirschel G. Die anasthesierung des plexus brachialis bei operationen an der oberen extremitat. Munch Med Wochenschr 1911；58：1555-6.
2) Winnie AP（川島康男，佐藤信博訳）. 腋窩血管周囲法. 腕神経叢ブロック. 東京：真興交易医書出版部；1988. p.121-44.
3) Tuominen MK, Pitkänen MT, Numminen MK, et al. Quality of axillary brachial plexus block. Comparison of success rate using perivascular and nerve stimulator techniques. Anaesthesia 1987；42：20-2.
4) Eifert B, Hähnel J, Kustermann J. Axillary blockade of the brachial plexus. A prospective study of blockade success using electric nerve stimulation. Anaesthesist 1994；43：780-5.
5) Selander D. Axillary plexus block: paresthetic or perivascular. Anesthesiology 1987；66：726-8.
6) Ting PL, Sivagnanaratnam V. Ulrasonographic study of the spread of local anaesthetic during axillary brachial plexus block. Br J Anaesth 1989；63：326-9.
7) Retzl G, Kapral S, Greher M, et al. Ultrasonographic findings of the axillary part of the brachial plexus. Anesth Analg 2001；92：1271-5.
8) Perlas A, Chan VW, Simons M. Brachia plexus examination and localization using ultrasound and electrical stimulation: a volunteer study. Anesthesiology 2003；99：429-35.
9) Orebaugh SL, Pennington S. Variant location of the musculocutaneous nerve during axillart nerve block. J Clin Anesth 2006；18：541-5.
10) Spence BC, Sites BD, Beach ML. Ultrasound-guided musculocutaneous nerve block：a description of a novel technique. Reg Anesth Pain Med 2005；30：198-201.

11) Schafhalter-Zoppoth I, Gray AT. The musculocutaneous nerve : ultrasound appearance for peripheral nerve block. Reg Anesth Pain Med 2005 ; 30 : 385-90.
12) Strub B, Sonderegger J, Von Campe A, et al. What benefits does ultrasound-guided axillary block for brachial plexus anaesthesia offer over the conventional blind approach in hand surgery? J Hand Surg Eur 2011 ; 36 : 778-86.
13) Sites BD, Beach ML, Spence BC, et al. Ultrasound guidance improves the success rate of a perivascular axillary plexus block. Acta Anaesthesiol Scand 2006 ; 50 : 678-84.
14) Chan VW, Perlas A, McCartney CJ, et al. Ultrasound guidance improves success rate of axillary brachial plexus block. Can J Anaesth 2007 ; 54 : 176-82.
15) Lo N, Brull R, Perlas A, et al. Evolution of ultrasound guided axillary brachial plexus blockade : retrospective analysis of 662 blocks. Can J Anaesth 2008 ; 55 : 408-13.
16) Pfeiffer K, Weiss O, Krodel U, et al. Ultrasound-guided perivascular axillary brachial plexus block. A simple, effective and efficient procedure. Anaesthesist 2008 ; 57 : 670-6.
17) Bloc S, Mercadal L, Garnier T, et al. Comfort of the patient during axillary blocks placement : a randomized comparison of the neurostimulation and the ultrasound guidance techniques. Eur J Anaesthesiol 2010 ; 27 : 628-33.
18) Remerand F, Laulan J, Couvret C, et al. Is the musculocutaneous nerve really in the coracobrachialis muscle when performing an axillary block? An ultrasound study. Anesth Analg 2010 ; 110 : 1729-34.
19) O'Donnell BD, Iohom G. An estimation of the minimum effective anesthetic volume of 2% lidocaine in ultrasound-guided axillary brachial plexus block. Anesthesiology 2009 ; 111 : 25-9.
20) Eichenberger U, Stöckli S, Marhofer P, et al. Minimal local anesthetic volume for peripheral nerve block : a new ultrasound-guided, nerve dimension-based method. Reg Anesth Pain Med 2009 ; 34 : 242-6.
21) Marhofer P, Eichenberger U, Stöckli S, et al. Ultrasonographic guided axillary plexus blocks with low volumes of local anaesthetics : a crossover volunteer study. Anaesthesia 2010 ; 65 : 266-71.
22) Koscielniak-Nielsen ZJ. Axillar brachial plexus block. In : Hadzic A, editor. Text book of regional anesthesia and acute pain management. 2008. p.441-51.
23) Wong DM, Gledhill S, Thomas R, et al. Sonographic location of the radial nerve confirmed by nerve stimulation during axillary brachial plexus blockade. Reg Anesth Pain Med 2009 ; 34 : 503-7.
24) Imasogie N, Ganapathy S, Singh S, et al. A prospective, randomized, double-blind comparison of ultrasound-guided axillary brachial plexus blocks using 2 versus 4 injections. Anesth Analg 2010 ; 110 : 1222-6.
25) Auroy Y, Narchi P, Messiah A, et al. Serious complications related to regional anesthesia. Result of prospective survey in France. Anesthesiology 1997 ; 87 : 479-86.

〈北山　眞任〉

2 腰神経叢ブロック

1 解 剖 [1,2]

はじめに

　腰神経叢はTh12とL1-4の前枝から形成され，大腰筋内では前2/3と後1/3の間を下降し[1]，腸骨下腹神経（Th12-L1），腸骨鼠径神経（L1），陰部大腿神経（L1-2），外側大腿皮神経（L2-3），大腿神経（L2-4），閉鎖神経（L2-4）の6つの神経が大腰筋の筋内で分枝する（図1）。

◆大腿神経

　大腿神経は第4，5腰椎の高さで大腰筋外縁から大腰筋筋溝に出る。大腿神経は腸腰筋と腸骨筋に挟まれるように外下方に向かい，鼠径靱帯の下を通過して大腿前面に出たのち，前枝と後枝に分かれる。鼠径溝レベルでは，大腿神経は大腿動静脈の外側にあるが，大腿動静脈は大腿鞘に包まれ，大腿神経は腸骨筋膜に包まれており，同じコンパートメントには存在していない（図2，3）。大腿神経前枝は大腿前面と内側面の皮膚知覚，縫工筋と恥骨筋の運動および股関節の知覚を支配する。大腿神経後枝は膝関節前面の知覚，下腿内側面から第1中足骨までの皮膚知覚および大腿四頭筋の運動を支配する。鼠径靱帯レベルの大腿神経では，膝関節や股関節に分布する成分は大腿神経後面に位置している。

◆外側大腿皮神経

　外側大腿皮神経は純粋な知覚枝である。外側大腿皮神経は腸骨筋表面を外下方に走行し，上前腸骨棘より1cm内側で鼠径靱帯の下を通って骨盤から大腿外側表面に出る（図3）。大腿外側で縫工筋を横切りながら，腸骨筋膜，大腿筋膜を貫いて大腿前面および外側面に分布していく。しかし，実際にはその神経走行には解剖学的変異がある[2]。骨盤から大腿外側に出てくる際に，鼠径靱帯の下を通過するもの（85.2％），鼠径靱帯を貫くもの（8.9％），腸骨の骨孔（iliac canal）を通過するもの（4.4％）がある。上前腸骨棘近傍を走行しないもの（8.8％）もある。

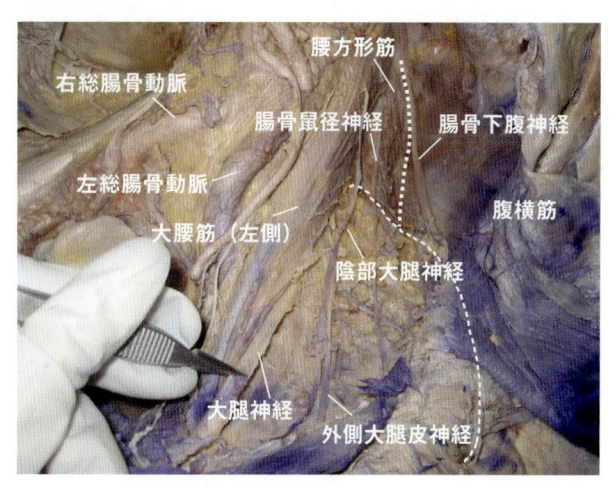

図1 腰神経叢（解剖献体）

腹側から観察した左側の腰神経叢．小さい点線は腰方形筋と腹横筋の境，大きい点線は腸骨稜を示す．第5腰椎-仙骨レベルで腹部大動脈が左右総腸骨動脈に分岐する．閉鎖神経はここでは映っていない．
注：陰部大腿神経（本来は大腰筋表面を下降するが，外側に牽引された状態）．

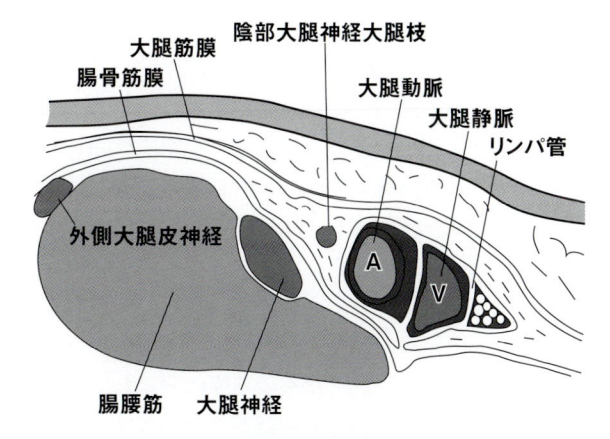

図2 鼠径レベルの大腿部断面模式図

大腿動静脈は大腿鞘に，大腿神経，外側大腿皮神経は腸骨筋膜下に，陰部大腿皮神経大腿枝は大腿筋膜と腸骨筋膜の間に位置している．
（柴田康之．腸骨筋膜下ブロック．小松　徹，佐藤　裕，瀬尾憲正，廣田和美編．超音波ガイド下神経ブロック法ポケットマニュアル．東京：克誠堂出版；2006．p.51より引用）

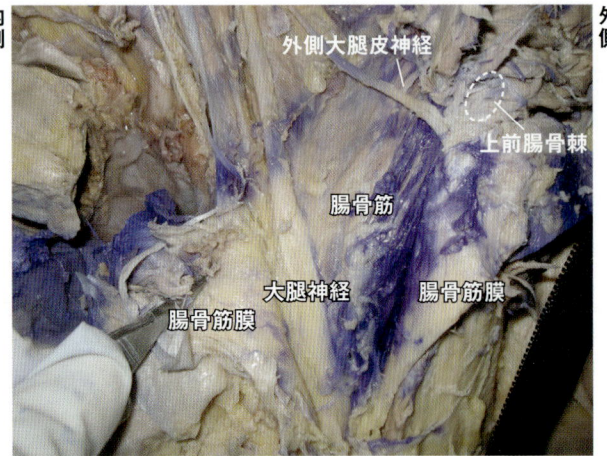

図3 筋膜下コンパートメント（解剖献体）
左側の鼠径靱帯と大腿筋膜を除去したあと，腸骨筋膜を切開したところ．大腿神経と外側大腿皮神経は腸骨筋表面を外下方に下降し，鼠径靱帯レベルでは腸骨筋膜下に位置している．

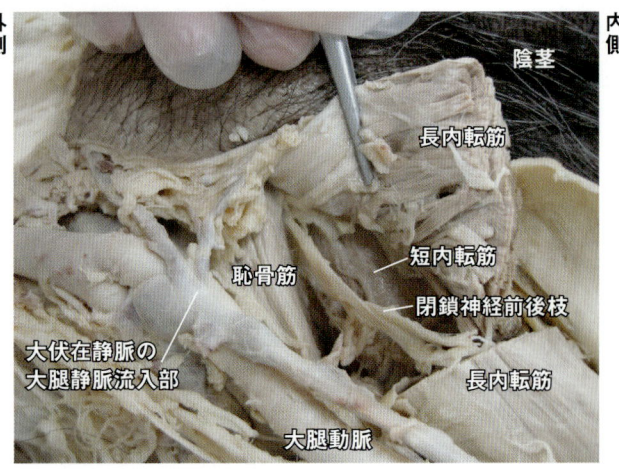

図4 閉鎖神経（解剖献体）
右側鼠径靱帯直下で長内転筋を切離し，背面の閉鎖神経前後枝を剖出したところ．

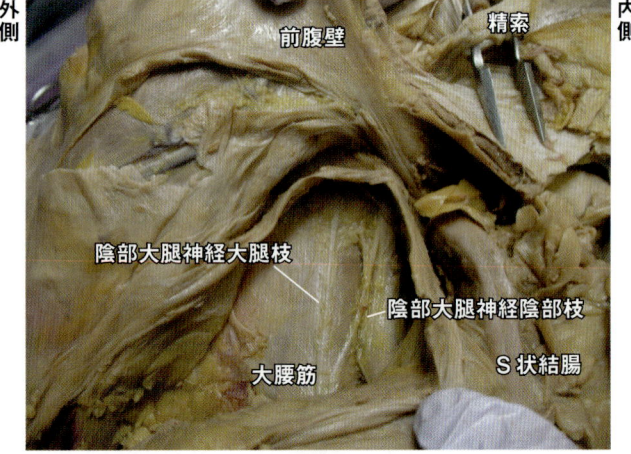

骨盤から出たのち，多くは大腿筋膜下を走行（88.5％）するが，大腿筋膜上を走行する（2.7％）ものもある．大腿筋膜下を通過するものの多くは下外側方向に走行する（87％）が，下内側方向（11.5％）や外側方向（1.5％）に向かって走行することもある．一方，大腿筋膜上を走行するものは下外側方向に走行する．

◆ 閉鎖神経

閉鎖神経は第5腰椎レベルで大腰筋内側縁から出て，寛骨の弓状線に沿って閉鎖孔に向かう．閉鎖孔を通過したのち，前枝と後枝に分枝する（図4）．前枝は短内転筋，大内転筋，長内転筋，恥骨筋，薄筋の運動，大腿内側面の皮膚知覚，股関節の知覚を支配する．後枝は外閉鎖筋，大内転筋の運動および膝関節の知覚を支配する．閉鎖神経がすべての人で膝内側の皮膚知覚に関与しているわけではない．57％の患者では閉鎖神経が膝内側の知覚に関与していない[3]．閉鎖神経は大腰筋内では大腿神経，外側大腿皮神経を包む筋膜とは別の筋膜に囲まれていることが多く，この解剖学的特徴が腰神経叢ブロック後方アプローチ（大腰筋筋溝ブロック）で大量の局所麻酔薬を必要とする理由となっている[4]．

◆ 陰部大腿神経

陰部大腿神経は大腰筋表面を下降したのち，大腿枝と陰部枝に分枝する（図5）．男性の場合，陰部

図5 陰部大腿神経の分枝（解剖献体）
左側の後腹膜を切開し，左側大腰筋を剖出したところ．精索を摂子で持ち上げている．陰部大腿神経は大腿枝と陰部枝に分枝し，陰部枝は鼠径管に向かっている．

枝は鼠径管を通過して陰嚢に分布する．その際，陰部枝は精索の中を通る．腸骨鼠径神経も鼠径管を通るが，精索の外側を走行する．鼠径管内で陰部枝と腸骨鼠径神経は交通する（図6）．陰部枝は精巣挙筋反射に関与し，一部が陰嚢の知覚に関与する．女性の場合，子宮円索とともに鼠径管を通過し，恥丘

図6 左鼠径管（解剖献体）
左側の鼠径管を剖出し，外精筋膜を除去したところ．陰部大腿神経陰部枝は腸骨鼠径神経と交通している．

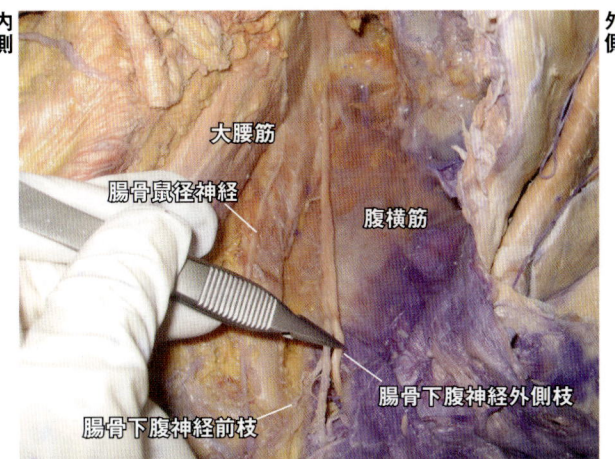

図7 腸骨下腹神経の分枝（解剖献体）
図1において腸骨下腹神経を追いながら，腹横筋を切開したところ．腸骨下腹神経が腹横筋と内腹斜筋の間で前枝と外側枝の2つに分枝している．

や大陰唇の知覚に関与する．大腿枝は大腿三角の知覚に関与する．

◆ **腸骨下腹神経**

腸骨下腹神経は腹横筋と内腹斜筋の間を走行したのちに，外側枝と前枝に分かれる（図7）．外側枝は殿部上外側の皮膚に分布し，前枝は上前腸骨棘より5 cm上で内腹斜筋を貫いて内外腹斜筋間を走行し，浅鼠径輪の3 cm上で外腹斜筋膜を貫いて恥骨直上の皮膚に分布する．

◆ **腸骨鼠径神経**

腸骨鼠径神経は腰方形筋と腸骨筋上を外下方に走行して，上前腸骨棘近くで腹横筋，内腹斜筋を貫き，内外腹斜筋間を走行する．最終的に鼠径部内側の皮膚に分布する枝を出しながら，男性なら陰嚢，女性なら大陰唇に分布する．腸骨下腹神経，腸骨鼠径神経の走行は解剖学的変異に富んでいる[5]．

文献

1) Chayen D, Nathan H, Chayen M. The psoas compartment block. Anesthesiology 1976 ; 45 : 95-9.
2) Carai A, Fenu G, Sechi E, et al. Anatomical variability of the lateral femoral cutaneous nerve: findings from a surgical series. Clin Anat 2009 ; 22 : 365-70.
3) Bouaziz H, Vial F, Jochum D, et al. An evaluation of the cutaneous distribution after obturator nerve block. Anesth Analg 2002 ; 94 : 445-9（table of contents）.
4) Capdevila X, Macaire P, Dadure C, et al. Continuous psoas compartment block for postoperative analgesia after total hip arthroplasty : new landmarks, technical guidelines, and clinical evaluation. Anesth Analg 2002 ; 94 : 1606-13（table of contents）.
5) Eichenberger U, Greher M, Kirchmair L, et al. Ultrasound-guided blocks of the ilioinguinal and iliohypogastric nerve : accuracy of a selective new technique confirmed by anatomical dissection. Br J Anaesth 2006 ; 97 : 238-43.

（柴田 康之）

2 大腿神経ブロック★

はじめに

大腿神経は腰神経叢最大の枝である。穿刺部位である鼠径部では大腿動脈のすぐ外側，皮膚から1-2cm程度の浅いところに存在するのに加え，重要臓器が周囲にないため比較的合併症を生じにくいブロックである[1]。本ブロックによって大腿前面から下腿内面の知覚が遮断されるが，他の神経ブロック（外側大腿皮神経，坐骨神経ブロックなど）と併用することによって膝関節や下腿の手術麻酔に応用することもできる。

● 解 剖

大腿神経はL2-4腰神経から構成され，大腰筋と腸骨筋の間，大腿動脈鞘の外側を通って鼠径靱帯の後面を通過する（図1）。大腿動脈鞘は腹壁筋膜の一部が大腿にまで突出・下行して形成されたもので，大腿動静脈，リンパ管はその中を通るが，大腿神経はこの中を通らずに大腿に達する（図2）。

大腿神経は鼠径靱帯より約4cm遠位で前枝と後枝に分かれる。前枝からは内側大腿皮神経，中間大腿皮神経が出てそれぞれ大腿内面と前面の知覚をつかさどるほか，縫工筋，恥骨筋への筋枝が出る。一方，後枝からは下腿から足の内側面の知覚を支配する伏在神経と大腿四頭筋への筋枝が出る。これらの筋枝からは股関節と膝関節の知覚をつかさどる小枝が出る（図3）。伏在神経は大腿動脈とともに縫工筋の後方で内転筋管に入ったのち，動脈と分かれ，膝の内側面に沿って走行する。

● 適 応

本ブロック単独では大腿，大腿骨，膝の前面，下腿内側の手術に用いることができるが，本ブロックのみで可能な手術はあまり多くない。坐骨神経ブロックと併用することによって，下腿切断など，膝より遠位部の手術全般に使用することができる。また，全身麻酔，あるいは脊髄くも膜下麻酔で前十字靱帯再建術，人工膝関節置換術の麻酔を行った場合にも，

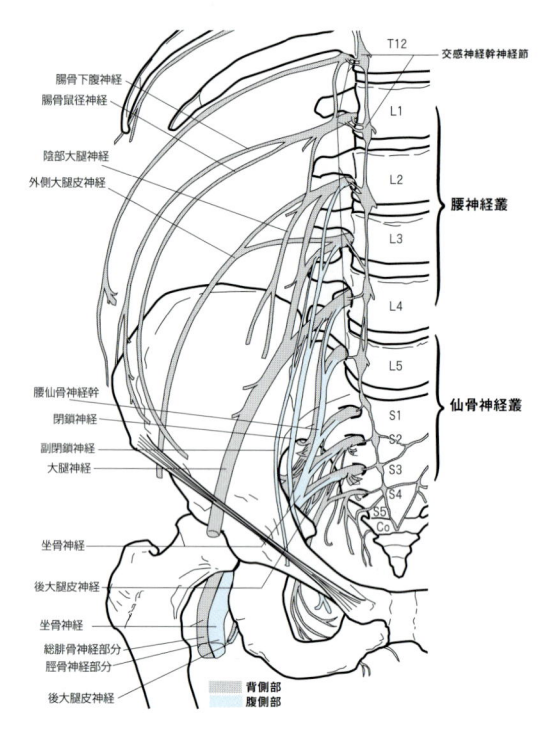

図1　大腿神経の走行

〔Netter FH（相磯貞和訳）．ネッター解剖学アトラス原書（第4版）．東京：南江堂；2007．図497より改変引用〕

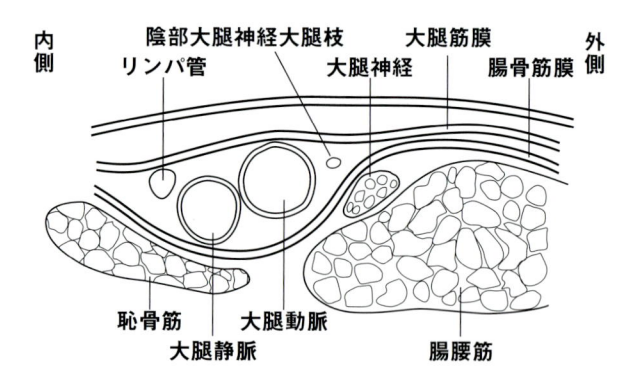

図2　鼠径部における大腿神経周囲の解剖図（断面図）

大腿動静脈と大腿神経は腸骨筋膜によって隔てられている．
（藤原祥裕．大腿神経ブロック．小松 徹，佐藤 裕，瀬尾憲正，廣田和美編．超音波ガイド下区域麻酔法．東京：克誠堂出版；2007．p.83-8 より引用）

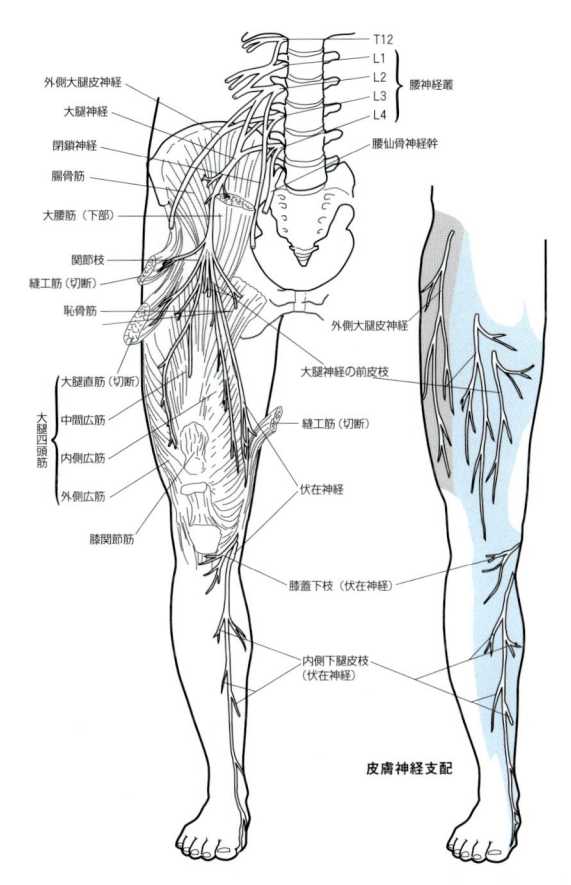

図3 大腿神経の分岐
〔Netter FH（相磯貞和訳）.ネッター解剖学アトラス原書（第4版）. 東京：南江堂；2007. 図538 より改変引用〕

本ブロックの併用により術後の鎮痛，関節の可動域の回復などに有用である[2,3]。陰部大腿神経ブロックと併用することによって大伏在静脈の静脈瘤ストリッピングに用いることが可能である[4]。本ブロックを用いて静脈グラフトを採取し，胸部硬膜外麻酔のみで冠動脈のバイパス手術を行ったという報告がある[5]。

● 体位

体位は仰臥位とし，下肢を伸展する。

● 超音波プローブの位置と向き

鼠径溝で大腿動脈の拍動を触知し，鼠径溝と平行にプローブを当てる。

● 超音波プローブ周波数

先に述べたように大腿神経は皮膚から2 cm程度の浅いところに存在するため，10-12 MHz 以上の高周波リニアプローブを用いる。

● ブロック針穿刺法

基本的に，ブロック針はプローブの外側から平行法で刺入する。持続ブロックのためカテーテルを挿入する場合などには交差法で穿刺することも可能である。

● ランドマーク法・神経刺激法による確認

1 ランドマーク法

鼠径溝の高さで大腿動脈の拍動を触知し，そのすぐ外側（1 cmほど）を刺入点とし，針を皮膚と直角に進める。放散痛が得られることによって大腿神経の場所を確認するが，放散痛の得られないこともある。

2 神経刺激法

神経刺激装置を用いて本ブロックを施行する場合もランドマーク法と同様の刺入点を用いる。まず，鼠径靱帯の約1 cm下（ほぼ鼠径溝の高さ）で大腿動脈の拍動を触知する。大腿動脈のすぐ外側（1-2 cm）を刺入点とする。皮膚と直角に針を刺入し，神経刺激装置を用いて通電刺激を行いながら（1 mA，2 Hz，0.1-0.3 ms）針を進めていく。大腿神経が刺激されると大腿四頭筋が収縮し膝蓋骨が頭側に引き上げられるように動く（図4）。従来，刺激に対して縫工筋が反応するよりも大腿四頭筋が反応した方が好ましいとされてきたが，どちらの反応が得られてもブロックの効果に大差はないとする報告もある[6]。

この時点で電流を0.5 mAまで下げていき，それでも反応が得られること，0.2 mAで反応が消失すること，血液の逆流，注入時抵抗がないことを確認し，局所麻酔薬を注入する。

超音波神経画像

楕円から三角形，高エコー性。

穿刺前超音波画像評価

皮膚消毒の前に，実際にプローブを患者の身体に当て，以下の項目を確認する。実際の穿刺操作を円滑に進めるうえで不可欠の過程である。

はじめに描出条件の最適化（ゲイン・コントラスト・スケール・フォーカスの調節）を行う。鼠径溝の高さで大動脈の拍動を触知し，そこに高周波リニアプローブを当てる。ほぼ1-2 cmの深さに大腿動静脈断面像を描出する。大腿動脈外側に隣接して楕円から扁平な三角形の高エコー性構造物を確認する。これが大腿神経である。大腿神経ブロックは平行法，交差法いずれでもアプローチ可能であるが，いずれにしても超音波画像を用いて最適な刺入点・刺入方向の決定とマーキングを行う。大腿動静脈の血栓の有無なども評価しておくとよい[7]。

ブロック針サイズ

22 G，50 mmのブロック針を使用する。

局所麻酔薬投与量

手術の麻酔には0.375から0.5 %，術後鎮痛には0.2 %ロピバカインを20 mlほど使用している。比較的多量の局所麻酔薬を用いることによって麻酔薬が腸骨筋膜下を広がり，外側大腿皮神経ブロックも期待できる。Weberらは0.5 %ロピバカインを15，20，25，30 ml使用して大腿神経ブロックを行いその有効性を比較したが，投与量20 mlが最も有効であったと報告している[8]。一方，閉鎖神経が同時にブロックされる可能性は高くない[9]。

持続ブロック

単回投与のみ行う場合には，通常ブロック針は超音波プローブの外側あるいは内側から刺入し，平行法で針が描出できるようにするが，持続投与のため

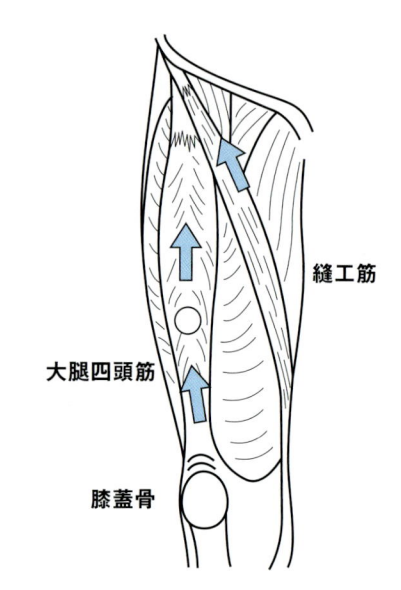

図4 大腿神経刺激によって誘発される膝蓋骨の動き

縫工筋の収縮ではなく，大腿四頭筋の収縮によって膝蓋骨が頭側に引っ張られる動きが誘発されるのが好ましい．
（藤原祥裕．大腿神経ブロック．小松　徹，佐藤　裕，瀬尾憲正，廣田和美編．超音波ガイド下区域麻酔法．東京：克誠堂出版；2007．p.83-8 より引用）

カテーテルの挿入を行う場合には，交差法でTuohy針を45-60°頭側に傾けて穿刺したほうがカテーテルを進めやすい。また必要に応じて局所麻酔薬や生理食塩液を神経の周囲に注入すると組織が広がりカテーテルを進めやすくなる。5 %ブドウ糖液を使用すれば，神経刺激カテーテルを用いて通電刺激しても反応が消えることはない。われわれは0.15から0.2 %ロピバカインを5 ml/hr程度の速度で持続投与している。

レスキューブロック

下腿内側の麻酔が不十分な場合には伏在神経ブロックをレスキューとして用いる。

実際の手技とプロトコール

①鼠径溝のレベルで大腿動脈の拍動を触知する。
②大腿動脈の外側にリニアプローブを鼠径溝と平行に当て，大腿動静脈を確認する。プローブを強く押し当てると，静脈は圧迫され確認できなくなるので注意が必要である。

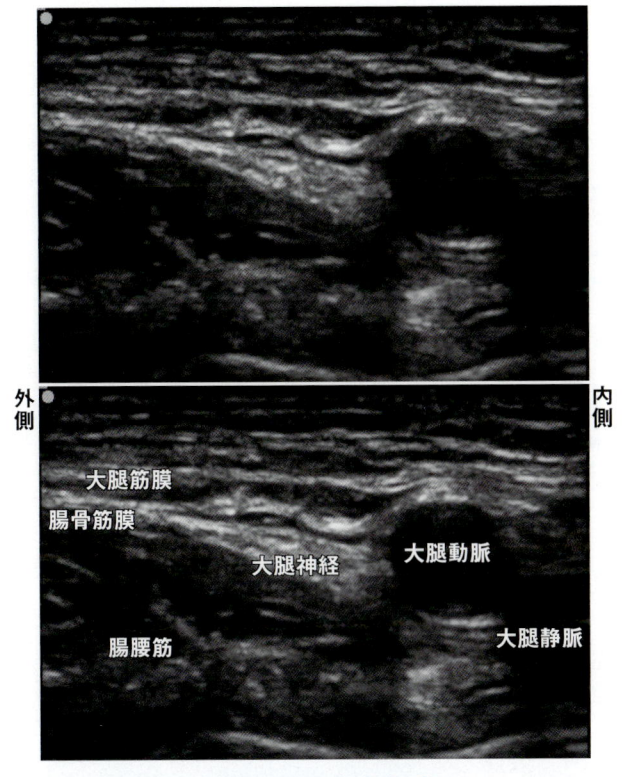

図5　鼠径部での大腿神経周囲の超音波画像

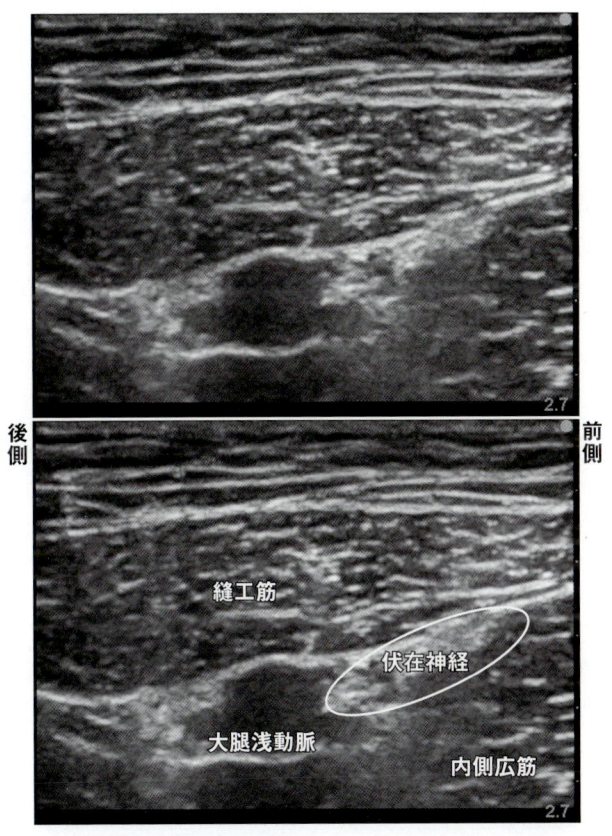

図6　伏在神経の超音波画像

③大腿動脈の外側で皮下組織の深部に大腿筋膜，腸骨筋膜の2層の高エコー性の線状構造物を確認する。腸骨筋膜の後方に腸腰筋を認める。大腿動脈の外側，腸骨筋膜と腸腰筋の間に，高エコー性の楕円形あるいは扁平な三角形の高エコー性構造物を見つけることができる。これが大腿神経である（図5）。大腿神経をきれいに描出するためには大腿神経の走行と直角に超音波ビームが当たるようにプローブを傾けるとよい。

④大腿動脈，大腿神経を下方に追っていくと，それぞれの分枝である大腿浅動脈，伏在神経が縫工筋の後方を走行するようになる。この部位でブロックを行えば選択的に伏在神経をブロックすることも可能である（図6）。

⑤プローブの外側から平行法で，ブロック針を描出しながら針を大腿神経に向かって進めていく（図7）。通常，針を進めていく際に大腿筋膜と腸骨筋膜を貫くため，2回の"pop感"を感じることが多い。

⑥針先が大腿神経の外側で腸骨筋膜の後方に位置したことを確認したら，血液などの逆流がないことを確認し，数mlずつ局所麻酔薬を注入する。注入時の抵抗が大きい場合は針先の位置を調整して再度注入する。

⑦局所麻酔薬の広がりを超音波画像上で確認しつつ，針先の位置を調整しながら大腿神経の周囲を覆うように局所麻酔薬を注入していく（図8）。最も重要なことは，腸骨筋膜と腸腰筋の間に局所麻酔薬が広がるのを確認することである。

⑧本ブロックは膝手術の術後鎮痛など，持続カテーテルの留置が有用である場合が多い。カテーテルを留置する場合は，交差法で穿刺し，頭側に向けてカテーテルを数cm挿入する（図9）。

手技のコツ

肥満患者の場合鼠径溝が深く，大腿動脈の拍動を触れにくかったり，プローブを皮膚に密着させにくかったりする。このようなときには殿部に枕をあて

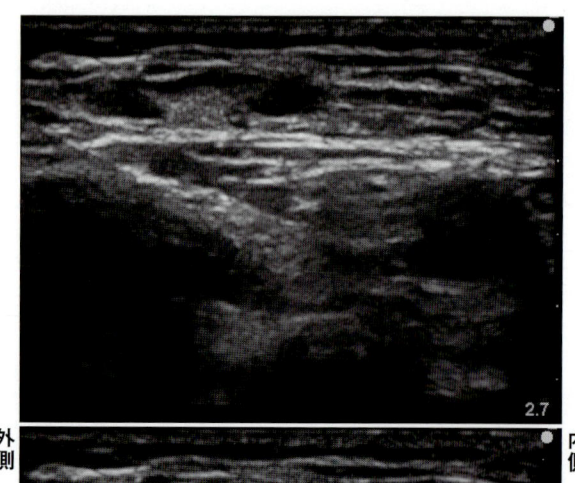

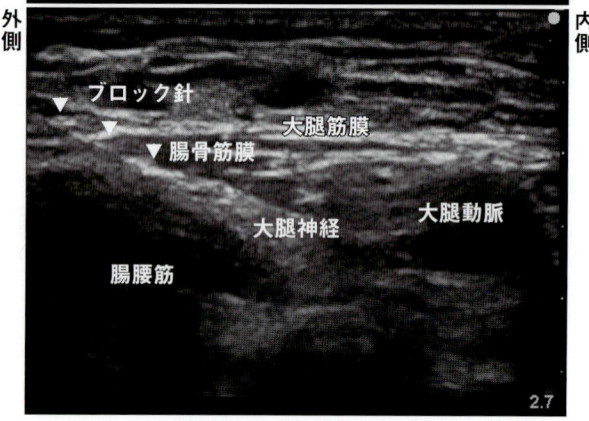

図7 ブロック針穿刺時の大腿神経の超音波画像

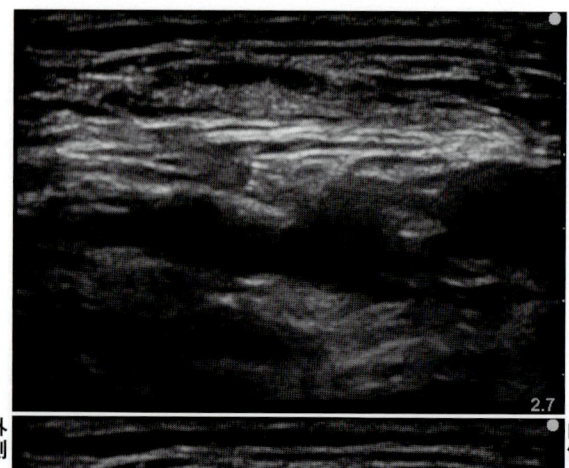

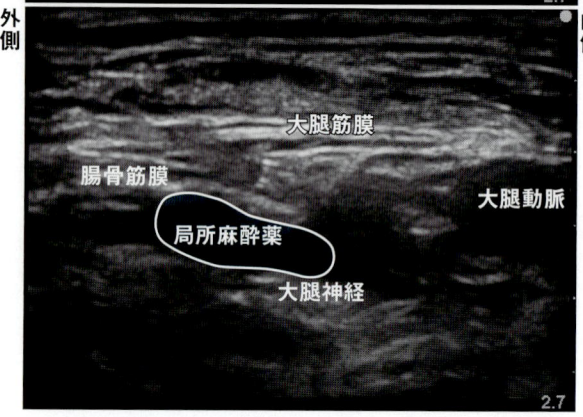

図8 局所麻酔薬注入後の超音波画像

がい，股関節を伸展するようにするとよい。

よくある失敗を防ぐには

① 神経刺激装置を併用する場合で，ブロック前に穿刺部の局所麻酔を行う場合には皮膚表層のみの麻酔にとどめる。深部まで局所麻酔薬を浸潤させると大腿神経自体がブロックされ，神経刺激に対する反応が消失してしまうことがある。

② 本ブロックにより患者はブロック肢で体重を支えることができなくなるいわゆる"膝折れ"が起きる。患者の転倒を防ぐため，このことはあらかじめ十分に説明しておかなければならない。術後早期離床，早期退院を目標としている場合には，投与する麻酔薬の作用時間，濃度をよく考慮しなければならない[10]。

合併症

- 血腫，血管内注入，感染，神経損傷。
- 本ブロックに特有な合併症はない。

文献

1) Marhofer P, Schrögendorfer K, Koinig H, et al. Ultrasonographic guidance improves sensory block and onset time of three-in-one blocks. Anesth Analg 1997 ; 85 : 854-7.

2) Chelly JE, Greger J, Gebhard R, et al. Continuous femoral blocks improve recovery and outcome of patients undergoing total knee arthroplasty. J Arthroplasty 2001 ; 16 : 436-45.

3) Sites BD, Beach M, Gallagher JD, et al. A single injection ultrasound-assisted femoral nerve block provides side effect-sparing analgesia when compared

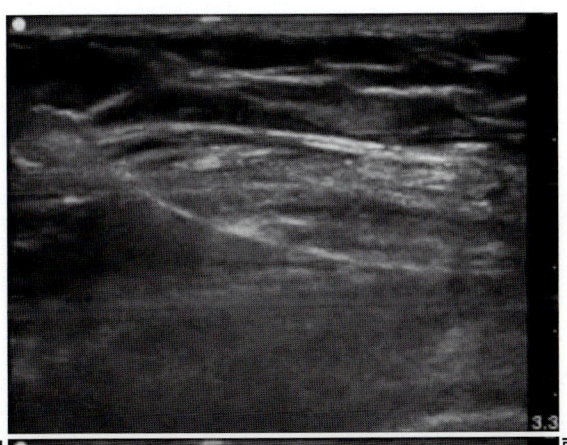

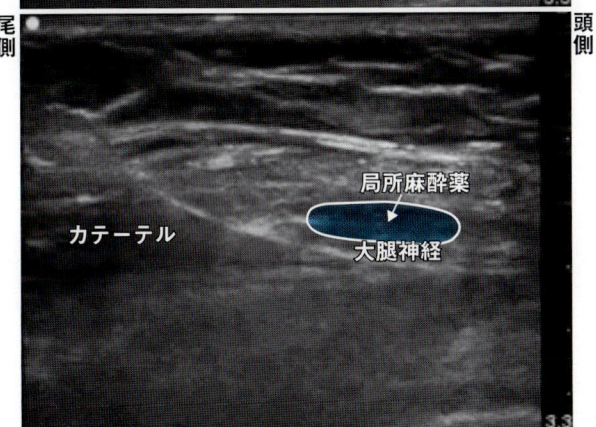

図9 大腿神経カテーテルならびに大腿神経の長軸像

with intrathecal morphine in patients undergoing total knee arthroplasty. Anesth Analg 2004 ; 99 : 1539-43.
4) Vloka JD, Hadzic A, Mulcare R, et al. Femoral and genitofemoral nerve blocks versus spinal anesthesia for outpatients undergoing long saphenous vein stripping surgery. Anesth Analg 1997 ; 84 : 749-52
5) Hemmerling TM, Noiseux N, Basile F, et al. Awake cardiac surgery using a novel anesthetic technique. Can J Anesth 2005 ; 52 : 1088-92.
6) Anns JP, Chen EW, Nirkavan N, et al, A comparison of sartorius versus quadriceps stimulation for femoral nerve block: a prospective randomized double-blind controlled trial. Anesth Analg 2011 ; 112 : 725-31.
7) Sutin KM, Schneider C, Sandhu NS, et al. Deep venous thrombosis revealed during ultrasound-guided femoral nerve block. Br J Anaesth 2005 ; 94 : 247-8.
8) Weber A, Fournier R, Riand N, et al. Duration of analgesia is similar when 15, 20, 25 and 30mL of ropivacaine 0.5% are administered via a femoral catheter. Can J Anesth 2005 ; 52 : 390-6.
9) Mulroy MF, Femoral nerve block. In : Chelly JE, editor. Peripheral nerve blocks a color atlas. 2nd ed. Philadelphia : Lippincott Williams and Wilkins ; 2004. p.113.
10) Feibel RJ, Dervin GF, Kim PR, et al. Major complications associated with femoral nerve catheters for knee arthroplasty : a word of caution. J Arthroplasty 2009 ; 24 : 132-7.

（藤原　祥裕）

3 腸骨筋膜下ブロック★

はじめに

腸骨筋膜下ブロック（fascia iliaca compartment block：FICB）はDalensら[1]が考案した手技である。FICBは鼠径部で大腰筋と腸骨筋から成る腸腰筋を覆う腸骨筋膜下に大量の局所麻酔薬を注入することで，大腰筋内から出て腸腰筋表面を走行する大腿神経，外側大腿皮神経をブロックする。Dalensらは子供では大腿神経，外側大腿皮神経，閉鎖神経を90％の成功率でブロックできると報告した。しかし，Capdevilaら[2]の報告によれば，成人に対するFICBでは閉鎖神経はブロックされにくい。FICBの刺入点では血管も神経も走行していないため，神経刺激器を必要とせず，筋膜を貫通する感触（pop）のみで安全に実施できる。FICBは，大腿骨骨折のプレホスピタルケアとして救急車内でも安全かつ確実に実施することができる[3]。FICBの刺入点は簡易な体表ランドマークで行うことができ，合併症の頻度はまれ[4]であるので超音波ガイド下に行う意義は少ない。成功率については超音波ガイド下法のほうが，ランドマーク法より優れており[5]，高度肥満で体表ランドマークが確認しづらかったり，初心者が"pop"の感触を学んだりするときに超音波ガイド下法が役立つ。

適応

大腿神経，外側大腿皮神経が支配する領域に手術操作が及ぶものが適応となる。FICB単独で実施するものは，大腿前面あるいは内側面の軟部組織への手術。採皮や腫瘍摘出が挙げられる。大腿骨骨幹部骨折，大腿骨頸部骨折，人工股関節置換術，人工膝関節置換術，膝関節鏡手術，下腿，足関節の手術は坐骨神経ブロックと併用する。人工股関節置換術，人工膝関節置換術，膝関節鏡では閉鎖神経が各関節に枝を出しているので閉鎖神経ブロックをさらに加える必要がある。ただし，全身麻酔を併用している場合は麻薬の投与によって対応可能である。伏在静脈ストリッピング術やF-Pバイパス術など下肢の血管外科手術では，腸骨下腹神経・腸骨鼠径神経ブロック，陰部大腿神経大腿枝ブロック，坐骨神経ブロックの3つを併用する。すでに大腿動脈にバイパス術が施行され，大腿神経にアプローチできない場合，FICBはよい適応となる。

体位

患者は仰臥位として，患側下肢をやや外転し外旋させる。下肢が内転，内旋した状態では刺入点が大腿神経に近づくので注意する。

超音波プローブの位置と向き

鼠径靱帯中間レベルで大腿動静脈と大腿神経の短軸像を描出したあと，リニアプローブを外側にずらし，超音波画像の画面ぎりぎりに大腿神経短軸像が描出されるようにする。

超音波プローブ周波数

体表近くの手技であるので，6-13 MHzの高周波数リニアプローブを使用する。

ブロック針穿刺法

交差法もしくは平行法で刺入する。

ランドマーク法

ランドマーク法では，上前腸骨棘と恥骨結節を結んだ線の外側1/3から1 cm下の点が刺入点となる（図1）。小児では約0.5 cm下とする。皮膚に垂直に鈍針を刺入し，2回の筋膜貫通感を得たところで，血液の逆流がないことを確認して，局所麻酔薬30 mlを分割注入する。

穿刺前超音波画像評価

大腿神経とそれを覆う腸骨筋膜，腸骨筋膜より浅

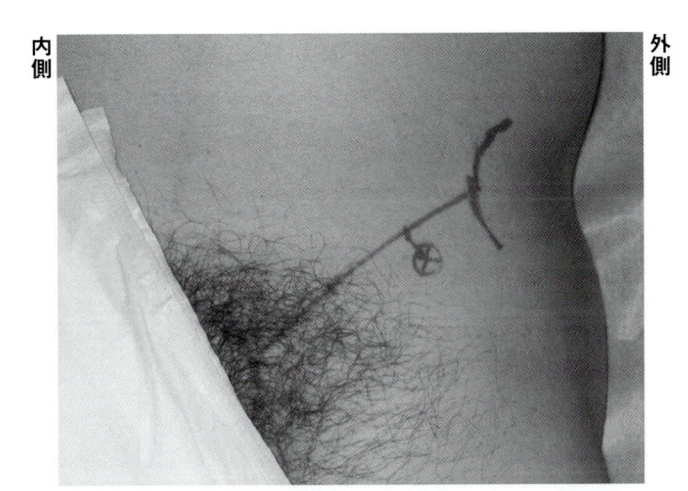

図1　体表ランドマーク法でのFICBの刺入点

上前腸骨棘と恥骨結節を結んだ線の外側1/3から1 cm下の点．小児では約0.5 cm下とする．
(柴田康之．腸骨筋膜下ブロック．小松　徹，佐藤　裕，瀬尾憲正，廣田和美編．超音波ガイド下神経ブロック法ポケットマニュアル．東京：克誠堂出版；2006. p.52より引用)

層にある大腿筋膜を同定する．皮下脂肪は低エコー性となる．皮下脂肪の下で厚い大腿筋膜が高エコー性に描出される．さらに大腿筋膜より下で大腿神経を覆う高エコー性の筋膜が腸骨筋膜である（図2）．

ブロック針サイズ

22 G，5-7 cmの短ベベル針を使用する．

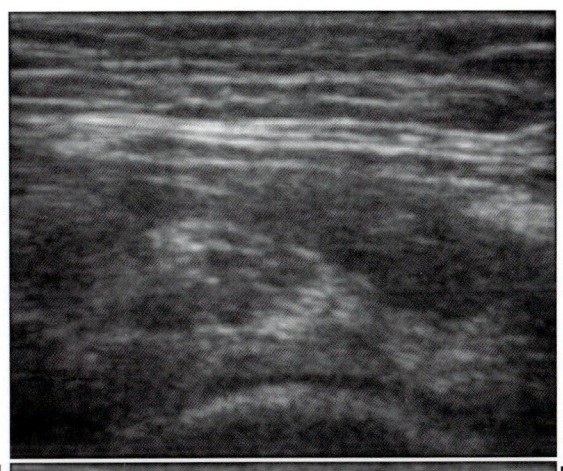

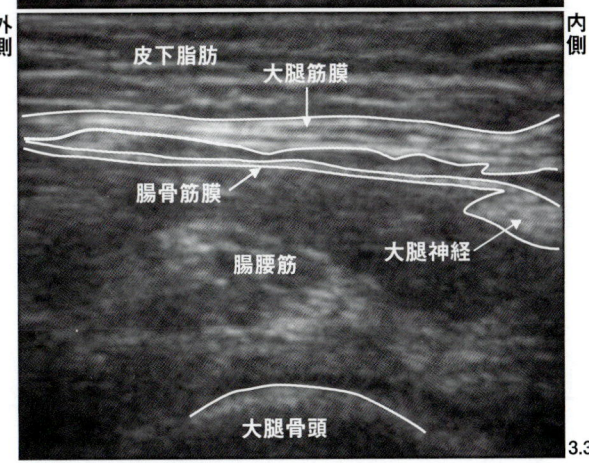

図2　穿刺前超音波画像

大腿神経，大腿神経を覆う腸骨筋膜，腸骨筋膜の表層にある大腿筋膜を同定する．
(柴田康之．腸骨筋膜下ブロック．小松　徹，佐藤　裕，瀬尾憲正，廣田和美編．超音波ガイド下神経ブロック法ポケットマニュアル．東京：克誠堂出版；2006. p.88-94より引用)

局所麻酔薬投与量

術後鎮痛も考慮して，長時間作用性局所麻酔薬を選択する．0.375-0.5％ロピバカインを30 ml投与する．小児の場合は0.5-1.0 ml/kg投与する．持続投与の場合，局所麻酔薬は0.1-0.2％ロピバカインを0.1 ml/kg/hrで投与する．小児では0.2-0.4 mg/kg/hrとする．

実際の手技とプロトコール

1 単回投与ブロック

ここでは大腿部横断面像を描出し，平行法で穿刺する方法を紹介する．
①患者を仰臥位とし，ブロック側の下肢を外旋，外転した肢位にする．鼠径靱帯中間レベルで大腿動静脈と大腿神経の短軸像を描出し，大腿筋膜と腸骨筋膜を同定する（図2）．その後，リニアプローブを外側にずらし，超音波画像の画面ぎりぎりに大腿神経短軸像が描出されるようにする．
②刺入部を消毒後，ブロック針を平行法で外側から内側に向かって刺入する．
③針先が大腿筋膜，さらに腸骨筋膜を貫くまで刺入する．それぞれの筋膜を貫く際に，筋膜貫通感を得ることができる．
④針先が腸骨筋膜を貫いたところで，血液逆流テストを行い，局所麻酔薬を分割してゆっくり注入する．

⑤腸骨筋膜下で大腿神経に向かって広がるのを確認する（図3）。

体表ランドマークの刺入点を通る矢状断面象を描出し、平行法で穿刺する方法もある[6]。超音波ガイド下FICBの利点は、ブロック針を持つ手に感じる筋膜貫通感を視角化できる点である。筋膜貫通感は不正確なことが多い。痩身患者では皮膚直下に大腿筋膜が存在し、針が皮膚を貫いた瞬間に大腿筋膜も貫いてしまい、筋膜貫通感が腸骨筋膜を貫くときの1回しか感じられない。また筋膜貫通感を感じる回数は長・短ベベルの種類、ブロック針の太さによっても変わる[7]。大腿筋膜、腸骨筋膜を針先でゆっくり押しながら貫いていくことが重要である。

2 持続神経ブロック
①薬液注入までは単回投与ブロックと同じ。
②薬液注入後、カテーテルを針先から3-5 cm挿入する。
③カテーテル挿入後、空気入りの生理食塩液をカテーテルから注入し、生理食塩液が大腿神経周囲で高エコー性に広がる（hyperechoic flash）のを観察する。

● 合併症

● FICBでは局所麻酔薬を比較的多く使用するので局所麻酔薬中毒に注意する。中枢神経毒性を引き起こす最大許容量までロピバカインを静脈内投与したときの血漿濃度は静脈血で2.2 μg/ml、動脈血で4.3 μg/mlである[8]。5-15歳の小児ではFICB後でロピバカインを注入後、20-90分で最高血漿濃度（Cmax）に達する。0.375ロピバカイン0.7 ml/kgではCmaxは0.66-0.98 μg/ml、0.5%ロピバカイン0.7 ml/kgではCmaxは4.33-5.6 μg/mlであった[9]。中枢神経症状は認めなかったが、FICBは全身麻酔下に実施されており、中枢神経症状が全身麻酔でマスクされた可能性も指摘されている。FICB単独で麻酔管理を行う場合は0.5%以上の高濃度ロピバカインを選択してはいけない。
● 超音波ガイド下法は腸骨筋膜下に局所麻酔薬を確実に注入できるので、ブロック失敗率は極めて低

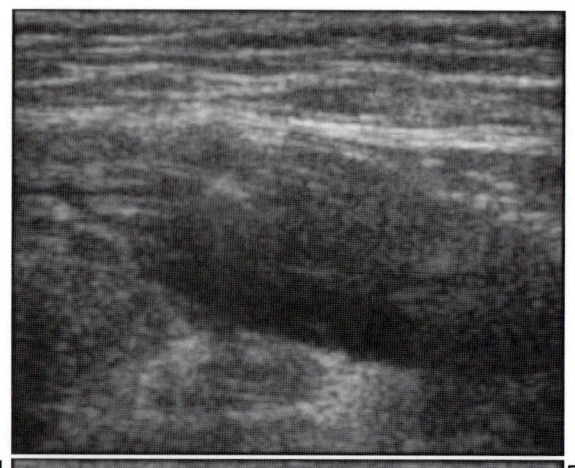

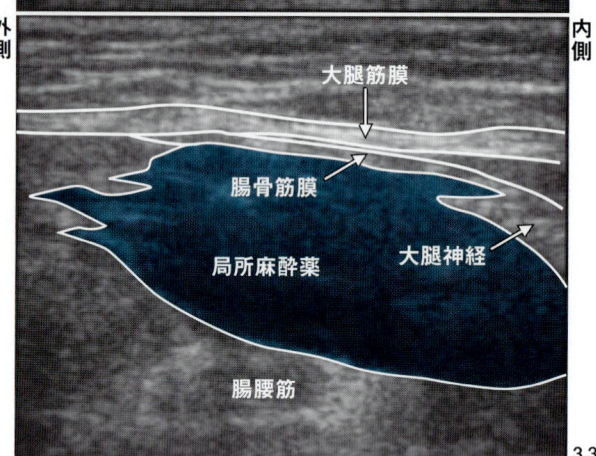

図3 局所麻酔薬注入後の超音波画像

局所麻酔薬が腸骨筋膜と腸腰筋の間に広がって、大腿神経を囲んでいる。
（柴田康之. 腸骨筋膜下ブロック. 小松 徹、佐藤 裕、瀬尾憲正、廣田和美編. 超音波ガイド下神経ブロック法ポケットマニュアル. 東京: 克誠堂出版; 2006. p.88-94より引用）

い。FICBでは局所麻酔薬を比較的多く使用するので、レスキューブロックは局所麻酔薬中毒の危険性があるので行わない。FICBは10分程度で効果が発現するので[3]、局所麻酔薬注入後15分経過して、遮断効果がない場合には、全身麻酔のみで麻酔管理し、手術終了後に超音波ガイド下大腿神経ブロックを10 mlの局所麻酔薬で実施する。
● ランドマーク法では術後大腿神経障害[10,11]と膀胱穿刺[12]の報告がある。高度肥満症例では、上前腸骨棘と恥骨結節の触知が不正確になりやすい。より内側で刺入してしまうと、大腿神経や膀胱を損傷する危険性がある。超音波ガイド下法では大腿神経と刺入点の位置関係を把握することが

可能であるため，穿刺による合併症を防ぐことができる。

文献

1) Dalens B, Vanneuville G, Tanguy A : Comparison of the fascia iliaca compartment block with the 3-in-1 block in children. Anesth Analg 1989 ; 69 : 705-13.
2) Capdevila X, Biboulet P, Bouregba M, et al. Comparison of the three-in-one and fascia iliaca compartment blocks in adults : clinical and radiographic analysis. Anesth Analg 1998 ; 86 : 1039-44.
3) Lopez S, Gros T, Bernard N, et al. Fascia iliaca compartment block for femoral bone fractures in prehospital care. Reg Anesth Pain Med 2003 ; 28 : 203-7.
4) Ecoffey C, Lacroix F, Giaufre E, et al. Association des Anesthesistes Reanimateurs Pediatriques d'Expression F. Epidemiology and morbidity of regional anesthesia in children : a follow-up one-year prospective survey of the French-Language Society of Paediatric Anaesthesiologists (ADARPEF). Paediatr Anaesth 2010 ; 20 : 1061-9.
5) Dolan J, Williams A, Murney E, et al. Ultrasound guided fascia iliaca block : a comparison with the loss of resistance technique. Reg Anesth Pain Med 2008 ; 33 : 526-31.
6) Miller BR. Ultrasound-guided fascia iliaca compartment block in pediatric patients using a long-axis, in-plane needle technique : a report of three cases. Paediatr Anaesth 2011 ; 21 : 1261-4.
7) 柴田康之, 黒川修二, 神立延久ほか. Fascia iliaca compartment block 併用全身麻酔の検討. 日臨麻会誌 2004 ; 24 : S58.
8) Knudsen K, Beckman Suurkula M, Blomberg S, et al. Central nervous and cardiovascular effects of i.v. infusions of ropivacaine, bupivacaine and placebo in volunteers. Br J Anaesth 1997 ; 78 : 507-14.
9) Paut O, Schreiber E, Lacroix F, et al. High plasma ropivacaine concentrations after fascia iliaca compartment block in children. Br J Anaesth 2004 ; 92 : 416-8.
10) Gros T, Bassoul B, Dareau S, et al. Postoperative neuropathy following fascia iliaca compartment blockade. Ann Fr Anesth Reanim 2006 ; 25 : 216-7.
11) Atchabahian A, Brown AR. Postoperative neuropathy following fascia iliaca compartment blockade. Anesthesiology 2001 ; 94 : 534-6.
12) Blackford D, Westhoffen P. Accidental bladder puncture : a complication of a modified fascia iliaca block. Anaesth Intensive Care 2009 ; 37 : 140-1.

(柴田　康之)

4 腰神経叢ブロック（大腰筋筋溝ブロック）★★★

はじめに

　腰神経叢ブロックは片側の大腿神経，閉鎖神経，外側大腿皮神経をブロックする。これまで腰神経叢ブロックの手技についてはさまざまなアプローチが報告されてきた。Winnieら[1]は，1973年に腰神経叢ブロック前方アプローチとして3-in-1 blockを発表し，その翌年に後方アプローチとして腰背部L4-5レベルで刺入するcombined lumbosacral plexus blockを発表した。彼らは40 mlの大量局所麻酔薬注入により腰神経叢と仙骨神経叢が遮断されると報告したが，その後，仙骨神経叢が遮断されることは否定された[2〜4]。また，Winnieの刺入点は大腰筋外側縁にあるため，大腰筋からはずれてしまうことも指摘された[5]。Winnieはこの指摘を受けて，やや内側にブロック針を向けるように修正した。しかし，この修正によって反対側の腰神経叢の遮断や脊髄くも膜下麻酔が生じた。1976年，Chayenら[6]は，Winnieのアプローチを修正し，大腰筋筋溝ブロック（psoas compartment block）と名付けた。ChayenはL4レベルで腰神経叢と坐骨神経叢の一部が大腰筋と腰方形筋の筋間コンパートメントに存在するとした。しかし，実際には，腰神経叢は大腰筋内の前2/3と後1/3の間に存在する（図1，2）ため，大腰筋筋溝ブロックという呼び方が適切であるかについては問題がある。Chayenのアプローチでも硬膜外麻酔や全脊髄くも膜下麻酔（全脊麻）[7]の合併症が報告されている。Parkinsonら[2]とHannaら[8]は，より上位のL2-3レベルで穿刺するアプローチを報告したが，このアプローチでは腎損傷による腎被膜下出血が生じている[9]。Winnie, Chayen, Hannanのいずれのアプローチも抵抗消失法で腰神経叢を同定している。2002年，Capdevilaら[10]は神経刺激装置を使ってL4-5レベルで腰神経叢を同定するアプローチを報告した。神経刺激ガイド下法によりブロックの成功率は上がったものの，その成功率は70-80％に留まっている。

　超音波ガイド下法に関しては，これまで腰神経叢は描出できず，補助的に超音波を使用するだけであった[11,12]。しかし，tissue harmonic imaging（THI）

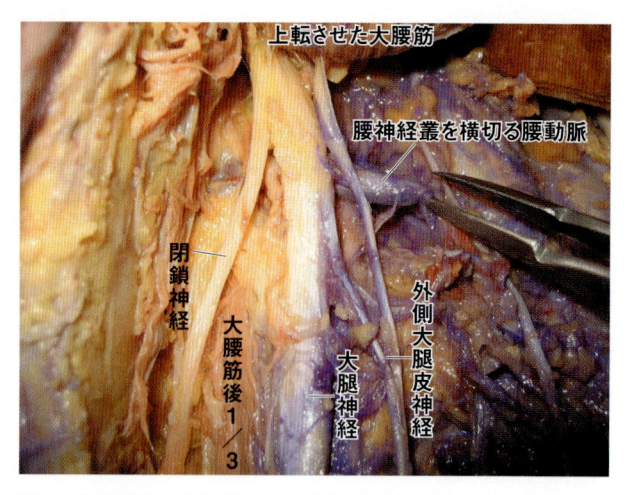

図1　大腰筋内を走行する腰神経叢（解剖献体）

左側の大腰筋を第4腰椎レベルまで上方に反転したところ。腰神経叢が大腰筋内を走行し，その中で閉鎖神経，大腿神経，外側大腿皮神経に分枝している。腰動脈が腰神経叢を横切っている。
（柴田康之．大腰筋筋溝ブロック．小松　徹，佐藤　裕，瀬尾憲正，廣田和美編．超音波ガイド下区域麻酔法．東京：克誠堂出版；2007. p.95-103より引用）

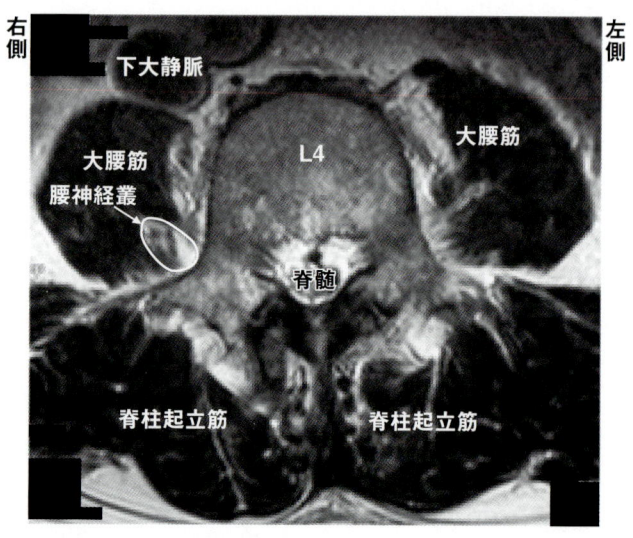

図2　第4腰椎レベルMRI画像

腰神経叢は大腰筋前2/3と後1/3の間を走行する．
（柴田康之．大腰筋筋溝ブロック．小松　徹，佐藤　裕，瀬尾憲正，廣田和美編．超音波ガイド下区域麻酔法．東京：克誠堂出版；2007. p.95-103より引用）

や compound imaging などの最新機能を備えた超音波機器を使用することで腰神経叢を描出することが可能となり，超音波ガイド下腰神経叢ブロック後方アプローチが臨床で実施できるようになった[13]。

● 適 応

腰神経叢ブロックと坐骨神経ブロックを併用することで下肢のすべての手術が可能となる。下肢の手術で腰神経叢ブロックを単独で実施することは少ない。腰神経叢ブロック単独で麻酔管理が可能なものとして，大腿部前面，内外側面における軟部組織の手術がある。大腿骨骨幹部骨折，大腿骨頸部骨折，股関節，膝関節の手術，足関節では坐骨神経ブロックと併用される。坐骨神経ブロックを併用する場合，坐骨神経ブロックは傍仙骨アプローチ（parasacral approach）を選択すると，殿下部アプローチから遠位の坐骨神経ブロックでは遮断できなかった後大腿皮神経も遮断することができる[14]。

● 体 位

患側を上にした側臥位とする。

● 超音波プローブの位置と向き

第4腰椎の棘突起中央を通って正中線に垂直な線上で，正中線から外側 3.5 cm 離れた点がプローブの内側端に来るようにプローブを置き，第4腰椎横突起横断面像を描出する。その後，プローブを頭側にずらして，第4腰椎横突起が画面から消失すると，大腰筋，腰方形筋，脊柱起立筋の横断面像が描出される。大腰筋の後 1/3 のところに高エコー性に腰神経叢に合流する第3腰神経が描出されるので，そこでプローブを固定する（図3）。プローブをやや頭側に傾けて，尾側に超音波ビームを当てるとよい。

● 超音波プローブ周波数

周波数の低いコンベックスプローブを使用する。Capdevila らは皮膚から腰神経叢までの距離は性別と body mass index と相関し，男性で 8.35 cm（6.1-

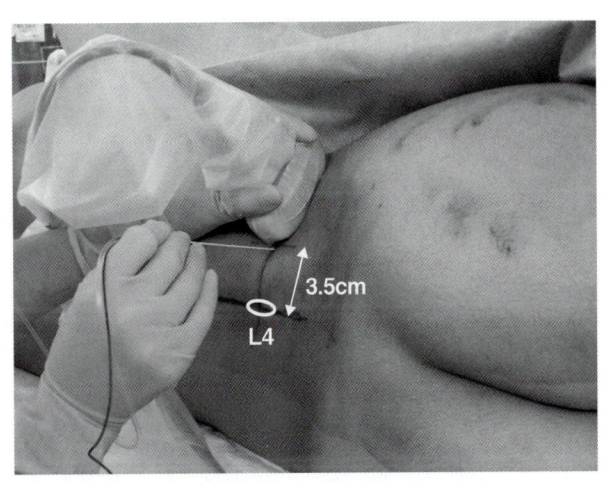

図3 超音波プローブの当て方・ブロック針の穿刺法
コンベックスプローブを刺入点の外側に持ってくることで，神経刺激ガイド下法と同じ刺入点と針の刺入方向にできる．

10.1 cm），女性で 7.1 cm（5.7-9.3 cm）と深いと報告している[10]。

● ブロック針穿刺法

平行法で刺入する。

● ランドマーク法・神経刺激法による確認

体位はブロック側を上にした側臥位とし，やや体を前方に傾ける。神経刺激器を付けて，ブロック側の大腿および膝が観察できるようにしておく。体表のランドマークは正中線，腸骨稜である。刺入点は両側腸骨稜を結んだ線と正中線が交差する点から外側 3.5 cm の点とする。この刺入点は上後腸骨棘を通る脊柱と平行な線と両側腸骨稜を結んだ線の交点，つまり Winnie の刺入点よりやや内側に位置する。

① 皮膚を消毒後，神経刺激装置を電流の強さ 2.0 mA，刺激頻度 1-2 Hz，パルス 0.1 msec に設定し，100 mm 長の通電刺激針に接続する。
② 刺入点から通電刺激針を皮膚に垂直に刺入する。
③ 針が刺入されていくと，はじめに脊椎起立筋の単収縮が観察される。
④ さらに針を刺入していくと，脊柱起立筋の単収縮は消失する。6.0-8.0 cm の深さで大腿四頭筋の単収縮が得られる。

⑤大腿四頭筋の単収縮が得られたら，電流域値の強さを徐々に低くしていき，電流域値が0.2-0.5 mAのところで単収縮が得られるように針先の位置を調整する。
⑥血液の逆流がないことを確認して，局所麻酔薬25-30 mlをゆっくりと注入する。局所麻酔薬が注入されると同時に大腿四頭筋の単収縮は消失する。

通電刺激針を刺入していく途中で，針先が腰椎横突起に当たった場合は一度，針を引き戻してから，5°程度の角度で頭側もしくは尾側に針を傾けて刺入していく。このとき，横突起と皮膚の間の距離に注意する。横突起から腰神経叢までの距離は，性別やbody mass indexに関係なく2 cm 以内になる[10]。よって横突起から皮膚までの距離に2 cmを足した距離が刺入点から腰神経叢までの深さの目安になる。超音波ガイド下法で行わない場合でも，穿刺前に超音波診断装置で，皮膚から腰椎横突起までの距離を計測しておくと手技の安全性が高まる。

● 穿刺前超音波画像評価

はじめに第4腰椎横突起横断面を描出する（図4）。次にプローブを頭側にずらしていくと，腰椎横突起が消失し，大腰筋の横断面像がはっきりと描出されてくる。大腰筋の中に第3腰椎椎間孔から出た第3腰神経が高エコー性に描出される（図5）。また，呼吸性に腎臓が下降してくる。

● ブロック針サイズ

20-22 G, 100 mmの短ベベル通電刺激針。持続腰神経叢ブロックの場合は100 mm長の持続末梢神経ブロックキットを使用する。

● 局所麻酔薬投与量

ボーラス投与では0.3-0.5%ロピバカイン20-30 mlを投与する。持続投与では0.2%ロピバカイン10-12 ml/hrとする。

腰神経叢は解剖学的に大腰筋内に存在するという

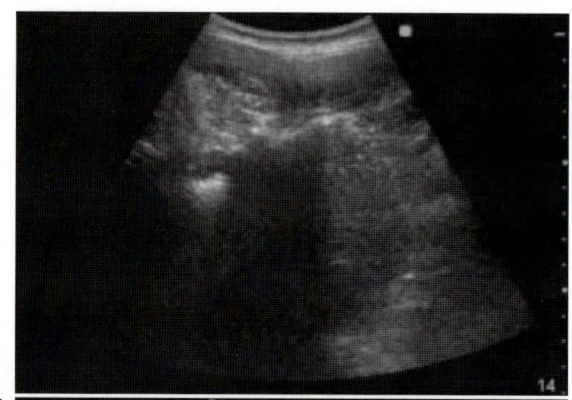

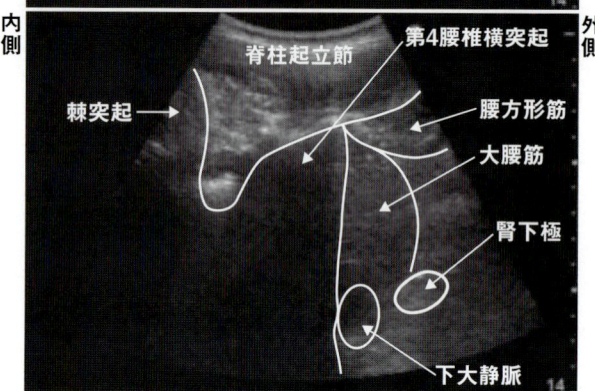

図4 右第4腰椎横突起横断面像

横突起の骨表面は高エコー性に描出され，音響陰影を伴うため椎体までは描出されない．横突起の外側で大腰筋と腰方形筋が描出される．
（柴田康之．大腰筋筋溝ブロック．小松 徹，佐藤 裕，瀬尾憲正，廣田和美編．超音波ガイド下区域麻酔法．東京：克誠堂出版；2007. p.95-103より引用）

ユニークな特徴がある。大腰筋は股関節の屈曲，つまり歩行に重要な役割をもつ筋で血管床が多い。このことは腰神経叢ブロックでは他のブロックと比較して局所麻酔薬の吸収が早くなることを示唆する。Kaloulら[15]は，20万倍エピネフリン添加0.5%ロピバカイン30 mlをボーラス投与後0.2%ロピバカイン12 ml/hrの持続投与を48時間行って，腰神経叢ブロックと大腿神経ブロックにおける静脈血中のロピバカイン血漿濃度の推移を比較した。投与開始後1時間までは大腿神経ブロックより平均値で約2倍と有意に高い血漿濃度を推移したが，局所麻酔薬中毒は生じなかった。24時間経過して以降は血漿濃度の推移に有意差がなく，areas under curve（AUC）は有意差はなかった。

腰神経叢ブロックに坐骨神経ブロックを併用する

と，局所麻酔薬の総投与量が多くなる。Vanterpoolら[16]は腰神経叢ブロック単独群と坐骨神経ブロック併用群のロピバカイン血漿濃度の推移を比較した。40万倍エピネフリン添加0.5％ロピバカインを腰神経叢ブロックに35 ml，坐骨神経ブロックに25 mlを投与した。両群とも局所麻酔薬中毒は起きなかったが，坐骨神経ブロック併用群は腰神経叢ブロック単独群と比べて，最高血漿濃度到達時間は有意に短く（38 ± 22 min vs 80 ± 49 min），最高血漿濃度は有意に高かった（1,560 ± 351 ng/ml vs 986 ± 221 ng/ml）。腰神経叢ブロックが失敗した場合，直後のレスキューブロックは局所麻酔薬中毒の危険性が高く推奨できない。手術終了後に10 mlの局所麻酔薬を使って超音波ガイド大腿神経ブロックを行うとよい。

単回投与ブロック・実際の手技とプロトコール

ここでは大腰筋横断面像を描出して行う手技を解説する。

① 第4腰椎棘突起中央で正中線に垂直な線を引く。その線上で正中から外側から3.5 cm離れた点が刺入点となる。刺入点がプローブの内側端に一致するようにプローブを置く（図3）。

② 第4腰椎横突起横断面像を描出する（図4）。次に，プローブを少しだけ頭側にずらし，第3腰椎の椎間孔から出た第3腰神経が大腰筋筋内で腰神経叢に合流する部分を描出する（図5）。カラードプラーで腰動脈を確認しておく。

③ 神経刺激装置を電流の強さ1.0 mA，刺激頻度2 Hz，パルス幅0.1 msecで設定して，100 mm長の通電刺激針に接続する。

④ 刺入点から通電刺激針を皮膚に垂直に刺入する。

⑤ 針先が腰神経叢に到達すると，大腿四頭筋の単収縮が出現する。超音波画像でも大腰筋がねじれるように収縮する。

⑥ 大腿四頭筋の単収縮が得られたら，電流域値の強さを徐々に低くしていき，電流域値が0.2-0.5 mAのところで単収縮が得られるように針先を調整する。

⑦ 血液の逆流がないことを確認して，局所麻酔薬25-30 mlをゆっくりと注入する。大腿四頭筋の単収縮が確認されたら，針の刺入を止め，血液の逆流がないことを確認して，ゆっくりと局所麻酔薬25-35 mlを注入する。

⑧ 局所麻酔薬の注入によって，大腿四頭筋の単収縮は消失する。腰神経叢を取り囲むように局所麻酔薬が広がるのを確認できる（図6）。

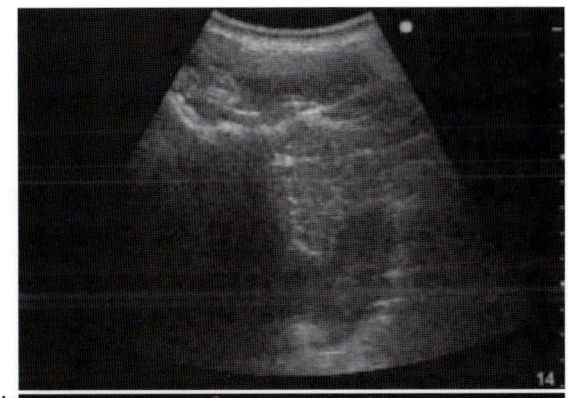

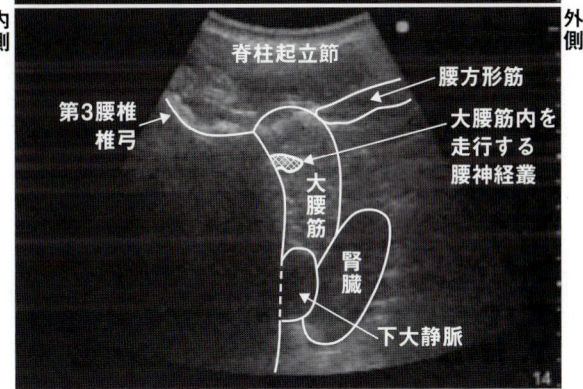

図5 右第3-4腰椎間の横断面像

大腰筋の前2/3と後1/3の筋内で，高エコー性に腰神経叢が描出される．
（柴田康之．大腰筋筋溝ブロック．小松 徹，佐藤 裕，瀬尾憲正，廣田和美編．超音波ガイド下区域麻酔法．東京：克誠堂出版；2007. p.95-103より引用）

手技のコツ

腰神経叢ブロックは，針の刺入深度が深いので手技中の痛みが強い。手技中に患者が動くと，プローブ固定や針先が安定せず，ブロックが失敗しやすい。プロポフォールTCIで鎮静し，ケタミン30-50 mgを追加投与して鎮痛を行うとよい。

持続ブロック

持続腰神経叢ブロックには，100 mm，18 G絶縁タ

イプTuohy針（Contiplex Tuohy；B. Braun, Bethlehem, PA）を使用している．カテーテル挿入の場合は，介助者に局所麻酔薬注入とカテーテル挿入を行ってもらう（three hand technique）と，確実なカテーテル留置ができる．

●合併症

- 腰神経叢ブロックの副作用は極めて重篤となる．Auroyらの報告[17]によると，フランスで5ヶ月間に実施された腰神経叢ブロック394症例で，心停止1例，呼吸不全2例，痙攣1例，死亡1例が起きている．特に心停止，呼吸不全になった症例ではTh2以上のブロック域が得られ，両側散瞳を認めた直後に発症しており，脊髄くも膜下腔注入が起きた可能性が示唆される．Macaireらの報告[18]では5カ国で集計した腰神経叢ブロック4,319症例のうち，1-10％に硬膜外注入が起きた．脊髄くも膜下麻酔は25例，そのうち11例が全脊麻，1例が死亡となった．血管内注入は13例，そのうち3例が痙攣を起こし，1例が心停止となった．遅発性局所麻酔薬中毒は4例であった．
- 硬膜外注入や脊髄くも膜下腔注入はブロック針を内側に向けて刺入することが主要因と考えられている[19]．腰動脈が腰神経叢近傍を横切るので，動脈損傷による血腫や血管内注入が起こりうる[20,21]．深部にある血管は最新の超音波診断装置を使用しても必ずしも検出できるわけではなく，出血傾向のある患者に対して腰神経叢ブロックは脊柱管麻酔と同基準で実施しなければならない[22]．

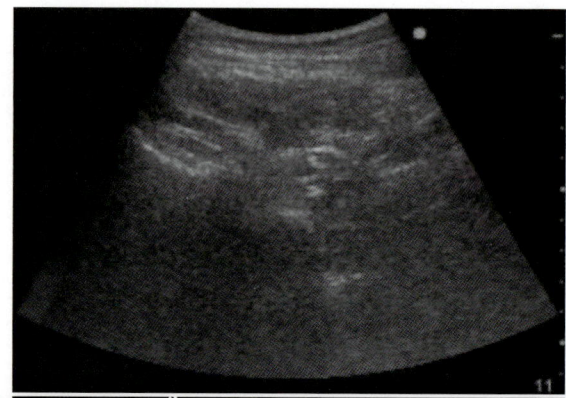

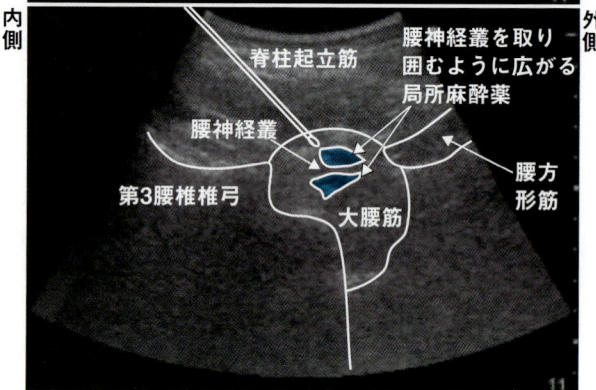

図6 局所麻酔薬注入後の超音波画像

局所麻酔薬注入後，大腿四頭筋の筋収縮は消失し，腰神経叢を局所麻酔薬が取り囲むように広がっていく．
（柴田康之．大腰筋筋溝ブロック．小松 徹，佐藤 裕，瀬尾憲正，廣田和美編．超音波ガイド下区域麻酔法．東京：克誠堂出版；2007. p.95-103より引用）

文献

1) Winnie AP, Ramamurthy S, Durrani Z. The inguinal paravascular technic of lumbar plexus anesthesia : the "3-in-1 block". Anesth Analg 1973 ; 52 : 989-96.
2) Parkinson SK, Mueller JB, Little WL, et al. SL : Extent of blockade with various approaches to the lumbar plexus. Anesth Analg 1989 ; 68 : 243-8.
3) Chudinov A, Berkenstadt H, Salai M, et al. Continuous psoas compartment block for anesthesia and perioperative analgesia in patients with hip fractures. Reg Anesth Pain Med 1999 ; 24 : 563-8.
4) Horlocker TT, Hebl JR, Kinney MA, et al. Opioid-free analgesia following total knee arthroplasty--a multimodal approach using continuous lumbar plexus (psoas compartment) block, acetaminophen, and ketorolac. Reg Anesth Pain Med 2002 ; 27 : 105-8.
5) Farny J, Drolet P, Girard M. Anatomy of the posterior approach to the lumbar plexus block. Can J Anaesth 1994 ; 41 : 480-5.
6) Chayen D, Nathan H, Chayen M. The psoas compartment block. Anesthesiology 1976 ; 45 : 95-9.
7) Pousman RM, Mansoor Z, et al. Total spinal anesthetic after continuous posterior lumbar plexus block. Anesthesiology 2003 ; 98 : 1281-2.
8) Hanna MH, Peat SJ, D'Costa F. Lumbar plexus block : an anatomical study. Anaesthesia 1993 ; 48 : 675-8.

9) Aida S, Takahashi H, Shimoji K. Renal subcapsular hematoma after lumbar plexus block. Anesthesiology 1996 ; 84 : 452-5.
10) Capdevila X, Macaire P, Dadure C, et al. Continuous psoas compartment block for postoperative analgesia after total hip arthroplasty : new landmarks, technical guidelines, and clinical evaluation. Anesth Analg 2002 ; 94 : 1606-13.
11) Kirchmair L, Entner T, Wissel J, et al. A study of the paravertebral anatomy for ultrasound-guided posterior lumbar plexus block. Anesth Analg 2001 ; 93 : 477-81.
12) Morimoto M, Kim JT, Popovic J, et al. Ultrasound-guided lumbar plexus block for open reduction and internal fixation of hip fracture. Pain Pract 2006 ; 6 : 124-6.
13) Karmakar MK, Ho AM, Li X, et al. Ultrasound-guided lumbar plexus block through the acoustic window of the lumbar ultrasound trident. Br J Anaesth 2008 ; 100 : 533-7.
14) Ripart J, Cuvillon P, Nouvellon E, et al. Parasacral approach to block the sciatic nerve : a 400-case survey. Reg Anesth Pain Med 2005 ; 30 : 193-7.
15) Kaloul I, Guay J, Cote C, et al. Ropivacaine plasma concentrations are similar during continuous lumbar plexus blockade using the anterior three-in-one and the posterior psoas compartment techniques. Can J Anaesth 2004 ; 51 : 52-6.
16) Vanterpool S, Steele SM, Nielsen KC, et al. Combined lumber-plexus and sciatic-nerve blocks : an analysis of plasma ropivacaine concentrations. Reg Anesth Pain Med 2006 ; 31 : 417-21.
17) Auroy Y, Benhamou D, Bargues L, et al. Major complications of regional anesthesia in France : The SOS Regional Anesthesia Hotline Service. Anesthesiology 2002 ; 97 : 1274-80.
18) Macaire P, Gaertner E, Choquet O. Le bloc du plexus lombaire est-il dangereux? Edited by SFRA2002. Evaluation et traitement de la douleur. Paris : Elsevier at SFAR ; 2002. p.37-50.
19) Capdevila X, Coimbra C, Choquet O. Approaches to the lumbar plexus : success, risks, and outcome. Reg Anesth Pain Med 2005 ; 30 : 150-62.
20) Aveline C, Bonnet F. Delayed retroperitoneal haematoma after failed lumbar plexus block. Br J Anaesth 2004 ; 93 : 589-91.
21) Weller RS, Gerancher JC, Crews JC, et al. Extensive retroperitoneal hematoma without neurologic deficit in two patients who underwent lumbar plexus block and were later anticoagulated. Anesthesiology 2003 ; 98 : 581-5.
22) Horlocker TT, Wedel DJ, Rowlingson JC, et al. American College of Chest P. Executive summary : regional anesthesia in the patient receiving antithrombotic or thrombolytic therapy : American Society of Regional Anesthesia and Pain Medicine Evidence-Based Guidelines (Third Edition). Reg Anesth Pain Med 2010 ; 35 : 102-5.

(柴田　康之)

5 閉鎖神経ブロック★★

はじめに

　選択的な閉鎖神経ブロックは1922年にLabatが記載した。その数年後，Pauchet, SaourdatおよびLabatが"閉鎖神経は，坐骨神経および大腿皮神経とともにブロックすると下肢全体がブロックできる"と提唱したことで一層の関心を集めることとなった。しかしながら，明確なランドマークがなく，ブロック法も複雑で成功率もまちまちであったため，閉鎖神経ブロックはまれにしか行われなかった。Labatの原法は1967年にParksが変法を提唱するまで忘れ去られていた。1993年にはWassefが内転筋間アプローチを提唱し，ついで1996年にはPinnockが改良法を報告した。1973年にWinnieがいわゆる"3-in-1 block"の概念を提唱し，鼠径部の簡便な前方アプローチによる注入で大腿，外側大腿皮および閉鎖神経がブロックできると主張した。しかし，この報告以来，"3-in-1 block"の有効性については多くの追試が行われ，閉鎖神経を確実にブロックできるかについて論争が続いている。いずれにしても，神経刺激装置の導入は閉鎖神経に対する選択的なブロックの有効性を高めたため，事実上の標準手技と見做されている。また近年，超音波ガイド下法の登場で神経刺激装置を併用（dual guidance）した数多くのアプローチが紹介されつつあり，種々のアプローチ間の比較や従来法との比較が進行中の分野である。

解剖（図1, 2）

　閉鎖神経は腰神経叢のL2, 3, 4の前根で構成され，大腿内転筋群の運動枝と大腿内側や膝裏の一部の皮膚への知覚枝との混合線維からなる。当初は大腰筋内を下降し，やがて大腰筋の内側縁から小骨盤腔へ入り，総腸骨動静脈の下部を潜って仙腸関節の高さで左右の尿管の前外側を並走する。ここから閉鎖神経は膀胱の外後壁を回り込むように下降し，同名の動静脈と伴行して閉鎖管に入る。閉鎖神経は約75％の症例で閉鎖管内で前枝と後枝に分岐して閉鎖管を出る。約10％では閉鎖管に到達する以前に分

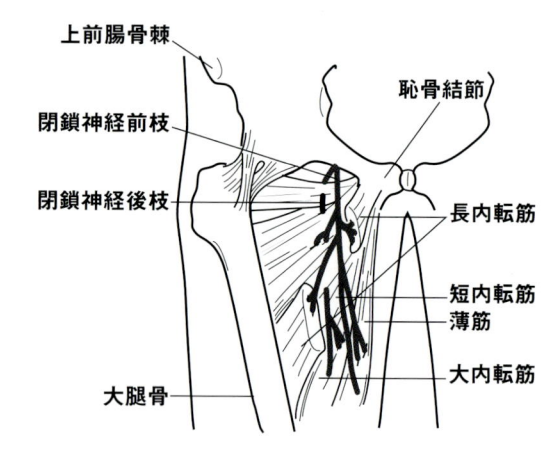

図1　閉鎖神経の局所解剖図
（佐藤　裕．閉鎖神経ブロック．小松　徹，佐藤　裕，瀬尾憲正，廣田和美編．超音波ガイド下神経ブロック法ポケットマニュアル．東京：克誠堂出版；2006. p.122-7より引用）

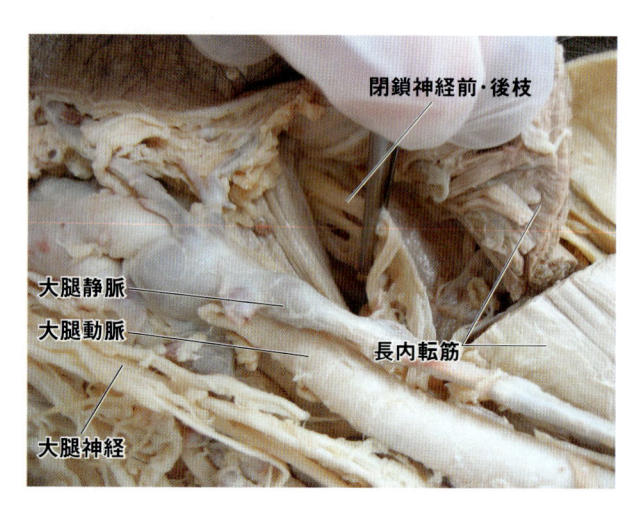

図2　閉鎖神経の剖出図（解剖献体）
鼠径靱帯直下で長内転筋を切離し，背面の閉鎖神経前後枝を提示したところ．
〔佐藤　裕．閉鎖神経ブロック．小松　徹，佐藤　裕，瀬尾憲正，廣田和美編．超音波ガイド下区域麻酔法．東京：克誠堂出版；2007. p.104-9より引用（名古屋大学麻酔科柴田康之氏提供）〕

岐するし，約15％は閉鎖管を出たのちに大腿部で分岐する。
　前枝は恥骨筋および長内転筋の背面と外閉鎖筋および短内転筋の前面を下降し，長内転筋全体と短内

転筋の前面，および薄筋に運動枝を送る。約20%の症例では大腿神経の分枝と吻合を作り，知覚枝を大腿の遠位1/3と股関節包の前内側部へ送る。閉鎖神経の皮膚知覚枝が全く見られない個体もある。

後枝は短内転筋と大内転筋の間を下降し，膝窩に至って膝関節後面へ知覚枝を送る。運動枝は外閉鎖筋および大内転筋を支配するが，短内転筋にも運動枝を送る症例もある。この解剖学的な破格は，二重支配と言うよりは短内転筋がそれぞれの分枝の支配を受けた筋束が癒合してできている場合があるためとされている。

閉鎖神経では，約20%の症例で腰神経叢由来の副閉鎖神経が存在し，恥骨上枝の前面を通って恥骨筋へ運動枝を送り，また閉鎖神経自身とも吻合するとされる。このように，閉鎖神経の走行には種々の個体差が存在するため，ブロックの臨床的効果に影響が生じる可能性がある。

適 応

閉鎖神経ブロックはわが国では区域麻酔下（主として脊髄くも膜下麻酔：脊麻）の経尿道的前立腺切除術（TUR-Bt）時に，内転筋の突発的で反射的な収縮による膀胱穿孔や血管損傷を防止するために頻用される。TUR-Bt時に灌流液で膀胱を充満させると，閉鎖神経は膀胱の側壁のすぐ外側に接するように走行することになる。膀胱内の処置が外側に及ぶと，脊麻下であっても壁越しに直接閉鎖神経を刺激するのを防止できないためである。

その他に，閉鎖神経ブロックは神経疾患が原因の内転筋拘縮や痙性麻痺の治療，および原因不明の股関節痛の鑑別にも用いられる。内転筋の痙性麻痺は各種の中枢神経系の疾患，特に脳血管障害，小児脳性麻痺，延髄障害および多発硬化症などでしばしば見られる。不随意運動と疼痛により会陰部の清潔保持や処置を困難にするため，患者のADLの低下の原因となる。こうした症例では最終的に神経破壊薬を用いる。股関節痛の鑑別には，大腿神経，外側大腿皮神経，および坐骨神経の選択的ブロックと組み合わせて本ブロックが用いられる。手術麻酔では，大腿神経と坐骨神経両ブロックを組み合わせた区域麻酔で大腿の近位1/3から遠位の手術の際にレス

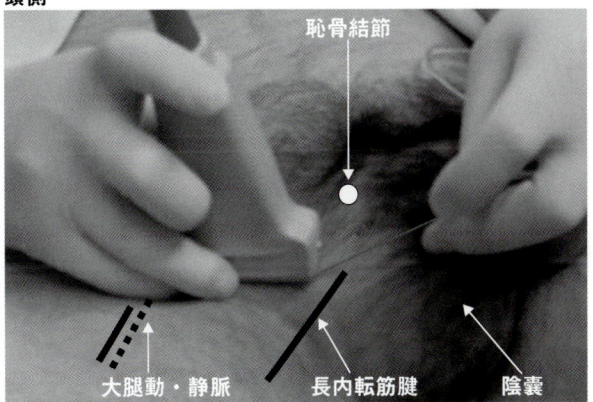

図3 超音波プローブの当て方・ブロック針の穿刺方向
（佐藤 裕．閉鎖神経ブロック．小松 徹，佐藤 裕，瀬尾憲正，廣田和美編．超音波ガイド下区域麻酔法．東京：克誠堂出版；2007．p.104-9より引用）

キューブロックとして用いられる。この部位の閉鎖神経知覚枝の支配領域は個人差が大きいため，駆血帯使用時や術野の拡大による患者の訴えに応じて閉鎖神経ブロックの追加を考慮する。また，同部位の術後鎮痛にも併用できる。

既存の血液凝固障害，会陰部の感染症，鼠径部のリンパ節腫脹，穿刺予定部位の既存の血腫などは本ブロックの禁忌と考えられる。同様に既存の閉鎖神経障害，鼠径部および内転筋群の原因不明の疼痛や麻痺の既往のある患者は相対的な禁忌である。

体 位

患者は水平仰臥位とし，ブロック側は軽度に開排する。砕石位でも実施できる。

超音波プローブの位置と向き（図3）

閉鎖神経ブロックでは，上前腸骨棘と恥骨結節およびこの2つの間を走る鼠径靭帯，さらに長内転筋が恥骨下枝に付着する腱部の4部位の確認が最も重要である。

1 Wassefの内転筋間アプローチ変法

患者を水平仰臥位とし，ブロック側を軽度に開排する。恥骨結節と上前腸骨棘を確認し，長内転筋の

腱部が恥骨下枝に付着する点から2cmほど遠位の点①を取る。次に恥骨結節と上前腸骨棘を結ぶ線と大腿動脈の交点を取り，患者の体型に応じて1-2cm内側の点②と①を結ぶ線上にプローブの走査線を一致させ，内転筋群を描出する。

2 筋膜間アプローチ

体位は"1. Wassefの内転筋間アプローチ変法"と同様にする。鼠径溝上で大腿動静脈と大腿神経を描出し，同動静脈が分岐する部位より中枢側の描出点を①とする。①から内側に鼠径溝に沿ってプローブを平行移動し，内転筋群を描出する。

● 超音波プローブ周波数

7-12 MHzの高周波リニアプローブが最も適する。患者が極度の肥満体型の場合，2.5-5 MHzのコンベクスプローブで広い区域を描出したほうが分かりやすくなる場合もある。

● ブロック針穿刺法

平行法：7ないし10cm，22Gの通電刺激針が適する。

交差法：目標点が比較的浅くなるため，5cmの通電刺激針で成人のほとんどは対応できる。

いずれのアプローチでも，長内転筋と短内転筋の外側の筋膜の交差点の筋膜肥厚部が刺入目標点となる。目標点の約1cm手前から1.0 mA, 2 Hz, 0.1 msで通電を開始し，内転筋の収縮が見られたら0.5 mA以下に通電量を下げて，かすかに反応の得られる位置で局所麻酔薬の注入を開始する。高齢者に多い糖尿病患者では通電刺激を3.0-5.0 mA, 0.3-0.5 msとしないと，筋の収縮反応が得られない症例があるので確認に注意を要する。

● ランドマーク法・神経刺激法による確認 (図4)

腰神経叢の他の分枝とともにブロックする方法と，選択的ブロック法が知られているが，いわゆる3-in-1 blockに代表される前者の方法は腰神経叢の神経根部まで局所麻酔薬が広がらないことが指摘さ

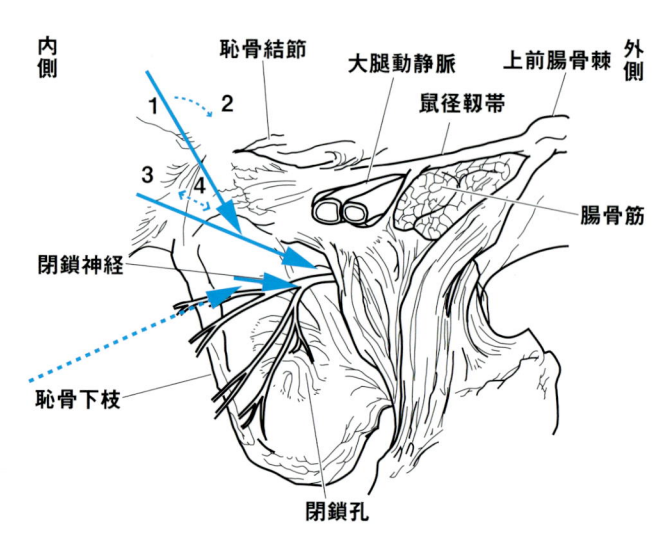

図4 ランドマーク法による閉鎖神経ブロック手順の透視図
→：ブロック針
(佐藤 裕. 閉鎖神経ブロック. 小松 徹, 佐藤 裕, 瀬尾憲正, 廣田和美編. 超音波ガイド下区域麻酔法. 東京：克誠堂出版；2007. p.104-9より引用)

れているし，腸骨筋膜下ブロックや大腰筋筋溝ブロックでも，閉鎖神経へのブロック効果は一定の見解が得られていない。

閉鎖神経の選択的ブロック法では，患者を水平仰臥位とし，ブロック側の下肢を約30°開排する。恥骨結節を確認して外側および下方に各1.5ないし2.0 cm離れた点を刺入点とする。8ないし10cm，22Gの通電刺激針を皮膚に垂直に刺入し，①恥骨下枝にブロック針が接触するのを確認したのち，②いったんブロック針を皮下まで抜き上げ，③外側頭側へ約45°方向を修正し，④恥骨上枝の下方の閉鎖孔へ針先が進むようにやや後方へ刺入して通電による内転筋の収縮を確認するまでゆっくり針を進める。

通電刺激による確認法は超音波ガイド下法と変わるところはない。

● 穿刺前超音波画像評価 (図5〜7)

鼠径溝で大腿動静脈の横断像を描出したのち，ゆっくりプローブを大腿内側へ平行移動すると，腸骨筋膜の下方に扁平な内転筋群が筋膜に仕切られて重層して描出される。表層から長内転筋,短内転筋,大内転筋の順になる。各筋膜の集合するY字型の肥厚部が閉鎖神経の走行部位で,最上層（長内転筋,

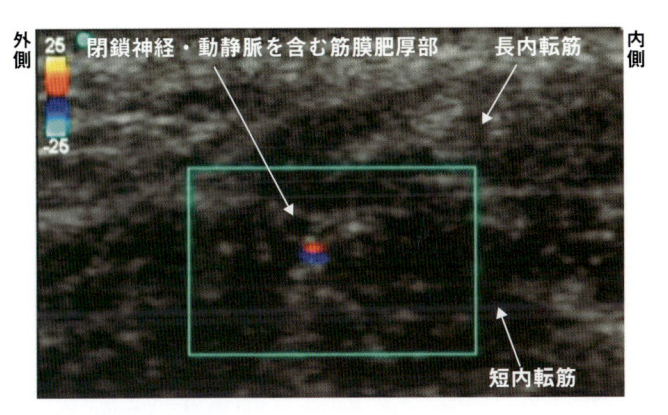

図5 穿刺前走査画像
（佐藤 裕. 閉鎖神経ブロック. 小松 徹, 佐藤 裕, 瀬尾憲正, 廣田和美編. 超音波ガイド下区域麻酔法. 東京：克誠堂出版；2007. p.104-9 より引用）

短内転筋と恥骨筋の各筋膜の交差点）が閉鎖神経前枝，第2層（短内転筋，大内転筋と恥骨筋の各筋膜の交差点）が閉鎖神経後枝である．閉鎖神経はしばしば同名動脈が伴走することがあるので，カラードプラー機能を用いて確認することが望ましい．

ブロック針サイズ

7ないし10 cm，22 G の通電刺激針が推奨される．交差法では5 cm でも対応可能である．

局所麻酔薬投与量

TUR-Btの所要時間は1ないし2時間であるので，一側あたり1-2％のメピバカインまたはリドカイン10ないし15 ml が用いられる．

手術麻酔および慢性疼痛の治療にはより長時間作用性の0.25-0.5％ブピバカイン，0.25-0.75％ロピバカインまたは0.25-0.5％レボブピバカインの使用が推奨される．

痙性麻痺の治療のためには，アルコール，フェノールを各種局所麻酔薬と混合して用いる方法の報告がある．

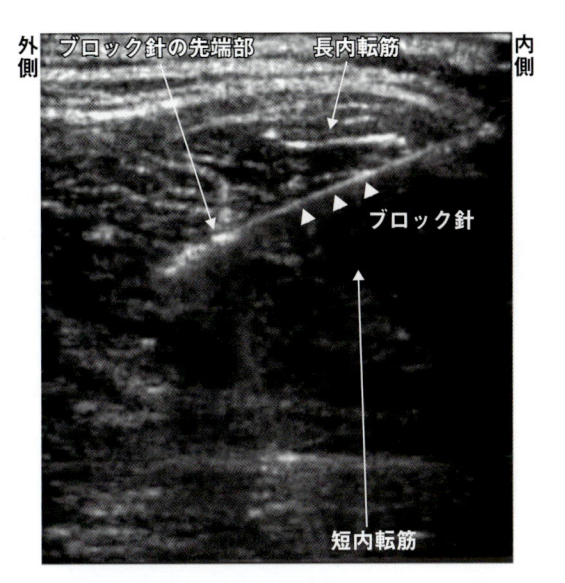

図6 局所麻酔薬注入前の超音波画像
（佐藤 裕. 閉鎖神経ブロック. 小松 徹, 佐藤 裕, 瀬尾憲正, 廣田和美編. 超音波ガイド下区域麻酔法. 東京：克誠堂出版；2007. p.104-9 より引用）

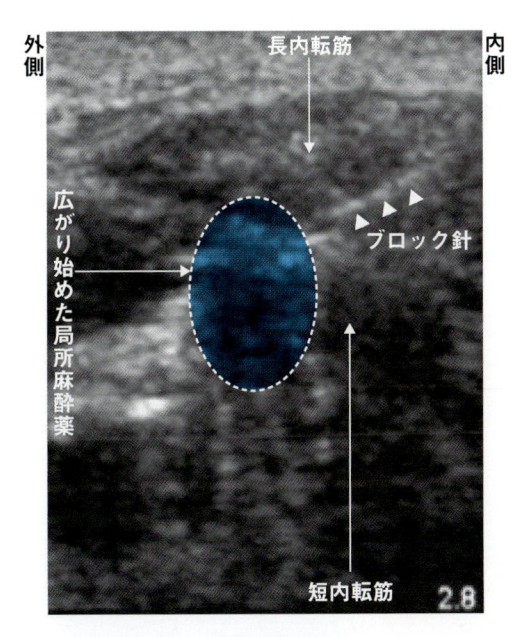

図7 局所麻酔薬注入後の超音波画像
（佐藤 裕. 閉鎖神経ブロック. 小松 徹, 佐藤 裕, 瀬尾憲正, 廣田和美編. 超音波ガイド下区域麻酔法. 東京：克誠堂出版；2007. p.104-9 より引用）

● レスキューブロック

局所麻酔薬注入後20-30分で効果が見られない場合にはアプローチを変えて再ブロックを試みる。

● 実際の手技とプロトコール

通常の注入法は，閉鎖神経の前後枝を選択的にブロックする方法である。

より中枢寄りに，閉鎖管の出口付近で注入すれば，前後枝を同時にブロックする可能性が高まる。

①当初の注入部位から，プローブをより頭側へ平行移動する。

②長短内転筋間筋膜（前枝の通路）と短大内転筋間筋膜（後枝の通路）がほぼ融合し，坐骨下枝の音響陰影と重なる部位で，吸引試験をくり返しながら1 mlずつ計5 ml追加注入する。

● 合併症

選択的閉鎖神経ブロックに起因する合併症の報告は少ないが，原因が究明されずに症例報告に至らぬ可能性は否定できない。ブロック針を頭側に向けすぎて閉鎖孔内を進めると腹腔内へ到達し，膀胱，精索，直腸を誤穿刺する可能性がある。閉鎖管内で神経と伴行する閉鎖動静脈を穿刺すると局所麻酔薬中毒や血腫の可能性もある。閉鎖神経への直接の損傷による閉鎖神経障害も起こりうるので，神経刺激装置を慎重に併用し，薬液は1-2 mlずつ分割注入する基本を守り，局所麻酔薬の広がりを確認することが重要である。

文献

1) Wassef MR. Interadductor approach to obturator nerve blockade for spastic condition of adductor thigh muscles. Reg Anesth 1992；18：13-7.
2) Kakinohana M, Taira Y, Saito T, et al. Interaddutor approach to obturator nerve block for transurethral resection procedure: comparison with traditional approach. J Anesth 2002；16：123-6.
3) Deliveliotis C, Alexopoulou K, Picramenos D, et al. The contribution of the obturator nerve block in the transurethral resection of bladder tumors. J Urol 1961；85：295-6.
4) Akata T, Murakami J, Yoshinaga A. Life-threatning haemorrhage following obturator artery injury during transurethral bladder surgery：A sequel of an unsuccessful obturator nerve block. Acta Anaesthesiol Scand 1999；43：784-8.
5) Fujita Y, Kimura K, Furukawa Y, et al. Plasma concentration of lignocaine after obturator nerve block combine with spinal anaesthesia in patient undergoing transurethral resection procedures. Br J Anaesth 1992；68：596-8.
6) FujiwaraY, Sato Y, Kitayama M, et al. Obturator nerve block：From anatomy to ultrasound guidance. Anesth Analg 2008；106：350-2.
7) Yamauchi M, Sato Y. Ultrasound-guided obturator nerve block. Masui 2008；57：588-95.
8) Akkaya T, Oztuk E, Comert A, Ates Y, Gumus H, et al. Ultrasound-guided obturator nerve block：A sonoanatomic study of a new methodologic approach. Anesth Analg 2009；108：1037-41.
9) Sinha SK, Abrams JH, Houle TT, et al. Ultrasound-guided obturator nerve block：An interfascial injection approach without nerve stimulation. Reg Anesth Pain Med 2009；34：261-4.
10) Sakura S, Hara K, Ota J, et al. Ultrasound-guided peripheral nerve blocks for anterior cruciate ligament reconstruction：Effect of obturator nerve block during and after surgery. J Anesth 2010；24：411-7.
11) Snaith R, Dolan J. Ultrasound-guided interfascial injection for peripheral obturator nerve block in the thigh. Reg Anesth Pain Med 2010；35：314-5.
12) Taha AM. Ultrasound-duided obturator nerve block；A proximal interfascial technique. Anesth Analg 2012；114：236-9.
13) Manassero A, Bossolasco M, Ugues S, Palmisano S et al. Ultrasound-guided obturator nerve block：Interfascial injection versus a neurostimulation-assisted technique. Reg Anesth Pain Med. 2012；37：67-71.

（佐藤　裕）

3 坐骨神経ブロック

1 解剖[1,2]

はじめに

坐骨神経は，L4-S4の前枝から構成される仙骨神経叢から出る神経のひとつで，人体で最大の神経である。L4-S3の前枝よりなり，大腿後面・下腿・足の筋肉，股・膝・足関節，下腿（内側の一部を除く）・足の皮膚に分布する。

坐骨神経は，解剖学的にはL4-S2の後枝よりなる総腓骨神経とL4-S3の前枝よりなる脛骨神経の2本の神経が共通の神経外膜で包まれたものである。したがって，坐骨神経ブロックを行う際には，総腓骨神経と脛骨神経の解剖学的分布および筋支配を十分に理解しておくことが重要である。

以下に，坐骨神経ブロックを行ううえで重要な，仙骨神経叢から出る他の神経との関係，坐骨神経の走行および周囲組織との関係について解説を行う。

1. 仙骨神経叢から出る神経

坐骨神経以外の仙骨神経叢より出る股関節・下肢の知覚・運動に関与する神経として①上殿神経，②下殿神経，③後大腿皮神経，がある（図1）。

上殿神経はL4,5からなり，上殿動脈とともに大坐骨孔の梨状筋上方（梨状筋上孔）を通って小殿筋・中殿筋・大腿筋膜張筋に分布する。

下殿神経（L5-S2）および後大腿皮神経（S1-3）は，坐骨神経や下殿動脈とともに大坐骨孔の梨状筋下方

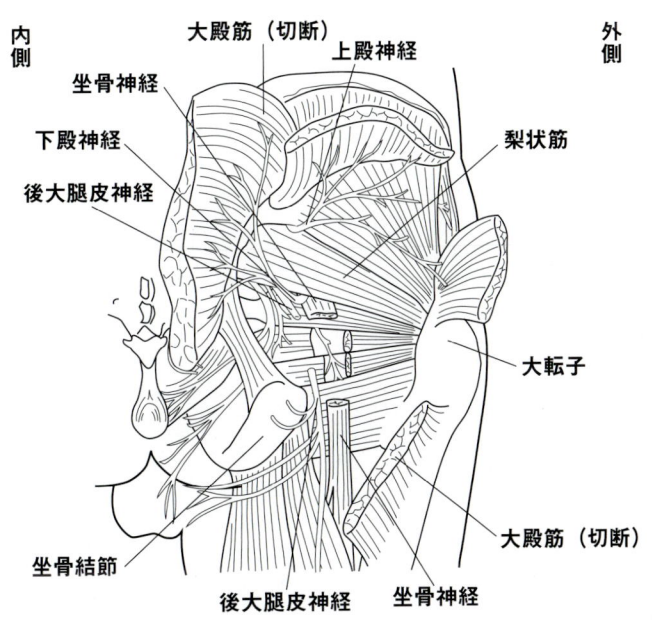

図1　仙骨神経叢から出る神経

梨状筋の上から上殿神経が，下から坐骨神経とともに下殿神経，後大腿皮神経が出ている．
（中本達夫．解剖．小松 徹，佐藤 裕，瀬尾憲正，廣田和美編．超音波ガイド下区域麻酔法．東京：克誠堂出版；2007．p.111-4より引用）

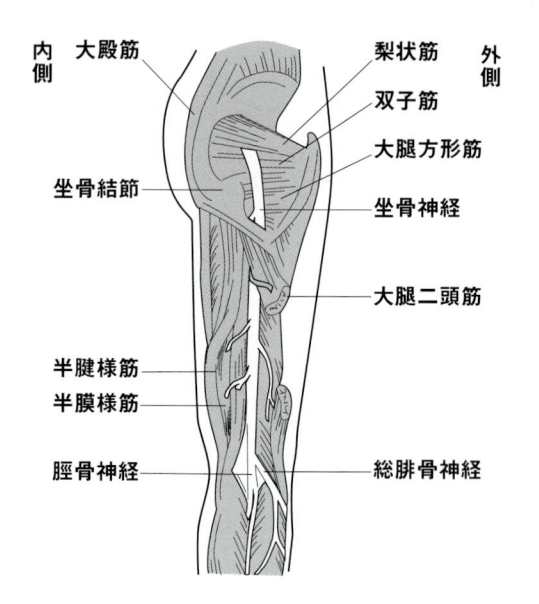

図2　坐骨神経の走行と関連組織の解剖図

梨状筋下孔から出た坐骨神経は，大殿筋直下から大腿後面を通り，膝窩上方で総腓骨神経および脛骨神経に分枝し，下腿から足の皮膚・筋肉・関節に分布する．
（中本達夫．解剖．小松　徹，佐藤　裕，瀬尾憲正，廣田和美編．超音波ガイド下神経ブロック法ポケットマニュアル．東京：克誠堂出版；2006．p.64 より引用）

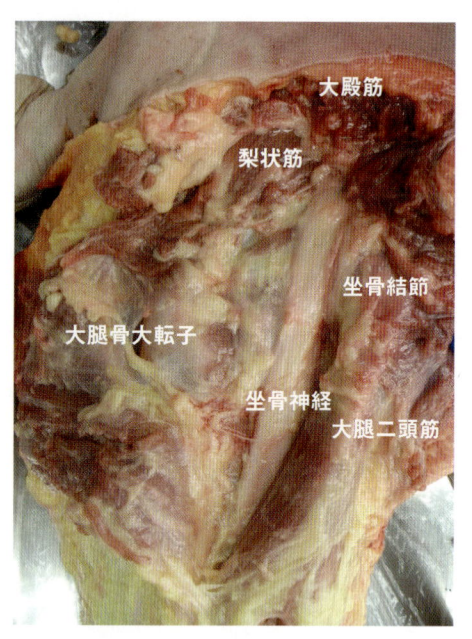

図3　殿部から大腿上部での局所解剖と坐骨神経の走行（解剖献体）

梨状筋下孔から骨盤外にでた坐骨神経は，大腿骨大転子と坐骨結節の間を通って，大腿二頭筋の外縁を下降していく．

（梨状筋下孔）を通って殿部へと出る．下殿神経は，大殿筋に分布し，後大腿皮神経は大腿後面の皮膚に分布するとともに，坐骨結節の高さで下殿皮神経を分枝し，殿部の皮膚にも分布する．

2. 坐骨神経の走行および神経支配（図2）

　坐骨神経はL4-S3からなり，仙骨前面外側部から起こり，大腿骨大転子に付く梨状筋の下部（梨状筋下孔）から下殿神経・下殿動脈・後大腿皮神経とともに大坐骨孔を通って骨盤内から殿部の深部へと出る．この部位で，坐骨神経と梨状筋の関係には多くの破格が存在し，これらが梨状筋症候群の発生と深い関係にあることはよく知られていることである．

　骨盤外へ出た坐骨神経は，大殿筋の腹側を通って大腿骨大転子と坐骨結節のほぼ中央を下降し，坐骨結節から起こる大腿二頭筋長頭の外側に沿って大内転筋後方を走行する（図3）．超音波画像上，大腿二頭筋は短軸像で円形の構造で認められ，この外側に坐骨神経が走行することから，のちに記載する殿下部アプローチや前方アプローチでは坐骨神経同定のための重要なランドマークとなる．

　大腿部では大腿二頭筋・半膜様筋・半腱様筋といった大腿後面の屈筋群に筋枝を出し，膝窩部のやや上方で，総腓骨神経および脛骨神経に分枝する（図4）．分枝するレベルには個人差が非常に大きいため，超音波ガイド下に坐骨神経ブロックを行う際には，坐骨神経分岐部の同定が重要である．

　総腓骨神経は膝窩部で外側腓腹皮神経を分枝したのちに外側を通り，腓骨頭のすぐ下で腓骨の外側を走行し，深腓骨神経および浅腓骨神経に分枝する．

　総腓骨神経は下腿外側から足背の皮膚と腓骨筋群および下腿前面の前脛骨筋，趾伸筋群に分布する．このため，坐骨神経ブロック時の神経刺激で総腓骨神経が刺激された際には，足関節の背屈あるいは外反が生じる．

　脛骨神経は総腓骨神経の約2倍の太さがあり，坐骨神経からそのまま下降して下腿へと向かう．膝窩部で内側腓腹皮神経を分枝したのちに，下腿では後脛骨動脈と併走してヒラメ筋の深側を下降し，下腿後側の筋群および足底筋に分布する．このため，坐

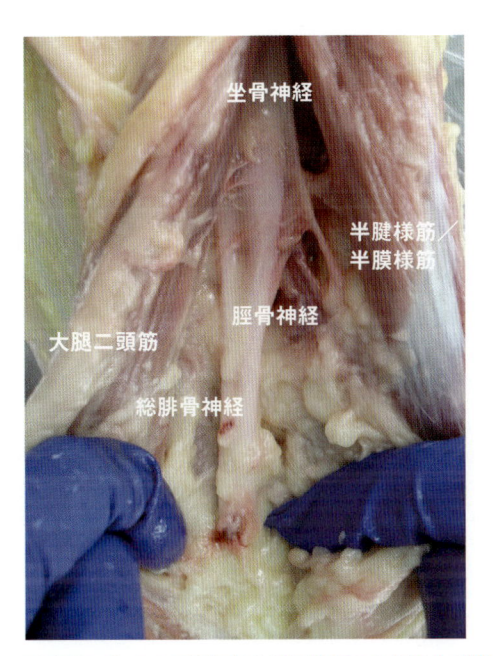

図4 膝窩部における局所解剖と坐骨神経の走行および分岐（解剖献体）

大腿二頭筋および半腱様筋・半膜様筋で囲まれた三角形のほぼ中央よりやや外側で坐骨神経が出現する．坐骨神経はさらに脛骨神経および総腓骨神経へと分岐して末梢へと進む．

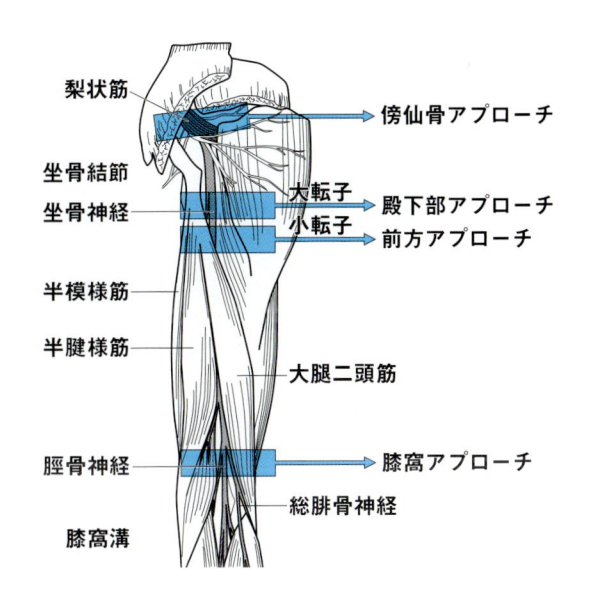

図5 超音波ガイド下坐骨神経ブロックの各種アプローチ

近位坐骨神経ブロックとして①傍仙骨アプローチ，②殿下部アプローチ，③前方アプローチがあり，遠位坐骨神経ブロックとして④膝窩アプローチがある．

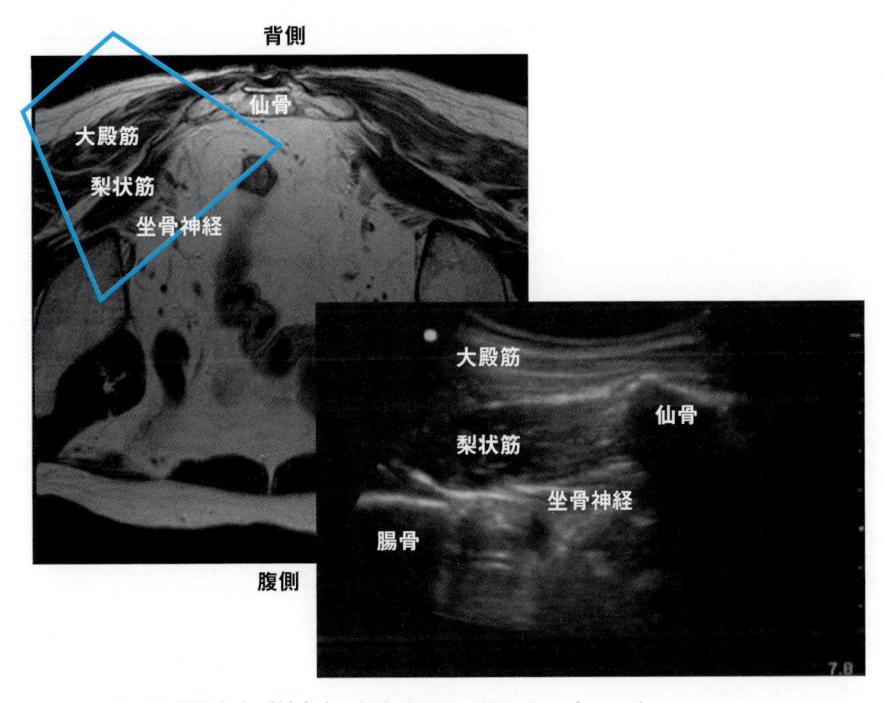

図6 水平断MRI画像および対応する超音波画像（傍仙骨アプローチ）

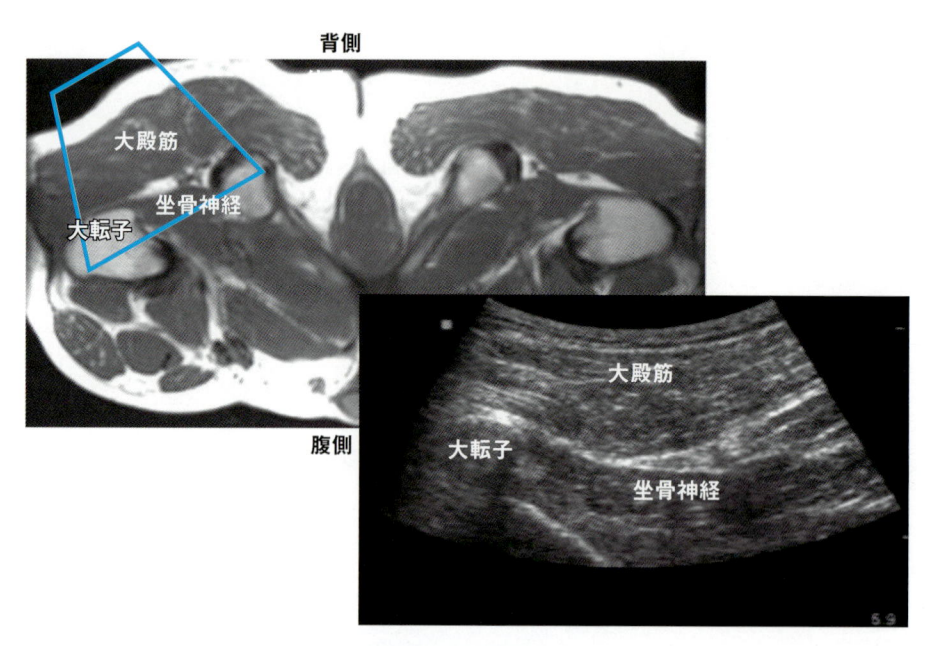

図7 水平断MRI画像および対応する超音波画像（殿下部アプローチ）

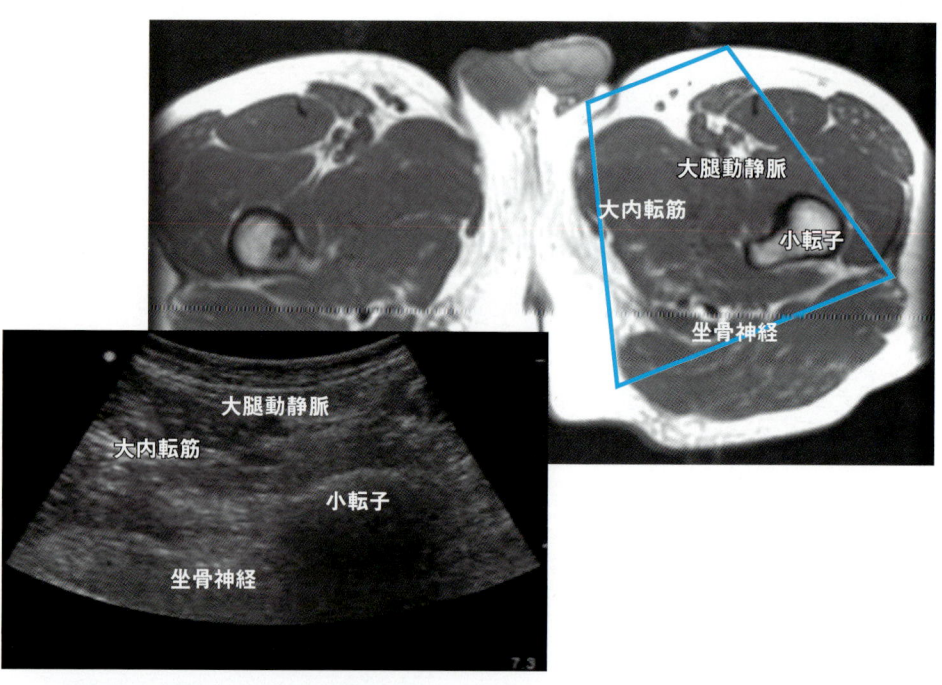

図8 水平断MRI画像および対応する超音波画像（前方アプローチ）

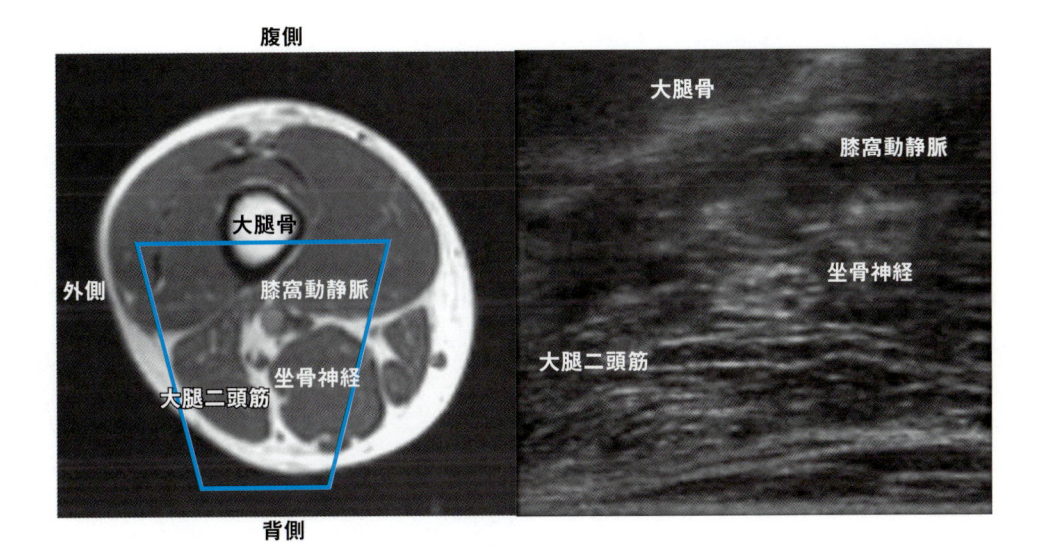

図9 水平断MRI画像および対応する超音波画像（膝窩アプローチ）

骨神経ブロック時の神経刺激で脛骨神経が刺激された際には，足関節の底屈あるいは内反が生じる。

内側腓腹皮神経は外側腓腹皮神経の枝と交通して腓腹神経となり，下腿後面下部から足底の皮膚へと分布する。

3. 坐骨神経ブロック各種アプローチにおける坐骨神経と周囲組織との解剖学的関係

図5に坐骨神経ブロックの各種アプローチ部位を示す。

坐骨神経が大坐骨孔から梨状筋前面を通って梨状筋下孔から出るレベルでのブロックが①傍仙骨アプローチとなる。大腿骨との関係で言うと，近位より大転子レベルでのブロックが②殿下部アプローチであり，小転子レベルでのブロックが③前方アプローチ，大腿骨骨幹部遠位でのブロックが④膝窩アプローチである。

図6〜9に各アプローチレベルでの水平断MRI画像および超音波画像を示す。坐骨神経および周囲のランドマークとなる骨・筋肉・脈管との関係を十分理解することが重要である。

実際の各アプローチによる坐骨神経ブロックの実際については，各項を参照していただきたい。

文献

1) Chan VW, Nova H, Abbas S, et al. Ultrasound examination and localization of the sciatic nerve: a volunteer study. Anesthesiology 2006 ; 104 : 309-14, discussion 5A.
2) Moayeri N, van Geffen GJ, et al. Correlation among ultrasound, cross-sectional anatomy, and histology of the sciatic nerve : a review. Reg Anesth Pain Med 2010 ; 35 : 442-9.

（中本　達夫）

2 傍仙骨アプローチ★★★

はじめに

坐骨神経ブロックには複数のアプローチが存在する。傍仙骨アプローチ（parasacral approach），殿下部アプローチ，膝窩部アプローチ，その他に仰臥位で行う前方アプローチ，膝窩部より遠位での総腓骨神経ブロック，脛骨神経ブロックが挙げられる。傍仙骨アプローチは坐骨神経を最も中枢側で施行するブロックであり，同時に後大腿皮神経をブロックする点が他のアプローチと異なる[1,2]。また傍仙骨アプローチは閉鎖神経もブロックできるとの報告もある[3]。手技の取得のための学習曲線は急で，ブロックの成功率は高い[4]。

適 応

坐骨神経ブロック単独での手術は足部の一部に限られる（足趾切断術など）。手術部位が内側前面を含む下腿の手術，大腿部の手術では腰神経叢由来神経のブロック（腰神経叢ブロック，大腿神経ブロック，伏在神経ブロック，閉鎖神経ブロック，外側大腿皮神経ブロック）を併用する必要がある。これらのブロックを併用することで下肢全体の手術が可能となる（大腿・下腿・足部切断術，人工股関節置換術，人工膝関節置換術など）。

体 位

ブロック側を上とした側臥位で施行する。ブロック側の股関節，膝は軽く屈曲させておく。硬膜外麻酔や脊髄くも膜下麻酔施行時と同様に，介助者を患者の腹側に立たせて体位の保持ならびに患者への声かけ（覚醒あるいは軽度鎮静下で施行の場合）をしてもらう。

術者は患者の背側に立ち，腹側に超音波装置を置き，施行時は術者-ブロック施行部位-超音波装置の3つが直線状に位置するように配置すると操作が容易である（図1）。患者の腹側からも手技を行うことができる。この際は超音波装置を患者の背側に配置する（図2）。術者の体で患者の体を保持できるが，

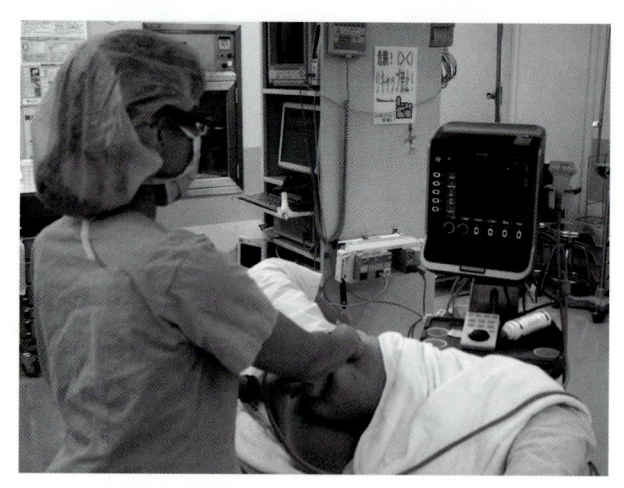

図1 患者背側からの手技
術者-ブロック部位-超音波装置が直線上に位置する．

介助者に軽く上肢を支えてもらう。神経刺激法を併用する場合は足関節の動きを確認できるようにしておく。足関節の下にクッションなどを置き，足部を浮かせておくとよい。

超音波プローブの位置と向き

上後腸骨棘と坐骨結節を結んだ直線に垂直となるようにプローブを置く（図3）。上後腸骨棘から尾側へとプローブを移動させる。刺入は外側，内側のどちらから行ってもよいが，どちらから施行するかによって，超音波装置の望ましい位置が変わるため，プレスキャン時によく確認しておく必要がある。ブロック部位と超音波装置の画面が，最小限の視線移動で確認できる配置がよい。

超音波プローブ周波数

2-5 MHzのコンベックスプローブを使用する。

ブロック針穿刺法

平行法，交差法どちらでも施行可能であるが，針先が視認しやすい平行法を推奨する。後述する腹腔

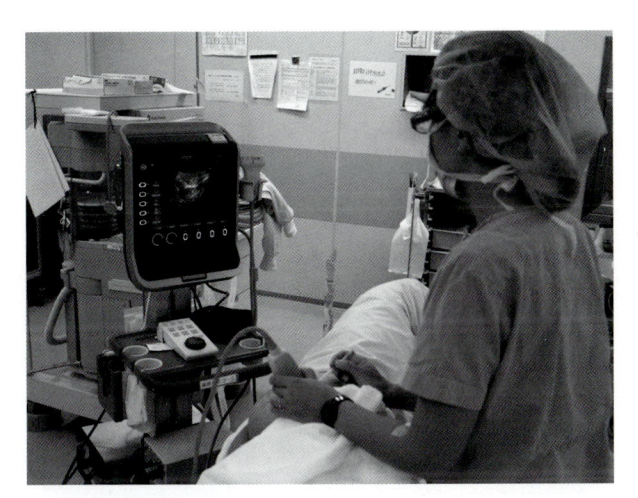

図2 患者腹側からの手技
超音波装置は患者の背側に配置する．

内臓器や血管などの誤穿刺といった合併症を避けるためである。

ランドマーク法・神経刺激法による確認

体位はブロック側を上とした側臥位とし，後上腸骨棘と坐骨結節の最下点を結ぶ直線を作図する。この直線上で，後上腸骨棘から約6 cmの点を刺入点とする（図4）。刺入点は下後腸骨棘のすぐ下に位置するが，下後腸骨棘は皮膚から触れることはできない。このランドマーク法はよく知られた方法であるが，健康成人ボランティアのMRI画像を用いた研究によると，本法の刺入点より針を刺入した場合，坐骨神経にアプローチできたのは10人中5人で，2人は骨組織に，3人は6.8-8.3 cmの深さで小腸，直腸，脈管に針が到達したという[5]。超音波ガイド下法ではこれらの合併症を防ぐことができる。

坐骨神経は既述のように人体内最大の末梢神経であるが，深部に位置し，伴走する動脈も下殿動脈以外に乏しいので画像評価が難しいため，超音波ガイド下法単独でのブロックは困難な場合が多い。そのため本ブロックでは神経刺激法の併用が推奨される。

覚醒あるいは軽度鎮静下で施行する際は刺入点周囲に1％リドカインで浸潤麻酔を施行する。傍仙骨アプローチは刺入距離が長くなるため，十分な深度に達する浸潤麻酔が必要である。カテラン針を使用するとよい。浸潤麻酔ののち，神経ブロック針を

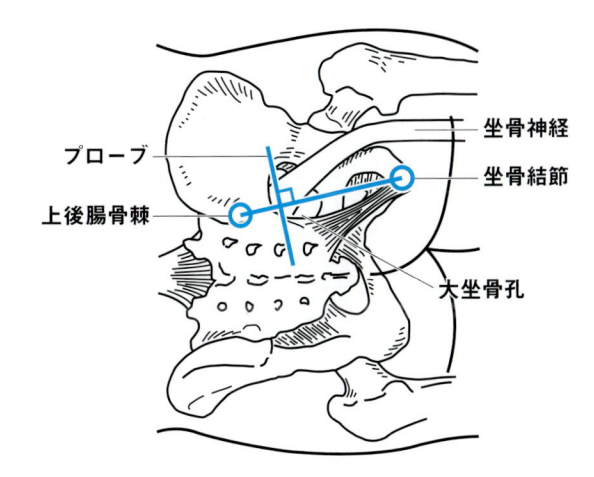

図3 大坐骨孔周辺組織の解剖
（原戸美佐子，伊藤 洋．坐骨神経ブロック（傍仙骨アプローチ）．小松 徹，佐藤 裕，白神豪太郎，瀬尾憲正，廣田和美編．超音波ガイド下脊柱管・傍脊椎ブロック．東京：克誠堂出版；2011．p.159-63 より引用）

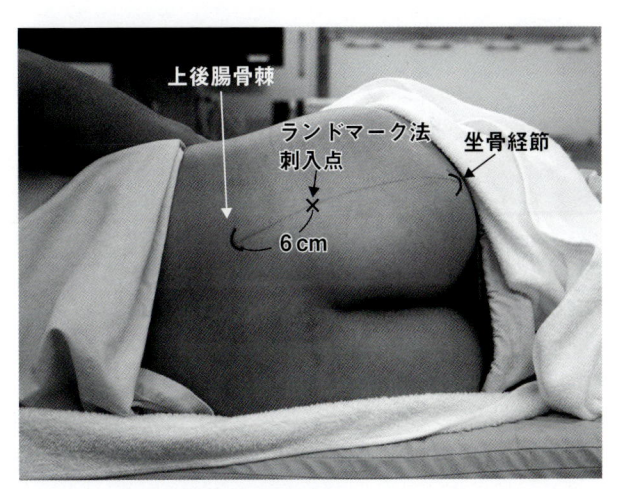

図4 ランドマーク法による刺入点

刺入する。21または22 G，長さ70-100 mmの神経刺激針を使用し，神経刺激器は2 mA，2 Hz，0.1 msに設定する。神経刺激針を刺入していくと，足関節の底屈（脛骨神経）または背屈（総腓骨神経）が確認される。ここで一度電流を0.2 mAまで下げて筋収縮が消失するのを確認する。0.2 mAで収縮が得られる時は神経内にブロック針を刺入している可能性があるため，適切な位置までブロック針を引き抜く。再度0.6 mAとし，筋収縮が確認できたら吸引テストののち，薬液を10 mlずつ分割投与する。ブロック針の刺入は1-2 mlずつ慎重に行う。筋収縮

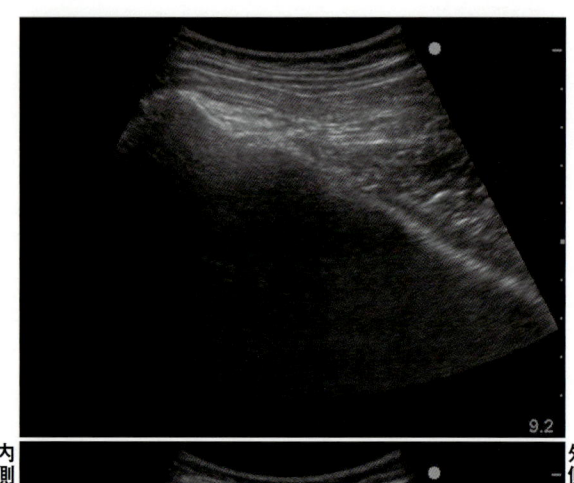

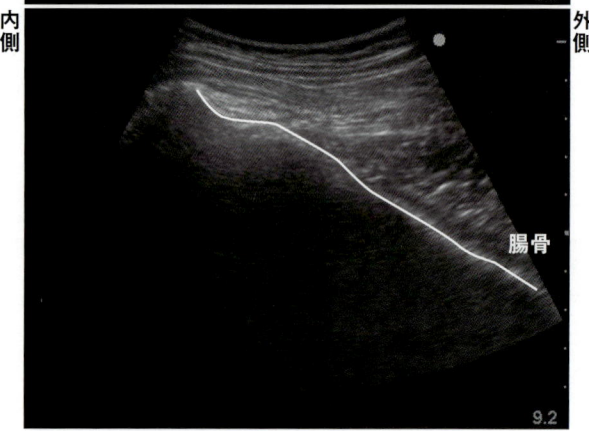

図5 穿刺前超音波画像(1)
骨は高エコー性の表面とその後方の音響陰影により容易に描出できる.

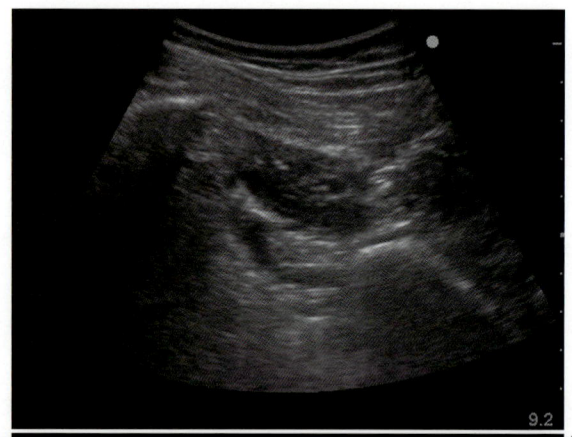

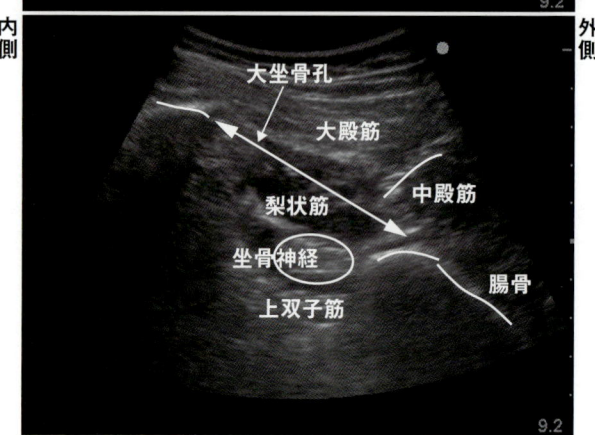

図6 穿刺前超音波画像(2)
腸骨の切れ目の大坐骨孔の中に高エコー性の坐骨神経を確認する.

の確認は慣れた介助者に依頼すると,ブロック針の操作に集中することができる.足関節の動きは,底屈背屈のどちらを確認してもブロックの効果は変わらないとの報告と[4,6],底屈(脛骨神経)を確認して行うほうが効果が高いとする報告がある[7].

● 穿刺前超音波画像評価

体位はブロック側を上の側臥位とし,図4で示したラインを皮膚ペンで描く.プローブを上後腸骨棘のやや尾側に,このラインと垂直になるように置き,腸骨を描出する(図5).

骨は超音波を反射するため,高エコー性の表面とその後方の音響陰影により容易に識別できる.プローブを尾側に移動すると腸骨の切れ目としての大坐骨孔が確認でき,その中に高エコー性の坐骨神経が描出される(図6).

大坐骨孔上縁では上殿動脈が骨盤外へと走行し,やや末梢側では下殿動脈が坐骨神経の内側を並走している.大坐骨孔の上縁でカラードプラーを用いると上殿動脈の拍動が確認できる(図7,8).

さらに尾側にプローブを移動すると,坐骨神経周囲に下殿動脈などの脈管が確認できることがある(図9)

● ブロック針サイズ

21または22G,長さ70-100 mmのブロック針を使用する(神経刺激針を推奨する).

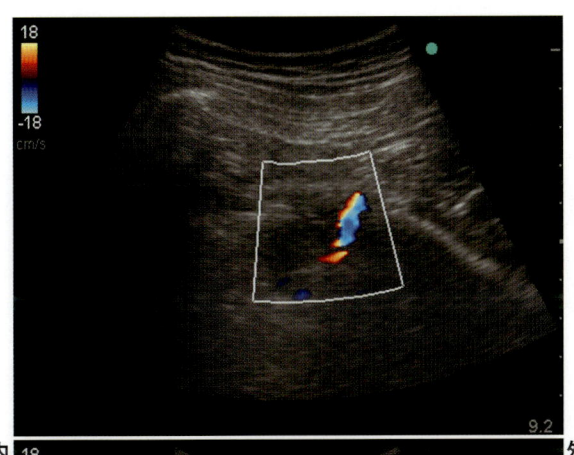

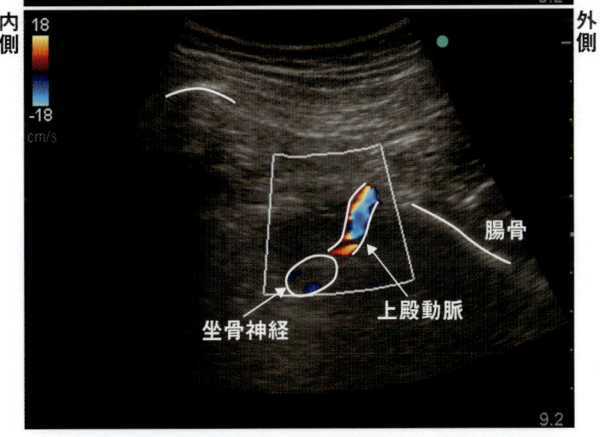

図7 穿刺前超音波画像（3）
カラードプラーを用いて坐骨神経周辺の血管を確認する．

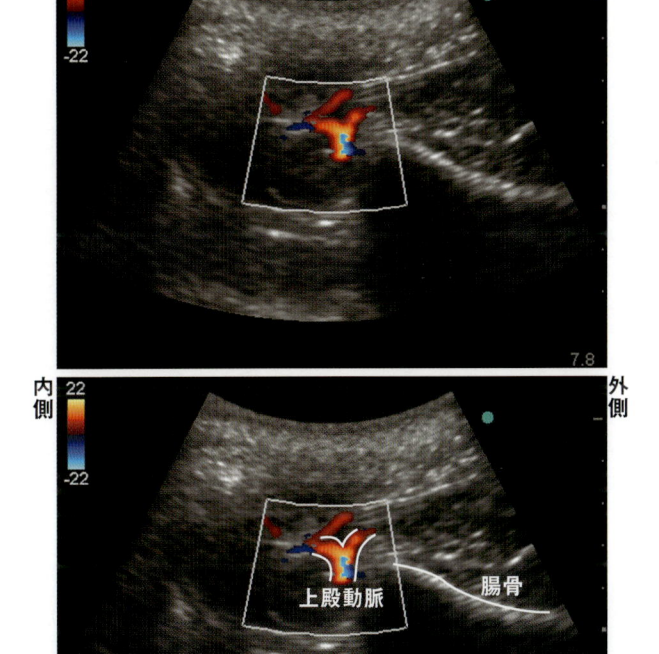

図8 穿刺前超音波画像（4）

● 局所麻酔薬投与量

　薬液の濃度は患者の年齢，体格，手術侵襲の大きさを考慮して決定する。全身麻酔と併用する場合は，0.1-0.3％ロピバカインを，20-30 ml 使用する。術後早期に運動機能を確認したい症例では，われわれの施設では0.1％ロピバカインを使用している。全身麻酔併用ではこの濃度の薬液でも十分な術中術後鎮痛が得られ，ブロックの効果は施行後12-18時間程度持続する。ただし0.1％の薬液を使用しても，術後すぐには運動を確認できないケースもあり，個人差が大きい。神経ブロックのみ（あるいは軽度鎮静併用）で手術を行う際には，ブロックの効果が現れるまでの時間を短縮し，神経遮断効果を強力にする目的で，0.75％アナペインを同量の2％キシロカインで希釈したものを20-30 ml 使用する。

● 実際の手技とプロトコール

①体位はブロック側を上の側臥位とし，図4で示したラインを描く。
②プローブを上後腸骨棘のやや尾側に，このラインと垂直になるように置きプレスキャンを行う。穿刺前超音波画像（図5～10）で図示したとおり，"大坐骨孔-上殿動脈-坐骨神経"の順にプローブを尾側にスライドさせながら確認する。上殿動脈を確認したらさらに尾側にスライドし，坐骨神経を確認し，血管の拍動がみられないことをカラードプラーで確認したのち皮膚にマーキングを施行し，ここを刺入点とする。
③プローブに滅菌カバーをつけブロック針を刺入する。本穿刺の際もプレスキャン時と同様に上殿動脈，下殿動脈などの再確認が必要である。
④吸引試験ののち薬液を10 ml ずつ分割投与する

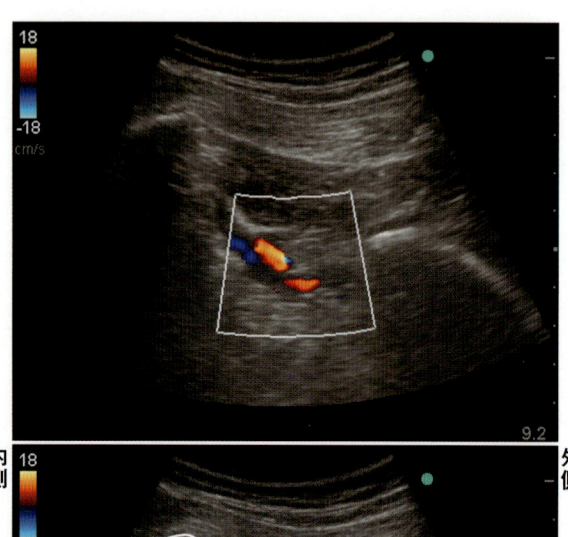

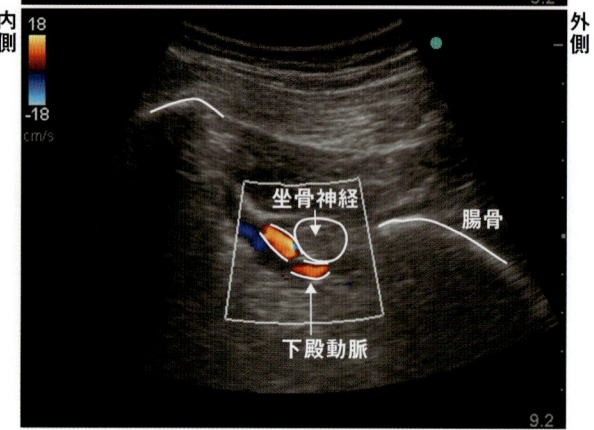

図9 穿刺前超音波画像（5）

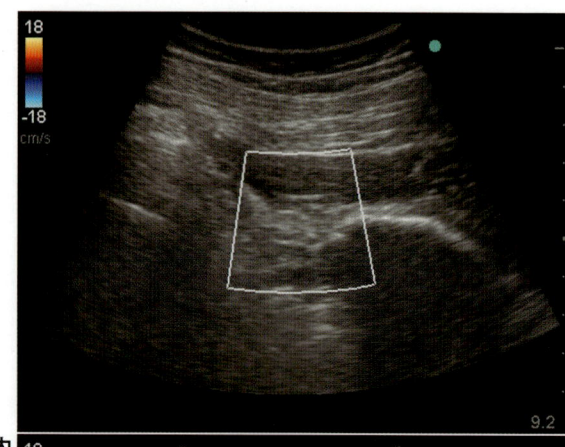

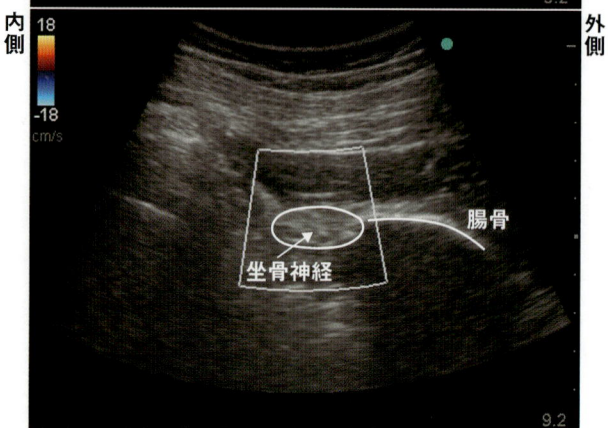

図10 穿刺前超音波画像（6）
カラードプラーを用いて，穿刺部位周辺に血管がないことを確認する．

（図11，12）。

　傍仙骨アプローチでは，坐骨神経は深部に存在しているため描出が困難なことがある．特に殿部の筋肉がよく発達した若年のスポーツマンや，肥満患者でこの傾向が強い．また穿刺部位が深く穿刺角度は急峻となるため，平行法を用いても常時針先を描出することは容易ではない．超音波画像は解剖学的ランドマークとして使用し，神経刺激法を併用することを推奨する[8,9]。

　神経刺激法は神経刺激装置を1.5 mA，2 Hz，0.1 msに設定して針を刺入する．足関節の底屈（脛骨神経）または背屈（総腓骨神経）を確認後，電流を徐々に下げ0.6 mAで収縮が得られることを確認する．その後さらに0.2 mAまで下げて筋収縮が消失することを確認する．吸引テストののち，注入時抵抗がないことを確認しながら薬液を10 mlずつ分割投与する（0.2 mAで筋収縮を認める場合，神経内注入の可能性が示唆されるので，筋収縮が消えるところまで針を引き抜く）。

　またブロック針の刺入角度をプローブに対して少しでも鈍にする目的で，プローブをブロック針の刺入部と対側に傾けることもブロック針の描出の助けとなる．

　われわれの施設では本手技をフェンタニル1-2 μg/kgとドルミカム1-2 mgの静注による軽度鎮静下に行っている．これはパレステジアなどを確認するために患者の意識を意思疎通可能な程度に保ち，かつ苦痛を取り除くためである．本手技の施行後に苦痛を訴えた患者は，ブロック針刺入時の局所の痛みと神経刺激時の電撃感を不快と感じていることが多い．それらを防ぐためには刺入部位付近の浸潤麻酔を十分に行うことと，筋収縮を認めたらすばやく刺激強度を下げることが重要である．

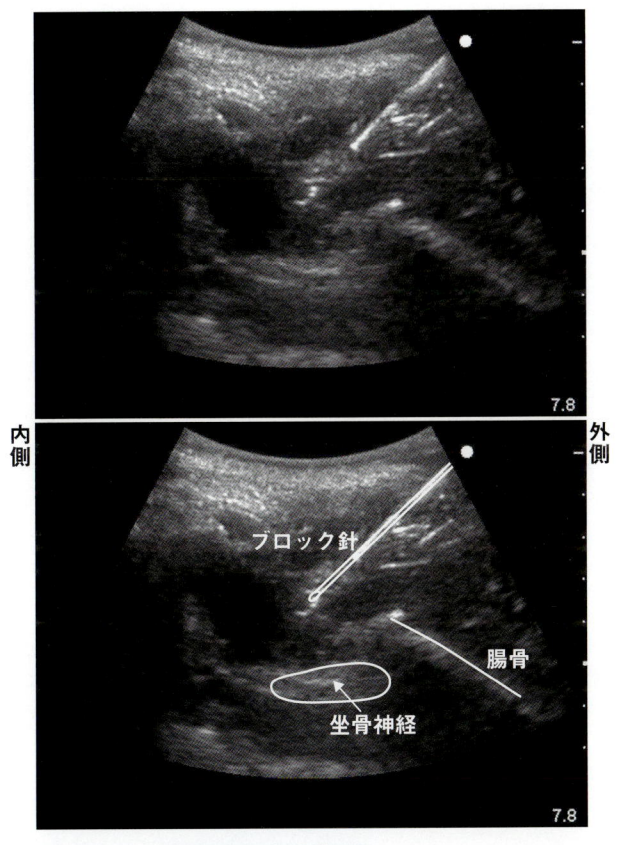

図11 ブロック針穿刺時の超音波画像
外側より平行法でブロック針を刺入している．

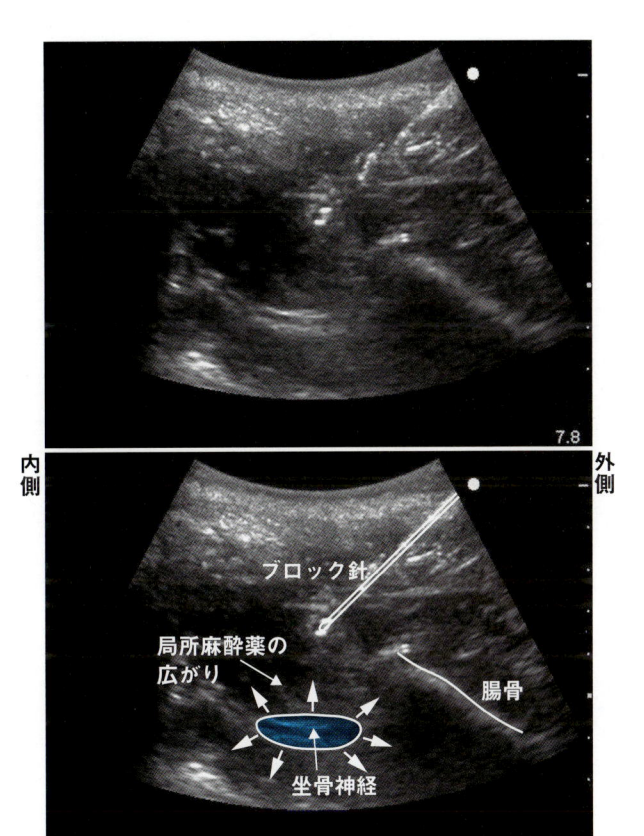

図12 局所麻酔薬注入後の超音波画像
局所麻酔薬の広がりが確認できる．

　本アプローチでは皮膚から神経までの距離が長いため，深部の組織をより鮮明に描出するために，可能であれば高性能な超音波装置の使用が推奨される[9]．

合併症

　刺入部位から坐骨神経までの距離は6.0-7.0 cmであるのに対して，坐骨神経より0.8-2.8 cmの位置に小腸，卵巣，血管などの骨盤内組織が存在するため[5]，これらの誤穿刺に対して注意が必要である．

文献

1) Raj PP, Parks RI, Watson TD, et al. A new single-position supine approach to sciatic-femoral nerve block. Anesth Analg 1975；54：489-93.
2) Morris GF, Lang SA, Dust WN, et al. The Parasacral sciatic nerve block. Reg Anesth 1997：22；223-8.
3) Valade N, Ripart J, Nouvellon E, et al. Does sciatic parasacral injection spread to the obuturator nerve? An Anatomic Study. Anesth Analg 2008；106：664-7.
4) Ripart J, Cuvillon P, Nouvellon E, et al. Parasacral approach to block the sciatic nerve：a 400-case study. Reg Anesth Pain Med 2005；30：193-7.
5) O'Connor M, Coleman M, Wallis F, et al. An anatomical study of the parasacral block using maginetic resonance imaging of healthy volunteers. Anesth Analg 2009；108：1708-12.
6) Cuvillon P, Ripart J, Jeannes P, et al. Comparison of the parasacral approach and the posterior approach, with single and double injection techniques, to block the sciatic nerve. Anesthesiology 2003；

98 : 1436-41.
7) Hagon BS, Itani O, Bidgoli JH, et al. Parasacral sciatic nerve block. does the elicited motor response predict the success rate? Anesth Analg 2007 ; 105 : 263-6.
8) Ben-Ari AY, Joshi R, Uskova A, et al. Ultrsound localization of the sacral plexus using a parasacral approach. Anesth Analg 2009 ; 108 : 1977-80.
9) Ben-Ari AY, Joshi R, Uskova A, et al. Ultrsound localization of the sacral plexus using a parasacral approach. Anesth Analg 2009 ; 108 : 1977-80.

（原戸　美佐子）

3 殿下部アプローチ★★★

はじめに

殿下部アプローチは近位坐骨神経ブロックの範疇に入り，他の近位坐骨神経ブロックのアプローチと比べた場合，坐骨神経の径が十分に太く，比較的浅い位置（<8 cm）に存在し，解剖学的に大殿筋・大腿二頭筋・大腿骨大転子・坐骨結節など超音波走査により判別しやすいランドマークが存在するなど，超音波ガイド下での坐骨神経ブロックを行う際には有用なアプローチである。

しかしながら，近年，傍仙骨アプローチが超音波ガイド下に実施可能となったことや，より浅部に神経が位置しリニアプローブを用いた施行が可能で，神経やブロック針の視認性に富んだ膝窩アプローチが膝関節以下の手術で有用であることから，本アプローチを選択するメリットは以前よりも薄れてきている。

このような現状を踏まえると，単回投与ブロックよりも，カテーテル留置を伴う持続ブロックを行う際にカテーテルの固定性が良いことや長軸での坐骨神経観察が容易であることから，下肢手術に対する術後鎮痛法としての応用が期待される。

本項では，超音波ガイド下法だけでなく神経刺激装置を用いたランドマーク法や持続坐骨神経ブロックを含む，坐骨神経ブロック殿下部アプローチ全般の解説を行う。

適応

膝より遠位の下腿・足関節・足の手術が主たる適応である。

腰神経叢ブロック（大腰筋筋溝ブロック・大腿神経ブロック・伏在神経ブロック）との併用で，膝関節（人工関節・靱帯再建など）や大腿骨幹部の手術にも用いることが可能である。

後大腿皮神経は，殿下部アプローチをはじめとする近位坐骨神経ブロックのレベルでは坐骨神経と併走しているため，およそ80%程度の症例で同時にブロックされる[1]。ただし，大腿部のターニケットペインに対しての有効性については疑問がある[2]。

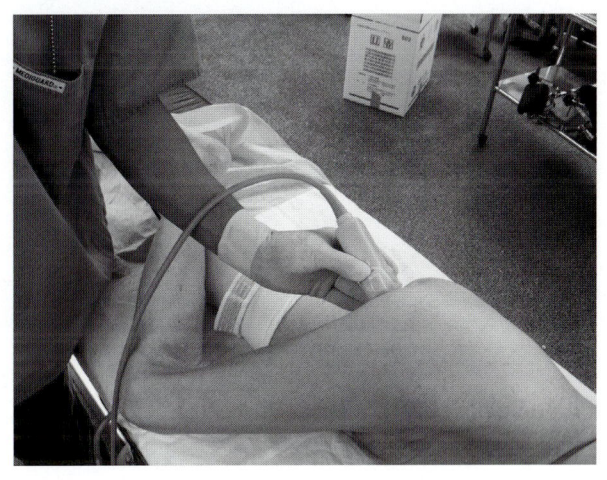

図1 体位（側臥位）
患側の股関節・膝関節を 90° に屈曲し，45° 程度前傾した側臥位．患側の膝から下腿で骨盤が支えられるため，体位が安定する．

持続ブロックでは下腿以下の術後痛や下肢切断術後の幻視痛や重症虚血肢に伴う疼痛管理に応用可能である。

体位

以下の体位で実施可能である。

側臥位（Sim's position）：ブロック側を上にし，患側の股関節・膝関節を約 90° に屈曲してやや前傾した姿勢（図1）。

腹臥位。

仰臥位：介助者あるいは下腿を保持する用具を用いて，股関節を 90° に屈曲・挙上させる。

ただし，持続神経ブロックによるカテーテル留置を行う際には，側臥位もしくは腹臥位での実施が望ましい。

超音波プローブの位置と向き

体表から大腿骨大転子および坐骨結節を触知し，これらを結んだ線上にプローブを置く（図2A）。プローブは大腿長軸に対して垂直になるはずである。実際のブロック施行部位は，この位置から約

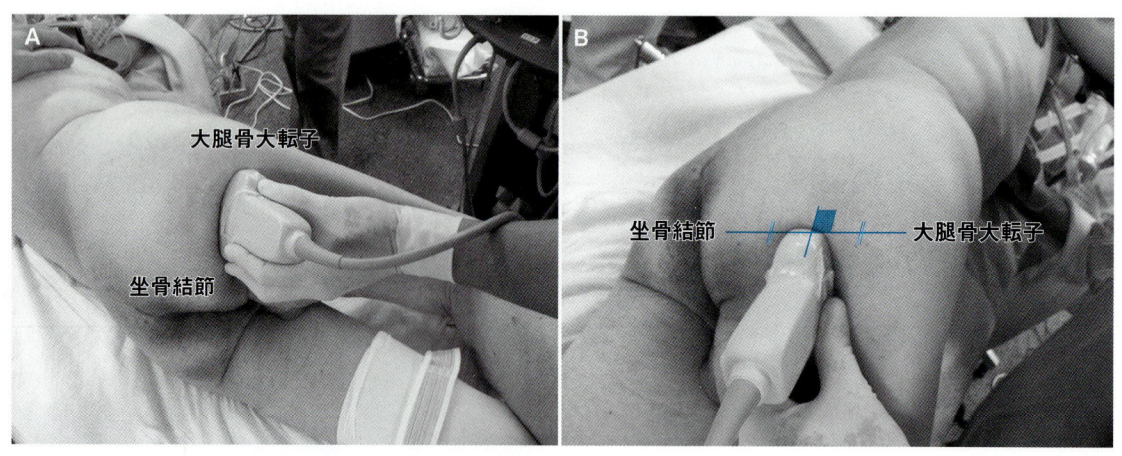

図2　超音波プローブの当て方（側臥位）
（A）短軸走査，（B）長軸走査

5 cm程度尾側へプローブを水平移動させながら，坐骨神経の描出が良好な位置とする。坐骨結節の描出されるレベルよりも大腿二頭筋長頭が描出されるレベルのほうが坐骨神経を明瞭に描出できる。

持続坐骨神経ブロックの際には坐骨神経の長軸走査が有用である。これは短軸走査で坐骨神経を同定したのち，坐骨神経を画面の中央に描出しながらプローブを90°回転させることによって得られ，大転子と坐骨結節を結ぶ線のほぼ垂直二等分線と一致する（図2B）。

超音波プローブ周波数

2-5 MHzのコンベクスプローブまたは6-15 MHzのリニアプローブを使用する。

プローブの選択は患者の体型や実施体位により適宜行う。腹臥位で実施の場合はリニアプローブでも観察可能なことが多いが，一般には，皮膚-神経間の距離が長く，刺入角度が急峻となるため，コンベクスプローブを用いることが多い。

ブロック針穿刺法

単回投与法では，短軸走査・平行法（図3A），交差法のいずれの方法を用いてもよい。

短軸走査・平行法で持続ブロックを行う場合，ブロック針が坐骨神経に対してほぼ垂直に刺入される ため，カテーテルの留置が困難となる場合がある。したがって，短軸走査・交差法もしくは長軸走査・平行法（図3B）を用いて，坐骨神経に対して平行にブロック針が刺入されるようにするほうが，カテーテル留置が容易である。

ランドマーク法・神経刺激法による確認

1 ランドマーク法

基本的に患者の体位は超音波ガイド下法と同様に，側臥位・腹臥位・仰臥位で実施可能である。

ランドマークは大腿骨大転子および坐骨結節で，ブロック針の刺入部位は，大転子と坐骨結節を結ぶ直線の中点から垂直に4 cm尾側の点である（図4）。この点は，外側広筋と大腿二頭筋長頭との境界線上にほぼ一致し，やせた患者では直接触知可能である。

ほかにも，殿下部で大腿二頭筋を触知し，外縁を刺入点とする方法や[3]，性別・体格に関係なく正中より10 cm外側をランドマークと（この線上に坐骨神経が走行）するという報告もある[4]。

22 G，100 mmのブロック針を皮膚に対して垂直あるいはやや頭側に向けて刺入し，下腿以下への放散痛が得られるまでゆっくりとブロック針を刺入する。放散痛が得られた場所で血液の逆流が認められないことを確認したうえで局所麻酔薬を1回3-5 mlずつ数回に分けて分割注入する。

他の神経ブロックと比較すると殿下部アプローチ

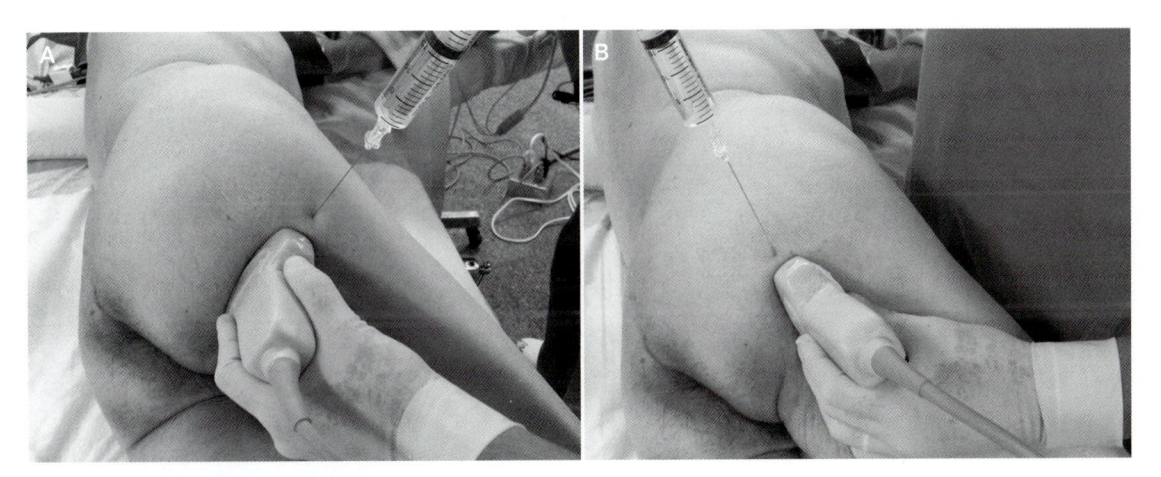

図3 ブロック針の穿刺法（側臥位）
　　　（A）短軸走査・平行法，（B）長軸走査・平行法

本症例では，大腿骨大転子側および頭側から穿刺を行っているが，状況や目的に応じて坐骨結節側や尾側からの穿刺を行ってもよい．

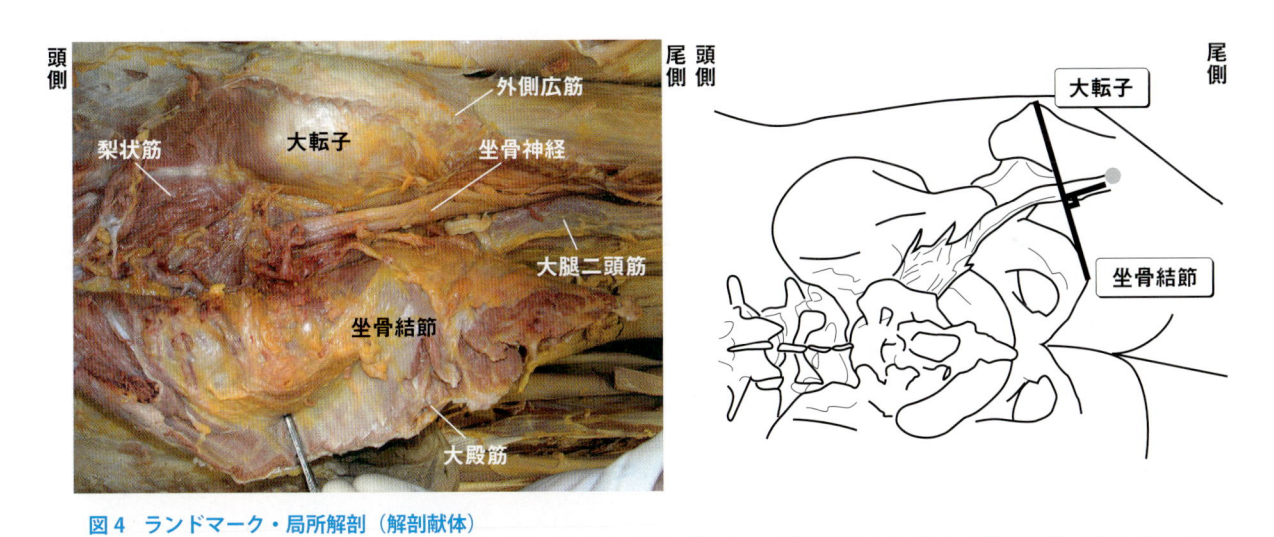

図4 ランドマーク・局所解剖（解剖献体）
大転子と坐骨結節を結んだ線の中点から尾側に4 cmの点がブロック針の刺入部となる．
〔（中本達夫．殿下部アプローチ．小松　徹，佐藤　裕，瀬尾憲正，廣田和美編．超音波ガイド下区域麻酔法．東京：克誠堂出版；2007．p.115-22 より引用）（写真は名古屋大学麻酔科柴田康之氏提供）〕

で神経の存在する部位は深いため，体表のランドマークのみで実施する際には，ブロック針の位置修正を繰り返す可能性も高く，放散痛を含めて患者の負担は少なくない。また，放散痛法は神経内注入による神経障害の危険性もあるため，決して推奨されない。

2　神経刺激法
基本的な穿刺に関する方法はランドマーク法と同様である。

患側の大腿骨大転子と坐骨結節をランドマークとして，ランドマーク法と同様に絶縁ブロック針を刺入する。

神経刺激装置の設定を，0.1 ms，2 Hz，1.0 mAとし，坐骨神経刺激による腓腹筋の収縮あるいは足関節の背屈・底屈が確認できる位置までブロック針を刺入する（図5）。

筋収縮が確認されたら，神経刺激強度を徐々に低

3　坐骨神経ブロック

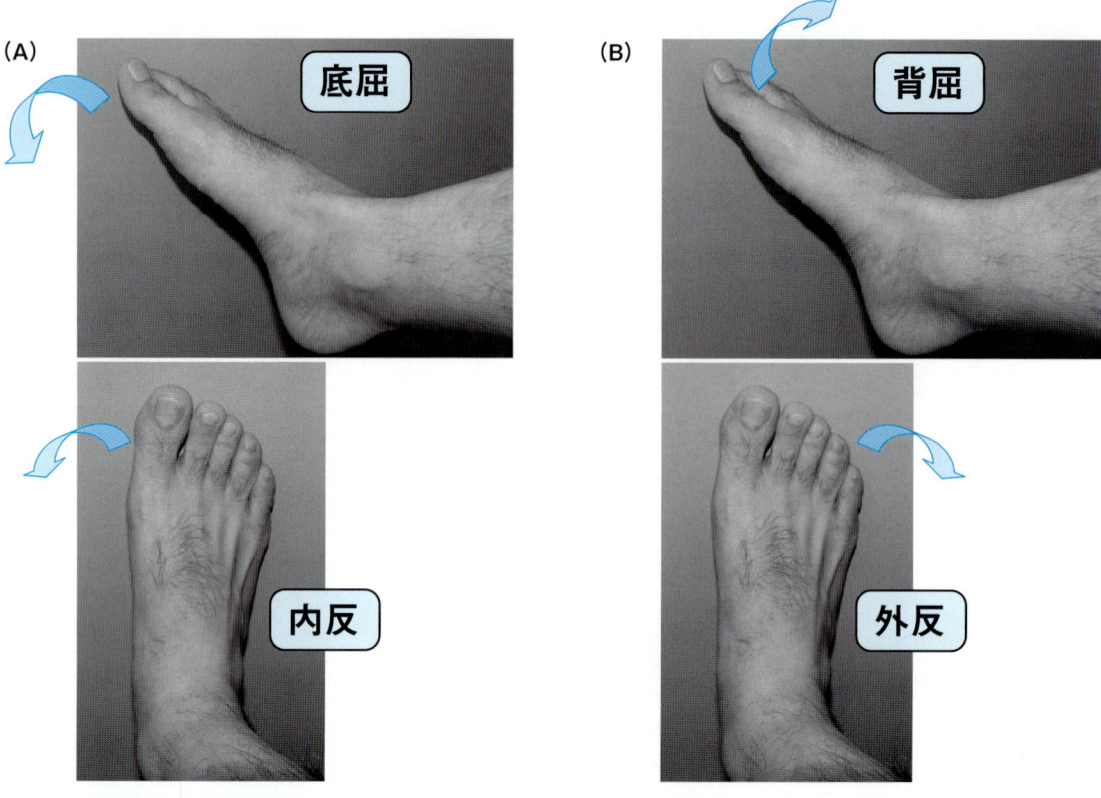

図5 坐骨神経刺激による足関節の動き
　　(A) 脛骨神経，(B) 総腓骨神経

足関節の動きによって刺激された部位が坐骨神経の脛骨神経あるいは総腓骨神経のどちらの成分であるかを判別できる．
(中本達夫．殿下部アプローチ．小松　徹，佐藤　裕，瀬尾憲正，廣田和美編．超音波ガイド下区域麻酔法．東京：克誠堂出版；2007. p.115-22 より引用)

下させ，0.3-0.5 mA の刺激で筋収縮が認められるようであれば，その場所で血液の逆流がないことを確認のうえ，1回 3-5 ml ずつ数回に分けて局所麻酔薬を分割注入する．

　0.2 mA 以下で筋収縮が得られる場合には神経穿刺の危険性があるため[5]，ブロック針をほんの少しだけ戻したうえで局所麻酔薬の注入を行うべきである．

　神経刺激法がランドマーク法（放散痛法）と比較して優れている点の一つは，ブロック針と神経の接触を必要としないこと以外に，ブロック針が坐骨神経に的確に進まなかった場合に，神経刺激に伴う坐骨神経刺激以外の筋収縮からブロック針の位置を推測できることである（表1）．これによって，坐骨神経の同定を行うまでのブロック針の修正の回数が減少し，患者に対する負担も軽減されると考えられる．

　糖尿病性ニューロパチーなどの末梢神経障害のある患者では，神経刺激法での神経同定を行う際に，筋収縮を誘発する刺激閾値が極度に高くなっている場合がある．この場合，神経穿刺や神経障害を来す危険性が高まるため，超音波ガイド下に実施することが望ましいと考える．

超音波神経画像 [6,7]

　殿下部アプローチで得られる，坐骨神経の標準的な超音波走査画像を提示する（図6）．

　使用するプローブによって坐骨神経の描出に若干の違いがあることに留意していただきたい．基本的には，このアプローチでは坐骨神経は大殿筋の直下で大腿骨大転子の内側で坐骨結節から起始する大腿二頭筋長頭もしくは坐骨結節のすぐ外側に存在し，

表1 神経刺激法での殿下部アプローチ実施時の反応と対応

神経ブロック針刺入時の反応	解釈	対応
大殿筋の収縮	大殿筋の直接刺激または下殿神経刺激	針の位置が浅すぎる. または穿刺位置が頭側すぎる.
骨に当たった感覚	大腿骨あるいは坐骨への接触	針先をいったん皮下まで戻し,やや内側あるいは外側に向けて再穿刺する.
下腿から足関節の筋収縮	坐骨神経本幹の刺激	そのまま神経刺激を 0.5 mA まで低下させ,足関節の筋収縮を確認のうえ,局所麻酔薬を注入する.
大腿後面の筋収縮	坐骨神経の大腿二頭筋あるいは半膜様筋・腱様筋枝の刺激	坐骨神経筋枝への刺激なので,悪くはない. そのまま局所麻酔薬注入. あるいは,やや外側へ修正してもよい.
股関節の内転	大内転筋や大腿方形筋への直接刺激	針の位置が深すぎる. 針先をいったん皮下まで戻し,刺激出力を 1.5-2 mA に変更して足関節の動きが得られるおおむねの深さを探す.

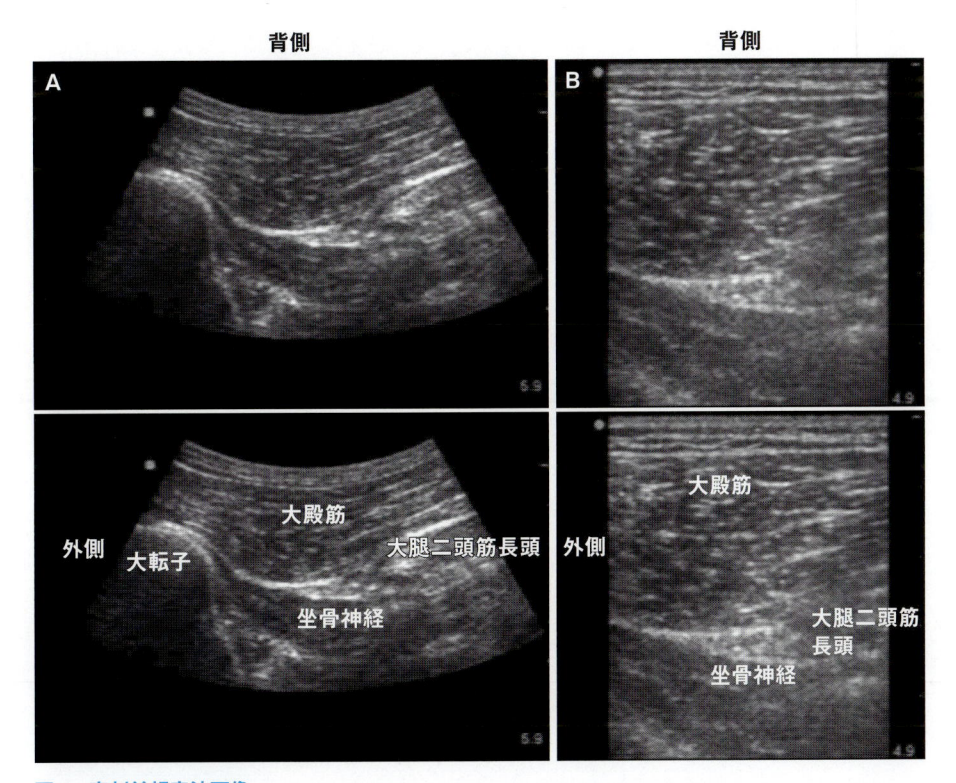

図6 穿刺前超音波画像
(A) コンベックスプローブ (2-5 MHz), (B) リニアプローブ (6-13 MHz)

コンベックスプローブとリニアプローブでは坐骨神経や周囲組織の描出に違いがあるため,それぞれの特徴を理解する必要がある. 坐骨神経は,大殿筋の腹側に高エコー性の三角〜唇型の構造として認められる.

楕円形あるいは唇状の高エコー性の構造として確認される.

穿刺前超音波画像評価

正確に殿下部アプローチによる坐骨神経ブロックを実施するためにも,ブロック実施前の神経描出が重要である.

体表ランドマークを目安に超音波プローブを置き,大殿筋・大腿骨大転子・大腿二頭筋長頭(坐骨結節)といった超音波画像上のランドマークを確認し,大殿筋のすぐ腹側に楕円〜三角形の高エコー性

の構造として認められる坐骨神経を確認する（図6）。

リニアプローブの場合，同一画面上にすべてのランドマークおよび神経を描出することは難しい。

最も神経を良好に描出できるプローブの位置を決定したら，プローブの位置が分かるように皮膚にマーキングを行い，可能であればブロック針の刺入点もあらかじめマークしておく。

ブロック針サイズ

21-23 G，60-120 mm（通常の体格の患者の場合にはおおむね 100 mm で対応可能）のブロック針（神経刺激法を用いる際には絶縁針）を用いる。

持続ブロック施行時には，18 G，100 mm Tuohy 針（神経刺激対応）を用いるとよい。

局所麻酔薬投与量

局所麻酔薬の選択にあたっては，対象となる手術の所要時間および術後鎮痛の必要性などから判断する。

比較的短時間手術で術後鎮痛の必要性が低い場合：リドカインまたはメピバカイン。

2 時間を超える手術あるいは術後の鎮痛を必要とする場合：ロピバカインまたはレボブピバカイン。

投与量はいずれの場合も，20-25 ml を用いて，坐骨神経全周を局所麻酔薬が取り囲むように（ドーナツサイン），超音波走査画面上で確認しながら 3-5 ml ずつ分割注入する。実際には，比較的神経が深部に存在し針先の微調整が困難なことから，神経の腹側まで十分に薬液を広げられないこともあるが，十分な発現時間（約 30 分）を待てば効果は得られる。

前述のとおり，坐骨神経ブロックは大腰筋筋溝ブロックや大腿神経ブロックなどと併用されることが多いため，総使用量が極量を超えないように配慮する必要がある。

単回投与ブロック

単回投与ブロックで殿下部アプローチによる坐骨神経ブロックを行う場合，超音波走査画面上に，前述の標準的な神経描出画像が得られるようにプローブを調整する（図2）。

患者の体位や坐骨神経の位置から，実施しやすい穿刺法を用いてブロック針先端を坐骨神経の近傍へと誘導する。この際，その後の薬液注入時にブロック針の運針が容易となるように坐骨神経の内あるいは外縁を目標に進めるほうがよい。

持続ブロック

殿下部アプローチでの持続坐骨神経ブロックは，カテーテルを神経に沿わせて進めるため，短軸走査・交差法もしくは長軸走査・平行法で穿刺する必要がある。

坐骨神経を同定するのに超音波走査以外に神経刺激法を併用する場合（dual guidance 法），絶縁 Tuohy 針を用いるとよい。針の長さは 50，100，150 mm から選択可能であるが本アプローチの場合，高度肥満がなければ 100 mm で実施可能である。

患者が高度肥満など，坐骨神経の走行が深部の際は，超音波ガイド下法のみでカテーテル留置を行なうには超音波画像が不鮮明なことがあるため，超音波ガイド下法単独では行わずに前述の神経刺激法併用（dual guidance 法）にてカテーテル留置を行うべきである。

この部位では，坐骨神経の長軸での描出も比較的容易であるため（図7），短軸走査・平行法を用いてカテーテル留置を行うほうが初心者には容易であると思われる。具体的には，最初に短軸走査で坐骨神経の同定を行い，画面中央に坐骨神経が描出されるようにする。神経の深さを記憶したうえで，常に画面中央の同じ深さに坐骨神経の高エコー性の構造が描出されるように微調整しながら 90°プローブを回転させると，神経特有の線維性パターンを伴う高エコー性の連続構造が出現する。

手術部位などから穿刺部位をプローブの頭・尾側のいずれにするか，あらかじめ決めておき，平行法で坐骨神経の背側へと針を進める。薬液を用いて神経背側を液性剝離しカテーテル留置スペースを確保したのちに，カテーテルを挿入する（図8）。神経と筋肉の境界が不鮮明な場合など針先のコントロールが不安であれば，あらかじめ短軸走査・平行法で

神経背側に薬液注入を行っておき，長軸走査の際には，神経背側に広がった低エコー性の薬液貯留部を目標とするのも一法である。

いずれの場合も，カテーテルは3-5 cm針先を超えて挿入し，皮膚にカテーテルを固定する。

● レスキューブロック

殿下部アプローチでの坐骨神経ブロックの効果が不十分な場合には，次項で扱う膝窩アプローチによる坐骨神経ブロックをレスキューブロックとして用いる。

● 実際の手技とプロトコール

①前述のとおり，ブロック実施のための体位（側臥位・腹臥位・仰臥位）をとらせたうえで，穿刺前超音波画像評価を行う。単回投与ブロックか持続ブロックかによってブロック針の刺入予定部位が異なると思われるが，最も神経の描出が良好に行えるプローブの種類（コンベクスあるいはリニアプローブ）および位置を確認し，プローブの位置およびブロック針刺入予定部位のマーキングを行う。この際に，超音波画面の輝度調節や深度の最適化も実施しておく。

②ブロック針刺入部位の消毒を実施する。プローブに超音波ゼリーを塗布し，その上から滅菌プローブカバーを装着する。

③予定刺入部位よりブロック針を刺入する。平行法・交差法いずれの方法でもブロック針先端の位置を確認しながら，坐骨神経に向かって針を進める（図9）。この際，坐骨神経の中央よりはむしろ外縁を目標にブロック針を進めるほうが，その後の局所麻酔薬の注入を行いやすい。

④殿下部アプローチでは超音波ガイド下に行う他の末梢神経ブロック（腕神経叢や大腿神経など）と比較して，神経が比較的深部（体格によるがおおむね4-8 cm）に存在し，内外側に坐骨結節・大転子が存在するため，ブロック針の刺入角度が大きくなる。リニアプローブを用いた平行法を実施する際にはブロック針の描出が難しくなるため，ブロック針刺入時の周囲組織の動きなども参考に

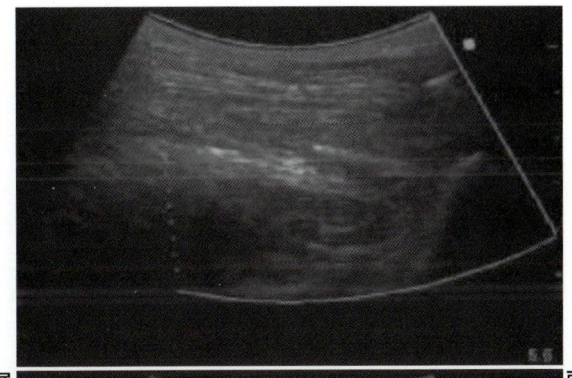

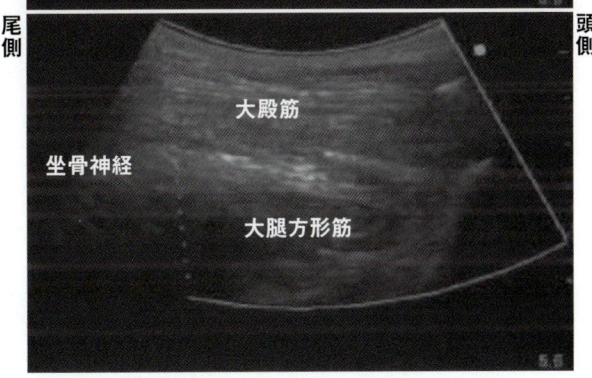

図7　穿刺前超音波画像（坐骨神経長軸像）
坐骨神経の短軸像を得たのち，画面中央に坐骨神経が描出されているのを確認しながら90°回転させることで得られる．

するとよい。

⑤神経が深部にある場合や神経の描出が不鮮明な時には，神経刺激装置の併用が推奨される。

⑥ブロック針先端の描出が不良の際には，5％ブドウ糖液を少量注入することで神経刺激の反応に影響することなく，針先のコントラストを得やすい[8]。

⑦神経周囲への薬液注入時の基本は"少量分割投与"と"ドーナツサイン"を超音波画像上確認することである。血液逆流がないことを確認しながら3-5 mlずつ薬液を注入し，必要に応じて針先位置を修正して神経全周にわたって薬液が広がることをリアルタイムに確認する（図10）。

手技のコツ

①平行法で実施の際，ブロック針の刺入はプローブの内・外側どちらからでもよいが，薬液の広がりをより坐骨神経全周にわたらせるためには，神経の辺縁部に針を到達させ，背側・腹側に薬液を注

3　坐骨神経ブロック　121

尾側　　　　　　　　　　　　　　　　　　　　頭側

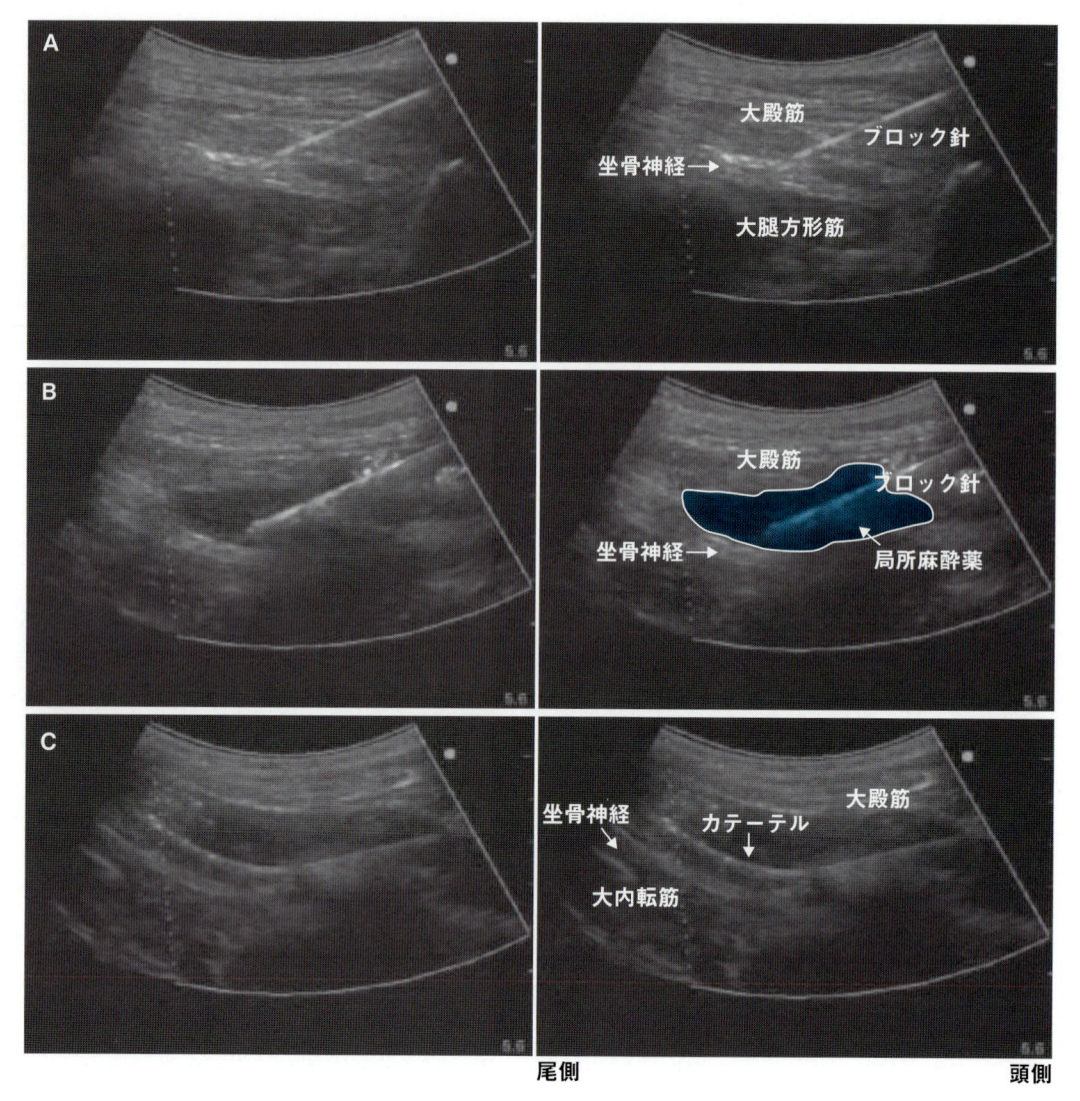

図8　持続坐骨神経ブロック（長軸走査，平行法）
(A) プローブ頭側より平行法でTuohy針を刺入し坐骨神経の近傍まで誘導する．
(B) 坐骨神経背面に薬液を注入して，神経を液性剥離しカテーテル挿入の空間を確保する．
(C) カテーテルを剥離した空間へと挿入し，坐骨神経と並走していることを確認する．

入して周囲組織との液性剥離を試みるとよい．
②大殿筋にブロック針を刺入する際には，あらかじめ局所麻酔を併用するか軽度の鎮静下に行うほうが患者のストレスが少ない．

よくある失敗を防ぐには
①坐骨神経を見つけられない・・・!
　殿下部アプローチの際の，坐骨神経検出のランドマークは，大腿二頭筋長頭（あるいは坐骨結節）・大腿骨大転子・そして大殿筋腹側の筋膜（高エコー性）である．ていねいに大殿筋腹側の筋膜直下を観察し高エコー性の構造を確認したら，頭尾側にプローブを移動させて神経の連続性を確認する．大腿二頭筋長頭や大腿方形筋を坐骨神経と誤解する可能性があるが，これらは一般に低エコー性に描出され，坐骨結節レベルを境に連続性がなくなる．
　坐骨結節が確認できればそこから尾側にプローブをスライドすると，坐骨結節の消失と同時に描出される円形の筋構造（大腿二頭筋長頭）が描出で

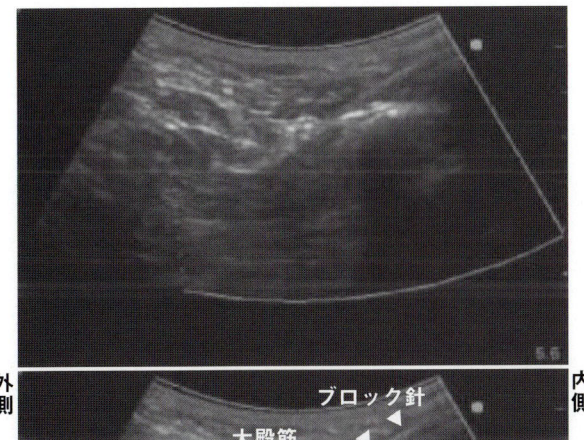

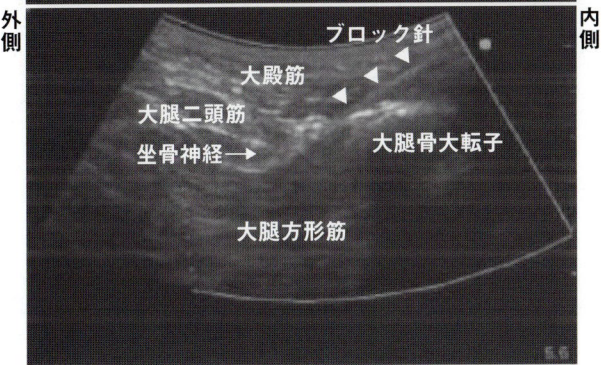

図9　ブロック針穿刺時の超音波画像（平行法）
大転子側から坐骨神経の外側縁に向かってブロック針が刺入されている．

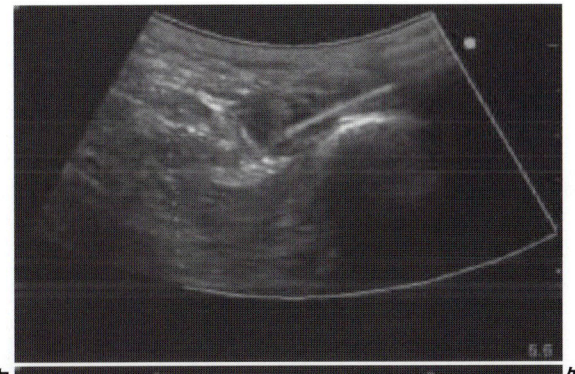

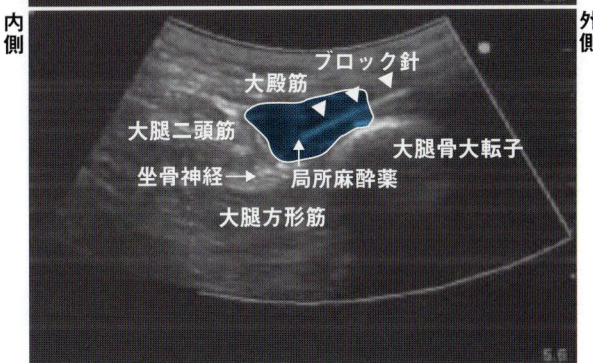

図10　局所麻酔薬注入後の超音波画像（平行法）
超音波ガイド下にブロック針を操作し，坐骨神経を包み込むように局所麻酔薬を少量ずつ分割投与した．局所麻酔薬の広がりは，無エコー性の構造として描出されている．

きる。坐骨神経はこの構造のすぐ外側にあるということを意識しておけば坐骨神経の同定は決して難しくない。

②神経刺激をしても足関節の動きが確認できない！
肥満患者などで超音波での神経描出が必ずしも良好でない際には，神経刺激併用で実施することが多い。ブロック針を坐骨神経と思われる構造に近づけて，0.5 mAでのテスト刺激を行ったにもかかわらず，足関節の動きや腓腹筋の収縮が得られないことがある。坐骨神経の周囲は脂肪組織に包まれているため，実際には神経とブロック針先端との距離が意外とあることが多い。

刺激強度は針先と神経の距離の2乗に反比例するため，坐骨神経の同定目的であれば，刺激出力を1-1.5 mA程度まで増加させて筋収縮が確認できれば問題ない。

合併症

神経穿刺や神経内注入による神経障害，局所麻酔薬中毒，下殿動脈損傷による血腫形成，などが挙げられる。

文献

1) Guardini R, Waldron BA, Wallace WA. Sciatic nerve block : a new lateral approach. Acta Anaesthesiol Scand 1985 ; 29 : 515-9.
2) Fuzier R, Hoffreumont P, Bringuier-Branchereau S, et al. Does the sciatic nerve approach influence thigh tourniquet tolerance during below-knee surgery? Anesth Analg 2005 ; 100 : 1511-4.
3) Sukhani R, Candido KD, Doty R Jr, et al. Infragluteal-parabiceps sciatic nerve block: an evaluation of a novel approach using a single-injection technique. Anesth Analg 2003 ; 96 : 868-73.

4) Franco CD, Choksi N, Rahman A, et al. A subgluteal approach to the sciatic nerve in adults at 10 cm from the midline. Reg Anesth Pain Med 2006 ; 31 : 215-20.
5) Voelckel WG, Klima G, Krismer AC, et al. Signs of inflammation after sciatic nerve block in pigs. Anesth Analg 2005 ; 101 : 1844-6.
6) Moayeri N, van Geffen GJ, Bruhn J, et al. Correlation among ultrasound, cross-sectional anatomy, and histology of the sciatic nerve: a review. Reg Anesth Pain Med 2010 ; 35 : 442-9.
7) Chan VW, Nova H, Abbas S, et al. Ultrasound examination and localization of the sciatic nerve : a volunteer study. Anesthesiology 2006 ; 104 : 309-14.
8) Tsui BC, Kropelin B. The electrophysiological effect of dextrose 5% in water on single-shot peripheral nerve stimulation. Anesth Analg 2005 ; 100 : 1837-9.

〔中本　達夫〕

4 前方アプローチ★★★

はじめに

　前方アプローチは大腿骨小転子のレベルで前方から坐骨神経に到達するテクニックである。坐骨神経はこの部位では大腿骨の後側を走行し，大内転筋と大殿筋に囲まれている（図1, 2）。坐骨神経ブロックのなかでも皮膚から坐骨神経までの距離が最も長くなるアプローチ法である。前方アプローチの最大の利点は患者を側臥位あるいは腹臥位にする必要がないことであるが，神経までの距離が長いため超音波診断装置を用いて神経，ブロック針を描出することがしばしば困難であることから，超音波ガイド下神経ブロックの中でもいわば上級者向けのブロックであるといえる。したがって，外傷などのため腹臥位をとることができない場合など，特別な事情がない限り他のアプローチによる坐骨神経ブロックが好まれるようである。上級者向けのテクニックではあるが，熟練者が行えば殿下部アプローチと比較してもブロック効果に差はないようである[1]。

　このアプローチは殿部周辺での坐骨神経ブロックの中では最も遠位でのブロックとなるため，後大腿皮神経がブロックされる確率は低いと考えたほうがよい。

　ランドマーク法で前方アプローチを行う場合，しばしば大腿骨小転子が障害物となって坐骨神経に到達できない場合があるが[2,3]，超音波ガイド下にブロックを行うことによって，ほぼ全例で坐骨神経に到達できると考えられる。また，本アプローチでは，ランドマーク法・神経刺激法によると大腿骨へのブロック針の接触により患者が強い痛みを訴えることがあるが，超音波診断装置を用いることによって大腿骨への針の接触を避けることができ，ブロック時の患者の苦痛を軽減できる。

適 応

　下腿の手術で，特に外傷などのため患者が側臥位，腹臥位になることが困難な場合が最もよい適応となる。ただし，後述するように，ブロックする際には下肢を屈曲・外旋する必要があることに留意されたい。大腿神経ブロック，外側大腿皮神経ブロックと併用することによって膝関節より遠位の手術全般に用いることができる。大腿神経ブロックが膝関節の術後鎮痛に有効であるとする報告はいくつかあるが[4,5]，さらに持続坐骨神経ブロックを併用することによって，より質の高い鎮痛を実現できる[6,7]。

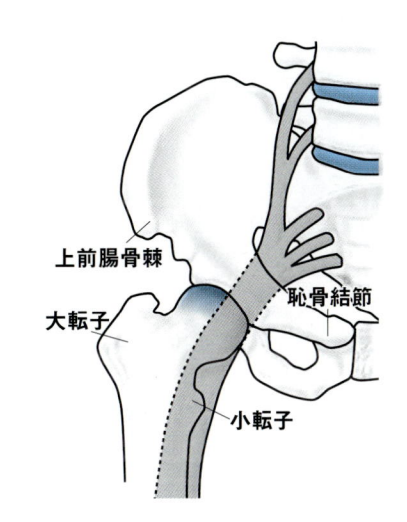

図1　坐骨神経と大腿骨の位置関係

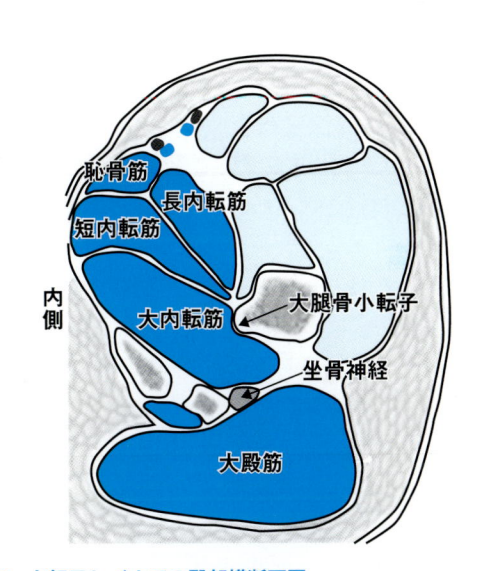

図2　小転子レベルでの殿部横断面図

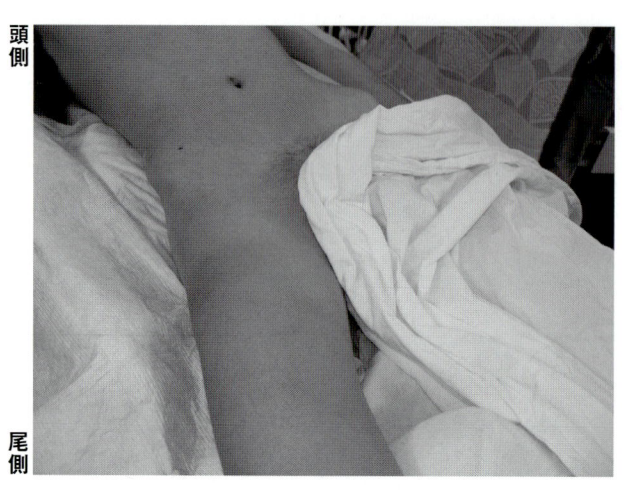

図3 体位

（藤原祥裕．前方アプローチ．小松　徹，佐藤　裕，瀬尾憲正，廣田和美編．超音波ガイド下神経ブロック法ポケットマニュアル．東京：克誠堂出版；2006．p.81 より引用）

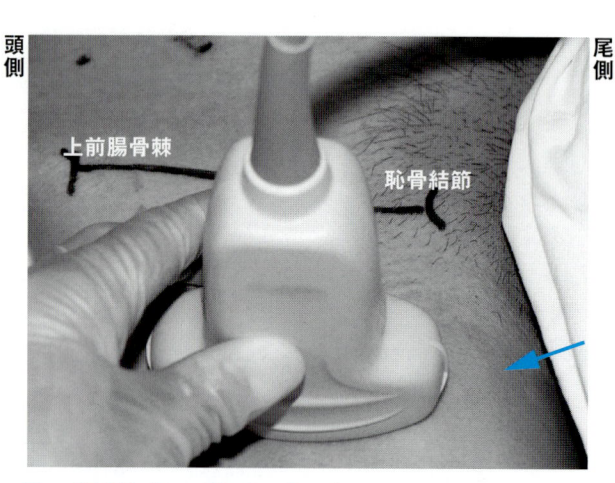

図4 超音波プローブの当て方・ブロック針の穿刺法

➡：穿刺針穿刺方向

（藤原祥裕．前方アプローチ．小松　徹，佐藤　裕，瀬尾憲正，廣田和美編．超音波ガイド下神経ブロック法ポケットマニュアル．東京：克誠堂出版；2006．p.83 よりー部改変引用）

● 体　位

　体位は仰臥位とし，ブロックする側の股関節，膝関節を屈曲させたうえで下肢を外旋させる（図3）。Vloka ら[8]は下肢を内旋することによって，ブロック針が坐骨神経へ到達しやすくなると報告したが，超音波ガイド下に坐骨神経ブロックを行う場合は，逆に外旋したほうがブロック針の描出が良くなる。ランドマーク法に比べ，刺入部がかなり内側となるので大腿骨小転子によって坐骨神経への針の到達が妨げられることはない。

● 超音波プローブの位置と向き

　鼠径溝の中点より8cm下方にプローブを水平面と平行に当てる（図4）。

● 超音波プローブ周波数

　プローブは2-5 MHzのコンベクスプローブを使用する。

● ブロック針穿刺法

　プローブの内側より平行法で針を刺入する。

● ランドマーク法・神経刺激法による確認

1 ランドマーク法

　前方アプローチの際に針の刺入点を決定するランドマークは過去にいくつも提唱されているが，われわれはChellyら[9]の方法に従っている。つまり，上前腸骨棘と恥骨結節を結んだ線の中点から下方に垂線を引き，その垂線上8cmのところを刺入点とし，皮膚に垂直に針を刺入する。

2 神経刺激法

　神経刺激装置を用いる場合は，刺激電流を1.5 mAに設定し針を進めていく。8-10 cmの深さで腓腹筋，足関節，つま先の筋肉の収縮が得られたら刺激電流を0.2-0.5 mAまで下げ，筋収縮があることを確認し局所麻酔薬を注入する。

● 穿刺前超音波画像評価

　超音波神経画像：扁平な楕円から三角形の高エコー性の構造物。

　皮膚消毒の前に，実際に超音波プローブを患者の身体に当て以下の項目を確認する。実際の穿刺操作を円滑に進めるうえで不可欠の過程である。

①まず，描出条件の最適化（ゲイン・コントラスト・

スケール・フォーカスの調節）を行う。
②低周波数コンベクスプローブを用いて大腿動静脈断面像の確認を行い，その外側後方に小転子，内側後方に大内転筋を確認する。
③さらに，小転子の内側後方に坐骨神経を確認し，超音波画像上最適な刺入点・刺入方向の決定とマーキングを行う。

ブロック針サイズ

20 G，100-150 mm のブロック針を使用する。

局所麻酔薬投与量

0.2-0.375％ロピバカインを使用する。単回投与として通常用いる薬液量は 20-30 ml である。

持続ブロック

われわれの施設では本アプローチによる持続ブロックは行っていない。本アプローチは神経までの距離が長いこと，適当なカテーテル留置用のブロック針が市販されていないこと，他にいくつかのアプローチ法があることなどがその理由である。

レスキューブロック

坐骨神経ブロック（膝窩アプローチ），後脛骨神経ブロック，腓腹神経ブロック，浅・深腓骨神経ブロック。

実際の手技とプロトコール

①鼠径溝の中点より約 8 cm 遠位で大腿内側にプローブを横断面と平行に当てる。プローブは 2-5 MHz のコンベクスプローブを使用する。
②大腿動静脈の横断面像を描出する。プローブを内側に平行移動させ，前後方向にスキャンする。
③大腿動静脈の内側後方に前方より長内転筋，短内転筋，大内転筋を認める。さらにその後方には大殿筋を認める（図 5）。
④大腿動静脈の後方には，表面が高エコー性，その

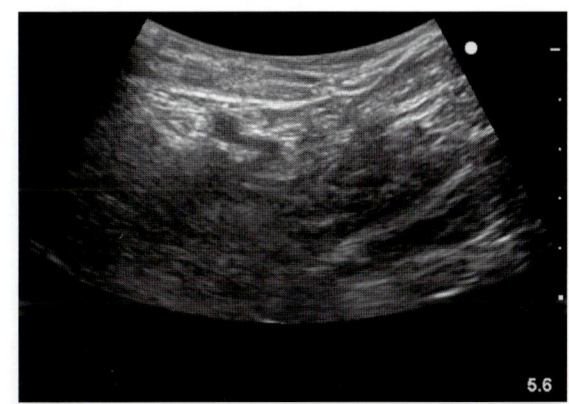

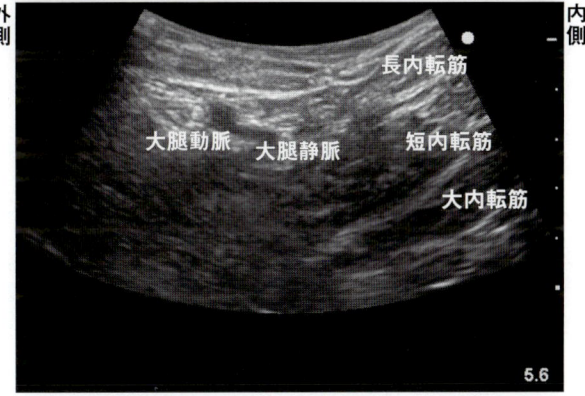

図 5　穿刺前超音波画像（1）

後方に音響陰影を引く大腿骨を認める。大腿骨の表面が平らになり幅が広がったように見える部位が小転子である。坐骨神経は小転子のやや内側後方，大内転筋と大殿筋の間に高エコー性の楕円形から扁平な三角形の構造物として確認できる（図 6）。図 7 に示すように小転子より頭側では坐骨神経前方に大腿方形筋を認めるようになり，殿下部アプローチに近い画像が得られるようになる。
⑤プローブの内側（大腿内側側のプローブ端）から坐骨神経をめがけてブロック針を進めていく。前方アプローチでは時として，皮膚から坐骨神経までの距離が 10 cm に達することもあるため，ブロック針は 100 mm 以上の長さのものを用いる。プローブのすぐ脇から針を刺入すると針の進入方向と超音波ビームの方向がほとんど平行になりブロック針の描出がしばしば困難となる。プローブの内側数 cm を刺入点とすることによって，ブロック針の描出が容易になるとともに，大腿骨小転子によってブロック針の神経への到達を妨げら

3　坐骨神経ブロック　127

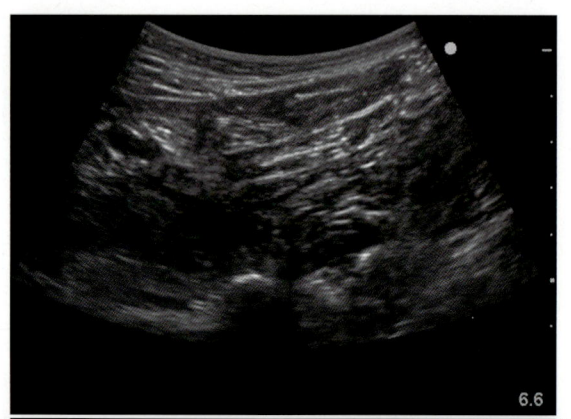

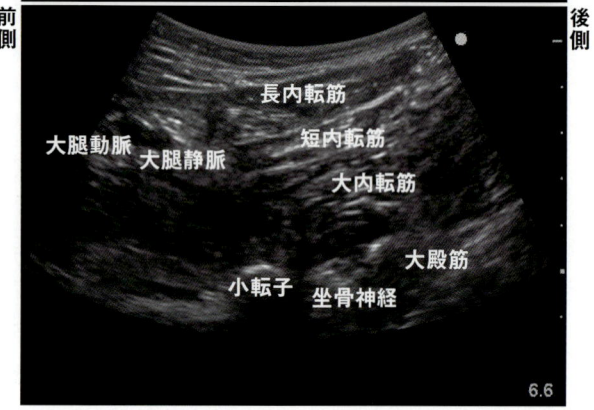

図6 穿刺前超音波画像（2）

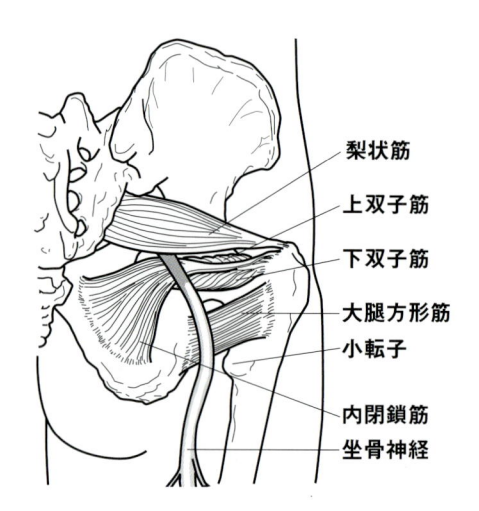

図7 小転子と大腿方形筋の関係

⑥ブロック針の先端が坐骨神経に達したのを確認したら，血液の逆流と注入時抵抗を確認したのち，局所麻酔薬を5mlずつ坐骨神経が麻酔薬で囲まれるように注入する（図8）。

手技のコツ

①神経やブロック針の描出が明瞭でない可能性があるため，通電刺激法を併用することが推奨される。Chellyらの方法で刺入する場合，ブロック針を進める際，坐骨神経に到達する前に大腿四頭筋の収縮を見ることがある。この場合は，ブロック針をさらに深く進めなければならない。また，踵をベッド上に直接置くと足関節の動きを見逃すことがあるので，通電刺激時は足首をフットレストに乗せて踵を浮かしておくか，助手に腓腹筋かアキレス腱の動きを触知させる必要がある。

②本アプローチ時の穿刺部位では，大腿二頭筋への筋枝はすでに坐骨神経から分かれている場合があるため，大腿二頭筋の収縮は必ずしも坐骨神経の刺激の指標とならないことに注意する。

よくある失敗を防ぐには

①坐骨神経ブロックでは麻酔の効果が出現するまで20-30分を要することがある。また，効果持続時間も通常長い。特に手術の麻酔に用いる場合には，麻酔の効果が完全になるまで辛抱強く待つことが大切である。

②本ブロックの利点は，ほぼ同じ体位，同じ刺入部位で大腿神経と坐骨神経の両方をブロックできることであるが，その場合には大腿神経の損傷を防ぐため，まず初めに坐骨神経ブロックを実施し，その後に大腿神経ブロックを行うほうが賢明であると思われる。

③一般に坐骨神経は圧迫や局所麻酔薬によって神経障害を起こしやすいといわれている。本アプローチによって局所麻酔薬を注入した場合，術中の出血量減少のために駆血帯を大腿上部に使用することの是非について結論は出ていないが，できるかぎり，近傍でのターニケットの使用は避けることが好ましいかもしれない[10]。また，神経損傷を防ぐため，注入時抵抗がある場合には薬液の注入をやめ，針先の位置を調節する必要がある。

④前方アプローチでは筋膜や骨膜にブロック針が当たることがあり，患者が強い痛みを訴えることがある。超音波ガイド下にブロックを行う場合でも

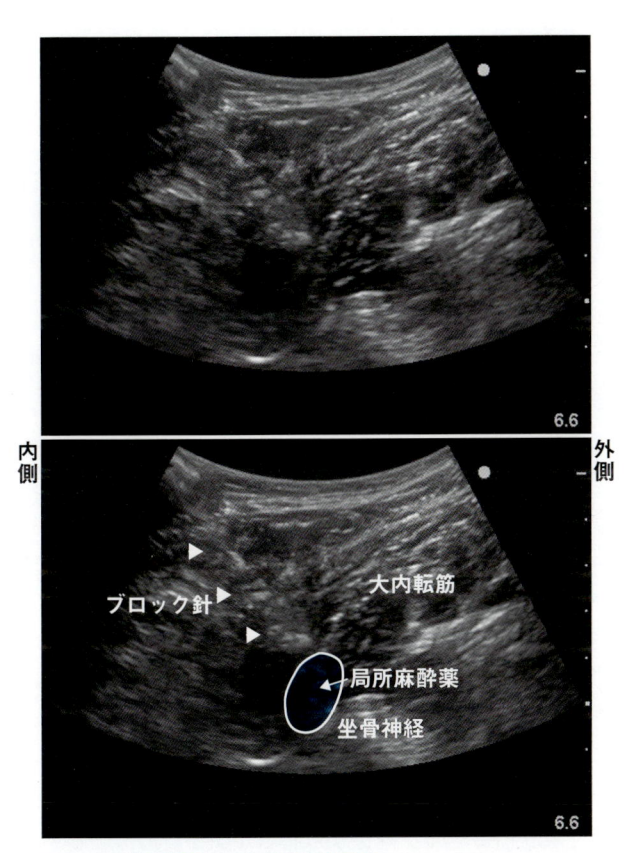

図8 局所麻酔薬注入時の超音波画像

意識下でのブロック施行時にはなんらかの鎮痛薬，鎮静薬を投与することを推奨する。

合併症

- 血腫，感染，神経損傷。
- このブロックに特異的な合併症はほとんどない。

文献

1) Ota J, Sakura S, Hara K, et al. Ultrasound-guided anterior approach to sciatic nerve block：a comparison with the posterior approach. Anesth Analg 2009；108：660-5.
2) Van Elstraete AC, Poey C, Lebrun T, et al. New landmarks for the anterior approach to the sciatic nerve block：imaging and clinical study. Anesth Analg 2002；95：214-8.
3) Ericksen ML, Swenson JD, Pace NL. The anatomic relationship of the sciatic nerve to the lesser trochanter：implications for anterior sciatic nerve block. Anesth Analg 2002；95：1071-4.
4) Chelly JE, Greger J, Gebhard R, et al. Continuous femoral blocks improve recovery and outcome of patients undergoing total knee arthroplasty. J Arthroplasty 2001；16：436-45.
5) Sites BD, Beach M, Gallagher JD, et al. A single injection ultrasound-assisted femoral nerve block provides side effect-sparing analgesia when compared with intrathecal morphine in patients undergoing total knee arthroplasty. Anesth Analg 2004；99：1539-43.
6) Tran KM, Ganley TJ, Wells L, et al. Intraarticular bupivacaine-clonidine morphine versus femoral-sciatic nerve block in pediatric patients undergoing anterior cruciate ligament reconstruction. Anesth Analg 2005；101：1304-10.
7) Ben-David B, Schmalenberger K, Chelly JE. Analgesia after total knee arthroplasty：is continuous sciatic blockade needed in addition to continuous femoral blockade? Anesth Analg 2004；98：747-9.
8) Vloka JD, Hadžić A, April E, et al. Anterior approach to the sciatic nerve block：the effects of leg rotation. Anesth Analg 2001；92：460-2.
9) Chelly JE, Delaunay L. A new anterior approach to the sciatic nerve block. Anesthesiology 1999；91：1655-60.
10) Hadzic A, Vloka JD. Peripheral nerve blocks principles and practice. New York：McGraw-Hill；2004. p.250.

（藤原　祥裕）

5 膝窩アプローチ★

はじめに

　膝窩アプローチは遠位坐骨神経ブロックの範疇に入り，坐骨神経が総腓骨神経と脛骨神経に分枝する膝窩部（大腿後面の下部で大腿二頭筋腱と半膜様筋／半腱様筋腱に囲まれた三角の領域）で，坐骨神経をブロックする方法である。

　大腿神経ブロックと同じくリニアプローブを用いて，仰臥位・腹臥位・側臥位のいずれの体位でも施行可能であることに加えて，比較的浅い位置（4cm以内）に存在し，解剖学的に大腿骨・膝窩動静脈・大腿二頭筋などの超音波走査により判別しやすいランドマークが存在することから，超音波ガイド下での坐骨神経ブロックを行う際には非常に有用なアプローチである。

　本項では，超音波ガイド下法以外にも神経刺激装置を用いたランドマーク法や持続坐骨神経ブロックについても触れ，膝窩アプローチ全般の解説を行う。

● 適 応

　人工膝関節置換術（total knee arthroplasty：TKA）時の，脛骨コンパートメントや膝裏の術後鎮痛に有用であることに加え，主として膝より遠位の下腿・足関節・足の手術が適応となる。

　下腿内側から内果にかけて創が及ぶ際には，大腿神経ブロックや伏在神経ブロックとの併用が必要である。

　TKA以外にも趾切断や下腿骨折，矯正骨切り，足関節形成術，足関節骨折，アキレス腱縫合，踵骨骨折などが対象手術となる。

　持続ブロックでは膝以下の術後痛や下腿以下の重症虚血肢に伴う疼痛・切断術後の幻視痛に対する疼痛管理などに応用可能である[1]。

● 体 位

　仰臥位・腹臥位・側臥位のいずれの体位でも実施可能である。神経刺激による確認を併用する際は，足関節の動きが妨げられないように，足関節以下は

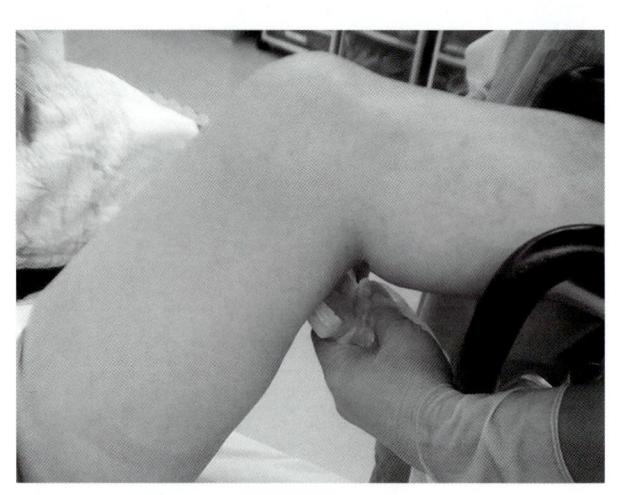

図1　体位（仰臥位）
下腿を台の上に乗せ，膝窩部背側に空間を確保する．

自由度をもたせた状態にするほうがよい。

　仰臥位で実施する際には，膝窩部の下にプローブを走査する空間を確保する必要があるため，下腿を台の上に乗せる，膝を立てやや股関節を内旋気味にするなどの工夫が必要である（図1）。また，側臥位で実施の際は，患側を上にし，Sim's position（坐骨神経ブロック殿下部アプローチ参照）とすると体位が安定して手技が行いやすい。

● 超音波プローブの位置と向き

1 短軸（水平断面像）走査

　膝関節を屈曲させる際にできるシワ（膝窩溝）の直上から頭側5cmの間で，膝窩溝に平行で大腿中央よりもやや外側にプローブを置く（図2）。プローブは大腿長軸に対して垂直になるはずである。実際には，この位置から頭尾側へプローブを水平移動させながら，坐骨神経の描出が良好な位置を検索する。

　従来のランドマーク法では坐骨神経の分岐位置に個人差が大きいことから，分岐前のレベルでブロックを行うために，膝窩溝より5-10cm頭側での穿刺を推奨していたが，超音波ガイド下法ではブロック部位としては分岐部〜分岐直後付近が推奨され，従来法よりも膝窩溝に近いレベルでのブロックとなる。

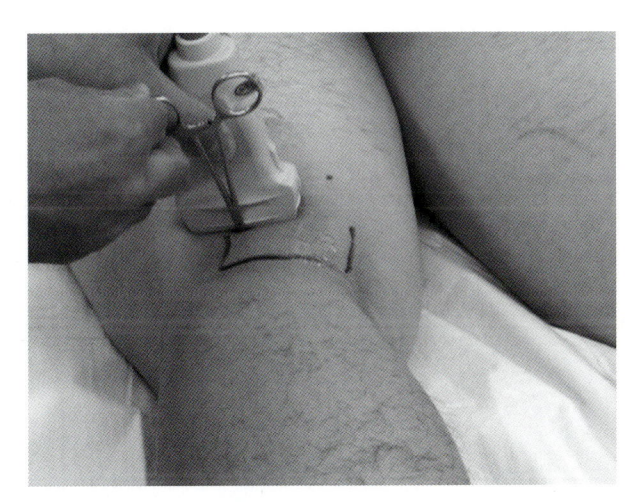

図2　超音波プローブの当て方（腹臥位）
大腿長軸に対して垂直にプローブを当てる．

また，この部位では坐骨神経は深部から体表に近い部位へと走行しているので，プローブを皮膚に対して垂直に当てるのではなく，やや尾側に向けたほうが超音波ビームは神経に対して垂直に当たるため明瞭な画像を得ることができる．

2 長軸（矢状断面像）走査

坐骨神経分岐部レベルで短軸走査による坐骨神経の同定を行ったのち，神経が画面の中心となるようにプローブを調整する．超音波ビーム面から坐骨神経が逸れないように微調整しながら，プローブを90°回転させると典型的な線維性構造を伴う坐骨神経の長軸像が得られる（図3）．

● 超音波プローブ周波数

6-15 MHz のリニアプローブを用いる．
皮下脂肪の多い肥満患者などで，神経が深部に存在し，描出が不良な場合には 2-5 Mz コンベクスプローブを用いてもよいが，膝窩溝近くでは坐骨神経（脛骨神経）は極めて浅い位置を走行するため，現実的にはリニアプローブでほとんどの症例に対応可能である．

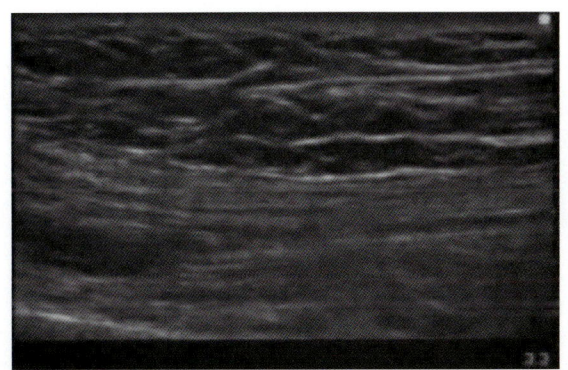

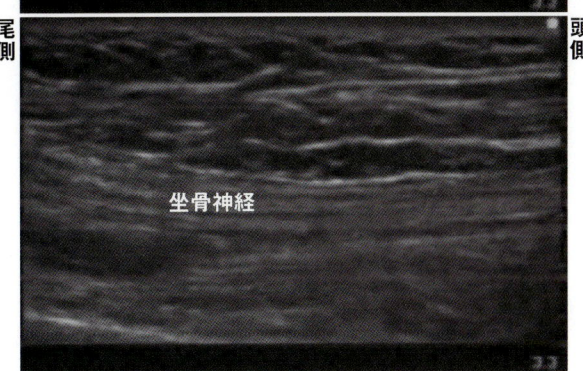

図3　長軸走査での坐骨神経の描出
尾側に行くに従って神経が浅部へと移行していくのが分かる．

● ブロック針穿刺法

単回投与法では，短軸走査・長軸走査のいずれの場合も，平行法を用いるほうが針先の描出が良好であるためブロックを行いやすい（図4, 5）．

持続ブロックを短軸走査での平行法で行う際には，ブロック針が坐骨神経に対してほぼ垂直に刺入されるため，カテーテルの留置が困難となる場合がある．したがって，交差法を用いて坐骨神経に対して平行にブロック針が刺入されるようにするほうがカテーテル留置が容易である．平行法を用いる場合には，ややプローブを斜めに当てて，ブロック針先端が頭側に向くような修正をしたほうがカテーテル留置を行いやすい．

腹臥位で施行する場合には，長軸走査での平行法が，神経・ブロック針・カテーテルのすべてが同一画面で確認できるため有用性が高い．

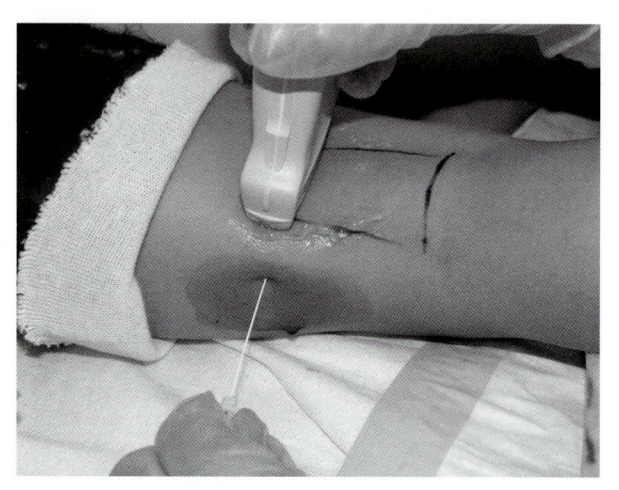

図4 ブロック針の穿刺法（腹臥位，平行法）
超音波走査面上にブロック針全長が描出されるようにプローブ外側から穿刺する．穿刺部位はプローブのすぐ外側でなくともよい．（中本達夫．膝窩アプローチ．小松　徹，佐藤　裕，瀬尾憲正，廣田和美編．超音波ガイド下区域麻酔法．東京：克誠堂出版；2007．p.123-31 より引用）

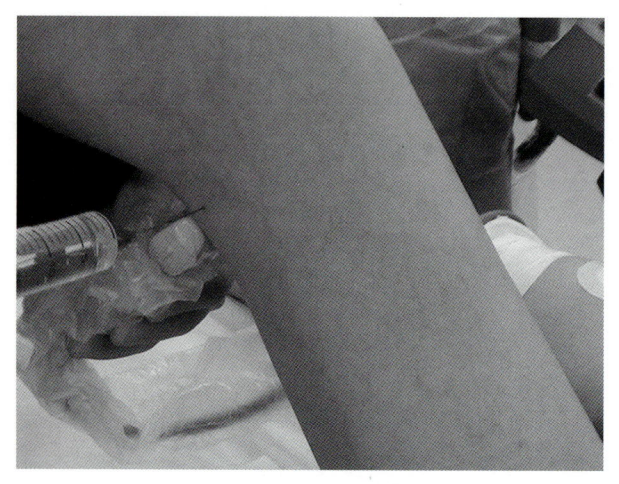

図5 ブロック針の穿刺法（仰臥位，平行法）
超音波プローブを下から膝窩部に当てて走査を行うため，あらかじめ超音波診断装置のモニター画面を上下反転させておくことで，ブロック針のコントロールが容易になる．

ランドマーク法・神経刺激法による確認

1 ランドマーク法

　腕神経叢ブロックと比較すると，膝窩アプローチでは皮膚-神経距離が深いため，体表のランドマークのみで実施する際には，ブロック針の位置修正を繰り返す可能性も高く，放散痛を含めて患者の負担は少なくない．また，神経内注入による神経障害の危険性もあるため，放散痛法は決して推奨されないことを最初に強調しておく．

　基本的に患者の体位は超音波ガイド下法と同様に，仰臥位・腹臥位・側臥位で実施可能である．Vlokaらの報告によれば，坐骨神経の総腓骨神経・脛骨神経への分枝は膝窩溝から頭側平均約60 mm（0-115 mm）で起こっており[2]，坐骨神経全体がブロックされるように分枝前のレベルでブロックすることが望ましい．

◆ **後方膝窩アプローチ**

　患者を腹臥位にする．ランドマークは膝窩溝を底辺とする大腿二頭筋腱と半膜様筋・半腱様筋腱からなる三角形もしくは台形で，ブロック針の刺入部位は，三角形の頂点あるいは台形の上辺の中点から底辺に下ろした垂線の外側で底辺より7-10 cm頭側の点である（図6）．この点は，膝窩動脈のやや外側である．膝窩動脈の拍動はやせた患者では直接触知可能なこともある．20-22 G，50-100 mmのブロック針を皮膚に対して45°の角度で頭側に向けて刺入し，下腿以下への放散痛が得られるまでゆっくりとブロック針を刺入する．通常2-5 cmで坐骨神経に達する．放散痛が得られた場所で血液の逆流が認められないことを確認したうえで局所麻酔薬を1回3-5 mlずつ数回に分けて分割注入する．

◆ **側方膝窩アプローチ**

　大腿四等筋の外側広筋と大腿二頭筋の筋溝上で大腿骨外側上顆より7-10 cm頭側の点がブロック針の刺入点である（図7）．患者を仰臥位もしくは患側を上の側臥位とする．22 G，100 mmのブロック針を皮膚に対して垂直に刺入し，大腿骨への接触を確認したら，一度皮下まで針を戻したうえで，30°針先を背側へ向けて針を進める．放散痛が得られた場所で血液の逆流が認められないことを確認したうえで局所麻酔薬を1回3-5 mlずつ数回に分けて分割注入する．放散痛が得られない場合には，針の刺入角度を5-10°腹側あるいは背側に修正して同様の操作を繰り返す．

2 神経刺激法

　基本的な穿刺に関する方法はランドマーク法と同様である．膝窩アプローチでの神経刺激法による持続ブロックは成功率も高く，合併症も少ないことが

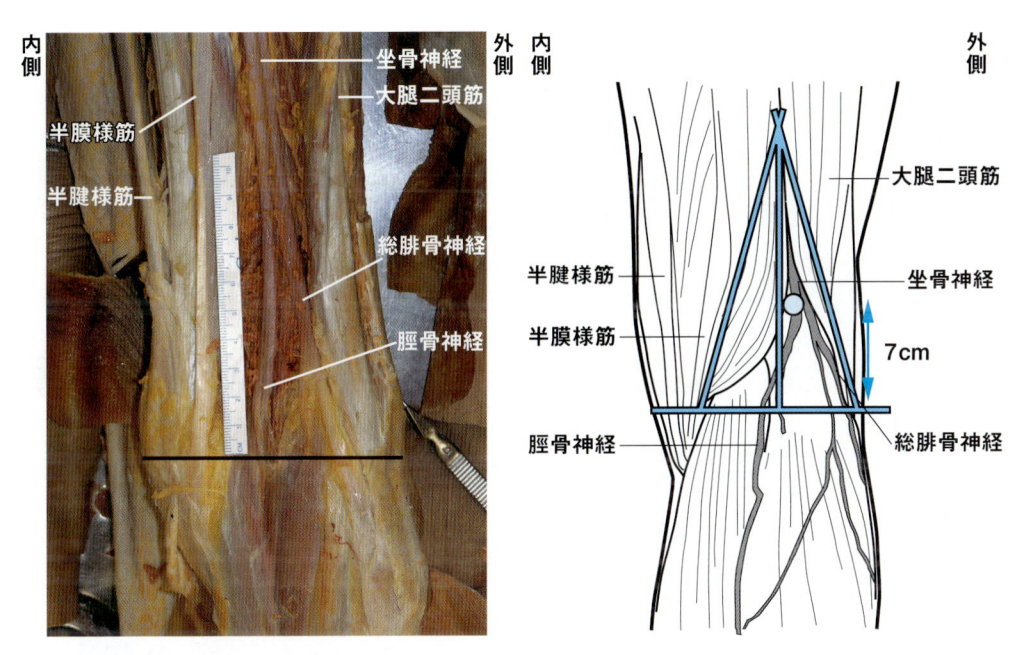

図6 後方膝窩アプローチにおけるランドマークおよび局所解剖（解剖献体）

〔(中本達夫. 膝窩アプローチ. 小松 徹, 佐藤 裕, 瀬尾憲正, 廣田和美編. 超音波ガイド下区域麻酔法. 東京：克誠堂出版；2007. p.123-31 より引用)（写真は名古屋大学麻酔科柴田康之氏提供）〕

報告されている[3]。

　後方膝窩アプローチ・側方膝窩アプローチともに，ランドマーク法と同様に絶縁ブロック針を刺入する。

　神経刺激装置の設定を，0.1 ms，2 Hz，1.0 mAとし，坐骨神経刺激による腓腹筋の収縮あるいは足関節の背屈・底屈が確認できる位置までブロック針を刺入する（図8）。

　筋収縮が確認されたら神経刺激強度を徐々に低下させ，0.5 mA以下の刺激で筋収縮が認められるように針先を微調整し，その場所で血液の逆流がないことを確認のうえ，1回3-5 mlずつ数回に分けて局所麻酔薬を分割注入する。適切な針先位置であれば，局所麻酔薬の注入とともに筋収縮の消失が確認される。

　0.2 mA以下で筋収縮が得られる場合には神経穿刺の危険性があるため，ブロック針をほんの少しだけ戻したうえで局所麻酔薬の注入を行うべきである。

　坐骨神経が総腓骨神経と脛骨神経に分枝するレベルは個人差が多く，かなり中枢側ですでに分枝を認める場合もある。このため，理想的にはより外側にある総腓骨神経の筋収縮（足関節の背屈）および脛骨神経の筋収縮（足関節の底屈）をそれぞれ確認し

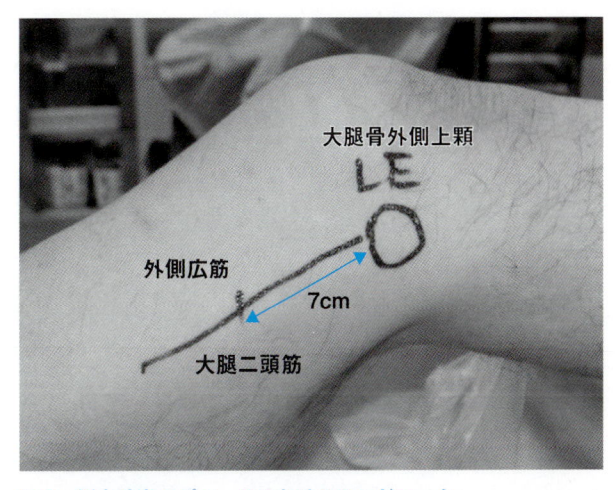

図7 側方膝窩アプローチにおけるランドマーク

(中本達夫. 膝窩アプローチ. 小松 徹, 佐藤 裕, 瀬尾憲正, 廣田和美編. 超音波ガイド下区域麻酔法. 東京：克誠堂出版；2007. p.123-31 より引用)

て個々に局所麻酔薬を注入する複数回注入のほうがよりブロックの成功率が高い。

　神経刺激法での神経同定を行う場合，糖尿病性ニューロパチーや重度の血管病変のある患者では筋収縮を誘発する刺激閾値が極度に高くなっている場合がある。このため，神経穿刺や神経障害を来す危

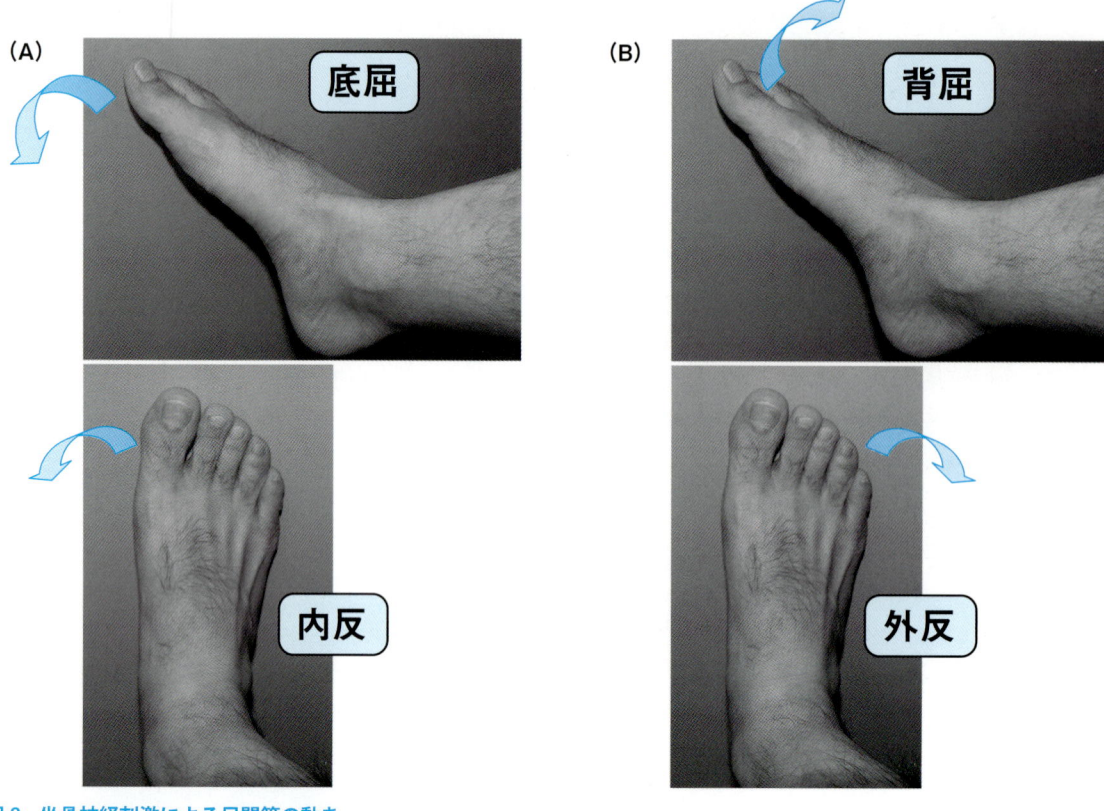

図8 坐骨神経刺激による足関節の動き
　　　(A) 脛骨神経, (B) 総腓骨神経

足関節の動きによって刺激された部位が坐骨神経の脛骨神経あるいは総腓骨神経のどちらの成分であるかを判別できる.
(中本達夫. 膝窩アプローチ. 小松　徹, 佐藤　裕, 瀬尾憲正, 廣田和美編. 超音波ガイド下区域麻酔法. 東京：克誠堂出版；2007. p.123-31 より引用)

険性が高まるため，超音波ガイド下に実施することが望ましいと考える[4,5]。

超音波神経画像[6]

　膝窩アプローチで得られる，坐骨神経の標準的な超音波走査画像を提示する。坐骨神経分岐部付近でプローブを頭尾側にスライドあるいはやや尾側へビームが向かうように傾けさせることで，坐骨神経から脛骨神経および総腓骨神経への移行が明瞭に観察できる（図9, 10）。坐骨神経の場所の同定するためのカギは，大腿二頭筋と膝窩動静脈であるため，必要に応じてカラードプラーを用いてもよい。
　使用するプローブによって坐骨神経の描出に若干の違いがあることに留意していただきたい。通常はリニアプローブのほうがより鮮明な画像が得られる。

穿刺前超音波画像評価

　より正確に膝窩アプローチによる坐骨神経ブロックを実施するためにも，ブロック実施前の神経描出が重要である。
　体表ランドマークを目安にプローブを置き，膝窩動脈のやや背側で外側に，周囲に脂肪組織による低エコー帯を伴った高エコー性の円〜楕円形の構造として坐骨神経が確認される。神経の背側（プローブ側）外側には大腿二頭筋の筋腹が確認できるはずである。
　尾側へプローブを移動させていくと，総腓骨神経（外側）と脛骨神経（内側）に分岐するのが確認できる（図9, 10）。
　実際のブロックは，坐骨神経の分岐部付近もしくはそれよりも末梢側で行うべきである。

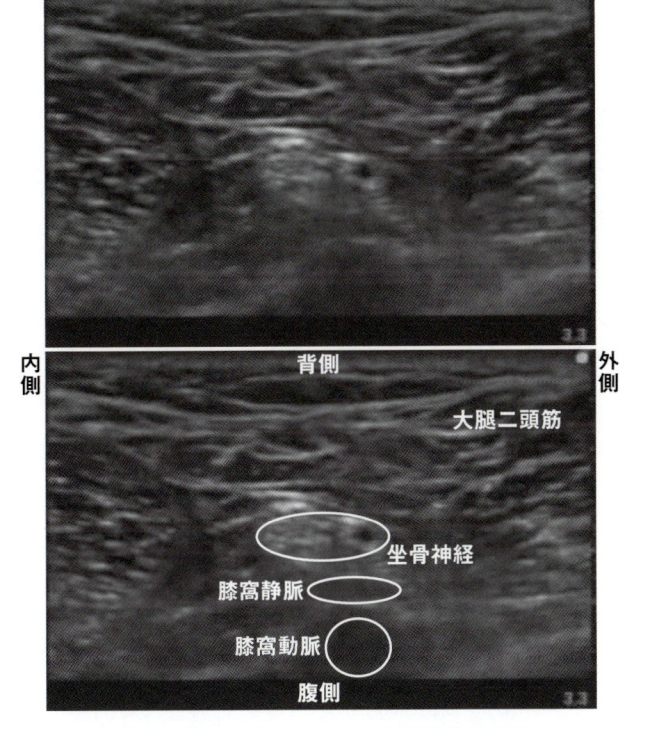

図9 標準的な膝窩アプローチでの坐骨神経描出画像

膝窩動脈の背側で大腿二頭筋の内縁のレベルに，周囲に低エコー性の縁取りを伴う，高エコー性の明瞭な円〜楕円構造として坐骨神経が認められる．

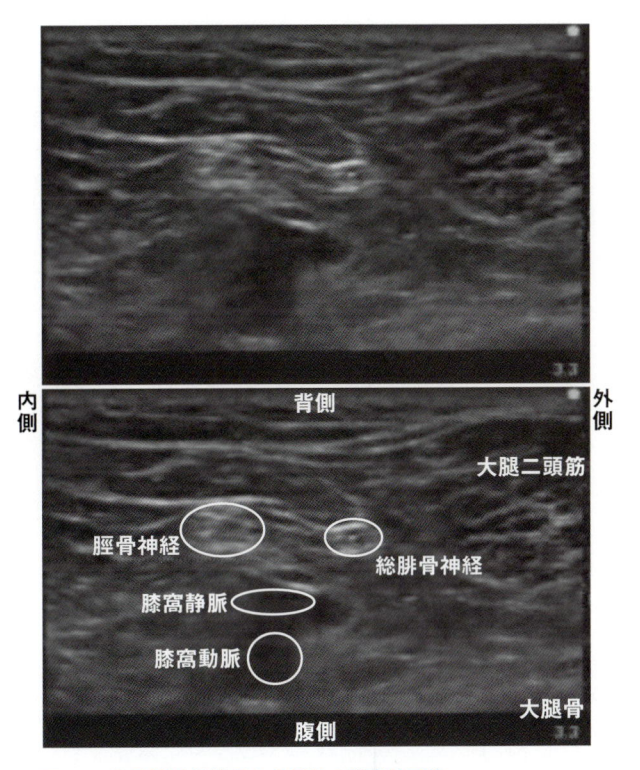

図10 坐骨神経分岐部から遠位の超音波画像

坐骨神経分岐部からプローブを少し尾側に向けて傾けたりスライドすることで，坐骨神経から脛骨神経および総腓骨神経へと移行する様子が連続的に観察可能である．このレベルでは，必要に応じて選択的ブロックも実施できる．

　最も神経を良好に描出できるプローブの位置を決定したら，プローブの位置が分かるように皮膚にマーキングを行い，可能であればブロック針刺入点もあらかじめマークしておく．

●ブロック針サイズ

　50-100 mm（絶縁）ブロック針を使用する（通常の体格の患者の場合にはおおむね70 mmで対応可能）．

●局所麻酔薬投与量

　局所麻酔薬の選択にあたっては，対象となる手術の所要時間および術後鎮痛の必要性などから判断する．
　比較的短時間手術で術後鎮痛の必要性が低い場合：リドカインまたはメピバカイン．
　2時間を超える手術あるいは術後の鎮痛を必要とする場合：ロピバカインまたはレボブピバカイン．
　投与量はいずれの場合も，20-30 mlを用いて，坐骨神経あるいは脛骨神経・総腓骨神経の全周を局所麻酔薬が取り囲むように（ドーナツサイン）超音波走査画面上で確認しながら3-5 mlずつ分割注入する．
　前述のとおり，坐骨神経ブロックは大腿神経ブロックや伏在神経ブロックなどと併用されることが多いため，総使用量が極量を超えないように配慮する必要がある．

●単回投与ブロック

　単回投与ブロックで膝窩アプローチによる坐骨神経ブロックを行う場合，超音波走査画面上に，前述の標準的な神経描出画像が得られるようにプローブを調整する．
　膝窩アプローチの場合，プローブとブロック針が

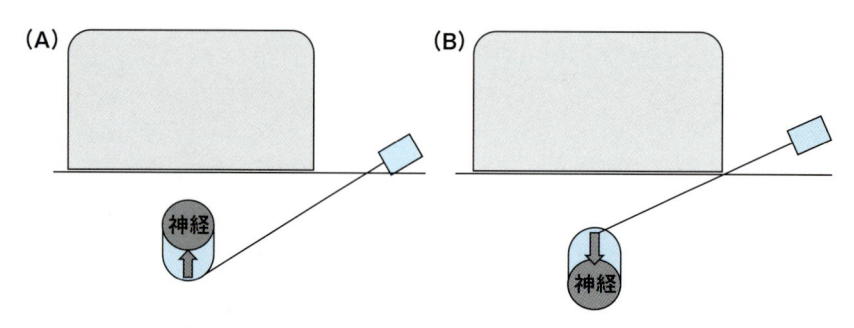

図11 神経周囲への薬液注入のコツ
(A) 刺入点より遠い側から薬液を注入すると，注入した薬液によって神経が全体に押し上げられ，次の注入が容易となる．
(B) 刺入点より近い側から薬液を注入すると，注入した薬液によって神経が全体に押し下げられ，次の注入の際の針の操作が難しくなる．

限りなく平行に近い形でブロック手技を実施できるため，一般には患者の体位にかかわらず平行法を用いることが望ましい．ブロック針の刺入点は必ずしもプローブのすぐ外縁である必要はなく，超音波画像上で神経の深さをあらかじめ測定したうえで，プローブに対してより平行にブロック針を誘導できる点でよい（図4, 5）．

超音波走査画面上にブロック針全体が描出されるように調整をしながら，針の先端を坐骨神経近傍へと誘導する．一般に神経周囲へ薬液を注入すると，その容積によって神経がシフトするため，刺入点より遠い側から薬液注入を行うほうが，針の刺入角度が急峻とならず，その後の薬液注入時にブロック針の視認が容易となる（図11）．

前述のとおり，超音波ガイド下法では坐骨神経から脛骨神経および総腓骨神経への分岐部が同定できるため，坐骨神経周囲に薬液を注入するよりも脛骨神経・総腓骨神経の周囲へ個々に薬液を注入するほうが麻酔効果発現の時間が短縮できる[7〜9]．また，必要に応じてそれぞれの神経を選択的にブロックすることも可能である．

● 持続ブロック

膝窩アプローチでの持続坐骨神経ブロックは，カテーテルを神経に沿わせて進めるため，大腿後面から短軸走査・交差法あるいは長軸走査・平行法で穿刺することになる．大腿外側からの穿刺を行うためには，プローブを膝窩溝に対して斜めに当て，やや頭側に向かって平行法で実施する必要がある．カテーテルの挿入を実施するため，患者の体位は腹臥位もしくは側臥位が望ましい．

坐骨神経を同定するのに超音波走査以外に神経刺激法を併用する場合，近年わが国でも利用可能となった絶縁Tuohy針が使用可能である．針の長さは50，100，150 mmが選択可能であるが，通常の体格の患者であればおおむね膝窩アプローチでの坐骨神経ブロックは100 mmで実施できる．カテーテル留置スペースを確保する目的で，最初に短軸走査・平行法での神経周囲の液性剥離を実施し，その後交差法もしくは長軸走査での平行法でTuohy針を穿刺してもよい（図12）．

いずれの場合も，坐骨神経に沿って3-5 cmカテーテルを挿入したうえで，皮膚にカテーテルを固定する（図13）．

● レスキューブロック

膝窩アプローチでの坐骨神経ブロックの効果が不十分な場合には，総腓骨神経領域であれば腓骨頭背側で総腓骨神経ブロックを行うか足関節のレベルで深腓骨神経ブロック，内・中間足背皮神経ブロックを行い，脛骨神経領域であれば足関節レベルで，脛骨神経ブロック，腓腹神経ブロックをレスキューブロックとして用いる．

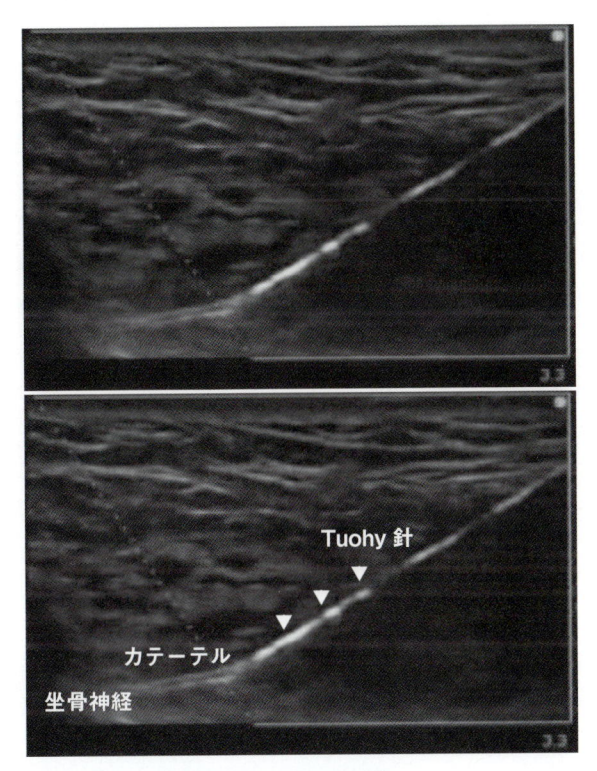

図12 持続坐骨神経ブロック超音波画像

長軸走査・平行法にてTuohy針を刺入し、坐骨神経に沿ってカテーテルを挿入する。

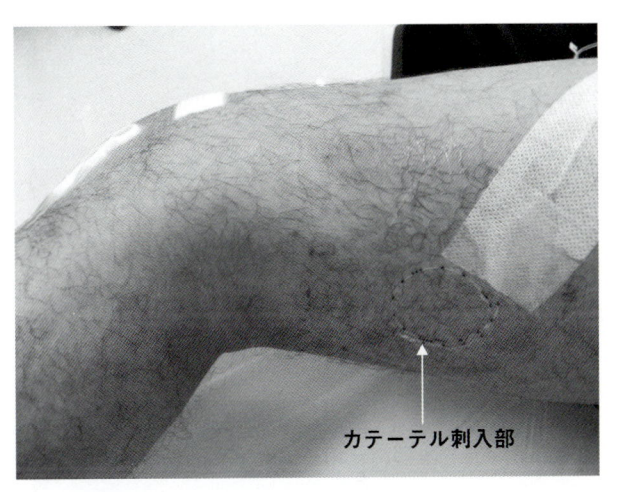

図13 持続ブロック後のカテーテル固定

持続ブロックのカテーテルは、フィルムドレッシングで被覆したうえでさらにテープ固定を行う。

実際の手技とプロトコール

①前述のとおり、ブロック実施のための体位（仰臥位・腹臥位・側臥位）をとらせたうえで、穿刺前超音波画像評価を行う。単回投与ブロックか持続ブロックかによってブロック針の刺入予定部位が異なると思われるが、最も神経の描出が良好に行えるプローブの種類および位置を確認し、プローブの位置およびブロック針刺入予定部位のマーキングを行う。この際に、超音波画面の輝度調節や深度の最適化も実施しておく。

②ブロック針刺入部位の消毒を実施する。プローブに超音波ゼリーを塗布し、その上から滅菌プローブカバーを装着する。単回投与ブロックの場合は、フィルムドレッシングによる被覆でもよい。

③予定刺入部位よりブロック針を刺入する。平行法・交差法いずれの方法でもブロック針先端の位置を確認しながら、坐骨神経に向かって針を進める（図14）。この際、坐骨神経に対して接線方向にブロック針を進めるほうが、その後の局所麻酔薬の注入を行いやすい。

④リニアプローブを用いた平行法による膝窩アプローチは超音波ガイド下に行う坐骨神経ブロックの中では最もブロック針の描出が良好に行える。したがって、原則的には、神経刺激装置の併用は必要ではないが、坐骨神経の描出が不良の場合や確認の意味で神経刺装置を用いてもよい。

⑤局所麻酔薬の注入に際しては、総腓骨神経および脛骨神経の両方が確実にブロックされるように、薬液の広がりを確認しながら必要に応じて針の先端位置を修正する必要がある。人工膝関節置換術や術後の総腓骨神経麻痺などとの鑑別を要するなどの理由から、総腓骨神経領域のブロックを望まない場合には、選択的に脛骨神経周囲のみに薬液を投与し（選択的脛骨神経ブロック）、投与薬液量も10 ml程度にとどめるとよい。

⑥神経周囲への薬液注入時の基本は"少量分割投与"と"ドーナツサイン"を超音波画像上確認することである。血液逆流がないことを確認しながら3-5 mlずつ薬液を注入する（図15）。

> **手技のコツ**

①薬液の広がりが坐骨神経全周にわたっていない場合、内側に位置する脛骨神経領域の効果が不良となる可能性がある。超音波ガイド下法では、分岐

3 坐骨神経ブロック 137

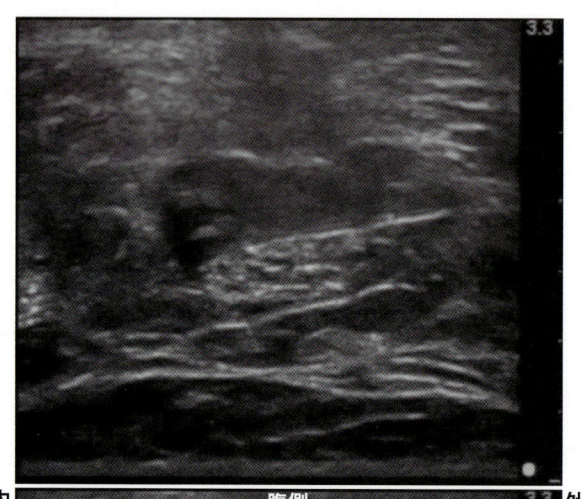

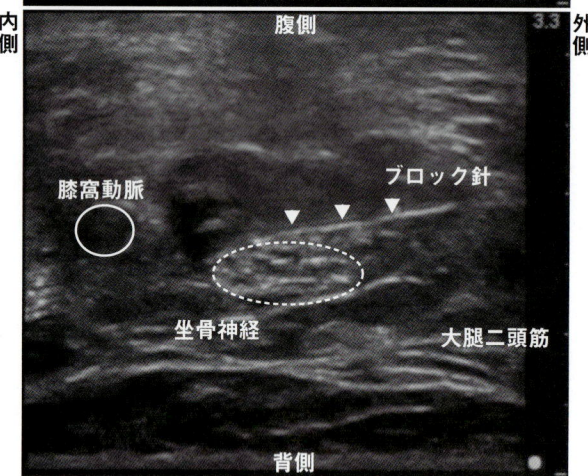

図14 ブロック針穿刺時の超音波画像（平行法）
外側から坐骨神経に対して接線方向にブロック針が刺入されている．

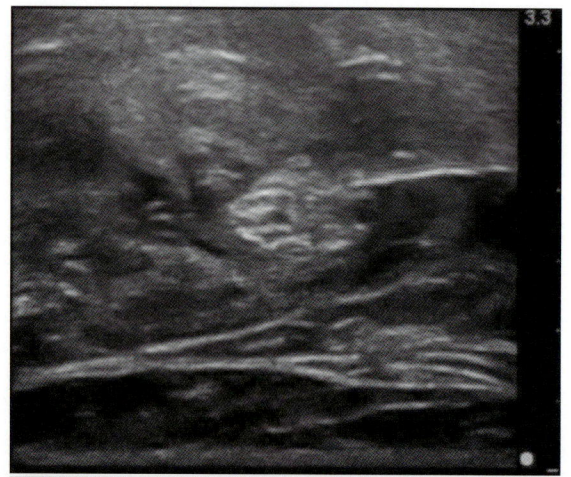

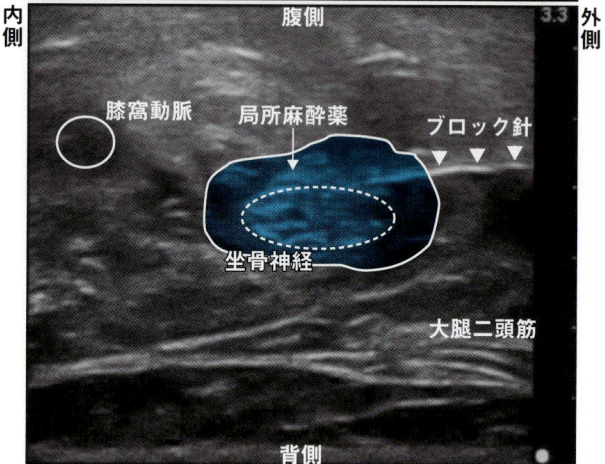

図15 局所麻酔薬注入後の超音波画像（平行法）
超音波ガイド下にブロック針を操作し，坐骨神経を包み込むように局所麻酔薬を少量ずつ分割投与した．局所麻酔薬の広がりは，無エコー性の構造として描出される．

部より末梢で個々の神経の周囲に薬液を注入するほうがよい．

②仰臥位でブロックを行う場合，プローブを背側から当てて走査をすることになり，超音波画面上は実際とは上下反転の状態で描出されることになる。ブロック針の刺入時の操作が混乱する場合には，あらかじめ超音波装置の画面切り替えにより上下を反転させておくとよい。

よくある失敗を防ぐには

①坐骨神経を見つけられない・・・！
足関節の底背屈を他動的に行うと，これに伴って坐骨神経が左右に回旋するのが確認できる。これは"シーソーサイン"と呼ばれ，坐骨神経の同定を行う際に，非常に有用である[10]．

②神経刺激をしても足関節の動きが確認できない！
超音波ガイド下にブロック針を坐骨神経に近づけて，テスト刺激を行ったにもかかわらず，足関節の動きが得られない場合，坐骨神経の周囲は脂肪組織に包まれているため，実際には神経とブロック針先端との距離が意外とあることがある。刺激強度は距離の2乗に反比例するため，刺激出力を1mA程度まで増加させるか，ブロック針先端で坐骨神経を"押さえる"ように力を加えて神経との距離を近づけると，筋収縮が確認できることが多い。

合併症

神経穿刺や神経内注入による神経障害，局所麻酔薬中毒，膝窩動静脈損傷による血腫形成，などが挙げられる。

文献

1) Ilfeld BM, Morey TE, Wang RD, et al. Continuous popliteal sciatic nerve block for postoperative pain control at home: a randomized, double-blinded, placebo-controlled study. Anesthesiology 2002 ; 97 : 959-65.
2) Vloka JD, Hadžić A, April E, et al. The division of the sciatic nerve in the popliteal fossa : anatomical implications for popliteal nerve blockade. Anesth Analg 2001 ; 92 : 215-7.
3) Borgeat A, Blumenthal S, Lambert M, et al. The feasibility and complications of the continuous popliteal nerve block : a 1001-case survey. Anesth Analg 2006 ; 103 : 229-33.
4) Sites BD, Gallagher J, Sparks M. Ultrasound-guided popliteal block demonstrates an atypical motor response to nerve stimulation in 2 patients with diabetes mellitus. Reg Anesth Pain Med 2003 ; 28 : 479-82.
5) Minville V, Zetlaoui PJ, Fessenmeyer C, et al. Ultrasound guidance for difficult lateral popliteal catheter insertion in a patient with peripheral vascular disease. Reg Anesth Pain Med 2004 ; 29 : 368-70.
6) Sinha A, Chan VW. Ultrasound imaging for popliteal sciatic nerve block. Reg Anesth Pain Med 2004 ; 29 : 130-4.
7) Buys MJ, Arndt CD, Vagh F, et al. Ultrasound-guided sciatic nerve block in the popliteal fossa using a lateral approach: onset time comparing separate tibial and common peroneal nerve injections versus injecting proximal to the bifurcation. Anesth Analg 2010 ; 110 : 635-7.
8) Prasad A, Perlas A, Ramlogan R, et al. Ultrasound-guided popliteal block distal to sciatic nerve bifurcation shortens onset time : a prospective randomized double-blind study. Reg Anesth Pain Med 2010 ; 35 : 267-71.
9) Germain G, Lévesque S, Dion N, et al. A comparison of an injection cephalad or caudad to the division of the sciatic nerve for ultrasound-guided popliteal block : A prospective randomized study. Anesth Analg 2011.
10) Schafhalter-Zoppoth I, Younger SJ, Collins AB, et al. The "seesaw" sign : improved sonographic identification of the sciatic nerve. Anesthesiology 2004 ; 101 : 808-9.

〔中本　達夫〕

4 体幹部ブロック

1 腹壁の解剖

1. 腹壁を構成する筋

腹壁は両側の対になった5つの筋により構成される（図1）。前方と後方をそれぞれ，腹直筋（rectus abdominis muscle）と腰方形筋（quadratus lumborum muscle）が腹壁の矢状方向に沿って縦に走行する。腹壁の前側方は，表層から順に外腹斜筋（external oblique muscle），内腹斜筋（internal oblique muscle），腹横筋（transversus abdominis muscle）の3層の平たい筋が重複する。外腹斜筋，内腹斜筋の筋束は，お互いに対角に走行し，主な部位は直角に交差する。また腹横筋の筋束は前方に向け，横走して正中線上に向かう。3層の筋群は，前方内側で腱膜（aponeurosis）（平べったく広がった腱）に移行し，腹直筋を包む腱膜である腹直筋鞘になる。腱膜は正中で白線（linea alba）を成し，剣状突起から恥骨結合まで伸びる。腹壁を形成する主な筋の起始と停止，神経支配，運動機能について表1にまとめた。

◆外腹斜筋

外腹斜筋は第5-12肋骨の外面に起始する。内腹斜筋や腹横筋のように胸腰筋膜に起始せず，最後部の第12肋骨に付く筋束の外縁は遊離している。筋束は内側が鎖骨中線，下方は臍と上前腸骨棘を結んだ線（臍棘線）付近で腱膜に移行し，白線を形成して対側の内腹斜筋の腱線維に連続する。また下方は恥骨結節，恥骨稜の前方1/2の内側に停止し，外腹斜筋腱膜の下縁は鼠径靱帯に移行する（図2A）。

◆内腹斜筋

内腹斜筋は胸腰筋膜，腸骨稜，鼠径靱帯の外側に起始し，第10-12肋骨下縁，腹直筋鞘に停止する。ほとんどの筋束は，外腹斜筋の筋束と直行する（図2B）。

◆腹横筋

腹横筋は図1に示すように前側腹壁を包む3層の

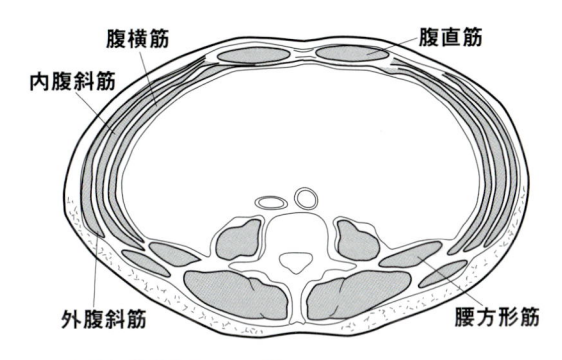

図1 腹壁を構成する5つの筋

腹部の横断面と腹壁を構成する筋を示す．前・後方はそれぞれ腹直筋，腰方形筋で，前〜側方は，3層の筋（外腹斜筋，内腹斜筋，腹横筋）により構成される．
（佐藤達夫，坂井建雄監訳．臨床のための解剖学．東京：メディカル・サイエンス・インターナショナル；2008．p.194 より改変引用）

平たい筋の最内側で，筋束はほとんど横走する。第12肋筋の内側，胸腰筋膜，腸骨稜，鼠径靱帯に起始し，内腹斜筋の腱膜の付いている白線などに停止する（図2C）。内腹斜筋と腹横筋の間が神経血管面（neurovascular plane）であり，外側の腹壁の神経血管面にその領域に分布する神経と血管が含まれる。また腹横筋や腹横筋腱膜の内側は，腹横筋膜（横筋筋膜）（transversalis fascia）という強固な膜が裏打ちし，さらに内側に脂肪層を挟んで壁側腹膜が存在する。

◆腹直筋

腹直筋は，第5-7肋軟骨に起始し，恥骨結合，恥骨稜に停止する。白線を境に対になり，下方では隣接している。腹直筋は，上部では広く筋腹が薄く，下部では細く厚い筋腹になる。通常，縦走する前葉（前鞘）に3-4カ所の腱画が付着して固定される。腹直筋筋膜の前後は，外腹斜筋，内腹斜筋，腹横筋の腱膜に連続する前葉，後葉（後鞘）に包まれる。

表1 腹壁を構成する筋

筋	起始	停止	神経支配	運動機能
腹直筋	剣状突起, 第5-7肋軟骨	恥骨結合 恥骨稜	胸腹神経（Th 7-12 前枝）	体幹屈曲 腹圧上昇
腹横筋	第12肋軟骨の内面 胸腰筋膜, 鼠径靱帯	白線 恥骨稜 恥骨櫛	胸腹神経（Th 7-12 前枝） 第1腰神経	腹部内臓保護 腹圧上昇
内腹斜筋	胸腰筋膜 腸骨稜前2/3 鼠径靱帯外1/2	第10-12肋骨下縁 恥骨櫛	胸腹神経（Th 7-12 前枝） 第1腰神経	腹部内臓保護 腹圧上昇 体幹を屈曲・回旋
外腹斜筋	第5-12肋骨の外面	白線 恥骨結節 恥骨稜の前1/2	胸腹神経（Th 7-11 前枝） 肋下神経	腹部内臓保護 腹圧上昇 体幹を屈曲・回旋
腰方形筋	腸腰筋膜 腸骨稜後方	第12肋骨内側1/2 腰椎横突起	肋下神経 第1-3腰神経	同側への椎体伸展 第12肋骨の伸展

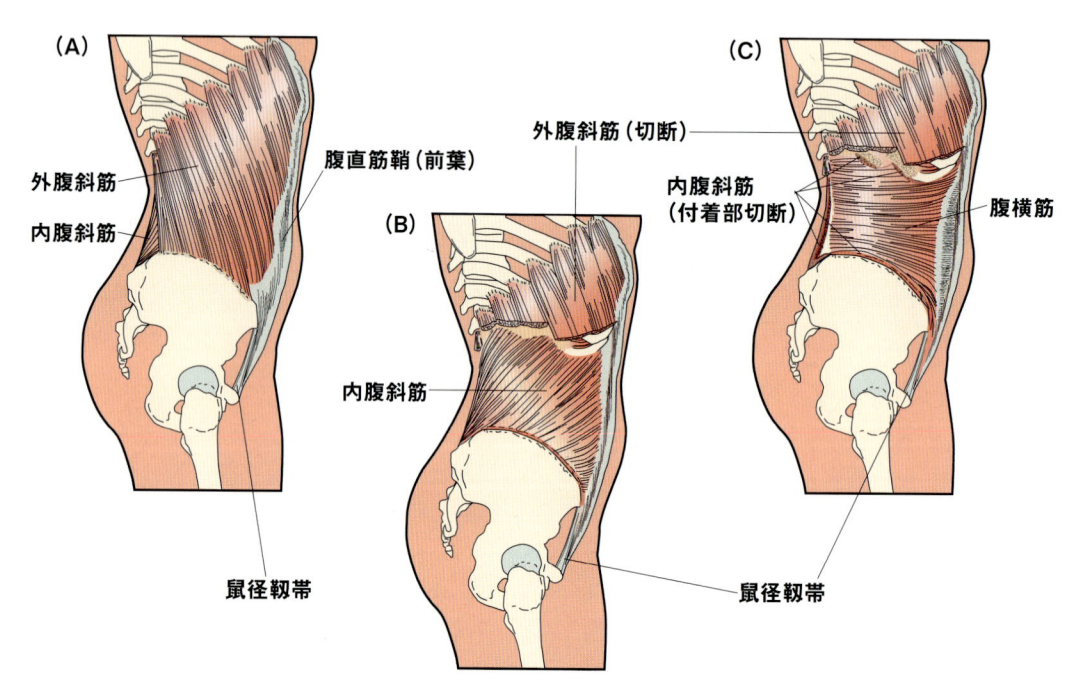

図2 腹壁を構成する筋
（A）外腹斜筋の概観, （B）内腹斜筋の概観, （C）腹横筋の概観

(A) 外腹斜筋（前外側腹壁の脂肪や皮下組織は除く）. 筋束は斜め下方に走行する.
(B) 内腹斜筋（外腹斜筋と腹直筋前葉を除く）を示す. 筋束は, 斜め上方に, 外腹斜筋の筋束と直交する方向に走行する.
(C) 腹横筋（腹直筋と内腹斜筋を除く）.
（佐藤達夫, 坂井建雄監訳. 臨床のための解剖学. 東京：メディカル・サイエンス・インターナショナル；2008. p.197 より改変引用）

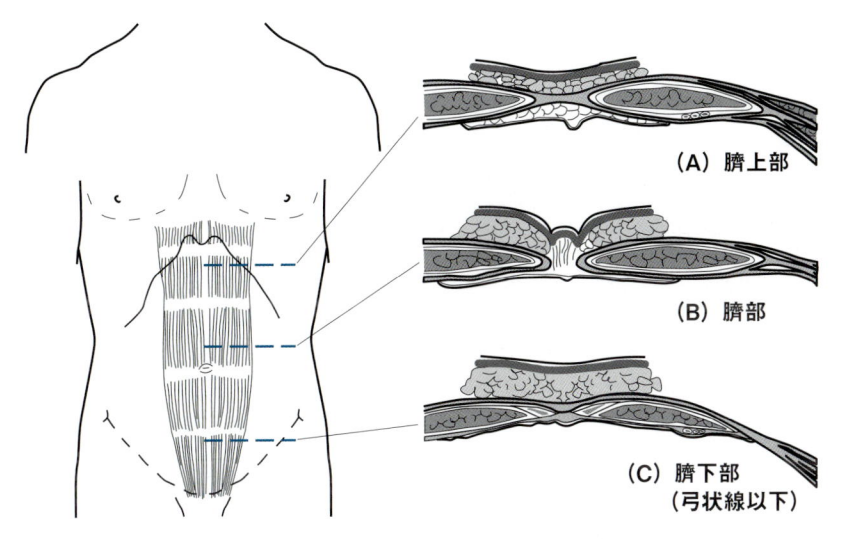

図3 前外側腹壁の構造と腹直筋

腹直筋鞘の構成の変化を示す．臍上部では，外腹斜筋腱膜と内腹斜筋腱膜の一部により前葉，内腹斜筋の後方と腹横筋腱膜により後葉が構成される（A, B）．臍下（臍から恥骨結合までの約1/3）の弓状線の位置より恥骨まで，腹横筋腱膜が前葉に移行し腹直筋の後方は，腹横筋膜で裏打ちされる（C）．
(In：Macintosh RR Sir, Smith RB, editor. Local analgesia：abdominal surgery. 2 nd ed. Edinburgh and London：E&S Livingstone；1962. および，北山眞任．腹直筋鞘ブロック．小松　徹，佐藤　裕，瀬尾憲正，廣田和美編．超音波ガイド下神経ブロック法ポケットマニュアル．東京：克誠堂出版；2006. p.85-90より改変引用)

外腹斜筋腱膜はすべて前葉に，内腹斜筋腱膜の頭側2/3は腹直筋の外縁で前後の2層に分離する。前の層が外腹斜筋腱膜と一緒になり腹直筋の前葉を，後ろの層は腹横筋の腱膜と一緒に後葉を形成する。臍と恥骨を結んだ遠位1/3の位置で3層の腱膜はすべて前葉に移行し（＝弓状線），腹直筋の後方は薄い腹横筋膜のみで覆われる（図3）。

2. 腹壁に分布する神経（図4）

体幹に分布する神経は，Th1-12胸椎から出る12本の胸神経（胸部脊椎神経）に由来する。このうち腹壁に分布する神経は，Th7-11までの胸神経の前枝（胸腹神経；肋間神経の続きで肋骨弓より遠位），Th12に由来する肋下神経の前枝およびL1脊髄神経の前枝により構成される。これら脊髄神経前枝は，胸壁または腹壁を構成する筋層内を走行し，最内層と中間層の間にある神経血管面を前方に走行する。さらにTh7-9の肋間神経は中腋下線より近位の肋骨レベルで，Th10-11の前枝は胸腹神経に移行し

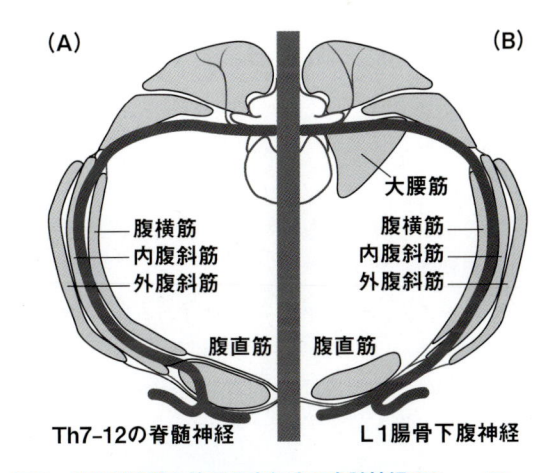

図4 前外側腹壁の筋層を走行する脊髄神経のシェーマ
(A) Th7-12の脊髄神経前枝の走行
(B) 腸骨下腹神経，腸骨鼠径神経の走行

(柴田康之．腹横筋膜面ブロック．小松　徹，佐藤　裕，瀬尾憲正，廣田和美編．超音波ガイド下神経ブロック法ポケットマニュアル．東京：克誠堂出版；2006. p.97-101より改変引用)

た前腋窩線上で，それぞれ外側皮枝を分岐して皮下組織に分布する。さらに正中方向に進む枝は，肋骨弓の前縁を横切り腹横筋膜上の神経血管面を経て腹直筋を貫通し，Th7-11の前皮枝となって前腹壁の皮膚に分布する。またTh12およびL1の前枝は，腸骨下腹神経（Th12, L1）および腸骨鼠径神経（L1）を構成する。腸骨下腹神経は，大腰筋を斜めに貫いて腹横筋と内腹斜筋の間を走行し，腸骨稜の上で外側皮枝と前皮枝に分かれる。外側皮枝は殿部外側まで分布することがある。前皮枝は上前腸骨棘の約5 cm上で内腹斜筋を貫いて内外腹斜筋膜間に移行し，さらに外鼠径輪直上の3 cm上で外腹斜筋腱膜を貫いて恥骨上部の皮膚知覚に分布する。腸骨鼠径神経は，腰方形筋と腎臓の間を通りぬけ，腸骨下腹神経の尾側を平行に走行し，上前腸骨棘の内側で内腹斜筋を貫き，内外腹斜筋膜間に移行する。最終的に鼠径部，陰嚢または大陰唇，大腿上内面の皮膚に分布する。また腸骨鼠径神経は外側皮枝を出さない。

3. 腹壁に分布する血管支配（図5）

下記の血管が腹壁の筋肉および皮下組織に血流を供給する。
①内胸動脈から分岐：上腹壁動脈，筋横隔動脈。
②大動脈より分岐：第10, 11肋間動脈，肋下動脈。
③外腸骨動脈から分岐：下腹壁動脈，深腸骨回旋動脈。
④大腿動脈から分岐：浅腸骨回旋動脈，浅腹壁動脈。

◆ **上腹壁動脈**
　内胸動脈が引き続き横隔膜の胸骨部と肋骨部の間（Larry裂＝胸骨肋骨三角）をぬけて腹腔へ出たのち名称が変わり，腹直筋内を下降，筋層内で下腹壁動脈と吻合する。

◆ **下腹壁動脈**
　外腸骨動脈から，鼠径靱帯の上方で分岐して腹直筋内へ上行する。腹直筋内で上腹壁動脈と吻合する。

◆ **深腸骨回旋動脈**
　外腸骨動脈から下腹壁動脈より中枢側で分岐し腸骨稜に沿って後外側に弓状に走行し，腸骨鼠径・腸骨下腹神経と交差する。

◆ **浅腹壁動脈**
　鼠径靱帯の下方で大腿動脈より分岐し腹壁の上を

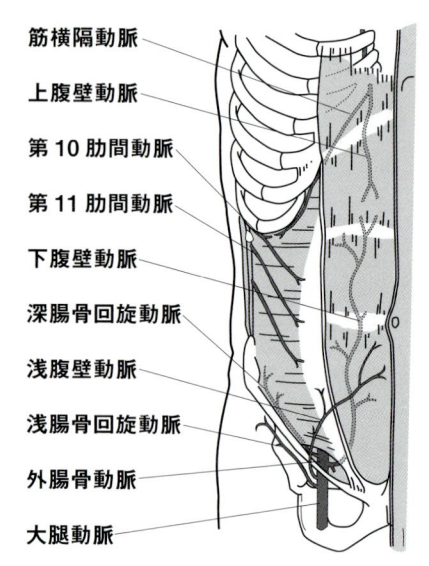

図5　前外側腹壁の血管支配
腹直筋鞘内，腹横筋膜面上を中心に支配血管が分布する．
（佐藤達夫，坂井建雄監訳．臨床のための解剖学．東京：メディカル・サイエンス・インターナショナル；2008. p.207より改変引用）

臍に向かって走行する。
　第10, 11肋間動脈，肋下動脈：肋骨を離れて腹横筋膜面上の神経血管面を下行し，外側腹壁の浅・深腹壁を灌流する。

4. 腹壁の超音波解剖構造（図6, 7）

腹壁の超音波画像を得るために，少なくとも6 cm以上の深達度と幅3.5 cm以上の高周波リニアプローブ（10-13 MHz）使用が望ましい。やむをえずコンベクスプローブで行う際は，細部の解像度が低下することに留意する。また筋層の境界を鮮明に描出するには，プローブの傾きの調節（tilting）が最も重要である。

◆ **腹横筋の超音波画像**
　腹壁の神経ブロックでは腹横筋の超音波画像がポイントとなることが多い。腹横筋の超音波画像は以下の特徴をもつ。
①側腹の3層筋の最内層に位置。
②肋骨弓の内側から起始し，季肋部で腹直筋のさらに深層に存在。
③他の筋組織より低エコー性に描出される（高齢者を除く）。

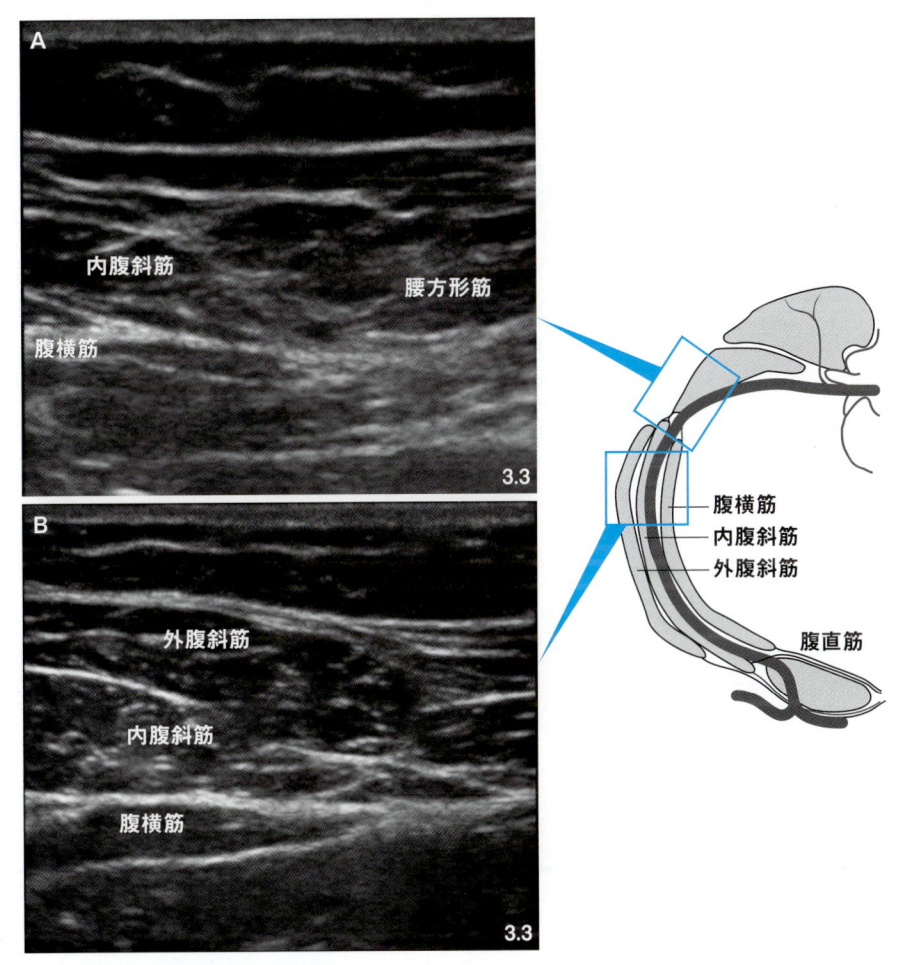

図6 後方〜外側腹壁の超音波画像
　　　(A) 腰三角部周辺の超音波画像，(B) 後腋窩線での超音波画像

(A) 内腹斜筋，腹横筋が胸腰筋膜を介して腰方形筋と連続するが，外腹斜筋の外側縁には連続性がない．
(B) 外側後方の腹壁では，3層の筋腹は厚みが増す．腹横筋の超音波画像が最も低エコー性に描出される．

　肥厚した腹直筋の真下にある腹横筋は，プローブを肋骨弓へ接して肋骨内側をうかがうように傾けると境界が鮮明になる。

◆腹壁3層筋の超音波画像：腹壁背面〜後側方（腰三角周辺）

　腰方形筋の外縁と腹横筋膜は連続しており，さらに前方に向かうと内腹斜筋および外腹斜筋の筋腹が重複して現れる（図6A）。最深部には後腹膜脂肪層が，腹横筋膜と壁側腹膜の間に存在する。この後腹膜脂肪層は腹横筋に沿って三日月状，時に筋組織に似た特有な超音波画像の特徴を示すので腰方形筋の鑑別には注意を要する。

◆腹壁3層筋の超音波画像：腹壁側方（中腋窩線）

　中腋窩線上では，腹横筋，内腹斜筋および外腹斜筋の3層の筋は筋腹が肥厚し，筋の厚さがほぼ同等になる（図6B）。筋層内の微細な構造から，それぞれの筋束の走行の違いが確認できる。またこの位置でプローブの方向を神経の走行に垂直（矢状断）にすると，神経血管面を伴走する神経と細動静脈と考えられる不連続的な厚みのある構造が観察される。

◆腹壁3層筋の超音波画像：腹直筋〜傍腹直筋部（前腋窩線）

　3層の筋の腱膜（腹横筋腱膜，内腹斜筋腱膜，外腹斜筋腱膜）が腹直筋鞘の前葉，後葉に移行する様

4 体幹部ブロック

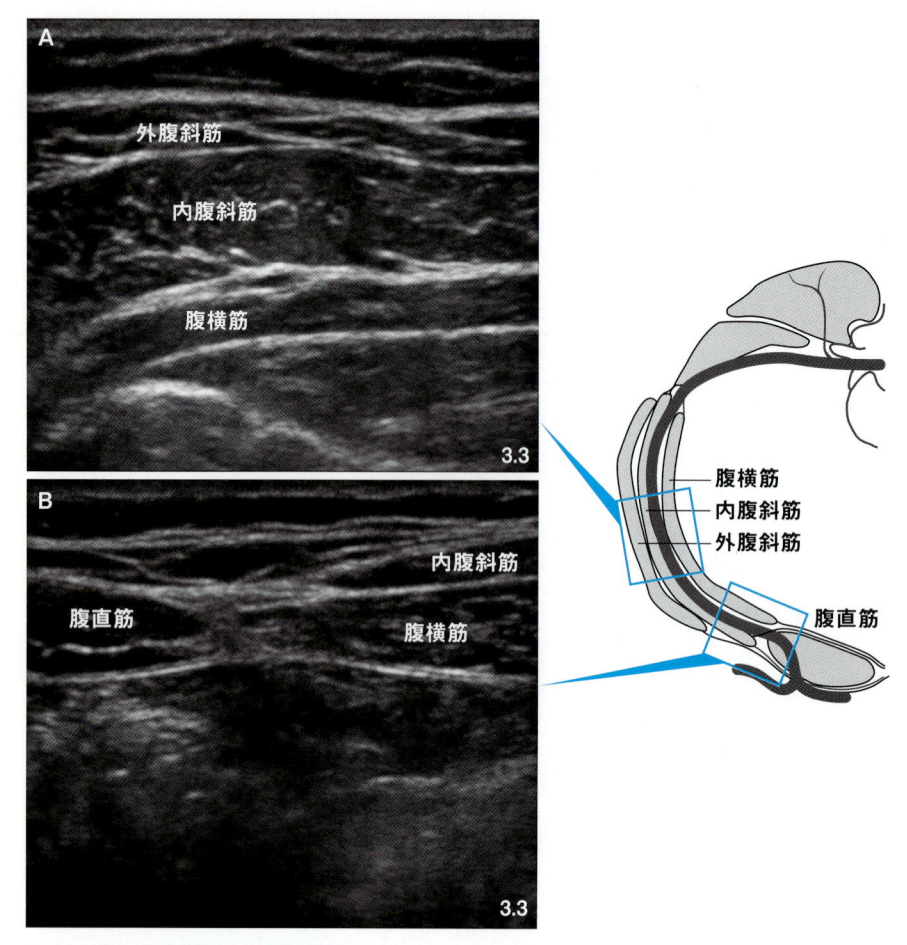

図7 側方〜前方腹壁の超音波画像
（A）中腋窩線での腹壁の超音波画像，（B）前腋窩線〜腹直筋外縁の超音波画像

(A) 3層の平たい筋の線維方向の違いから，筋組織の模様や呼吸による収縮の移動の方向に微妙な違いがある．
(B) 3層の筋はそれぞれ腱膜に移行し，腹直筋鞘（前葉，後葉）に移行して腹直筋の前後を包み込む．

子が超音波画像で観察できる．3層筋の超音波画像は，いずれも線維束の走行が異なることから内部の模様に微妙な違いがある（図7A）。前葉は，外腹斜筋腱膜と内腹斜筋腱膜の一部から後葉は内腹斜筋腱膜の一部と腹横筋腱膜から形成されるのが確認できる（図7B）。前葉および後葉は両側で腹直筋を包んだのちに正中線で白線となる。臍下では3層筋の腱膜はすべて前葉に移行し，腹直筋の後方は薄い腹横筋膜のみで覆われる。この弓状線は超音波画像で鑑別できない。腹直筋の頭側（剣状突起付近）や尾側（恥骨付近）では，それぞれ上腹壁動脈や下腹壁動脈が筋層内や腹横筋膜上を走行するのが確認できる。

文献

1) In：Clemente CD, editor. Anatomy；A regional Atlas of the Human Body. 5th ed. Philadelphia：Lippincott Wiliams & Wilkins；2006.
2) In：Macintosh RR Sir, Smith RB, editor. Local analgesia：abdominal surgery. 2nd ed. Edinburgh and London：E&S Livingstone；1962.
3) 佐藤達夫, 坂井建雄監訳. 臨床のための解剖学. 東京：メディカル・サイエンス・インターナショナル；2008.
4) 佐藤達夫, 秋田恵一編．日本人のからだ―解剖学的変異の考察―．東京：東京大学出版；2000.

（北山　眞任）

2 腹直筋鞘ブロック★

はじめに

　腹直筋鞘ブロック（rectus sheath block：RSB）は，腹直筋鞘内を貫通する下位脊髄神経前枝（T7-12）の終末枝を，腹直筋後面と腹直筋鞘後葉の間に注入した局所麻酔薬でブロックする手技である．腹直筋後面-腹直筋鞘後葉間の結合は腹直筋前面-前葉間と比較して疎であるので，注入された薬液は頭側から尾側へ矢状方向に広がりやすい．したがって，穿刺部位や局所麻酔薬量を調節することで，RSBでは剣状突起下から恥骨上部まで多分節の神経遮断が可能である．

　RSBは，1899年にSchleichにより腹直筋鞘内の脊髄神経前枝の終末枝をブロックし腹壁前面の筋弛緩を得る手段として報告された[1]が，脊髄くも膜下麻酔や筋弛緩剤の登場以降は忘れ去られていた手技であった．1990年代になると，RSBは小児の臍ヘルニア手術や正中部小開腹手術の術後鎮痛法として再評価されることになった[2,3]．当初のRSBはブロック針の腹直筋鞘前葉の「穿通感」や後葉にあたる「抵抗感」を頼りに施行する"盲目的"手技であった．しかし，盲目的穿刺法では，①腹腔内誤穿刺や血管誤穿刺を起こす可能性が高い〔臍下部では腹直筋鞘後葉が存在せず，腹横筋膜（横筋膜）と腹膜が直接，腹直筋後面を裏打ちしていること，臍部の上下でしばしば腹壁動静脈が腹直筋鞘内を走行していることなどのため：図1][4]，②局所麻酔薬の尾側への広がりが不確実となりやすい（臍下部では腹直筋鞘後葉を欠くため）などの欠点があった．

　近年，上記の欠点は超音波画像を用いることにより克服されることとなった．超音波画像により，①腹直筋鞘や腹膜などの膜構造や血管が確認できるので，腹腔内穿刺や血管穿刺の危険性が減少する[5~7]，②薬液の広がりが確認でき薬液の追加投与ができるので，ブロックの確実性が向上する．すなわち，超音波ガイド下手技はRSBの安全性と確実性を向上するための有力な手段となった．

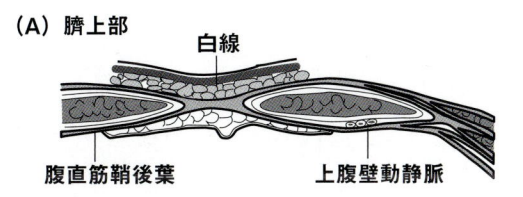

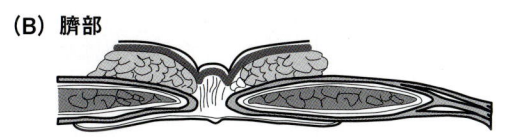

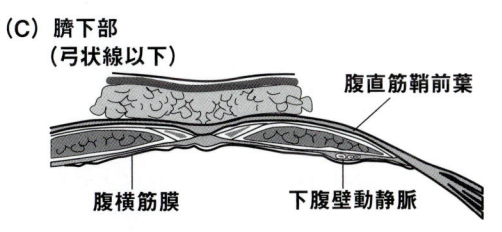

図1　腹直筋横断面図

腹直筋はその前面と後面を腹直筋鞘によって覆われている．臍下部では腹直筋鞘後葉は存在せず前葉のみとなる．臍下部の腹直筋後面は腹横筋膜と腹膜により直接裏打ちされている．臍上部と臍下部では，腹直筋鞘内を上下腹壁動静脈が走行している．
（北山眞任．腹直筋鞘ブロック．小松　徹，佐藤　裕，瀬尾憲正，廣田和美編．超音波ガイド下神経ブロック法ポケットマニュアル．東京：克誠堂出版；2006．p.85-90より引用）

● 適　応

　腹部正中切開手術，腹腔鏡下手術や臍ヘルニア・腹壁瘢痕ヘルニアなどの前腹壁体表手術．

● 体　位

　仰臥位とする．

● 超音波プローブの位置と向き（図2）

　プローブを腹直筋の走行に対し垂直に腹壁に当て，腹直筋の横断面を描出する．

超音波プローブ周波数

5-15 MHz のリニアプローブを使用する。小児，特に乳幼児ではホッケースティック型が操作しやすい。

ブロック針穿刺法

交差法：腹直筋に垂直に穿刺する。
平行法：腹直筋の外側または内側から，腹直筋鞘後葉に向けて穿刺する。

ランドマーク法・神経刺激法による確認

臍と腹直筋外縁がランドマークである。全身麻酔導入後の筋緊張低下状態では腹直筋の識別がしばしば困難となるので，特に肥満患者や皮下脂肪の多い乳児においては，ランドマーク法は行い難い。
神経刺激は併用しない。

穿刺前超音波画像評価（図3）

①穿刺点の決定
術創の部位・長さにより，臍上部・臍部・臍下部の両側で計 2-6 カ所のブロックを考慮する。大まかな目標穿刺点を定め，プレスキャンを行い，以下に示す解剖学的ランドマークを確認したのち，適切な穿刺点を決める。

②超音波解剖学的ランドマーク（sonoanatomical landmarks）
腹直筋は高エコー性に描出される腹直筋鞘に覆われている。腹直筋背側では，腹直筋鞘後葉と腹横筋膜による2重層が確認できる（double-layer sign）。腹直筋内側は白線へ，外側は内腹斜筋，外腹斜筋，腹横筋の3層の側腹筋群の腱膜へ移行していく。臍下部では腹直筋鞘後葉は途絶し（弓状線），腹直筋の後面は腹横筋膜と腹膜で直接裏打ちされている。腹膜は筋膜よりも高エコー性に描出され，腹膜下に蠕動運動している腸管が描出される。臍下部で穿刺する場合は，腹腔内穿刺に対し，よりいっそうの注意が必要である。
臍部の上下部では筋層の後面に腹壁動静脈が走行

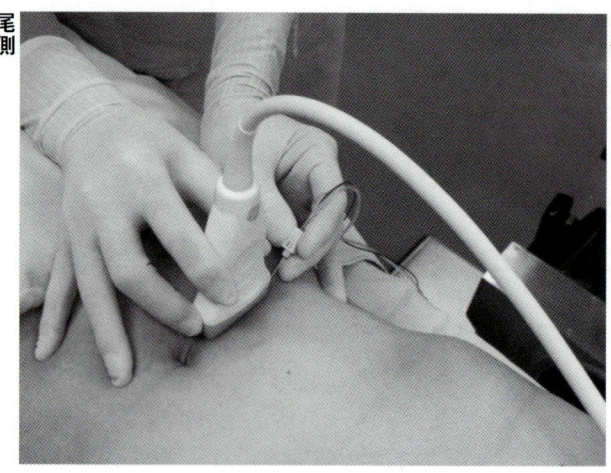

図2 超音波プローブの当て方・ブロック針の穿刺法
30歳代，男性．12 MHz リニアプローブを使用．プローブを腹直筋の走行に対し垂直に腹壁に当て，腹直筋の横断面を描出する．

している。カラードプラーで血管の位置を確認し，動静脈近傍での穿刺を避ける（図1, 4）。

ブロック針サイズ

穿刺前超音波画像において目標とする腹直筋鞘後葉までの距離を測り，適切な長さの穿刺針を選択する。

小児では 25-50 mm の鈍針，成人では 50-100 mm の鈍針（21-23 G）または Tuohy 針（20-22 G）を使用する。Tuohy 針は先端がカーブしているため超音波が反射されやすく，交差法・平行法どちらにおいても針先の描出に優れている。

リアルタイム超音波画像に加え腹直筋鞘前葉を貫く際の"pop"を感じることも針先位置を確認するうえで重要な情報となる。

局所麻酔薬投与量

薬剤および濃度：ロピバカイン 0.25-0.5％，リドカイン 1-1.5％，ブピバカイン 0.25-0.5％，メピバカイン 1-1.5％。

投与量：成人では1カ所につき約 10 ml，小児では 0.1-0.2 ml/kg 投与。

血流に富んだ部位であるので局所麻酔薬中毒に留

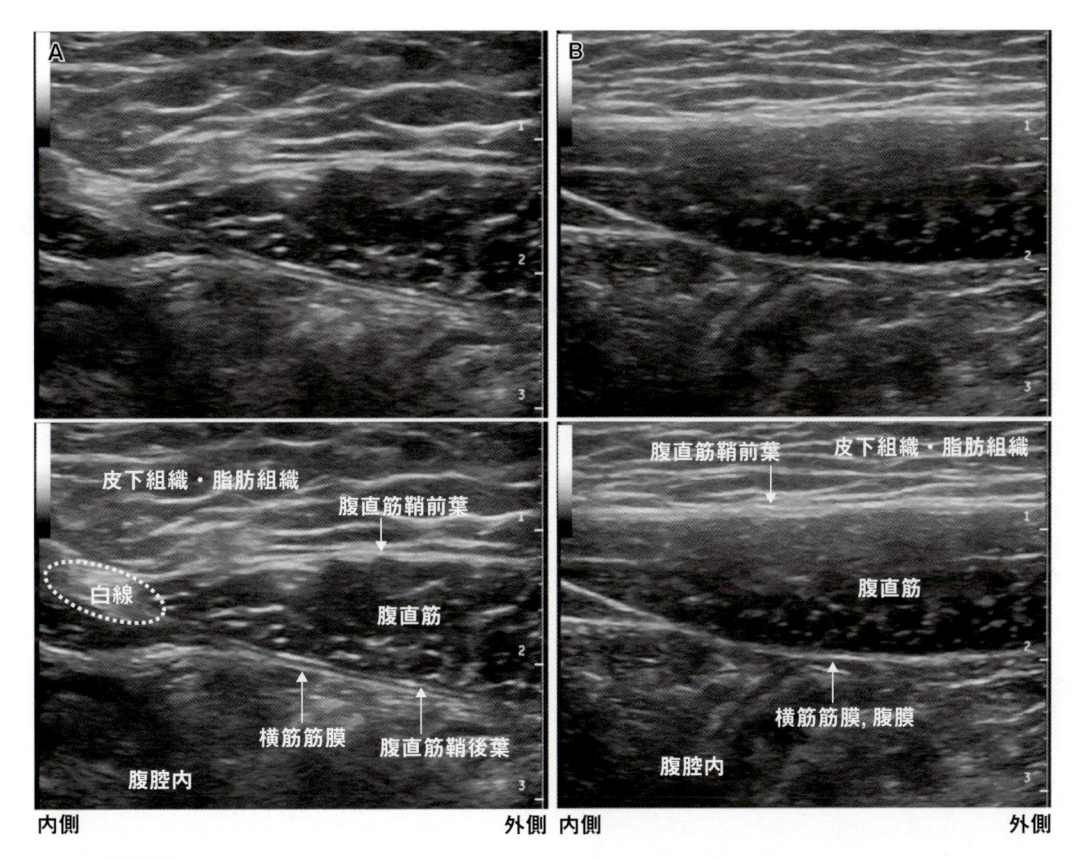

図3　腹直筋横断面像
　　　(A) 臍上部, (B) 臍下部

(A) 腹直筋は高エコー性に描出される腹直筋鞘に覆われている．腹直筋後面に腹直筋鞘と腹横筋膜が2重の層状 (double-layer sign) に確認できる．
(B) 腹直筋鞘の後葉は存在せず，腹直筋後面は腹横筋膜と腹膜で直接裏打ちされている．

意し，過量投与にならないようにする。特に，腹直筋鞘内を走行する腹壁動静脈内に誤注入しないよう注意する。切開創の大きさや部位に応じて局所麻酔薬用量および濃度を適宜調節し，極量以下に抑える（例：ロピバカイン3 mg/kg[7]程度）。また，極量のみならず，年齢や体重，臓器障害の程度などの全身状態を考慮して投与量を調整することも肝要である。

単回投与ブロック

RSBの効果持続時間についての報告は少ない。ロピバカインの単回投与ではおおむね10時間程度と考えられている[8]。手術開始前の単回投与ブロック施行は，①先行鎮痛 (preemptive analgesia) 効果，②術中オピオイド鎮痛薬使用量削減による術後オピオイド関連副作用（呼吸抑制や悪心嘔吐など）の発症頻度減少，③ブロック手技による術創部汚染リスク回避，④全身麻酔管理下では局所麻酔薬中毒の中枢神経症状発現予防，などの利点がある。長時間手術の場合には，術後鎮痛効果持続時間が短くなるので，術後のブロック施行を考慮する。術後ブロックでは，予定外の術創への対応や鎮痛持続時間延長などの利点があるが，創部汚染や局所麻酔薬中毒に注意が必要である。

持続ブロック

カテーテル留置による持続ブロック手技が報告されている[9〜12]。コンパートメントブロックであるRSBでは，両側投与でもあり持続注入時の局所麻

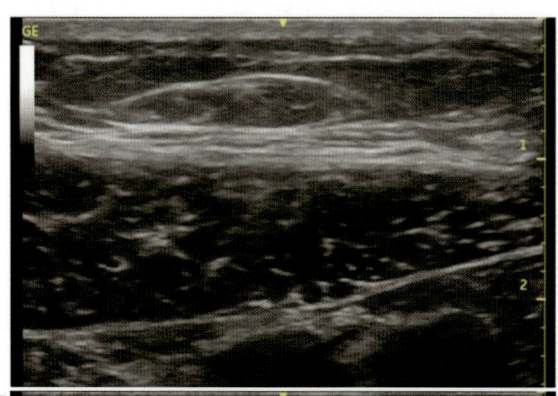

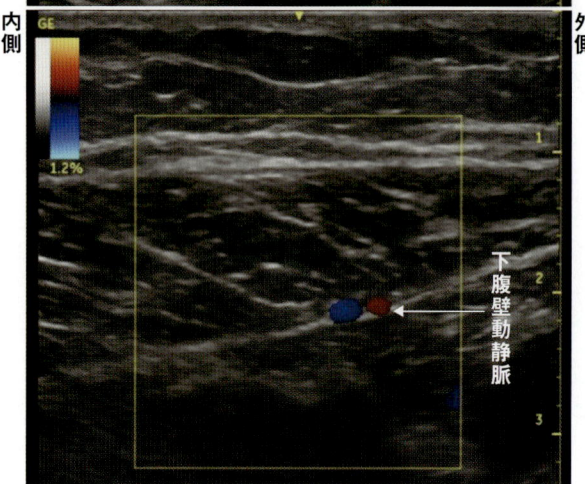

図4 下腹壁動静脈のカラードプラー画像
成人，男性．臍部より5cm尾側での画像．
臍部より頭側では上腹壁動静脈が，尾側では下腹壁動静脈が腹直筋鞘内を走行している．

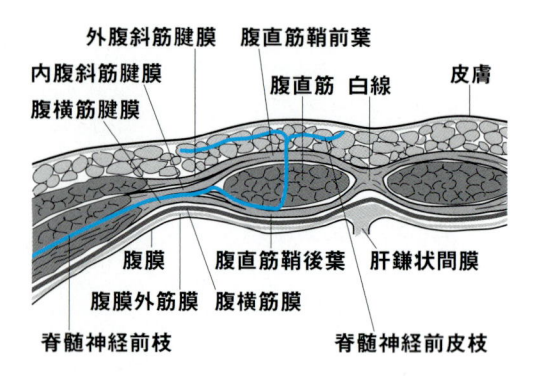

図5 腹直筋鞘付近の脊髄神経前枝の走行
内腹斜筋と腹横筋の筋層間を走行する脊髄神経前枝は，腹直筋鞘の外側後方より筋鞘内に入り，腹直筋筋腹付近で前方へ貫通して前皮枝となる．
〔Netter FH（相磯貞和訳）．腹部．In：Brueckner JK, Carmichael SW, Gest TR, et al, editors. ネッター解剖学アトラス原書（第4版）．東京：南江堂；2007．p.252より改変引用〕

酔薬が大量に必要となるため局所麻酔薬中毒の可能性がある[9,10]．超音波ガイド下に適切な層へ多孔式カテーテルを挿入すれば，比較的少量の局所麻酔薬投与（0.125-0.15％ロピバカイン：4 ml/hr）で，上腹部および下腹部開腹術後鎮痛に有効であったという報告がある[12]．

実際の手技とプロトコール

①術創の位置・長さから，神経支配領域を考慮し，穿刺部位と数を決定する．
②プローブを腹壁に当て，腹直筋の横断面を描出する（図2）．
③超音波画像深度を腹膜が確認できる範囲にし，画像のゲインを調整する．特に，横筋膜と腹直筋鞘後葉の2重層（double-layer sign）を明瞭に確認できるようにする．カラードプラーモードに切り替え，刺入経路付近に血管がないことを確認する．
④交差法または平行法で穿刺する．ブロック針を超音波画像で確認しながら慎重に進めていく．交差法では針全体が描出されないので筋層の歪みや針先の高輝度の部分を十分にとらえたうえで刺入する．
⑤腹直筋外縁付近を目標に穿刺する．脊髄神経前枝は腹直筋鞘の外側後方から筋鞘内に入り，腹直筋筋腹付近で前方へ貫通して前皮枝となるため，腹直筋内側側よりも外側側に局所麻酔薬を投与すべきである（図5）．
⑥針先が腹直筋膜と腹直筋鞘後葉間に到達したら，血液の逆流がないことを確認して，局所麻酔薬を0.5-1 ml投与する．薬液が筋肉内に広がる場合，針先をごくわずかに進めて，再び薬液を投与する．
⑦薬液がコンパートメント内に紡錘状に拡がることを確認する．
⑧局所麻酔薬投与により低輝度帯を生ずるので，ブロック針の描出がより明瞭になる（図6）．針の位置を再確認したうえ，薬液を2 mlずつ分割投与し総量約10 mlまで追加する．

手技のコツ

筋膜を貫く際の"pop"や抵抗感を超音波画像と

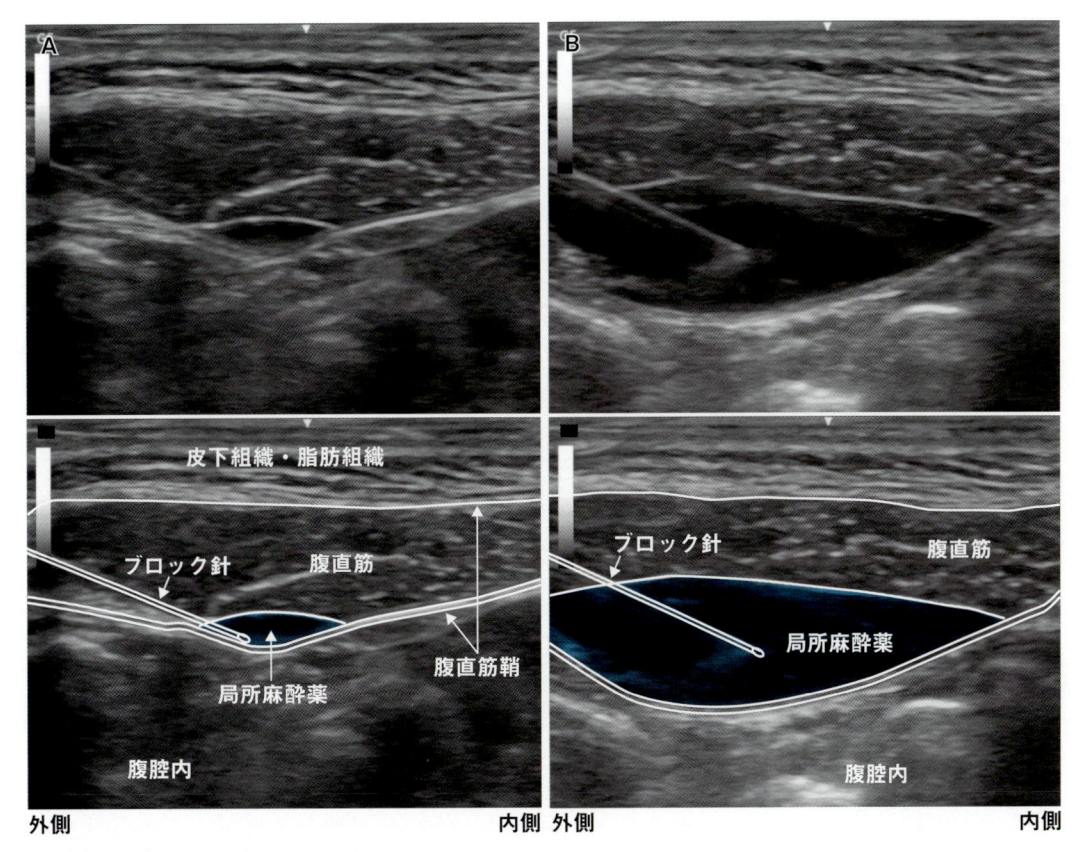

図 6 局所麻酔薬注入後の超音波画像
(A) 腹直筋と腹直筋鞘後葉の間で，局所麻酔薬が紡錘状に広がっている．
(B) 局所麻酔薬による低輝度帯はブロック針の描出をより明瞭にする．
針先と薬液の広がりを確認しながら，追加投与を行う．

同時に確認することで，よりブロック針先端の位置が認識しやすくなる．鈍針は抵抗感を強く感じることができるので，"pop"感を確認するのに有用である．しかし，小児の場合では，皮膚の抵抗が強く目標部位が浅いので，鈍針で無理に皮膚を貫通させようと力を加えると反動で腹腔内穿刺となる危険性がある．小児では成人に比して重要臓器が浅在しているので，血管損傷や臓器損傷を起こさないように，より注意が必要である（図7）．皮膚の穿刺抵抗が強い場合には，ブロック針での穿刺前に18G針で皮膚切開を加えるとよい．

合併症

血管穿刺（特に上下腹壁動静脈）による血腫形成，局所麻酔薬中毒，腹膜穿刺，腸管穿孔．

回避のコツ

プレスキャンを励行し，必ず血管の位置を確認する．血管近傍での穿刺は行わない．

文献

1) Schleich CL. Technik der einzelnen unter infiltrationsanästhesie. In : Schmerzlose Operationen. Berlin : Springer ; 1899. p.240-8.
2) Ferguson S, Thomas V, Lewis I. The rectus sheath block in paediatric anaeshesia : new indications for an old technique? Paediatr Anaesth 1996 ; 6 : 463-6.
3) Courreges P, Poddevin F, Lecoutre D. Para-umbilical block : a new concept for regional anaesthesia in children. Paediatr Anaesth 1997 ; 7 : 211-4.
4) 北山眞任．腹直筋鞘ブロック．小松 徹，佐藤 裕，

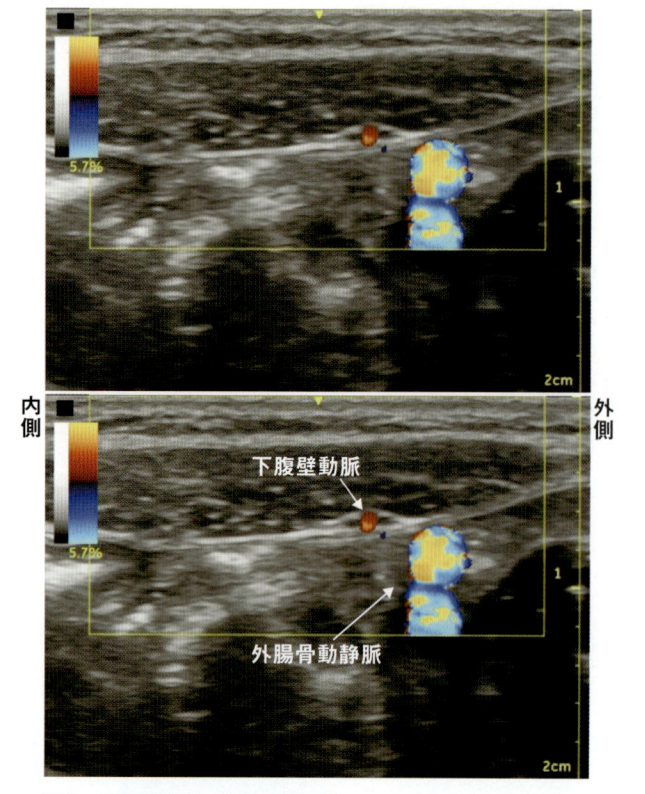

図7 下腹壁動脈と外腸骨動静脈

2歳，男児．腹直筋鞘内を走行する下腹壁動脈と腹直筋の直下に外腸骨動静脈が確認される．この症例では，外腸骨動静脈は体表から7-10 mm程度の深さを走行している．

瀬尾憲正，廣田和美編．超音波ガイド下神経ブロック法ポケットマニュアル．東京：克誠堂出版；2006. p.85-90.

5) Willschke H, Bösenberg A, Marhofer P, et al. Ultrasonography-guided rectus sheath block in paediatric anaesthesia : a new approach to an old technique. Br J Anaesth 2006 ; 97 : 244-9.
6) Dolan J, Lucie P, Geary T, et al. The rectus sheath block : accuracy of local anesthetic placement by trainee anesthesiologists using loss of resistance or ultrasound guidance. Reg Anesth Pain Med 2009 ; 34 : 247-50.
7) Neal JM, Brull R, Chan VW, et al. The ASRA evidence-based medicine assessment of ultrasound-guided regional anesthesia and pain medicine. Reg Anesth Pain Med 2010 ; 35 : S1-S9.
8) Carre P, Ecoffey C. Ilioinguinal block. In : Chelly JE, editor. Peripheral nerve blocks : a color atlas. Philadelphia : Lippincott Williams & Wilkins ; 2004. p. 251-4.
9) Sandeman DJ, Dilley AV. Ultrasound-guided rectus sheath block and catheter placement. ANZ J Surg 2008 ; 78 : 621-3.
10) Watson D, Farquhar IK, Dennison AR, et al. Postoperative analgesia by infusion of local anesthetic into the rectus sheath (Abstract). Br J Anaesth 1991 ; 67 : 656.
11) Cornish P, Deacon A. Rectus sheath catheters for continuous analgesia after upper abdominal surgery. ANZ J Surg 2007 ; 77 : 84.
12) Shido A, Imamachi N, Doi K, et al. Continuous local anesthetic infusion through ultrasound-guided rectus sheath catheters. Can J Anesth 2010 ; 57 : 1046-7.

（武田　敏宏，白神　豪太郎）

3 腹横筋膜面ブロック ★

はじめに

腹横筋膜面ブロック（transversus abdominis plane block：TAP block）は2006年にO'DonnellとMcDonnellらが報告した新しい末梢神経ブロック[1]で，内腹斜筋と腹横筋の間（腹横筋膜面）に局所麻酔薬を注入することで前腹壁の壁側腹膜，筋肉，皮膚の痛み（体性痛）を抑えられる[2,3]。

TAPブロックは，現在，後方TAPブロック（posterior TAP block）と肋骨弓下TAPブロック（subcostal TAP block）の2つの手法がある。McDonnellらは，側腹部で穿刺する後方TAPブロックで剣状突起（Th6）から恥骨結節（L1）までの腹部全範囲が遮断されると主張したが[2]，ShibataらとHebbardらは，後方TAPブロックでは下腹部しか遮断されないと指摘した[4,5]。その後，McDonnellらはボランティアと解剖献体を使って，後方TAPブロックの遮断域がTh7-L1であると主張したが[6]，Hebbardらも解剖献体研究からTh10-L1までが遮断域だと主張した[7]。McDonnellらの結論はボランティアにリドカイン注入を行った結果であり，解剖献体への染料注入の結果ではなかった。一方，Hebbardらの結論は解剖献体への染料注入の結果であった。現在，後方TAPブロックの遮断域はTh10-L1までという結論が支持されている。Hebbardらは上腹部の遮断域を得る方法として，超音波ガイド下に肋骨弓に沿って局所麻酔薬を注入する肋骨弓下TAPブロックを考案している[5,8]。

後方TAPブロックでは腹横筋膜面の一点を針で貫いて局所麻酔薬を注入するので，局所麻酔薬の広がりを調整することはできない。肋骨弓下TAPブロックでは局所麻酔薬で腹横筋膜面を広げながら，針を刺入していく（hydro-dissection technique）ので，局所麻酔薬の広がりを調節でき，選択的に皮膚分節を遮断できる。肋骨弓下TAPブロックは，広範囲の腹横筋膜面を活用して，創の位置，大きさに合わせて対応できる。ここでは肋骨弓下TAPブロックで皮膚分節遮断域を調節する手法について解説する。

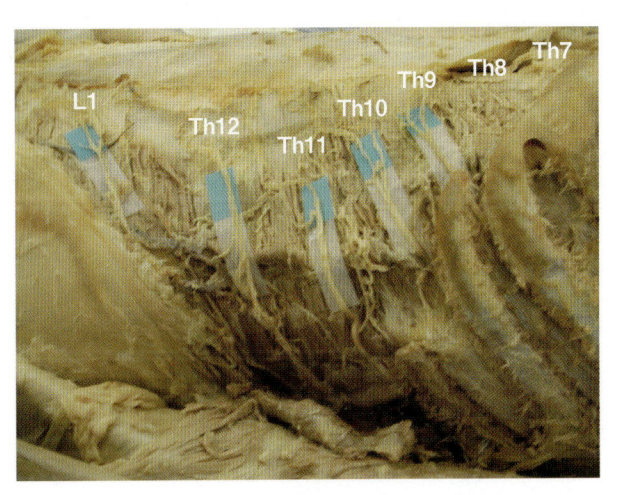

図1 肋骨弓下TAPブロックの解剖学的検討（側腹部）

外腹斜筋，内腹斜筋，腹横筋膜面を除去し，腹横筋膜面と腹横筋間にあるTh9-L1を露出させた．各神経は腹横筋膜面に対して，腹横筋側を走行している．肋骨弓下端と腸骨稜の間にTh10-L1が集中して存在し，後方TAPブロックではT10-L1が遮断されやすいことが理解できる．

肋骨弓下TAPブロックのための解剖

腹横筋は上腹部では腹直筋の下にまで存在する。そのため，上腹部の筋構造は半月線を境に内側では腹直筋と腹横筋による2層構造となっており，外側は外腹斜筋，内腹斜筋，腹横筋の3層構造となっている。上腹部の腹横筋膜面は半月線より内側では腹直筋鞘後葉-腹横筋間であるが，外側では内腹斜筋-腹横筋間となっている。

側腹部の腹横筋膜面に局所麻酔薬を注入すればTh10-L1が遮断される（図1）ので[6,7,9]，Th6-9を選択的に遮断できれば，皮膚分節遮断域最上端を調節できる。肋骨弓下の超音波画像から，Th6-9のどの神経をブロックできるのか見当が付けられる（図2, 3）。Th6は肋骨弓を通過すると，腹横筋膜面を走行せずに腹直筋鞘コンパートメントに直接入ってくる。Th7は肋骨弓から腹直筋鞘後葉-腹横筋間に出る。その後，腹直筋鞘後葉を貫いて腹直筋鞘コンパートメントに入る。Th8は肋骨弓から半月線レベルの腹横筋膜面に出てくる。Th9は肋骨弓から外腹斜筋，内腹斜筋，腹横筋の3層構造がちょうど

4 体幹部ブロック 153

そろうレベルの腹横筋膜面に出てくる．よって，Th6 の遮断には腹直筋鞘ブロックが必ず必要となり[9]．Th7 の遮断には腹直筋鞘ブロックもしくは腹直筋鞘後葉−腹横筋間の腹横筋膜面に局所麻酔薬を注入すればよい．ただし，Th6, 7 の両方を遮断するには剣状突起付近で腹直筋鞘ブロックを行うほうがよい．Th8 の遮断は半月線レベル，Th9 の遮断は側腹筋群 3 層が出そろったレベルの腹横筋膜面に局所麻酔薬を注入すればよい．

● 適　応

切開方法に関係なく，すべての腹部手術が適応となる．ただし，過去の肝臓手術を右肋骨弓下斜切開で行われた患者では，肋骨弓下の筋構造が崩れており，局所麻酔薬を広げることができないことがある．そうした場合には胸部傍脊椎ブロックや肋間神経ブロックが適応となる．

● 体　位

仰臥位とし，両上肢は外転しておく．

● 超音波プローブの位置と向き

肋骨弓下の前腹壁に，肋骨弓に平行となるように

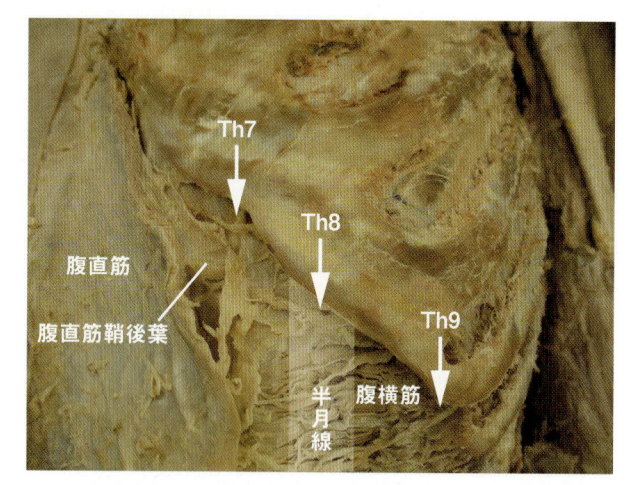

図 2　肋骨弓下 TAP ブロックの解剖学的検討：上腹部
Th7, 8, 9 が肋骨弓を通過して，腹部に出てきたところ．外腹斜筋，内腹斜筋，腹横筋膜面は除去し，腹直筋と腹直筋鞘後葉の一部を内側に反転してある．半月線の位置は白色透明で示してある．上腹部では腹横筋が腹直筋の下にもあることが分かる．肋骨弓を通過したのち，Th7 は腹直筋鞘後葉と腹横筋の間に，Th8 は半月線に，Th9 は側腹筋群 3 層がそろったところに出てくる．

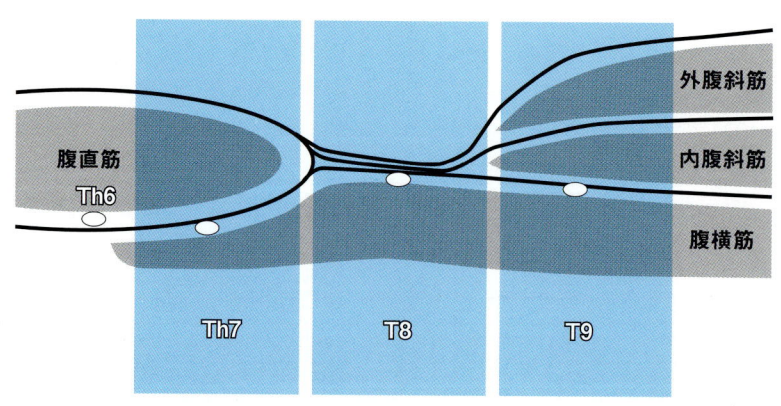

図 3　肋骨弓下超音波画像と脊髄神経の走行
肋骨弓下の各超音波画像から遮断できる脊髄神経を示す．腹横筋が腹直筋の下にあるレベルでは Th7 を，腹直筋から側腹筋群 3 層に移行する半月線のレベルでは Th8 を，側腹筋群 3 層がそろうレベルで Th9 を遮断できる．Th6 は腹横筋膜面ではなく，腹直筋鞘コンパートメントに存在する．Th6, 7 を効率的に遮断するには剣状突起付近で腹直筋鞘ブロックを行うほうがよい．

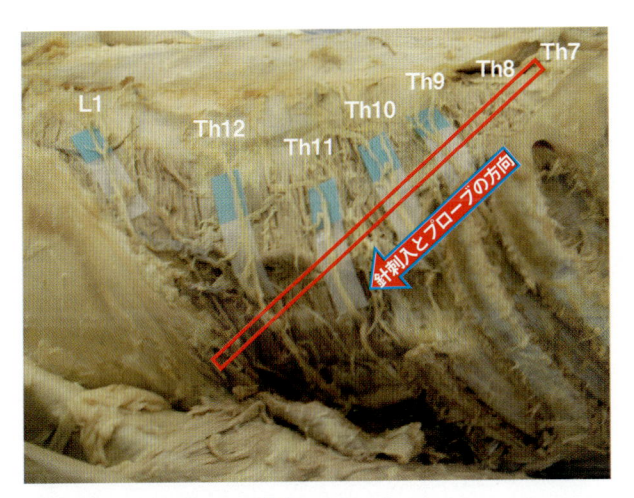

図4　プローブと針の刺入方向のシミュレーション
肋骨弓に平行にプローブを置き，肋骨弓に沿ってプローブを動かしながら針を刺入していく．薬液注入開始は皮膚分節遮断域最上端に併せて，遮断域最下端まで薬液を広げていく．

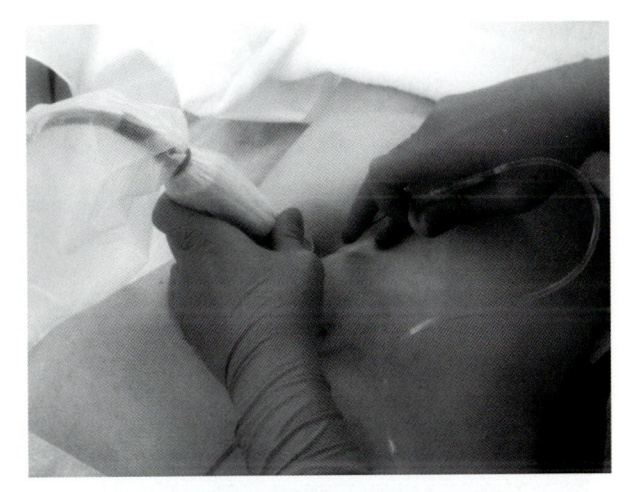

図5　ブロック針の穿刺法（肋骨弓下TAPブロック）
広汎子宮全摘術で，恥骨結節から臍上まで正中切開が予定された．Th8-L1までの遮断が必要と考え，半月線レベルの腹横筋膜面を描出して針を穿刺した．リニアプローブを肋骨弓に平行に腸骨稜まで移動させながら，局所麻酔薬を腹横筋膜面に注入した．

プローブを置き，予定された皮膚分節遮断域の最上端の神経が描出される位置に調整する（図4，5）。

● 超音波プローブ周波数

高周波（13-6 MHz）リニアプローブを使用する．

● ブロック針穿刺法

Hydro-dissection technique をするには平行法で針を刺入していく．

● 穿刺前超音波画像評価

Depth 設定は画面の1/2に腹筋群が描出されるようにする．上腹部では腹横筋が腹直筋の下にも存在する．腹直筋の下にある腹横筋を同定し，プローブを肋骨弓に沿って腸骨稜に向かって移動させながら，腹横筋膜面の連続性を確認する（図6〜8）。

● ブロック針サイズ

単回投与では19-20 G，Tuohy 針を使用する．Tuohy 針のベベルをプローブに向けて刺入することにより，刺入角度が急峻になっても針先が描出されやすい．針先が鈍であるため，筋膜貫通感を感じやすく，医原性の消化管穿刺の危険性も少ない．80 mm 長の硬膜外針は途中で刺入し直さないと，腸骨稜までは針が届かない．100 mm 長の Contiplex Tuohy needle（B. Braun, Bethlehem, PA）は十分な長さがあり，カテーテルを使用する場合にも有用である．短ベベルの通電刺激針は急峻な刺入角度では針先を描出しにくい．その細く，しなるシャフトは hydrodissection technique に適さないかもしれない．

● 局所麻酔薬投与量

著者は手術麻酔において，体重45 kg 以上の患者では0.3％ロピバカイン60 ml を片側30 ml ずつ，45 kg では0.25％ロピバカイン60 ml を片側30 ml ずつ注入している．このプロトコールで局所麻酔薬中毒を経験していない．

過去の文献では，TAP ブロックに関して，局所麻酔薬の種類，濃度，投与量について合意は得られていない[10]．体重あたりの使用量を決めてブロックをしているものもあれば，体重に関係なく一定量を投与しているものもある．総使用量に関して，ロピバカインでは2.0-3.0 mg/kg，最大使用量を150もしくは200 mg，ブピバカインでは2.0 mg/kg，

4　体幹部ブロック　155

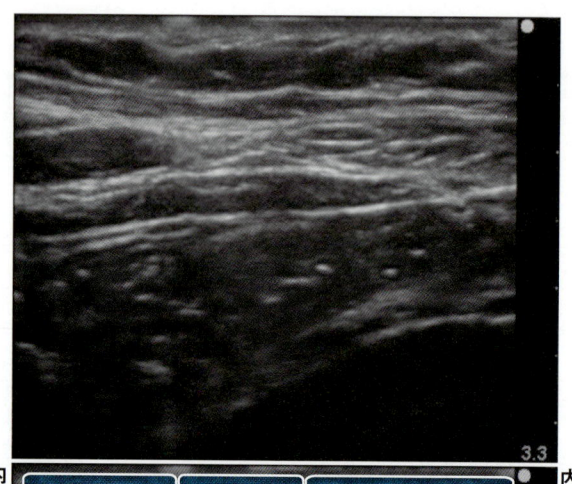

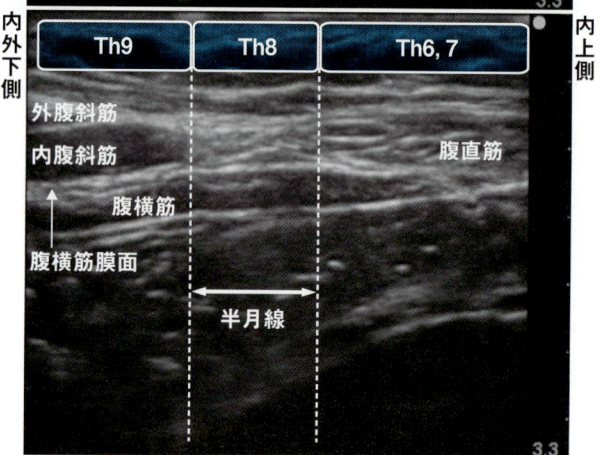

図6 上腹部における肋骨弓下腹横筋膜面

肋骨弓に平行に上腹部を描出した．腹直筋の下にも腹横筋が存在する．腹直筋から側腹筋群3層に移行する部分が半月線．皮膚分節遮断域最上端に応じて，Th6, 7, 8, 9が走行する部位から局所麻酔薬を注入し始める．

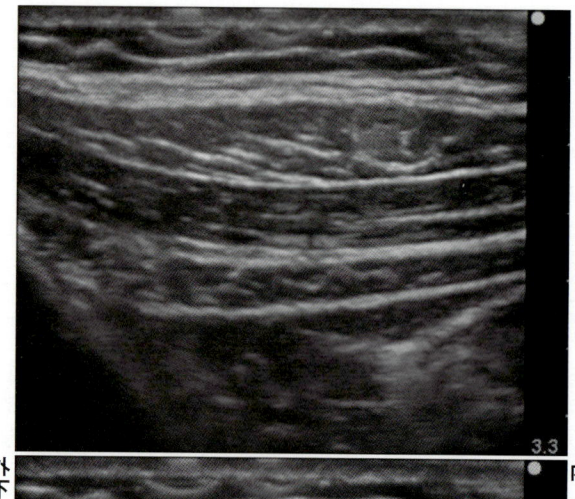

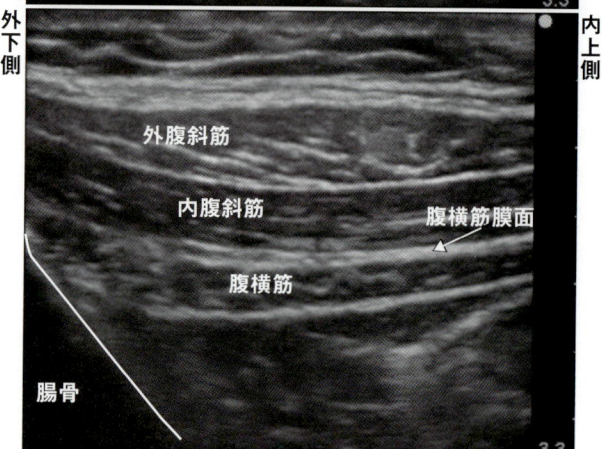

図7 腸骨稜レベルの腹横筋膜面

肋骨弓に平行にプローブを移動させながら腸骨稜に到達すると，腸骨が側腹筋群と一緒に描出される．皮膚分節遮断域最下端が恥骨直上の場合は，ここまで局所麻酔薬を注入しながら，腹横筋膜面を広げる．

レボブピバカインでは100–150 mgとしているものが多い．カテーテル挿入した場合，0.2％ロピバカイン 8 ml/hr/side, 0.125–0.15％ブピバカイン 8–10 ml/hr/side で持続注入をするか，8時間おきに 0.2％ロピバカイン 8 ml/side を間欠投与する．

実際の手技とプロトコール

リニアプローブを肋骨弓に沿って内上方から外下方に向かって動かし，hydro-dissection technique で腹横筋膜面に局所麻酔薬を広げていく．

① 予定される皮膚分節遮断域の最上端に対応する肋骨弓下の超音波画像（図6）を描出し，画像の中央に配置する．
 a．Th6, 7であれば，腹直筋とその下にある腹横筋が描出されるレベル．
 b．Th8であれば，半月線レベル．
 c．Th9であれば，側腹筋群3層がそろうレベル．
② プローブの内側端から針を穿刺し，針先が腹横筋膜面を貫き，腹横筋側に針先が突き出るまで刺入する．
※皮膚分節遮断域最上端がTh6, 7の場合は，腹直筋鞘ブロックを 5–10 ml の局所麻酔薬で行ってから腹直筋鞘後葉を貫き，針を半月線レベルの腹横筋膜面まで刺入する．
③ 血液の逆流がないことを確認して局所麻酔薬を

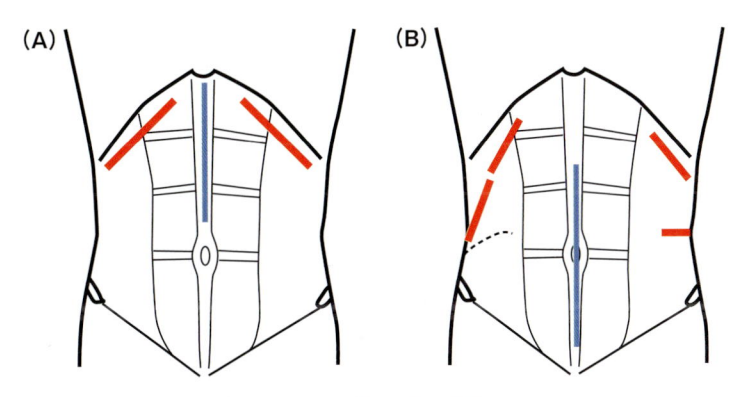

図8 正中切開における肋骨弓下TAPブロックの実際
(A) 上腹部正中切開，(B) 下腹部正中切開

━━はプローブの移動，━━は正中切開線の位置を示す．
(A) Th6, 7に対し腹直筋鞘ブロックをしたのち，腹直筋鞘後葉を貫き，半月線レベルの腹横筋膜面に入り，hidro-dissection techniqueでTh10まで局所麻酔薬を広げていく．
(B) 半月線レベルで腹横筋膜面に針を刺入し，そこからhydro-dissection techniqueで局所麻酔薬を腸骨稜まで広げていく．80 mm硬膜外針では途中で一端，針を刺し直す必要がある．半月線から腸骨稜まで，プローブを直線的に移動させてブロックをしている．
下腹部に対して，後方TAPブロックで対処してもよい（A）．

2-3 mlを投与し，腹横筋膜面を広げる．
④局所麻酔薬によって広がったスペースの端まで針を進め，局所麻酔薬2-3 mlを投与し，腹横筋膜面を広げる．操作④を腸骨稜が描出されてくるまで繰り返し，腹横筋膜面に局所麻酔薬を注入していく（DVD参照）．

正しく腹横筋膜面を針先がとらえている場合は，局所麻酔薬は針の前方に広がる．針の後方に局所麻酔薬が広がる場合は，腹横筋もしくは内腹斜筋の筋肉内注入になっているので，針先の位置を調整する．

合併症

- 多くの文献で局所麻酔薬を極量以上に使用しているが，局所麻酔薬中毒は発症していない．全身麻酔中の患者にロピバカイ3.0 mg/kgを使用すると，最高血漿ロピバカイン濃度の平均値（標準偏差）は2.54（0.75）μg/mlとなり，中枢神経毒性が出現する値（2.2 μg/kg）を超える[11]．全身麻酔によって，中枢神経毒性症状が隠れてしまう可能性がある．TAPブロックにおけるロピバカイン[11]，リドカイン[12]最高血漿濃度到達時間は30分なので，手術終了後にTAPブロックをする場合には，ブロック後30分は患者を観察すべきである．
- 肝損傷がランドマーク法[13]，超音波ガイド下法[14]ともに報告されている．超音波ガイド下法では針先を描出できていなかったことが原因であった．針先を描出せずに刺入し続けないことが重要である．
- 穿刺により皮下組織にある超音波画像で描出されない血管を損傷し，血腫になることがまれにあるが，臨床的に大きな問題にならない．前腋窩線上を深腸骨回旋動脈の上行枝が腹横筋膜面を走行するので，前腋窩線を針が横切る際には注意する．

文献

1) O'Donnell BD, McDonnell JG, McShane AJ. The transversus abdominis plane (TAP) block in open retropubic prostatectomy. Reg Anesth Pain Med 2006；31：91.
2) McDonnell JG, Laffey JG. Transversus abdominis plane block. Anesth Analg 2007；105：883.

3) McDonnell JG, O'Donnell B, Curley G, et al. The analgesic efficacy of transversus abdominis plane block after abdominal surgery : a prospective randomized controlled trial. Anesth Analg 2007 ; 104 : 193-7.
4) Shibata Y, Sato Y, Fujiwara Y, et al. Transversus abdominis plane block. Anesth Analg 2007 ; 105 : 883.
5) Hebbard P. Subcostal transversus abdominis plane block under ultrasound guidance. Anesth Analg 2008 ; 106 : 674-5.
6) McDonnell JG, O'Donnell BD, Farrell T, et al. Transversus abdominis plane block : a cadaveric and radiological evaluation. Reg Anesth Pain Med 2007 ; 32 : 399-404.
7) Tran TM, Ivanusic JJ, Hebbard P, et al. Determination of spread of injectate after ultrasound-guided transversus abdominis plane block : a cadaveric study. Br J Anaesth 2009 ; 102 : 123-7.
8) Lee TH, Barrington MJ, Tran TM, et al. Comparison of extent of sensory block following posterior and subcostal approaches to ultrasound-guided transversus abdominis plane block. Anaesth Intensive Care 2010 ; 38 : 452-60.
9) Barrington MJ, Ivanusic JJ, Rozen WM, et al. Spread of injectate after ultrasound-guided subcostal transversus abdominis plane block : a cadaveric study. Anaesthesia 2009 ; 64 : 745-50.
10) Abdallah FW, Chan VW, Brull R. Transversus abdominis plane block : a systematic review. Reg Anesth Pain Med 2012 ; 37 : 193-209.
11) Griffiths JD, Barron FA, Grant S, et al. Plasma ropivacaine concentrations after ultrasound-guided transversus abdominis plane block. Br J Anaesth 2010 ; 105 : 853-6.
12) Kato N, Fujiwara Y, Harato M, et al. Serum concentration of lidocaine after transversus abdominis plane block. J Anesth 2009 ; 23 : 298-300.
13) Farooq M, Carey M. A case of liver trauma with a blunt regional anesthesia needle while performing transversus abdominis plane block. Reg Anesth Pain Med 2008 ; 33 : 274-5.
14) Lancaster P, Chadwick M. Liver trauma secondary to ultrasound-guided transversus abdominis plane block. Br J Anaesth 2010 ; 104 : 509-10.

〔柴田　康之〕

4 腸骨鼠径・腸骨下腹神経ブロック★

はじめに

腸骨鼠径・腸骨下腹神経ブロック（iliohypogastric/ilioinguinal nerve block：IH/II-block）は，鼠径部領域手術の術中・術後の鎮痛法として広く施行されてきた。特に小児鼠径ヘルニア修復手術では，仙骨硬膜外ブロックと比較して，尿閉や歩行障害がないうえに同等の鎮痛効果を示す[1]ので日帰り手術の鎮痛に適している。従来のランドマーク法ではいくつかの穿刺部位が報告されているが[2]，いずれも筋膜を貫く際に生じる"クリック感"で針先と筋層の位置を確認し大量の局所麻酔薬を注入する方法であった[3,4]。技術的に簡便である一方で，ブロックの失敗率は20-30％に達した[5]。頻度は少ないものの，腸管の穿刺，骨盤内血腫，大腿神経麻痺などの盲目的穿刺や局所麻酔薬の大量投与が原因の合併症もいくつか報告されている[6〜9]。

超音波ガイド下 IH/II-block の概要は，2005年に Willschke らが小児鼠径部手術患者について報告した[10]。一般的な超音波ガイド下法と同様に神経と伴走する血管，筋層および腹膜を可視化することで，前述の合併症を軽減することが予想される。また神経近傍での局所麻酔薬の注入が可能になり，ランドマーク法に比べ少ない局所麻酔薬量で高い成功率が示されている[10,11]。したがって低体重の小児では，局所麻酔薬中毒の予防の観点から超音波ガイド下法を推奨している[11]。Weintraud は，62症例の小児患者を対象に，IH/II-block をランドマーク法で注入し局所麻酔薬の広がりとブロックの成否を比較検討した[12]。ランドマーク法では神経周辺への局所麻酔薬の浸潤は，わずか9症例（14％）にとどまった。またブロック施行後の超音波画像は，失敗ブロックでは局所麻酔薬から神経までの距離に有意な隔たりを認めた[12]。さらに前述の Willschke らは，超音波画像による腸骨鼠径・腸骨下腹神経は個別に90％以上で識別可能であり，したがって選択的なブロックの可能性を示唆している[10,11,13]。その一方で，Ford らは超音波ガイド下神経ブロックの経験が6ヶ月未満の小児麻酔科医では，腸骨鼠径・腸骨下腹神経の超音波画像上の識別正答率が65％前後にとどまり，さらにプレスキャンに時間を要することを示した[14]。

したがって本項で紹介する腸骨鼠径・腸骨下腹神経ブロックは，施行者の熟練度や超音波機器の機種によらず，確実に効果を得ることを優先し，腹横筋と内腹斜筋の筋溝に局所麻酔薬を浸潤するコンパートメントブロックとして解説する。

● 適 応

鼠径部領域に体性痛を生じうる手術の術後鎮痛。鼠径ヘルニア修復手術，陰嚢水腫根治術，停留睾丸固定術，帝王切開術などの術後鎮痛[15,16]，腎移植レシピエントの術後鎮痛[17] など。

● 体 位

仰臥位とする。

● 超音波プローブの位置と向き（図1，2）

プローブの基本的位置は，上前腸骨棘−臍を結ぶ線（臍棘線：spinoumbilical line）の上で腸骨寄りの位置であり，ここからプローブ走査を開始する[18]。この位置で，腸骨鼠径・腸骨下腹神経の走行方向に垂直に走査可能であり，神経の輪郭が鮮明になる。プローブ外縁を，腸骨の陰影が描出できる位置に置き，常に超音波画像上のランドマークとする。この位置から，両神経の走行に沿って頭側へ5cm平行に移動した位置で腸骨下腹神経の95％，腸骨鼠径神経の90％が腹横筋膜面上を走行している[19]。

● 超音波プローブ周波数

10-14 MHz のリニアプローブを使用する。小児の場合，10-14 MHz のリニアホッケースティックプローブを使用する。

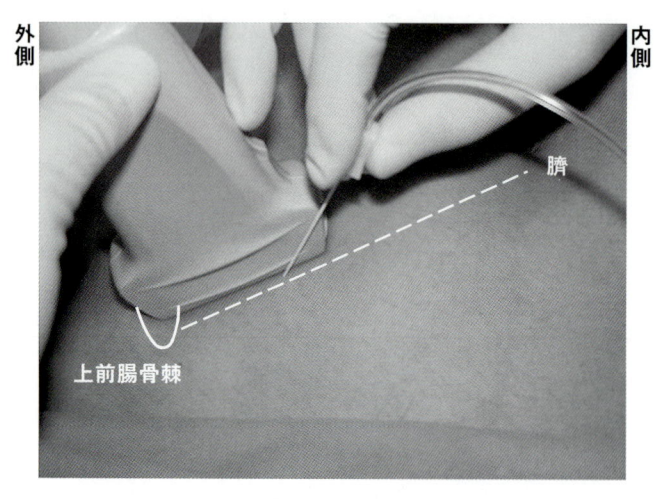

図1　超音波プローブの当て方・ブロック針の穿刺法

成人では10-5 MHzのリニアプローブを使用．プローブを上前腸骨棘と臍をつなぐ線の外側または上前腸骨棘の頭側後方の位置に置き，皮下組織から外腹斜筋-内腹斜筋-腹横筋を描出するように調整する．
（北山眞任．腸骨鼠径神経ブロック・腸骨下腹神経ブロック．小松　徹，佐藤　裕，瀬尾憲正，廣田和美編．超音波ガイド下区域麻酔法．東京：克誠堂出版；2007. p. 143-6 より引用）

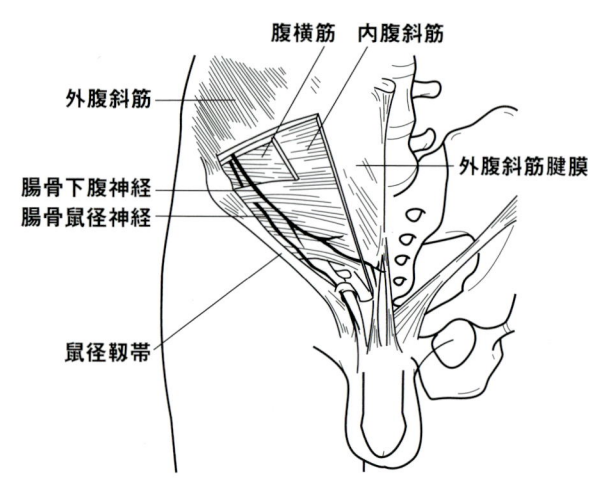

図2　腸骨鼠径・腸骨下腹神経の走行

腸骨下腹神経，腸骨鼠径神経はL1，時にTh12神経根から始まる．大腰筋を貫通し，腹横筋と内腹斜筋の間を腹側方向に進む．上前腸骨棘の内側で内腹斜筋を貫き皮膚側へ走行する．腸骨鼠径神経は恥骨上部と鼠径部，腸骨下腹神経は陰嚢と大腿上内面の皮膚知覚を支配する．
（Smith G. Anaesthesia. 2 nd ed. UK：Oxford；1996より改変引用）

ブロック針穿刺法

平行法または交差法．初心者では，針先端の視認性が高い平行法が安全である．

穿刺前超音波画像評価（図3）

ブロック施行前の走査で確認が必要な組織は，以下のとおりである．
①腹筋層と腱膜は，プローブを基本位置において腹横筋，内腹斜筋，外腹斜筋（腱膜）の順に内側から確認する．外腹斜筋腱膜が分かり難いときは，プローブを上前腸骨棘上方の前腋窩線の位置まで上前腸骨棘を軸回転させて3層の筋腹を確認するようにする．そのままゆっくり基本位置に戻ってくると外腹斜筋が薄い腱膜に移行する様子が連続して確認できる．
②腹膜は，最も輝度が高く厚みのある高エコー性の組織である．通常その内側に腸管の蠕動が確認できる．
③腸骨鼠径神経と同じ筋層を深腸骨回旋動脈が上行する．拍動性構造物を見つけたらカラードプラーで確認する必要がある．
④腸骨鼠径・腸骨下腹神経を同定する．腸骨鼠径神経は腸骨から約6 mm[11]，あるいは1-3 cm[13]程度の距離にある．さらに約10 mm[11]正中寄りに腸骨下腹神経が存在する．

腸骨鼠径・腸骨下腹神経は短軸像では，周辺を内腹斜筋膜と腹横筋膜（横筋筋膜）に包まれ輝度を増強し，高エコー性の被膜に覆われた紡錘形または卵円形の形状を呈する．血管を伴走するが，カラードプラーを併用しても血流を確認できないことが多い．神経の内部は低エコー性であり，時に蜂窩状を示す．成人の腸骨鼠径・腸骨下腹神経の径はそれぞれ，平均 2.9 mm × 1.6 mm および 3.0 mm × 1.6 mm である[13]．

ブロック針サイズ

成人：22 G，50 mm以下のショートベベル針または22，20 GのTuohy針を用いる．

乳児〜小児：22-23 Gの注射針を用いる．小児では，皮膚や筋膜貫通時の抵抗が大きく，ショートベベル針は腹膜穿刺の危険を伴う．

局所麻酔薬投与量

従来のランドマーク法では，局所麻酔薬注入量 0.25-0.5 ml/kg[3]が推奨されてきた．超音波ガイド下で行う場合，筋層に針先を誘導すれば，より少ない量で内腹斜筋と腹横筋の間に十分な局所麻酔薬の広がりを得ることができる．小児の場合，超音波ガイド下法では，従来の方法の必要量（0.3-0.5 ml/kg）の半分以下の 0.075-0.2 ml/kg で鎮痛可能である[11]．腸骨鼠径神経と腸骨下腹神経の両方が確実に同定でき，両神経を個別に包み込むことができれば，より少ない量で十分な効果が期待できる[13]．近年，Weintraud ら[20]は，小児の IH/II-block を超音波ガイド下法とランドマーク法で行い，いずれも 0.5％ロピバカイン 0.25 ml/kg（＝1.25 mg/kg）を投与し，ロピバカインの血中濃度を測定した．いずれの群でも最高血中濃度は中毒レベルに至らなかったが，興味深いことに超音波ガイド下法施行群で優位に血中濃度が高かった．したがって局所麻酔薬中毒予防の観点から超音波ガイド下法では，局所麻酔薬の減量を考慮すべきであろう[20]．

単回投与ブロック

小児の場合，全身麻酔の導入後に単回投与法で施行する．長時間作用を期待して 0.25-0.375％ロピバカインを使用する．小児では術後鎮痛効果が 4 時間以上持続するとする報告も認める[11]．成人では，意識下または軽度の鎮静状態で施行可能である．

持続ブロック

腹横筋と内腹斜筋の筋層間にカテーテルを挿入することにより可能である．鼠径部神経痛の治療[21]や両側のカテーテル挿入で，帝王切開の術後鎮痛[16]に有効性を示した報告がある．

実際の手技とプロトコール

①ランドマークとなる臍棘線上または上前腸骨棘を支点に外側に回転させた位置で，腸骨にプローブを当てて，外腹斜筋（腱膜），内腹斜筋，腹横筋

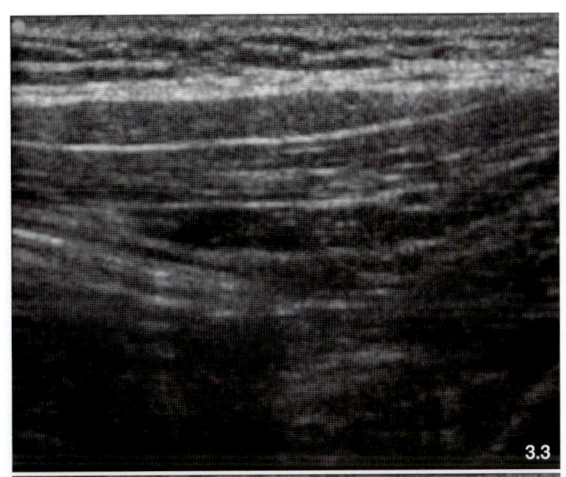

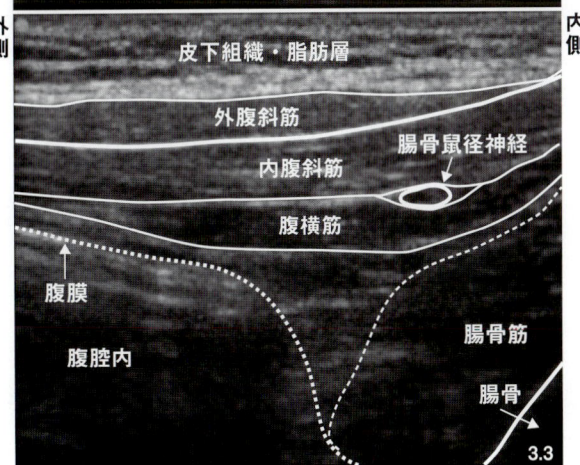

図3　穿刺前超音波画像

17歳，女性．左鼠径ヘルニア根治術に同ブロックを用いた．皮膚側から外腹斜筋，内腹斜筋，腹横筋が確認される．この位置で，内腹斜筋と腹横筋に挟まれた腸骨鼠径神経が描出されている．
腹横筋の上前腸骨棘側の下方に腸骨筋を認め，内側下方には輝度の高い腹膜が描出される．腹膜の内側には腸管の蠕動が確認される．

と腹膜を同定する．基本的位置で外腹斜筋は腱膜に移行しており同定が難しいので，上前腸骨棘の頭側の前腋窩線上で 3 層の腹壁筋層を確認する．確認したら，プローブをゆっくり基本的位置に戻し外腹斜筋腱膜を確認後，内腹斜筋と腹横筋の筋層の境界を決定する．

②可能であれば，腸骨鼠径・腸骨下腹神経を確認する．両神経を同じ筋膜間で確認するために，プローブを上前腸骨棘の頭側約 5 cm まで平行移動する[11]．腸骨鼠径・腸骨下腹神経の解剖上の走行を理解し，神経に直角に走査するようにプロー

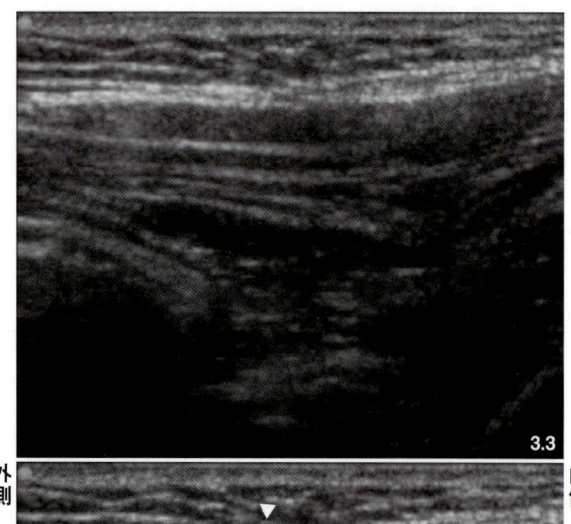

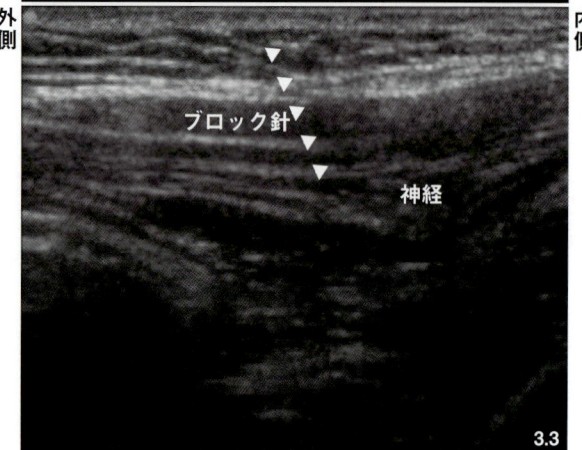

図4 ブロック針穿刺時の超音波画像

ブロック針先端が内腹斜筋と腹横筋の境界を圧迫する位置で，筋膜が引きつれている．さらに圧迫すると"プチン"と抵抗の抜ける感覚を得たのちに，画像上のテント状の引きつれはもとに戻る．

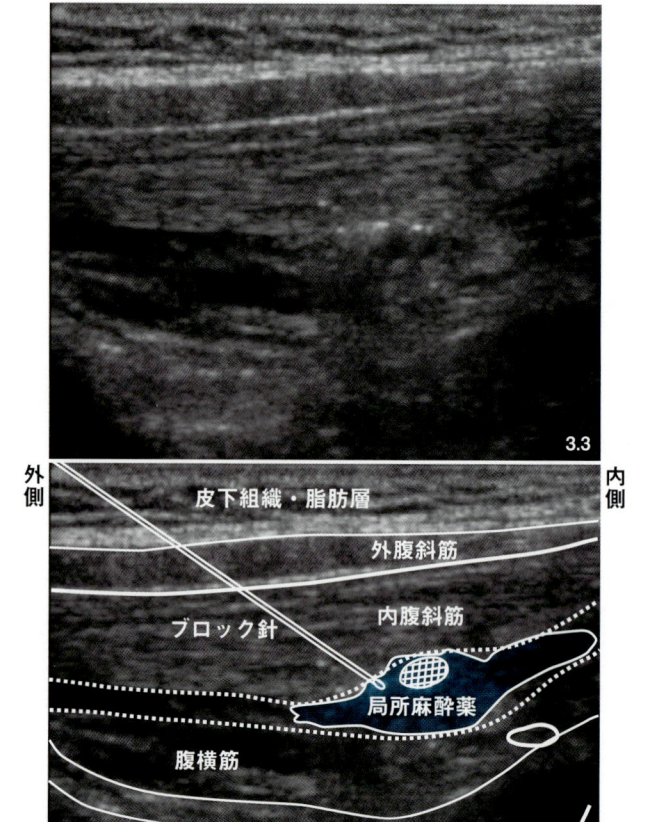

図5 局所麻酔薬注入後の超音波画像

図4の後に局所麻酔薬を2 mlずつ計6 ml分割注入した．内腹斜筋と腹横筋の両筋膜の間が局所麻酔薬で膨隆し，腹横筋と腹膜が内側に偏位する様子が観察可能である．
腸骨鼠径神経の周辺を局所麻酔薬が取り囲むが，腸骨下腹神経の同定はできなかったので，同じ層にある腸骨下腹神経まで薬液が及ぶように，さらに8 ml追加した．

ブを調節すると神経の断面画像が得られやすい．神経の同定は不可能な場合もある．

③超音波画像の深達度を，腹膜を確認可能な範囲にしてゲインの調整を行う．神経が確認できた場合，コントラストがつくようにゲインを設定する．筋膜の境界がぼやけないように調整する．

④ブロック針をプローブの中心から臍寄りの位置で皮下に挿入し，交差法または平行法で上前腸骨棘方向に進める（超音波走査画面上，針先が腹膜から離れる方向）（図4）．

⑤筋膜を貫く際の抵抗を画面の位置と針先の感覚で確かめながら，内腹斜筋と腹横筋の境界までブロック針を誘導する．神経が同定されたらその前後を目標にする．不明な場合は腸骨までの距離が2-3 cmまでの距離を目標にする．

⑥筋膜に針先を進め，"プチン"という感覚があったら針先を止めて逆流を確認し，薬液を少量注入（0.5-1.0 ml前後）する．局所麻酔薬が筋膜を剥離するのが見えたら分割して必要な量を注入する（図5）．腸骨鼠径神経，腸骨下腹神経が確認できないときは，神経が筋膜間を離れて内腹斜筋を貫通している可能性があるので，薬液の一部を内腹斜筋内に注入する．

⑦神経の周辺が薬液で包まれるか，内腹斜筋と腹横

筋の2層の筋膜間に局所麻酔薬が十分注入されたら終了し，局所麻酔薬が浸潤するよう腹壁をマッサージする。

合併症

- 骨盤内血腫[7]
- 腹膜穿刺による腸管穿孔[6〜7,9]
  あらかじめ18G針で皮膚切開を加えると，ブロック針が皮膚通過する強い抵抗ののちに針が腹腔内に滑入するのを予防できる。
- 大腿神経麻痺[8]
  薬液の量が多すぎる際に起こりうる。また，ブロック時，腹膜筋を貫通して，骨盤腔内で腸骨筋前面に局所麻酔薬が広がると起こりうる。

文献

1) Markham SJ, Tomlinson J, Hain WR. Ilioinguinal nerve block in children. A comparison with caudal block for intra and postoperative analgesia. Anaesthesia 1986；41：1098-103.
2) Van Schoor AN, Boon JM, Bosenberg AT, et al. Anatomical considerations of the pediatric ilioinguinal/iliohypogastric nerve block. Pediatr Anesth 2005；15：371-77.
3) von Bahr V. Local anesthesia for inguinal herniorrhaphy. In：Eriksson E, editor. Illustrated handbook in local anesthesia. Philadelphia：WB Saunders；1980. p.52-4.
4) Dalens BJ. Regional anesthesia in children. In：Miller RD, editor. Miller's Anesthesia. Vol.2. 6th ed. New York：Churchill Livingstone；2005. p.1749.
5) Lim SL, Ng Sb A, Tan GM. Ilioinguinal and iliohypogastric nerve block revisited: single shot versus double shot technique for hernia repair in children. Paediatr Anaesth 2002；12：255-60.
6) Jöhr M, Sossai R. Colonic puncture during ilioinguinal nerve block in a child. Anesth Analg 1999；88：1051-2.
7) Vaisman J. Pelvic hematoma after an ilioinguinal nerve block for orchialgia. Anesth Analg 2001；92：1048-9.
8) Lipp AK, Wodcock J, Hensman B, et al. Leg weakness is a complication of ilioinguinal nerve block in children. Br J Anaesth 2004；92：273-4.
9) Frigon C, Mai R, Valois-Gomez T, et al. Bowel hematoma following an iliohypogastric-ilioinguinal nerve block. Paediatr Anaesth 2006；16：993-6.
10) Willschke H, Marhofer P, Bösenberg A, et al. Ultrasonography for ilioinguinal/iliohypogastric nerve blocks in children. Br J Anaesth 2005；95：226-30.
11) Willschke H, Bösenberg A, Marhofer P, et al. Ultrasonographic-guided ilioinguinal/ iliohypogastric nerve block in pediatric anesthesia: what is the optimal volume? Anesth Analg 2006；102：1680-4.
12) Weintraud M, Marhofer P, Bösenberg A, et al. Ilioinguinal/Iliohypogastric blocks in children: where do we administer the local anesthetic without direct visualization? Anesth Analg 2008；106：89-93.
13) Eichenberger U, Greher M, Kirchmair L, et al. Ultrasound-guided blocks of the ilioinguinal and iliohypogastric nerve: accuracy of a selective new technique confirmed by anatomical dissection. Br J Anaesth 2006；97：238-43.
14) Ford S, Dosani M, Robinson AJ, et al. Defining the reliability of sonoanatomy identification by novices in ultrasound-guided pediatric ilioinguinal and iliohypogastric nerve blockade. Anesth Analg 2009；109：1793-8.
15) Bunting P, McConachie I. Ilioinguinal nerve blockade for analgesia after caesarean section. Br J Anaesth 1988；61：773-5.
16) Gucev G, Yasui GM, Chang TY, et al. Bilateral ultrasound-guided continuous ilioinguinal-iliohypogastric block for pain relief after cesarean delivery. Anesth Analg 2008；106：1220-2.
17) Shoeibi G, Babakhani B, Mohammadi SS. The efficacy of ilioinguinal -iliohypogastric and intercostal nerve co-blockade for postoperative pain relief in kidney recipients. Anesth Analg 2009；108：330-3.
18) Gofeld M, Christakis M. Sonographically guided ilioinguinal nerve block. J Ultrasound Med 2006；25：1571-5.
19) Jamieson RW, Swigart LL, Anson BJ. Points of parietal perforation of the ilioinguinal and iliohypogastric nerves in relation to optimal sites for local anaesthesia. Q Bull Northwest Univ Med Sch1952；26：22-6.
20) Weintraud M, Lundblad M, Kettner SC, et al. Ultrasound versus landmark-based technique for ilioin-

guinal-iliohypogastric nerve blockade in children: the implications on plasma levels of ropivacaine. Anesth Analg 2009 ; 108 : 1488-92.
21) Maaliki H, Naja Z, Zeidan A. Repeated ilioinguinal block using a catheter technique for pain relief in inguinal neuralgia. Pain Pract 2008 ; 8 : 144-6.

（北山　眞任）

5 胸部傍脊椎ブロックと解剖 ★★★

はじめに

胸部傍脊椎ブロック(thoracic paravertebral block:TPVB)は脊髄神経が椎間孔から出てきたばかりのスペース(傍脊椎腔)に局所麻酔薬を注入する手技で,脊髄神経と交感神経を遮断できる(図1)。TPVBの歴史は古く,LeipzigのHugo Sellheimが1905年に胸部や腹部内臓痛の治療に実施し,Arthur Läwenはこのブロックをさらに洗練させ,"paravertebral conduction anesthesia"と名付けた[1]。全身麻酔が十分に確立されていなかった時代に,TPVBは結核の胸郭形成術や肺葉切除術の麻酔として行われ,その後の抗結核薬,筋弛緩薬,気管挿管,吸入麻酔薬,硬膜外麻酔が登場し,TPVBは1950年ごろを境にして行われなくなった[2]。

1979年になってEasonとWyattら[3]が持続TPVBを発表し,TPVBは再び注目を浴びるようになり,さらに,TPVBの新知見も報告され,一気に注目を浴びるようになった。TPVBは硬膜外ブロックより神経遮断の効果が強く[4,5],先取り鎮痛(pre-emptive analgesia)が証明された[6]。1カ所に15-20 mlの大量の局所麻酔薬を投与すれば片側多分節に脊髄神経と交感神経を遮断できることが明らかになった[7]ため,乳腺手術において術後悪心・嘔吐を減らし,日帰り麻酔を可能にした[8,9]。また,乳腺手術後の慢性痛を予防する効果もある[10]。TPVBは胸部および腹部の体幹の急性疼痛および慢性疼痛の治療に実施されている。欧米では呼吸器外科,乳腺外科領域でよく使用されているが,TPVBを両側に実施すれば,心臓手術[11]や開腹術[12,13]にも応用できる。TPVBは硬膜外麻酔のような低血圧や尿閉を起こさないため,ペインクリニックの外来診療にも役立つ。

解 剖

◆胸部傍脊椎腔

胸部傍脊椎腔(thoracic paravertebral space:TPVS)は前方を壁側胸膜に,内側を椎体側面と椎間板と椎間孔に,後方を上肋横突靱帯と肋骨に囲まれた楔方のスペースをいう。TPVSは胸内筋膜(endothoracic fasica)によって前後2つのコンパートメントに分けられる。胸内筋膜より前を胸膜外コンパートメント(extrapleural compartment),後ろを胸内筋膜下コンパートメント(subendothoracic compartment)

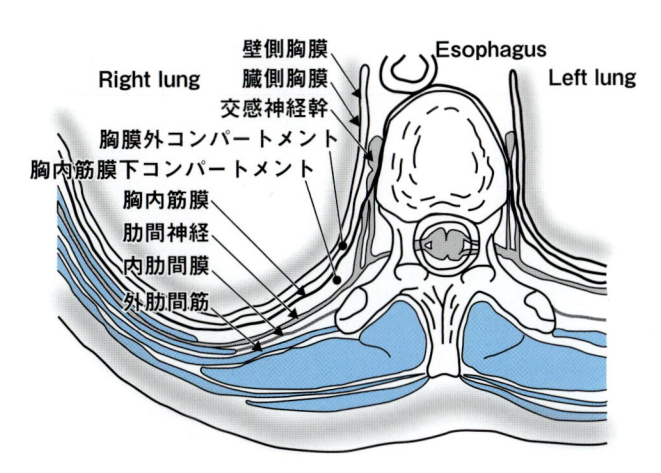

図1 傍脊椎腔の解剖

(柴田康之.傍脊椎神経(肋間神経)ブロック.小松 徹,佐藤 裕,瀬尾憲正,廣田和美編.超音波ガイド下脊柱管・傍脊椎ブロックと超音波画像ポケットマニュアル.東京:克誠堂出版;2010. p.81-8より引用)

図2 胸部傍脊椎腔の解剖学的検討（壁側胸膜）（解剖献体）

前胸郭，縦隔臓器，肺を除去して，左側の壁側胸膜を露出させている．Th7-10レベルで，体表ランドマーク法における刺入点（正中線から外側2.5 cm）から21 G，Tuohy針を刺入し，傍脊椎腔を超えて壁側胸膜まで貫通させた．正中線から外側2.5 cmが解剖学的にどのあたりに針を刺しているのかイメージしてほしい．
（柴田康之．胸部傍脊椎神経ブロック．小松 徹，佐藤 裕，瀬尾憲正，廣田和美編．超音波ガイド下区域麻酔法．東京：克誠堂出版；2007．p.157-69より引用）

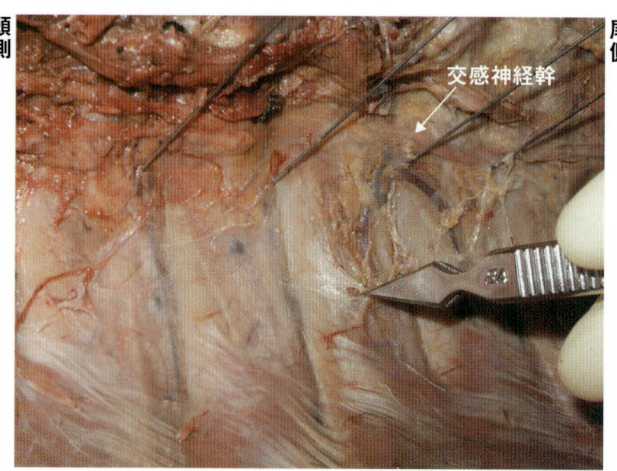

図3 胸部傍脊椎腔の解剖学的検討（胸内筋膜）（解剖献体）

図2から壁側胸膜を除去し，胸内筋膜を摂子で摘んでいる．胸内筋膜から透けるように肋骨，脊髄神経（肋間神経），肋間動静脈，交感神経幹が見える．壁側胸膜と胸内筋膜は接した状態であり，胸膜外コンパートメントには実質的な厚みはない．
（柴田康之．胸部傍脊椎神経ブロック．小松 徹，佐藤 裕，瀬尾憲正，廣田和美編．超音波ガイド下区域麻酔法．東京：克誠堂出版；2007．p.157-69より引用）

という．ヒトでは胸内筋膜と壁側胸膜はほぼ接していて，胸膜外コンパートメントには実質的な厚みはなく，TPVSの厚みは胸内筋膜下コンパートメントが大部分を占めている（図2～4）．脊髄神経は白交通枝と灰白交通枝で交感神経幹と連絡がある．交感神経幹は胸膜外コンパートメントに位置し，脊髄神経（肋間神経）と肋間動静脈は胸内筋膜下コンパートメントに位置する（図1）．TPVSに出てきた脊髄神経はすでに硬膜袖に覆われておらず，このため局所麻酔薬が脊髄神経に強力に作用する．傍脊椎腔は脂肪組織によって埋められており，局所麻酔薬がTPVSで広がりやすくなっている．TPVSの解剖学的な広がりはTPVBの合併症を理解するうえで重要である（図1）．外側はそのまま肋間隙の一部（解剖学的に定義されておらず，ここでは肋間神経血管隙：intercostal neurovascular spaceと定義する）と連続する（図5B）．内側は椎間孔を通して硬膜外腔に，さらに硬膜外腔を介して反対側のTPVSと連続している．反対側の傍脊椎腔とは前方で椎体前面を介してもつながっている．この連続性が，TPVBが時として硬膜外ブロックや両側交感神経遮断による低血圧を起こす原因となっている．TPVSは頭側

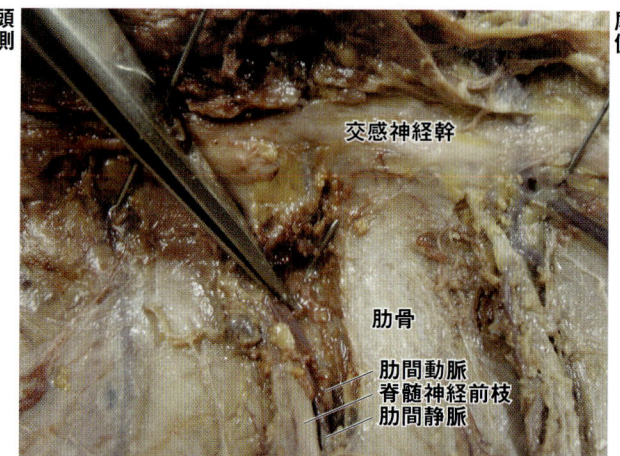

図4 胸部傍脊椎腔の解剖学的検討（胸内筋膜下コンパートメント）（解剖献体）

図3から胸内筋膜を除去し，肋骨間を走行する脊髄神経（肋間神経）や肋間動静脈を露出させた．Tuohy針が上肋横突靱帯を貫いている．上肋横突靱帯から壁側胸膜まで約8 mmの厚みがある．この厚みが胸内筋膜下コンパートメントとなる．
（柴田康之．胸部傍脊椎神経ブロック．小松 徹，佐藤 裕，瀬尾憲正，廣田和美編．超音波ガイド下区域麻酔法．東京：克誠堂出版；2007．p.157-69より引用）

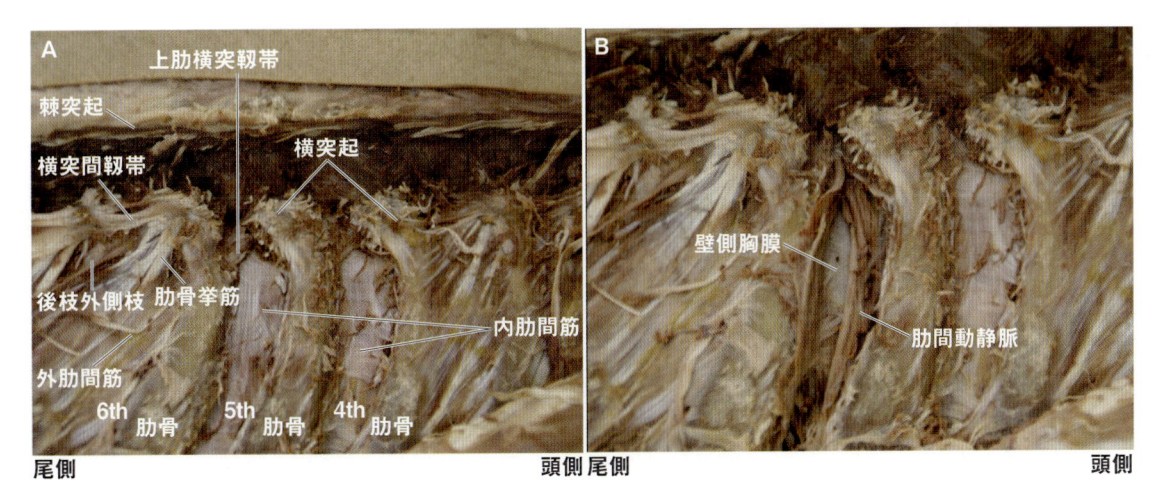

図5 肋間隙の解剖学的検討（解剖献体）
　　（A）内肋間膜，（B）胸部傍脊椎腔の連続性

(A) 第4，5は外肋間筋，肋骨挙筋，横突間靱帯を除去し，内肋間膜を露出させた．
(B) 肋間神経と肋間動静脈は内肋間膜と壁側胸膜に挟まれたスペースを走行する．このスペースは解剖学的に定義されていないため，ここでは肋間神経血管隙（intercostal neurovascular space）と呼ぶことにする．肋間神経血管隙は内側で胸部傍脊椎腔と連続している．

では頸部と連続する．胸内筋膜は胸膜頂で胸膜上膜と連続しており，第1肋骨前方の内側と第7頸椎横突起後面に付着する．局所麻酔薬が頸部に拡散し[1]，ホルネル症候群が出現する[14,15]．胸内筋膜が背側で横隔膜の内側弓状靱帯，外側弓状靱帯，大動脈裂孔を介して腹横筋筋膜（横筋筋膜）と連続しており[16]，TPVSに注入された薬液が横隔膜を越えて腰神経叢まで広がる[17,18]．

◆ 脊椎周囲靱帯

上肋横突靱帯は胸椎横突起後面とひとつ下位の肋骨頸前面の間をつなぐ靱帯で，それより前方がTPVSとなる．上肋横突靱帯より後方には横突間靱帯があり，これは横突起とひとつ下の横突起後面をつなぐ．脊髄神経は椎間孔を出ると前枝と後枝に分岐する．前枝（肋間神経）は上肋横突靱帯の前を通り，後枝は後ろを通る．さらに後枝は外側枝と内側枝に分かれ，それぞれ横突起間靱帯の外側と内側を通過する．この2つの靱帯は脊髄神経の3分枝を隔てている（図5A，図6）．

◆ 肋間筋

肋間筋は胸壁の全周にわたって外肋間筋，内肋間筋，最内肋間筋の3層構造をしているわけではない（図7）．3層構造は肋骨角あたりから前腋窩線あたりまでにしか存在ない．外肋間筋は背側では筋とし

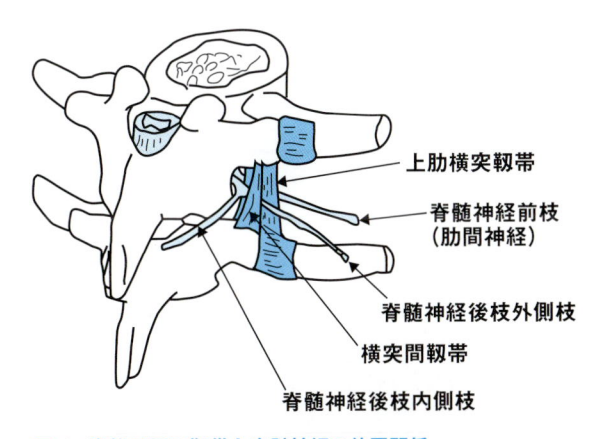

図6 脊椎周囲の靱帯と脊髄神経の位置関係

脊髄神経前枝（肋間神経）は上肋横突靱帯の前方を外側に向かって走行し，脊髄神経後枝外側枝は上肋横突靱帯と横突間靱帯の間を走行する．脊髄神経後枝内側枝は横突間靱帯の内側で分枝し，椎間関節に分布する．
（柴田康之．傍脊椎神経（肋間神経）ブロック．小松　徹，佐藤　裕，白神豪太郎，瀬尾憲正，廣田和美編．超音波ガイド下脊柱管・傍脊椎ブロック．東京：克誠堂出版；2011．p.89-96より引用）

て存在するが，前腋窩線から前胸壁にかけては外肋間膜になる．逆に内肋間筋は前胸壁では筋として存在するが，背側では肋骨角あたりからは内肋間膜になる．内肋間膜は上肋横突靱帯に連続している．最内肋間筋は肋骨角から前腋窩線にかけて存在してい

4　体幹部ブロック　167

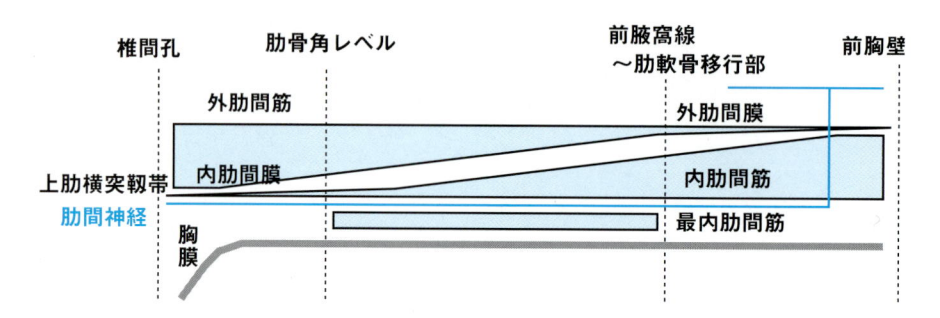

図7　肋間筋群と肋間神経の位置関係

外肋間筋は後胸壁では筋として存在し，前胸壁では腱膜化して外肋間膜となる．内肋間筋は前胸壁では筋として存在し，後胸壁では腱膜化して内肋間膜となる．最内肋間筋は疎な筋組織で，側胸部にしか存在しない．内肋間膜は内側で上肋横突靱帯に連続していく．
（柴田康之．傍脊椎神経（肋間神経）ブロック．小松　徹，佐藤　裕，白神豪太郎，瀬尾憲正，廣田和美編．超音波ガイド下脊柱管・傍脊椎ブロック．東京：克誠堂出版；2011．p.89-96より引用）

るにすぎない．胸椎横突起のすぐ外側では，外肋間筋と内肋間膜が超音波で描出され，内肋間膜の前方には傍脊椎腔と胸膜が描出される．横突起周囲では外肋間筋を覆うように肋骨挙筋があり，横突間靱帯と連続している．

● 適　応

手術麻酔では肺葉切除，乳腺手術，胆囊摘出術，腎尿管手術，副腎腫瘍摘出，鼠径ヘルニア手術，虫垂切除，MIDCABが適応がある．開腹術や胸骨正中切開では両側TPVBとする．このうち，乳腺手術や鼠径ヘルニア手術はブロック単独でも手術可能である．ペインクリニック領域では開胸術後痛，帯状疱疹後神経痛，肋間神経痛，多汗症に適応がある．救急医療では，持続TPVBによって多発肋骨骨折の痛みを軽減し，呼吸機能を改善できる[15]．

● 体　位

腹臥位もしくはブロック側を上にした側臥位とする．腹臥位では胸の下にクッションを置き，両側上肢をベットサイドから垂らしておく．全身麻酔中の側臥位は昏睡体位としておくと，介助者が支えなくても，側臥位を維持できる．側臥位で上位胸椎レベルに穿刺する際には，ブロック側上肢をベッドから

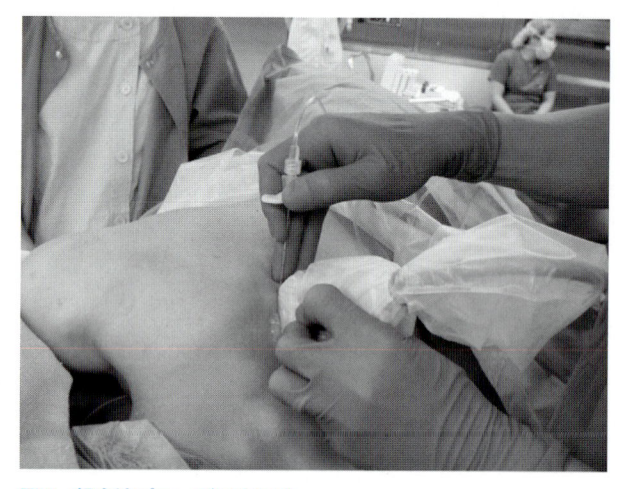

図8　超音波プローブの当て方

肋骨に平行になるようにリニアプローブを当てる．画面の横幅1/4の位置に横突起下端が描出されるようにする．上部胸椎レベルでは，胸郭のカーブに合わせてプローブを頭側に傾けると，内肋間膜と胸膜がより鮮明に描出される．

垂らしておくと，肩甲骨間距離が広がって手技が行いやすくなる．

● 超音波プローブの位置と向き

プローブを肋骨に平行になるように肋間隙に置き，傍脊椎腔の外側端と横突起下端の横断面像を描出する（図8）．

● 超音波プローブ周波数

皮膚から傍脊椎腔までの距離が4cm程度であれば高周波リニアプローブ（7.0-14 MHz）で実施可能である．肥満者でDepth設定が6cmを超える場合はコンベクスプローブ（3.5-5 MHz）を使用する．

● ブロック針穿刺法

平行法で穿刺する．皮膚からTPVSまでの距離は深いので，交差法は針先を見失う可能性が高い[19]．平行法でも針の刺入角度が急峻となるので，Tuohy針を使うと，針先の視認性が向上する．平行法は刺入経路が長くなるので，患者に意識がある場合は刺入時に痛みを訴える．図5Aに示すように，針の痛みを伝える脊髄神経後枝外側枝は外肋間筋と肋骨挙筋の外表面に出てくる．外肋間筋と肋骨挙筋は超音波画像上に肋間隙の最外層の筋として描出されてくるので，刺入点から外肋間筋の外表面まで浸潤麻酔をしておく．

● ランドマーク法・神経刺激法による確認

体表ランドマーク法はこれまでさまざまなアプローチが行われてきたが，現在は矢状断面上で針を操作する intercostal paravertebral approach が普及している．TPVSに針先が到達したことの確認方法として，抵抗消失法と神経刺激ガイド下法の2つがある．

1 抵抗消失法

患者を側臥位とし，穿刺レベルの胸椎棘突起をランドマークとしてマーキングする．刺入点は，この棘突起上端から外側2.5 cmの点とする．皮膚を消毒後，20-17 G，Tuohy針を刺入点から皮膚に垂直に刺入し，針先を横突起に当てる．針先が当たった横突起は，ランドマークとして使用した胸椎のひとつ下の胸椎横突起である．つまり第7胸椎棘突起をランドマークとした場合，針が当たったのは第8胸椎横突起となる．皮膚から横突起までの距離を把握しておき，いったん，Tuohy針を皮下まで引き抜く．約15°程度の角度をつけ，尾側にTuohy針を傾けて，刺入点から横突起までの距離に1.5 cm足した深さまで針を刺入する．針先が上肋横突靱帯を貫いて，TPVSに刺入されていると，抵抗消失法で確認できる．血液の逆流がないことを確認し，局所麻酔薬15-20 mlをゆっくりと注入する．多分節に傍脊椎神経ブロックを繰り返す場合は1分節ごとに3.0-5.0 ml注入する．持続ブロックとする場合は，局所麻酔薬注入後，針先から2.0-5.0 cmほどカテーテルを挿入する．

2 神経刺激ガイド法

刺入点は胸椎棘突起間から外側2.5 cm．100 mm，短ベベルの通電刺激針を使用する．神経刺激器の設定ははじめ2.5 mA，1 Hzに設定する．皮膚を消毒したのち，刺入点から通電刺激針を垂直に刺入する．はじめに脊椎周囲の筋群が直接的な筋刺激によって収縮する．上肋横突靱帯まで針先がくると脊椎周囲の筋群の収縮は消失する．次に，針先がTPVSに入ると，刺入点がTh7より上位では肋間筋が，Th7-12までであれば腹直筋が収縮し始める．TPVSに針先が入ったら，0.5 mAに通電刺激の電流で筋収縮が得られるように針先の位置を調整する．TPVSに入った後は，針を刺したり抜いたりするのではなく，針に角度をつけたり，回転させて筋収縮が得られるところを探す[20]．

3 小児

小児の場合は正中線から刺入点までの距離は $[10.2 + (0.12 \times weight\ in\ kilograms)]$ mm，皮膚からTPVSまでの距離は $[21.2 + 0.53 \times (weight\ in\ kilograms)]$ mm という換算式[21]があり，これを指標とする．さらに，胸部X線写真正面像や側面像で正中線から横突起までの距離や皮膚から椎間孔までの距離を計測しておくとよい．

TPVBでは，1分節大量注入と多分節注入の是非を問う議論がある．1分節大量注入は穿刺回数が少ない分，気胸のリスクが少なく，意識のある患者では負担が少ない．しかし，1分節大量注入では，注入される局所麻酔薬が多いので，偶発的脊髄くも膜下注入や血管内注入が起きた場合に重篤な合併症を起こしうる．多分節注入では，穿刺回数が多いが，1回に注入される局所麻酔薬は少量なので安全性が

高い[22]。多分節注入は，1分節大量注入に比べて，目的とする脊髄神経遮断域を確実に得ることができる[23]。

穿刺前超音波画像評価

横突起は凸型で表面が高エコー性に描出され，音響陰影を伴っている。胸膜は高エコー性に描出され，呼吸性に動いている。壁側胸膜と臓側胸膜の区別はつかない。横突起の外側に外肋間筋が描出され，外肋間の内面が内肋間膜である。内肋間膜と胸膜に挟まれた間隙を肋間神経，肋間動静脈が走行している（図9）。先述のごとく，この間隙は解剖学上定義されていないため，ここでは肋間神経血管隙と名付ける。解剖学的に TPVS と肋間神経血管隙の境界も定義されていない。よって，TPVS と肋間神経血管隙の移行部を描出できるようになった今，傍脊椎ブロックと肋間神経ブロック後方アプローチを明確に区別することはできなくなっている。

ブロック針サイズ

単回投与では 19-20 G，Tuohy 針を使用する。持続投与では 17-18 G，Tuohy 針を使用する。

局所麻酔薬投与量

単回投与では 0.2-0.5％ロピバカイン 15-20 ml を使用する。持続投与では 0.2-0.4％ロピバカイン 4-6 ml/hr で使用する。Cheema らの報告[24]によると，0.5％ブピバカイン 15 ml を使用して，皮膚の知覚は平均 5 分節（1-9 分節）が遮断された。

TPVB では局所麻酔薬の使用量が多いため，各局所麻酔薬の薬物動態が調べられている。Lemay ら[1]，乳腺手術を受ける患者を対象として 0.75％ロピバカイン 10 ml ＋ 2％リドカイン CO_2 10 ml ＋ エピネフリン 0.1 ml の混合液を Th3 もしくは Th4 レベルで 1 分節大量注入した群と Th2-6 に 4 ml ずつ多分節注入した群のロピバカインとリドカインの静脈血中の最高血漿濃度（Cmax）と最高血漿濃度到達時間（Tmax）と血中濃度曲線下面積（areas under curve：AUC）を比較した。リドカインの

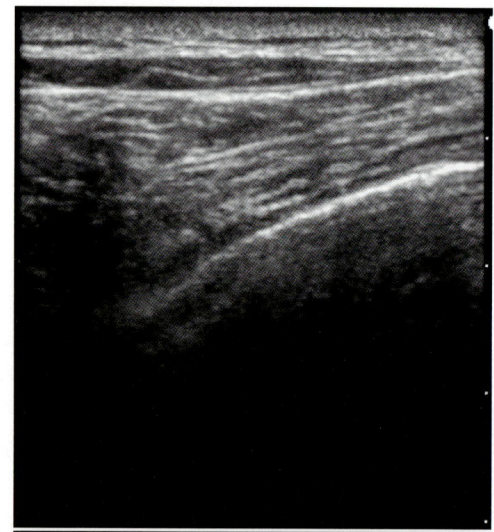

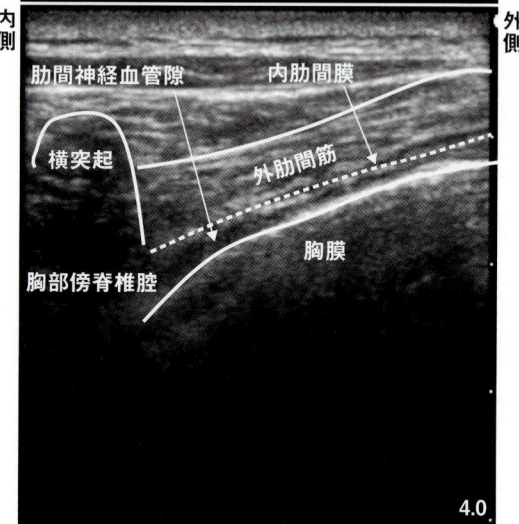

図9 穿刺前超音波画像（胸部傍脊椎腔横断面像）

（柴田康之．傍脊椎神経（肋間神経）ブロック．小松　徹，佐藤　裕，瀬尾憲正，廣田和美編．超音波ガイド下脊柱管・傍脊椎ブロックと超音波画像ポケットマニュアル．東京：克誠堂出版；2010．p.81-8 より引用）

Cmax, Tmax は両群に有意差があるとはいえなかった（Cmax：1 分節大量注入群で 2.6 ± 1.3 μg/ml，多分節注入群で 2.6 ± 0.8 μg/ml。Tmax：1 分節大量注入群で 21.7 ± 18.4 min，多分節注入群で 20.6 ± 12.1 min）であったが，AUC は多分節注入群が有意に高い値を示した（1 分節大量注入群で 410.7 ± 53.2 mg/min/ml，多分節注入で 577.6 ± 146.1 mg/min/ml）。ロピバカインの Cmax, Tmax, AUC は単回投与で 1.3 ± 0.2 μg/ml，84.3 ± 35.7 min，363.1 ± 85.3 mg/min/ml，多分節注入で 1.3 ± 0.1 μg/ml，

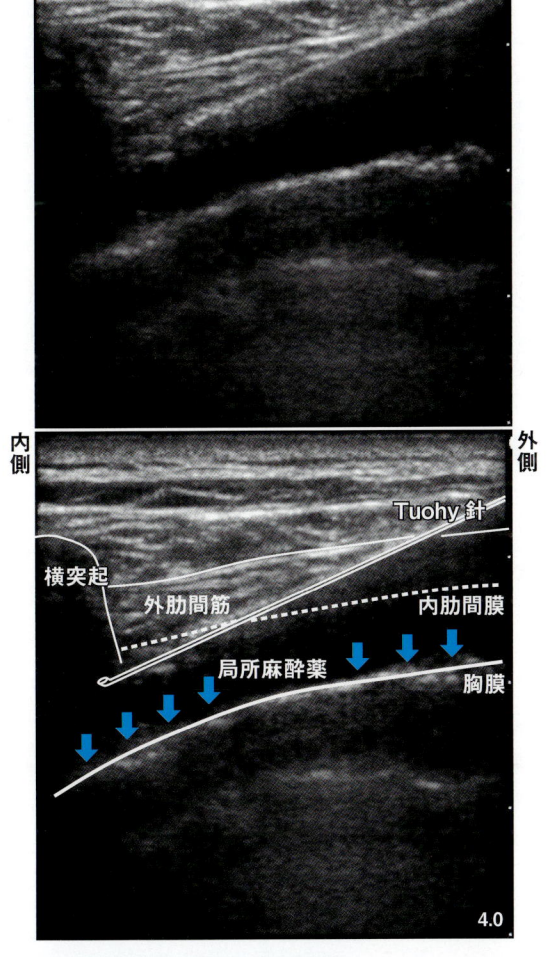

図10 局所麻酔薬注入後の超音波画像
局所麻酔薬の広がりによって，胸膜は腹側に押し下げられる．
(柴田康之．傍脊椎神経（助間神経）ブロック．小松 徹，佐藤 裕，瀬尾憲正，廣田和美編．超音波ガイド下脊柱管・傍脊椎ブロックと超音波画像ポケットマニュアル．東京：克誠堂出版；2010. p.81-8 より改変引用)

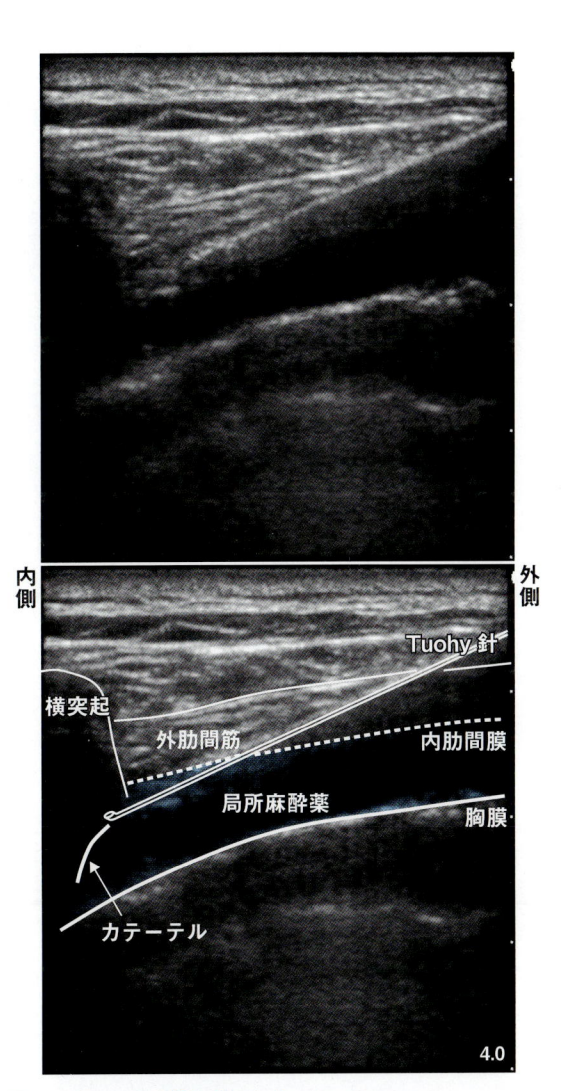

図11 カテーテル挿入時のシミュレーション
カテーテルを挿入する際はベベルを180°回転させてから，カテーテルを挿入する．ベベルを腹側に回転させることで，カテーテルが椎間孔に挿入されることを防ぐことができる．

49.4 ± 21.3 min，381.1 ± 95.4 mg/min/ml となり，いずれも有意差はなかった。

実際の手技とプロトコール

ここでは持続傍脊椎ブロックのカテーテルを挿入する手技について紹介する。単回投与ブロックの手技は，カテーテル挿入操作前までが該当する[25]。

体位はブロック側を上にした側臥位とする。術者は患者の背後に立ち，超音波診断装置は患者を挟ん で，術者の反対側に正面に設置する。消毒前にプレスキャンを行い，穿刺レベルを確認しマーキングをする。穿刺レベルは，第1肋骨もしくは第12肋骨から順に肋骨を数えて確認する。その後の手順を以下に記す。著者は外科手術でUSG-TPVBを実施する場合には，全身麻酔下に行っている。

①術野を消毒し，プローブに清潔なプローブカバーを装着する。
②目的の穿刺レベルの肋間隙に，肋骨と平行にリニアプローブを当てる。横突起下端とその外側に傍

4 体幹部ブロック　171

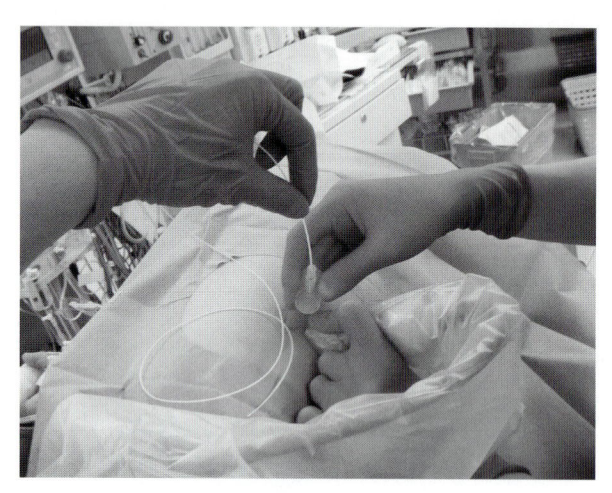

図12 カテーテル挿入時の様子

著者らは，介助者にカテーテルの挿入をしてもらっている．そうすることで針先を固定して操作ができるので，手技の安全性が増す．
(柴田康之．傍脊椎神経（肋間神経）ブロック．小松　徹，佐藤　裕，白神豪太郎，瀬尾憲正，廣田和美編．超音波ガイド下脊柱管・傍脊椎ブロック．東京：克誠堂出版；2011．p.89-96 より引用)

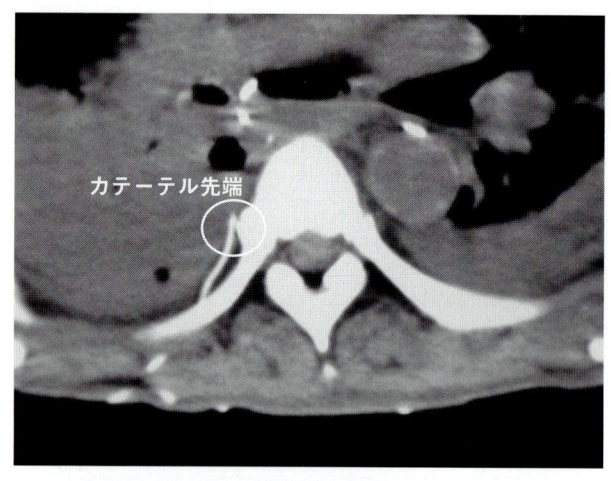

図13 カテーテル挿入後の胸部CT画像

カテーテルを針先から5cm挿入したときのカテーテルの位置を示す．カテーテルは椎体側面に沿うように挿入されている．本症例では術後呼吸器合併症のためCT撮影を行った．
(柴田康之．傍脊椎神経（肋間神経）ブロック．小松　徹，佐藤　裕，白神豪太郎，瀬尾憲正，廣田和美編．超音波ガイド下脊柱管・傍脊椎ブロック．東京：克誠堂出版；2011．p.89-96 より引用)

脊椎腔と肋間神経血管隙を描出する（図9）。

③ 17G，Tuohy針の内套を抜き，生理食塩液10-20 mlを入れたシリンジを延長管を介して接続して針先まで満たす。ただし，意識下の患者は生理食塩液を傍脊椎腔に注入すると，強い痛みを訴えるので，生理食塩液ではなく0.5％リドカインにする。

④ シリンジを接続したまま，ベベルをプローブ側に向けた状態でプローブの外側から平行法で針を刺入する（図8）。

⑤ 針先が内肋間膜を貫き，傍脊椎腔に達したら針の刺入を止める。

⑥ 傍脊椎腔に生理食塩液を10-20 ml注入する。胸膜が生理食塩液によって腹側に押し下げられていく様子が描出される（図10）。

⑦ 注入が終了したら，延長管を外し，Tuohy針を180°回転させてベベルを腹側に向ける（図11）。ベベルを腹側に回転させることで，カテーテルが椎間孔に向かうことを防ぐことができる。

⑧ カテーテルを針先から5cm挿入する。カテーテルは椎体側面に沿って挿入される（図12，13）。カテーテルの挿入に慣れない場合には介助者に行ってもらうとよい。

⑨ 傍脊椎腔の矢状断面を描出し，カテーテルより少量の空気を混入させた生理食塩液3 mlを注入し，傍脊椎腔に空気の混ざった生理食塩液が広がるのを確認する。カラードプラーで確認してもよい。

⑩ カテーテル刺入部を3-0ナイロン糸で固定する。

手技のコツ

① 本アプローチはTPVSから肋間神経血管隙への移行部分を追う断面像で描出し，Tuohy針を平行法で刺入するのが特徴である。Tuohy針のベベルをプローブ側に向けて穿刺することで，針の刺入角度が大きくなっても針先を描出しやすくなる。さらに針先の丸い部分が肋間神経，肋間動静脈，壁側胸膜に当たるように刺入されるため，神経損傷，血管穿刺，胸膜穿刺，気胸などのリスクが少なくなる。

② Luyetら[26]は解剖献体を使って，傍脊椎腔を斜めに切った超音波画像を描出して，カテーテルを後下方から内上方に挿入した。彼らのアプローチは20本のうち6本のカテーテルが硬膜外腔に留置されていた。肋骨や横突起と壁側胸膜は繊維性結合織で結合しており，カテーテルを肋骨や横突起を横切って頭側に挿入するのは，抵抗が大きく

非常に難しい。われわれの方法では頭側方向にカテーテルを挿入するのではなく、椎体側面に沿うように留置するので挿入が容易である。ベーベルが腹側を向くので、カテーテル先端が椎間孔に向かうこともない。

合併症

ホルネル徴候，硬膜外ブロック，胸膜穿刺，気胸，肋間動静脈穿刺。

文献

1) Karmakar MK. Thoracic paravertebral block. Anesthesiology 2001 ; 95 : 771-80.
2) Lonnqvist PA. Entering the paravertebral space age again? Acta Anaesthesiol Scand 2001 ; 45 : 1-3.
3) Eason MJ, Wyatt R. Paravertebral thoracic block-a reappraisal. Anaesthesia 1979 ; 34 : 638-42.
4) Dahl JB, Rosenberg J, Lund C, et al. Effect of thoracic epidural bupivacaine 0.75% on somatosensory evoked potentials after dermatomal stimulation. Reg Anesth 1990 ; 15 : 73-5.
5) Richardson J, Jones J, Atkinson R. The effect of thoracic paravertebral blockade on intercostal somatosensory evoked potentials. Anesth Analg 1998 ; 87 : 373-6.
6) Richardson J, Sabanathan S, Mearns AJ, et al. Efficacy of pre-emptive analgesia and continuous extrapleural intercostal nerve block on post-thoracotomy pain and pulmonary mechanics. J Cardiovasc Surg (Torino) 1994 ; 35 : 219-28.
7) Saito T, Den S, Cheema SP, et al. A single-injection, multi-segmental paravertebral block-extension of somatosensory and sympathetic block in volunteers. Acta Anaesthesiol Scand 2001 ; 45 : 30-3.
8) Coveney E, Weltz CR, Greengrass R, et al. Use of paravertebral block anesthesia in the surgical management of breast cancer : experience in 156 cases. Ann Surg 1998 ; 227 : 496-501.
9) Klein SM, Bergh A, Steele SM, et al. Thoracic paravertebral block for breast surgery. Anesth Analg 2000 ; 90 : 1402-5.
10) Kairaluoma PM, Bachmann MS, Rosenberg PH, et al. Preincisional paravertebral block reduces the prevalence of chronic pain after breast surgery. Anesth Analg 2006 ; 103 : 703-8.
11) Canto M, Sanchez MJ, Casas MA, et al. Bilateral paravertebral blockade for conventional cardiac surgery. Anaesthesia 2003 ; 58 : 365-70.
12) 柴田康之．バランス麻酔での末梢神経ブロックの新しい役割．渋谷欽一，小松　徹編．バランス麻酔：最近の進歩（改訂第2版）．東京：克誠堂出版；2005. p.157-69.
13) Naja MZ, Ziade MF, Lonnqvist PA. General anaesthesia combined with bilateral paravertebral blockade (T5-6) vs. general anaesthesia for laparoscopic cholecystectomy : a prospective, randomized clinical trial. Eur J Anaesthesiol 2004 ; 21 : 489-95.
14) Burlacu CL, Buggy DJ. Coexisting harlequin and Horner syndromes after high thoracic paravertebral anaesthesia. Br J Anaesth 2005 ; 95 : 822-4.
15) Karmakar MK, Critchley LA, Ho AM, et al. Continuous thoracic paravertebral infusion of bupivacaine for pain management in patients with multiple fractured ribs. Chest 2003 ; 123 : 424-31.
16) Dugan DJ, Samson PC. Surgical significance of the endothoracic fascia. The anatomic basis for empyemectomy and other extrapleural technics. Am J Surg 1975 ; 130 : 151-8.
17) Saito T, Den S, Tanuma K, et al. Anatomical bases for paravertebral anesthetic block : fluid communication between the thoracic and lumbar paravertebral regions. Surg Radiol Anat 1999 ; 21 : 359-63.
18) Conacher ID, Kokri M. Postoperative paravertebral blocks for thoracic surgery. A radiological appraisal. Br J Anaesth 1987 ; 59 : 155-61.
19) Marhofer P, Kettner SC, Hajbok L, et al. Lateral ultrasound-guided paravertebral blockade : an anatomical-based description of a new technique. Br J Anaesth 2010 ; 105 : 526-32.
20) Naja ZM, Al-Tannir MA, Zeidan A, et al. Nerve stimulator-guided repetitive paravertebral block for thoracic myofascial pain syndrome. Pain Pract 2007 ; 7 : 348-51.
21) LÖNnqvist PA, Hesser U. Depth from the skin to the thoracic paravertebral space in infants and children. Pediatric Anesthesia 1994 ; 4 : 99-100.
22) Baumgarten RK, Greengrass RA : Thoracic paravertebral block : is single-injection really safer? Reg Anesth Pain Med 2006 ; 31 : 584-5.
23) Naja ZM, El-Rajab M, Al-Tannir MA, et al. Thoracic paravertebral block : influence of the number of

injections. Reg Anesth Pain Med 2006 ; 31 : 196-201.
24) Cheema SP, Ilsley D, Richardson J, et al. A thermographic study of paravertebral analgesia. Anaesthesia 1995 ; 50 : 118-21.
25) Shibata Y, Nishiwaki K. Ultrasound-guided intercostal approach to thoracic paravertebral block. Anesth Analg 2009 ; 109 : 996-7.
26) Luyet C, Eichenberger U, Greif R, et al. Ultrasound-guided paravertebral puncture and placement of catheters in human cadavers : an imaging study. Br J Anaesth 2009 ; 102 : 534-9.

〔柴田　康之〕

5 硬膜外ブロックと脊髄くも膜下ブロック

1 胸腰椎硬膜外ブロック★★★

はじめに

超音波装置の硬膜外ブロックへの利用は，基本的には触診およびランドマーク法による経験的な穿刺方法の参考程度である。しかし，脊椎変形や肥満，小児症例での超音波装置による硬膜外腔の観察は，患者のストレス軽減に役立つ多くの情報を与えてくれる[1,2]。超音波装置を用いて穿刺前に皮膚から脊柱管内までの距離を測定し，穿刺の難易度を確認しておくことで，神経ブロックのイメージを容易に作り上げることが可能である。

● 適　応

通常の硬膜外ブロックを行う症例。
初心者への教育[3]，肥満患者[4,5]，脊椎側弯症患者[6]：穿刺前イメージの可視化に使用できる。
小児症例[7〜10]：乳児では棘突起が短く骨化が進んでいないため，硬膜外腔を容易に観察しやすい。
リアルタイムの超音波ガイド下硬膜外ブロック[11]：技術的に容易ではない。

● 体　位

側臥位，腹臥位，坐位いずれでも可能であるが，前屈して，椎弓間隙をなるべく開いた状態とする。
妊婦や肥満患者は正中線を確実に判断するために，腹臥位または坐位が好ましい。

● 超音波プローブの位置と向き

1　短軸（水平断）像
棘突起間で左右対称となるように操作することが基本となる。

2　長軸（矢状断）像
正中線上で描出したくなるが，肥満症例以外では棘突起の凹凸が操作の妨げとなる。多くの症例では傍正中の棘突起がない部位で，椎弓間隙からのぞきこむように観察することになる。特にTh11よりも頭側は椎弓と棘突起が重なり合っているため，正中線上での観察はほぼ不可能である。

● 超音波プローブ周波数

2-5 MHz前後のコンベクスプローブが観察しやすい。肥満のない成人症例の腰部や乳児では，7 MHz以上のリニアプローブでも観察可能である。リニアプローブでの観察は解像度が高いためカテーテルの位置，馬尾なども観察しやすい。

● ブロック針穿刺法

基本的には穿刺前評価のためだけに超音波装置を使用することが無難である。超音波ガイドで針が骨に当たったときに修正していく技術は，通常の触診だけで穿刺する技術とあまり変わらないからである。リアルタイムで穿刺を行う場合は，硬膜穿刺の危険を避けるために平行法で針を描出するほうが好ましいと思われる。

● ランドマーク法・神経刺激法による確認

神経刺激を行えるスタイレット入りカテーテルを用いて，刺激による筋収縮の生じる位置を確認しながらカテーテル先端の位置を決定する留置方法や，このカテーテルと超音波装置を併用する方法もある[7]。この場合，通常よりも低い刺激電流で筋収縮が見られた場合はくも膜下への迷入を，筋収縮が見

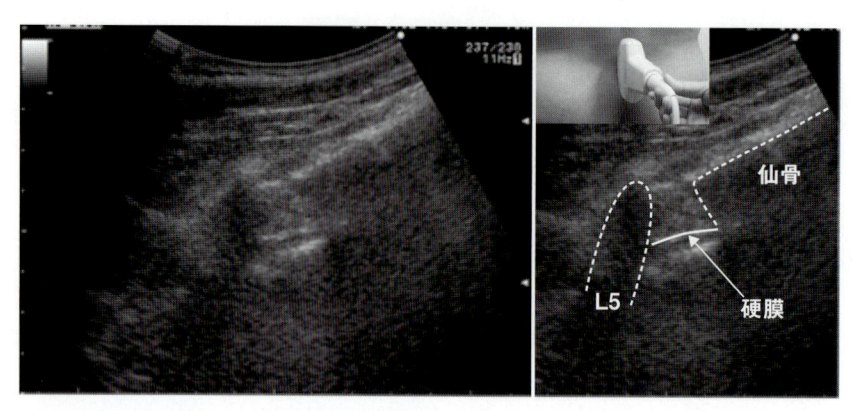

図1 仙骨と第5腰椎（L5）移行部の矢状段像
仙骨正中線上で頭側にスキャンする．

られない場合は硬膜外腔以外への迷入を考える（筋弛緩薬使用時には筋収縮は見られない）．

●穿刺前超音波画像評価

超音波画像での穿刺前評価は，皮膚から硬膜までの角度，精度の高い距離の測定，穿刺スペースの有無などMRIや3DCT画像に劣らない情報を得ることができる[12,13]．

●ブロック針サイズ

17-22 G，80-100 mm の硬膜外針（Tuohy針）または神経ブロック針を用いる．

●薬液投与量

生理食塩液，局所麻酔薬，ステロイドまたはX線造影剤を1-10 ml程度投与する．

●実際の手技とプロトコール

超音波画像では脊椎表面の凹凸をトレースしながら，超音波ビームの入る間隙を探して硬膜外腔を観察することになる．棘突起間の穿刺スペースが広い下部胸椎から腰椎と，穿刺スペースが狭い上中部胸椎では操作が異なる．

1 下部胸椎～腰椎

Th11以下の棘突起は背側に水平に伸びているため，単純X線写真でも確認可能なくらい棘突起間の穿刺スペースが広く，超音波画像でも観察しやすい．
① 脊椎の高位確認をより正確に行うためには，コンベクスプローブを用いて仙骨から順番に頭側に数える（図1）．その際にマーキングするとよい．
② 目的とする椎間の棘突起近傍で，長軸（矢状段）像を観察できるようにプローブを皮膚に密着させる．
③ プローブを外側に向けると横突起とその深層に大腰筋を観察できる（trident sign，図2A）．
④ プローブを皮膚に垂直にすると，上下の椎間関節が連続する画像を得ることができる（camel hump sign，図2B）．
⑤ わずかに正中に向けると，椎弓の連続とその間隙の深層に硬膜が見えてくる（horse head sign，図2C）．
⑥ プローブを正中または外側に微調整し，硬膜，くも膜下腔，椎体または椎間板まで最もはっきりと観察できる位置と角度を探す（図3A）．この時硬膜が観察できる幅が大きいほど，実際の穿刺スペースも大きいことになる．皮膚から硬膜までの距離を，超音波装置内蔵の計測機能で測定する（図3B）．
⑦ プローブを90°回転させ，短軸像を観察する．棘突起や椎弓の直上では骨の音響陰影だけが観察され，硬膜は観察できない（図4A）．
⑧ プローブを頭尾側にゆっくりとスライドまたは傾

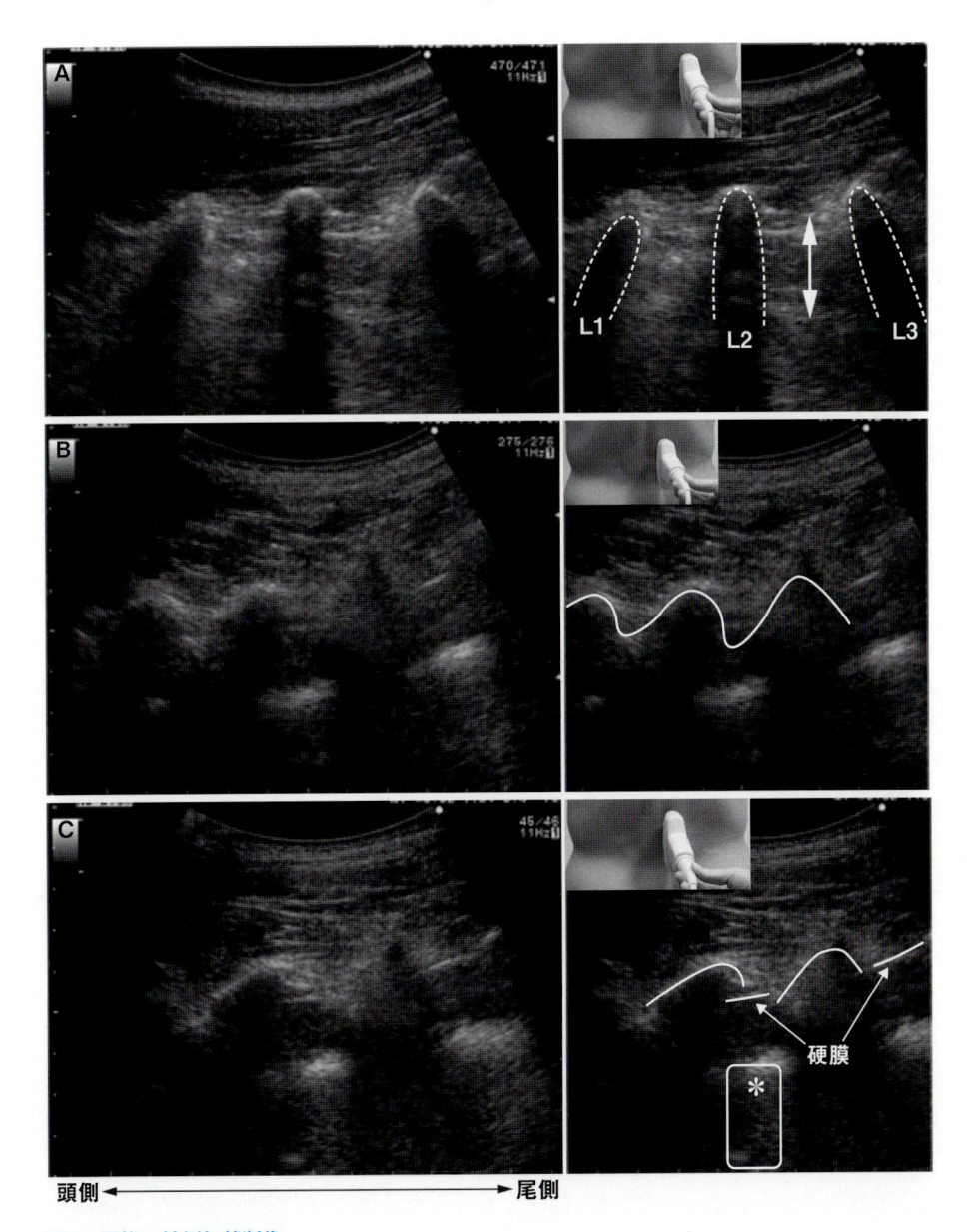

図2 腰椎の外側矢状断像

外側から（A）横突起の連続（trident sign；三叉）と大腰筋（◁━▷），（B）椎間関節の連続（camel hump sign；ラクダのこぶ），（C）椎弓が連続し（horse head sign；馬の頭部），その間から硬膜と椎体もしくは椎間板（＊）が観察される．

けると，左右対称に椎間関節が突起上に観察され，その突起の基部をつなぐように硬膜が数mm深層に観察される（図4B）．

⑨皮膚から硬膜までの距離を計測し（図5），プローブの上下左右をマーキング，または金属鉗子などを差し込み刺入点を確認する．上下および左右のマーキングを結んだ線の交点からプローブの角度で穿刺することになるが，さらに数mm尾側か らやや頭側に向けて穿刺したほうが分かりやすいことも多い．

⑩穿刺後に硬膜外腔を観察することで，硬膜外カテーテルの留置や薬液投与により硬膜が動く様子を，成人でも観察できることもある．

2 上部〜中部胸椎

①胸椎の高位確認をより正確に行うためには，コン

5 硬膜外ブロックと脊髄くも膜下ブロック 177

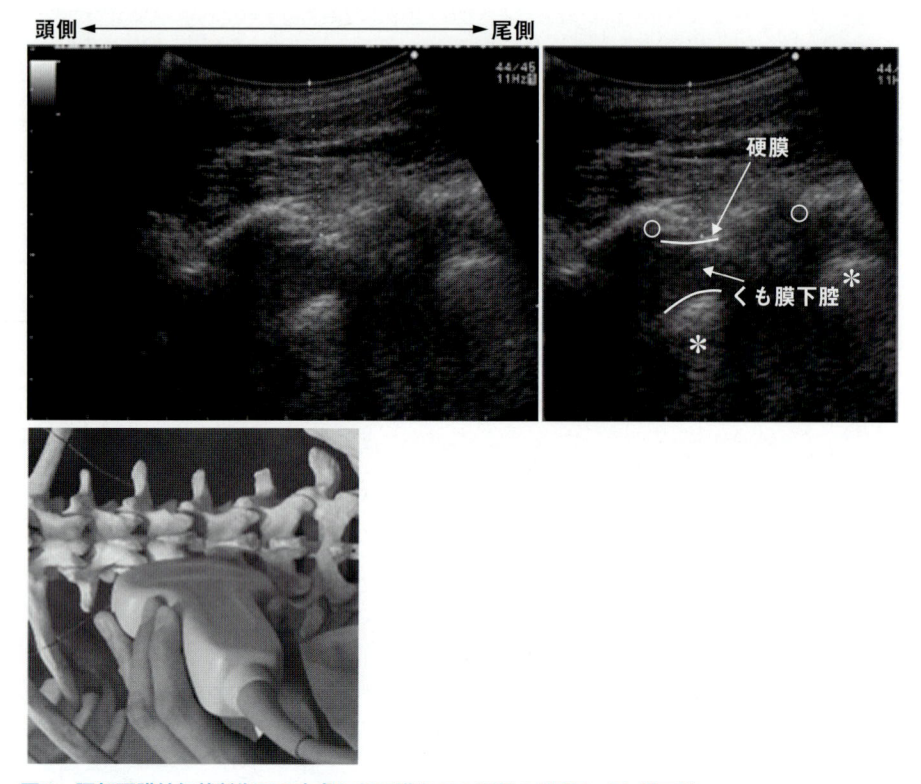

図3　腰部硬膜外矢状断像での皮膚から硬膜までの距離の計測とくも膜下腔
後方にとび出ている突起上の椎間関節（＊），椎体（○）．

ベクスプローブを用いて仙骨から順番に頭側に数えていく。

②目的とする胸椎間の棘突起のすぐ近傍で長軸方向に（矢状断）プローブを皮膚に密着させて，頭側に向かって見上げるように操作する。

③正中から3-5 cm外側では肋骨と呼吸性に輝度が変化する胸膜が観察できる（図6 A）。Th10以下では肺ではなく腎臓が観察される。

④棘突起近傍でプローブを皮膚と垂直にすると，椎弓が連続する画像を得ることができる。

⑤プローブをわずかに正中に向けて，硬膜まで超音波ビームが到達する位置と角度を探し，皮膚から硬膜までの距離を測定する（図6 B）。硬膜はわずかに観察されるだけである。水平断像はほとんど観察不可能である。

⑥穿刺後の硬膜外腔の観察で，留置された硬膜外カテーテルの留置や，薬液投与により硬膜が動く様子が成人でも観察できる場合もある。

⑦微妙なプローブの操作で硬膜を観察できたりできなかったりする。

3　その他の使用

①小児では硬膜外腔までが浅く，脊椎の骨化も進んでいないので観察しやすい。カテーテルそのものは超音波装置では観察できないが，挿入に伴い硬膜が押されて動く様子は観察できる（図7）。胸部硬膜外ブロックでの穿刺針の位置や薬液の広がり[7,8]，仙骨あるいは腰部から押入した硬膜外カテーテルが胸部に到達していることなどの確認に使用できる[9,10]。

②肥満患者[5]では硬膜までの距離が遠くなり，脂肪により適切な輝度調整も難しい。椎弓，横突起の位置から硬膜とその深さを推定する（脊髄くも膜下ブロックの項参照）。

③硬膜外腔への薬液投与も観察可能な場合がある。通常の局所麻酔薬など粘度の低いものは難しいが，硬膜穿刺後頭痛に対して行われる自家血注入で血液が硬膜外腔に分節性に貯留する場合は，硬

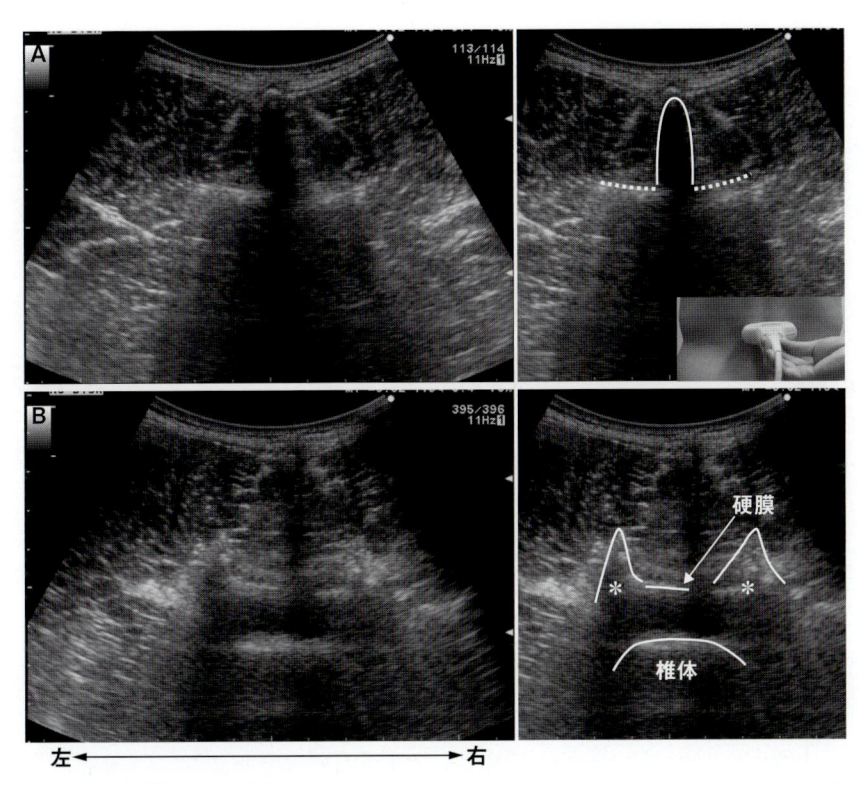

図4 腰部硬膜外腔水平断像
(A) 棘突起と椎弓（破線）の音響陰影．
(B) 左右対称な椎間関節（＊），硬膜，椎体．

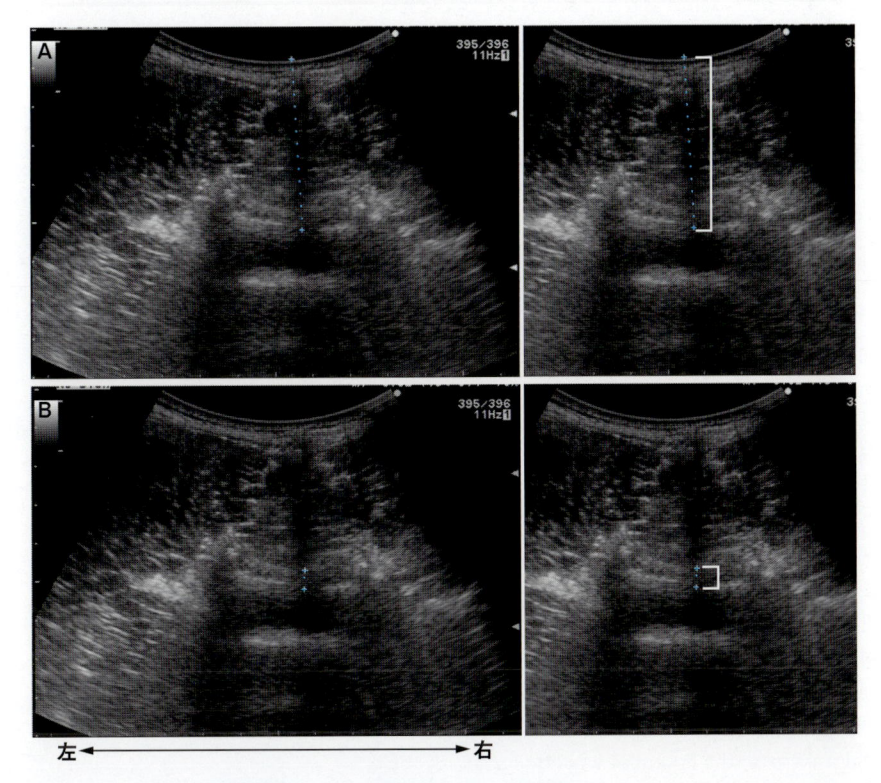

図5 「(A) 皮膚 − 硬膜間距離，(B) 硬膜外腔の幅」の計測

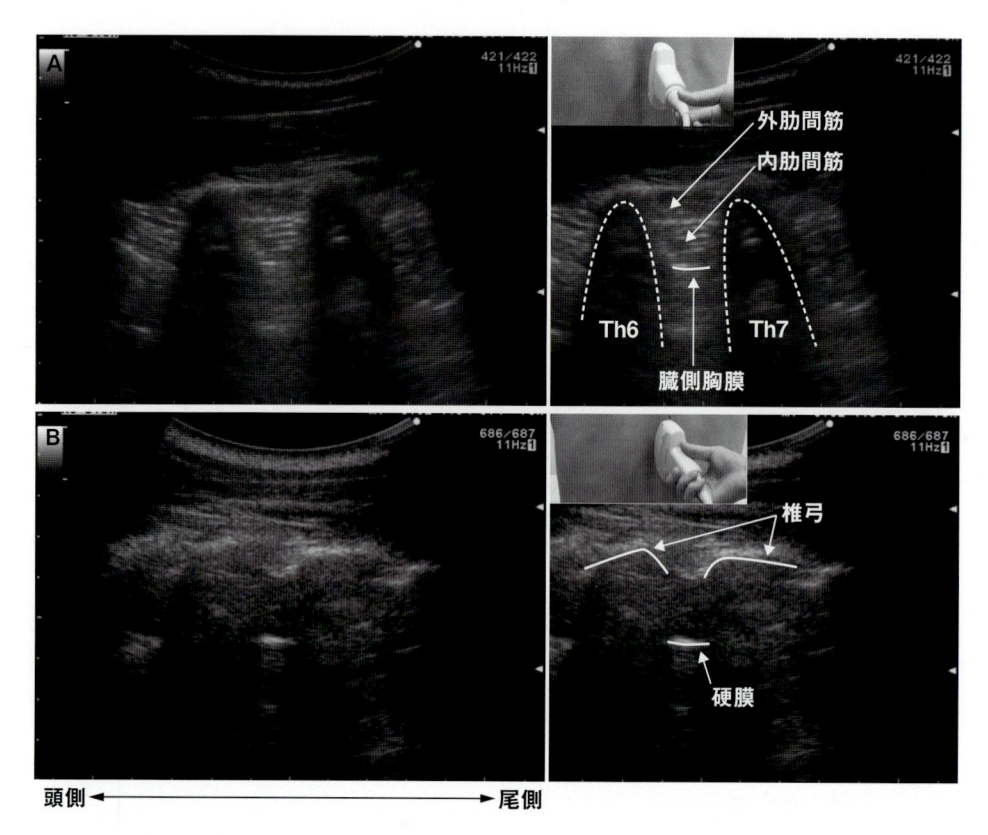

図6 上部胸椎でのプローブ操作
(A) 肋骨と呼吸性に輝度が変化する臓側胸膜が観察できる.
(B) 超音波プローブをわずかに正中に向けると椎弓の間から硬膜が観察可能となる.

膜が押し下げられ硬膜外腔が拡大し脊髄くも膜下腔が狭小化する様子が観察される[14]（図8）。

● 合併症

一般的な硬膜外ブロックの合併症である胸部から下肢への神経症状, 血腫, 感染, 胸膜穿刺, 気胸などは発生しうる。

文献

1) Grau T, Leipold RW, Conradi R, et al. Ultrasound imaging facilitates localization of the epidural space during combined spinal and epidural anesthesia. Reg Anesth Pain Med 2001 ; 26 : 64-7.
2) Grau T, Leipold RW, Horter J, et al. Paramedian access to the epidural space: the optimum window for ultrasound imaging. J Clin Anesth 2001 ; 13 : 213-7.

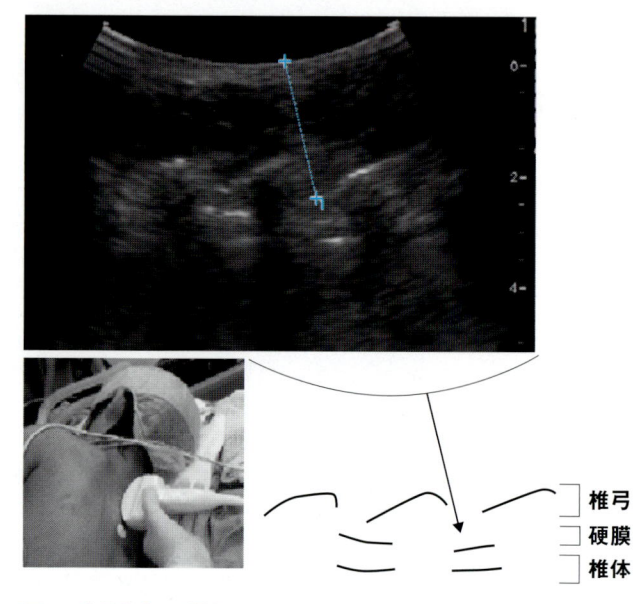

図7 小児胸部硬膜外腔の観察と皮膚から硬膜までの距離の計測

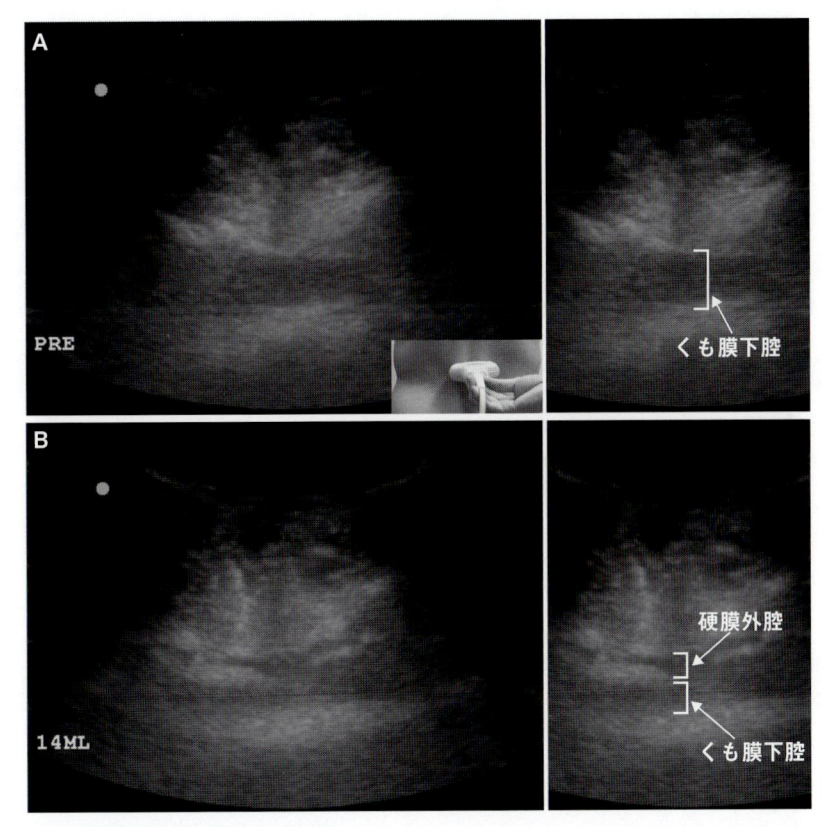

図8 硬膜外腔への自家血注入前後
(A) 注入前は硬膜外腔は観察しづらかったが，(B) 血液を14 ml注入後は硬膜外腔の拡大と，くも膜下腔の狭小化がリアルタイムに観察された．

3) Tsui B, Dillane D, Pillay J, et al. Ultrasound imaging in cadavers: training in imaging for regional blockade at the trunk. Can J Anaesth 2008；55：105-11.
4) 川口亮一，山内正憲，杉野繁一ほか．超音波画像を用いて硬膜外麻酔を行った2症例．麻酔 2007；56：702-5.
5) Grau T, Leipold RW, Horter J, et al. The lumbar epidural space in pregnancy: visualization by ultrasonography. Br J Anaesth 2001；86：798-804.
6) McLeod A, Roche A, Fennelly M. Case series：Ultrasonography may assist epidural insertion in scoliosis patients. Can J Anaest 2005；52：717-20.
7) Tsui BC. Innovative approaches to neuraxial blockade in children: the introduction of epidural nerve root stimulation and ultrasound guidance for epidural catheter placement. Pain Res Manag 2006；11：173-80.
8) Marhofer P, Bösenberg A, Sitzwohl C, et al. Pilot study of neuraxial imaging by ultrasound in infants and children. Paediatr Anaesth. 2005；15：671-6.
9) Schwartz D, King A. Caudally threaded thoracic epidural catheter as the sole anesthetic in a premature infant and ultrasound confirmation of the catheter tip. Paediatr Anaesth 2009；19：808-10.
10) Tachibana N, Yamauchi M, Sugino S, et al. Utility of longitudinal paramedian view of ultrasound imaging for middle thoracic epidural anesthesia in children. J Anesthe 2012；26：242-5.
11) Grau T, Leipold RW, Fatehi S, et al. Real-time ultrasonic observation of combined spinal-epidural anaesthesia. Eur J Anaesthesiol 2004；21：25-31.
12) Grau T, Leipold RW, Delorme S, et al. Ultrasound imaging of the thoracic epidural space. Reg Anesth Pain Med 2002；27：200-6.
13) 橋本 篤．硬膜外ブロック（胸部Th6-12），超音波ガイド下脊柱管・傍脊椎ブロックと超音波画像ポケットマニュアル．小松 徹，佐藤 裕，瀬尾憲正，廣田和美編．東京；克誠堂出版：2010．p.97-106
14) 山下 淳，山内正憲，山蔭道明：帝王切開後の硬膜外自家血注入における超音波画像の有用性．麻酔 2011；60：870-2.

（山内　正憲）

2 仙骨硬膜外ブロック★

はじめに

　仙骨硬膜外ブロックは，ペインクリニックにおける腰下肢痛の治療や，小児の腹部や下肢手術における全身麻酔の補助鎮痛および術後鎮痛法として広く用いられている．本項では，成人患者における仙骨硬膜外ブロックの手技について解説を行い，小児患者の手技については他項に譲る．一般に成人では小児と比べて，目標組織の画像深度が深くなるので，超音波の減衰による影響を受けやすい．また，成人の仙骨は癒合しているため，骨癒合の完成していない小児と比べて，超音波で描出できる領域が限られている．これまでの報告でも，超音波で確認できるのは，仙骨角，仙尾靱帯および仙骨裂孔程度で，仙骨管内部の観察や，仙骨管内でのブロック針の描出は困難なことが多いとされている[1,2]．

解　剖（図1）

　仙骨は5つの仙椎が癒合したもので，骨盤後壁を形成する．仙骨背面にある正中仙骨稜は，本来の棘突起が融合したもので，形成不全や個人差が見られる．そのため，仙骨裂孔の上端の位置は個人差が大きい．正中仙骨稜の外側を縦走する中間仙骨稜は，本来の関節突起が融合したものであり，その下端が仙骨角である．仙骨裂孔は左右の仙骨角に挟まれるように存在し，仙骨管が尾側において開放する部位にあたる．仙骨管は脊椎管に相当する構造で，その内部には馬尾や髄液を含む硬膜嚢が存在する．硬膜嚢の下端は，成人では第2仙椎のレベルで終わる．硬膜嚢下端の尾側には硬膜外腔が広く存在し，ここには仙骨神経，血管，脂肪，結合組織などが含まれている．また，仙骨裂孔部では，正中仙骨稜の下端と尾骨をつなぐ仙尾靱帯が硬膜外腔を覆っている．仙骨裂孔から刺入したブロック針は，仙尾靱帯を貫通すると硬膜外腔へ到達する．

適　応

　成人ではペインクリニック領域の，坐骨神経痛を含む腰下肢痛や，会陰部痛などが適応となる．また，全身麻酔の補助鎮痛法として用いることもできる．

体　位

　体位は腹臥位または側臥位とする．腹臥位の場合は，下腹部の下に枕を入れることにより，仙骨裂孔を触知しやすくなる．側臥位の場合は，膝を屈曲させて腹部に引き寄せた体位とする．

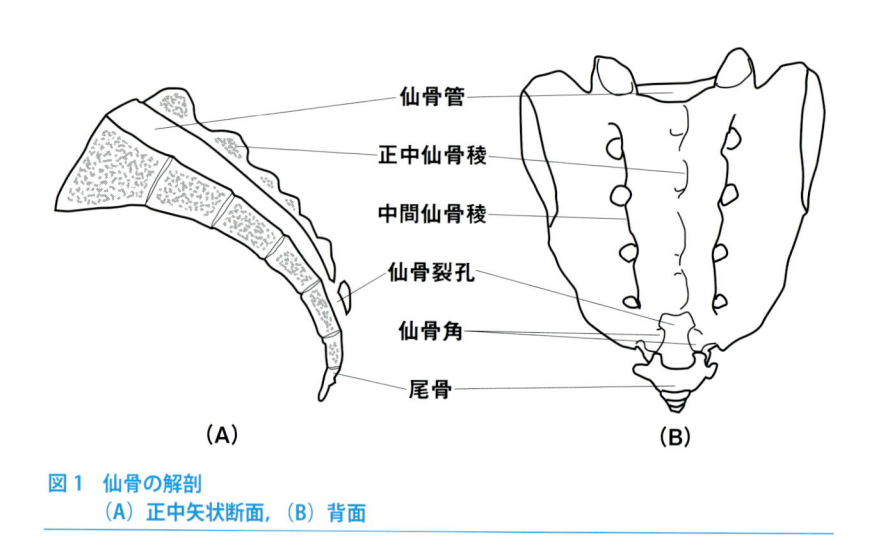

図1　仙骨の解剖
　　（A）正中矢状断面，（B）背面

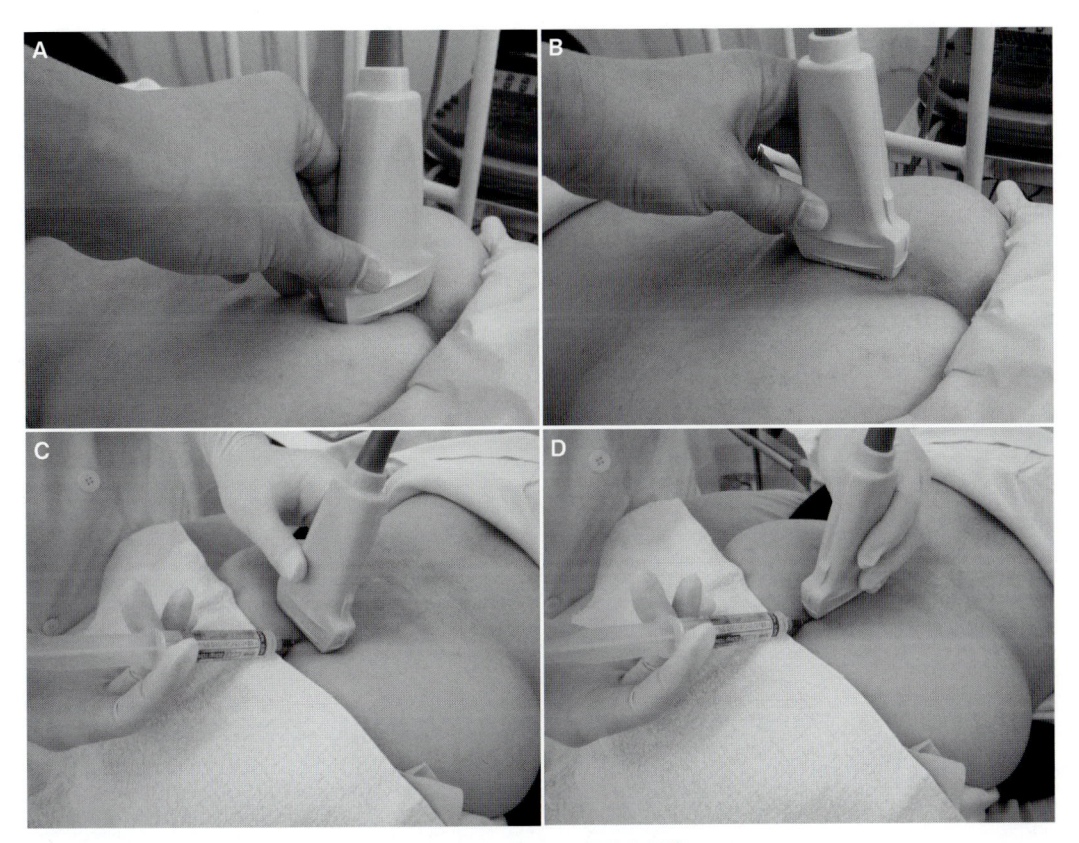

図2 超音波プローブの当て方・体表ランドマーク・ブロック針の穿刺法

左右の仙骨角を体表ランドマークとして，仙骨角に挟まれる仙骨裂孔にリニアプローブを当てる．左右の仙骨角を結ぶライン上に当てると，仙骨裂孔の横断面像が得られる（A）．また，正中仙骨稜のライン上に当てると，矢状断面像が得られる（B）．仙骨裂孔から頭側に向けて，ブロック針を刺入する（C, D）．

超音波プローブの位置と向き

仙骨管の横断面と矢状断面の画像が基本となる．仙骨裂孔におけるこれら2方向の走査を行うことにより，仙骨裂孔の構造を把握する．

1 短軸（横断面像）走査

左右の仙骨角を結ぶライン上にプローブを当てる（図2A）．このプローブの位置で行うブロックは，交差法の手技となる．

2 長軸（矢状断面像）走査

仙骨裂孔を含む正中仙骨稜上にプローブを当てる（図2B）．このプローブの位置で行うブロックは，平行法の手技となる．

超音波プローブ周波数

仙骨裂孔部における仙骨管は体表から浅いので，高周波（10 MHz以上）のリニアプローブが適している．

ブロック針穿刺法

ブロック針は仙骨裂孔を刺入部位として，頭側に向けて進める．前述したプローブの当て方の違いにより，交差法（図2C）または平行法（図2D）の手技となる．これらにはそれぞれ利点と欠点があるので，どちらが優れているとは一概には言いきれない．プローブの当て方を変えながら，両者を組み合わせて実施してもよい．

平行法：ブロック針の長軸像を描出できるので，

5 硬膜外ブロックと脊髄くも膜下ブロック

針の適切な刺入角度を判断できる。しかしながら，そのためのプローブの位置調整に時間がかかることがある。

交差法：仙骨裂孔の横断面像を用いるため，仙骨裂孔の正中線上での穿刺が容易である。しかしながら，ブロック針の短軸像が描出されるので，針の先端の深さを超音波画像から判断するのは難しい。

ランドマーク法・神経刺激法による確認

体表ランドマークとして，左右の仙骨角と，それらに挟まれる仙骨裂孔を確認する。尾骨を触知したのちに，その頭側を触知していくことで，仙骨角の隆起と仙骨裂孔のくぼみを比較的容易に確認することができる。仙骨裂孔の上端が頭側まで及んでいることもあるが，左右の仙骨角を結ぶラインがプローブを当てる際の目安となる。

穿刺前超音波画像評価

1 横断面像

左右の仙骨角を結ぶライン上にプローブを当て，仙骨裂孔の横断面像を描出する（図3A）。仙骨角は音響陰影を伴う高エコー像であり，左右の仙骨角の間に，帯状で比較的高エコー性の仙尾靱帯を確認することができる。仙尾靱帯の深部（仙骨管の腹側）に存在する高エコー性のラインは仙骨であり，仙骨と仙尾靱帯に挟まれる若干エコー輝度の異なる領域が仙骨硬膜外腔となる。この位置からプローブを尾側へ移動させると，硬膜外腔の前後の距離が徐々に短くなり，仙尾靱帯が尾骨に付着するところで描出されなくなる（図3B）。また，プローブを仙骨裂孔の頭側に移動させると，正中仙骨稜の深部に超音波が届かず，硬膜外腔が描出されなくなる。

2 矢状断面像

プローブを上記の位置から90°回転させて，仙骨裂孔を含む正中仙骨稜上にプローブを当てると，正中矢状断面像が描出される（図3C）。仙骨裂孔の皮下組織の深部には，正中仙骨稜の下端と尾骨をつなぐ仙尾靱帯の高エコー像が観察される。仙尾靱帯の深部に存在する若干エコー輝度の低い領域が仙骨硬膜外腔であり，仙骨硬膜外腔は仙尾靱帯と仙骨に挟まれた楔型の領域となる。プローブを外側へ移動させると，仙骨角が描出されて，硬膜外腔は描出されなくなる（図3D）。

ブロック針サイズ

22-23 Gの注射針を用いる。神経ブロック用の鈍針を用いなくても，靱帯を貫通する感触は得られることが多い。

局所麻酔薬投与量

成人患者では，0.5-1％メピバカインを会陰部痛の治療として5-10 ml，腰下肢痛の治療として15-20 ml用いる。

単回投与ブロック

外来で行う成人の仙骨硬膜外ブロックは，単回投与ブロックが一般的である。下肢の運動神経遮断を来さないようにするには，低濃度の局所麻酔薬が適している。持続ブロックを行う場合には特に感染への注意が必要であり，成人患者に対する持続仙骨硬膜外ブロックはあまり行われていない。

実際の手技とプロトコール

腹臥位または側臥位をとり，左右の仙骨角をマーキングする。穿刺前評価を行い，仙骨裂孔の位置および形状を確認する。ブロック手技は標準的な清潔操作で行う。

1 交差法の手技

①仙骨角の位置を確認し，左右の仙骨角を結ぶライン上にプローブを当て，仙骨裂孔の横断面像を描出する（図2A）。硬膜外腔の幅がある程度あるように，プローブの位置を調整する。
②プローブの尾側からブロック針を刺入し，頭側に向けて進める（図2C）。ブロック針は画像上，高エコー性の点として描出されるが，針の動きに伴う周囲組織の動きによって針の位置を推察する

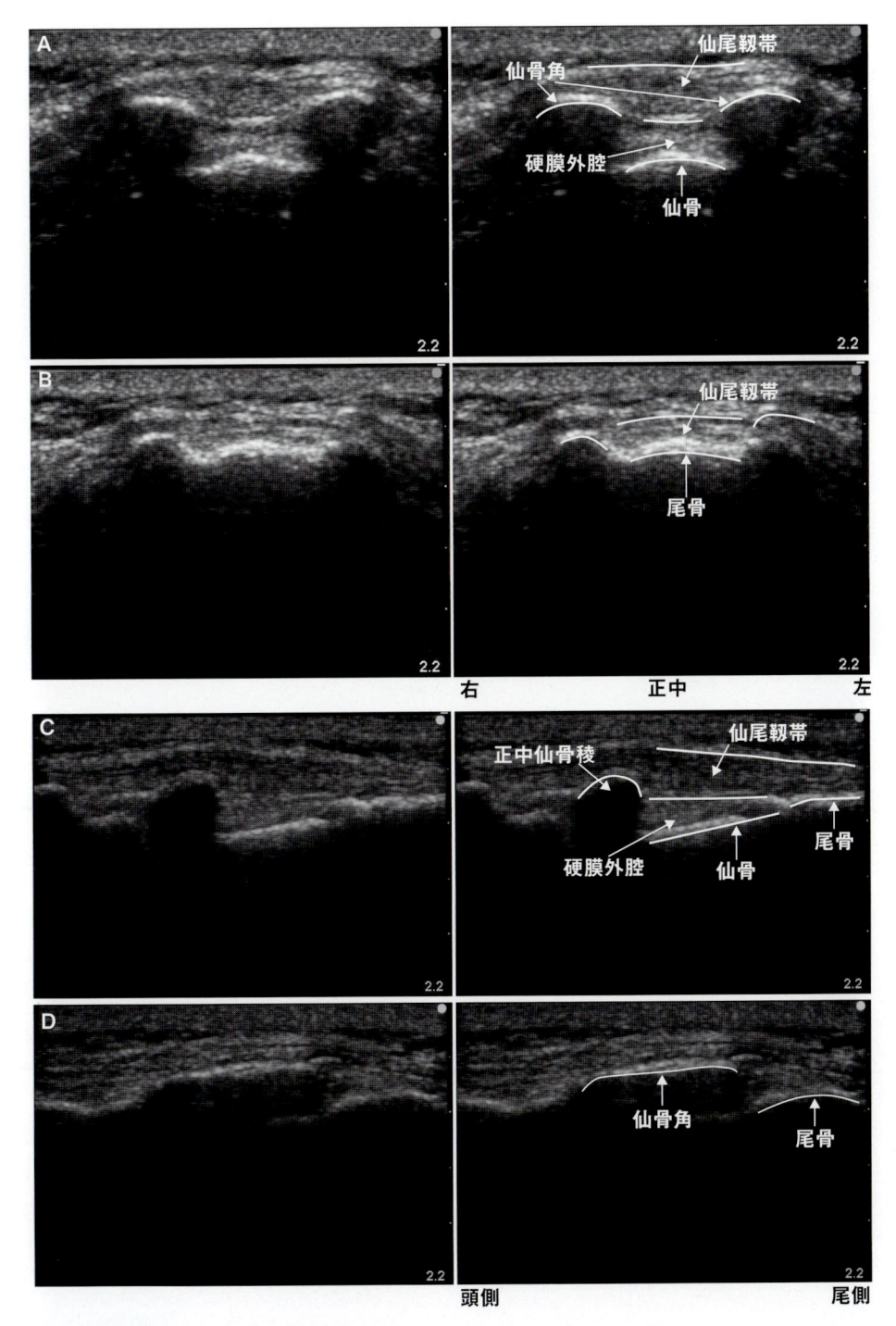

図3 穿刺前超音波画像
　　（A, B）横断面像, （C, D）矢状断面像

(A) 高エコー性で音響陰影を伴う仙骨角を指標とする．左右の仙骨角に挟まれる帯状の高エコー像が仙尾靱帯である．仙尾靱帯と仙骨に挟まれる若干エコー輝度の異なる領域が仙骨硬膜外腔である．
(B) プローブを尾側に移動させると，仙尾靱帯が尾骨に付着して硬膜外腔が描出されなくなる．
(C) 正中矢状断面像では，皮下組織の深部に存在する帯状の高エコー像が仙尾靱帯である．その深部に存在する若干エコー輝度の異なる領域が仙骨硬膜外腔であり，仙尾靱帯と仙骨に挟まれた楔型をしている．
(D) プローブを外側にスライドさせて傍正中矢状断面像を描出すると，仙骨角が現れて，硬膜外腔は描出されなくなる．

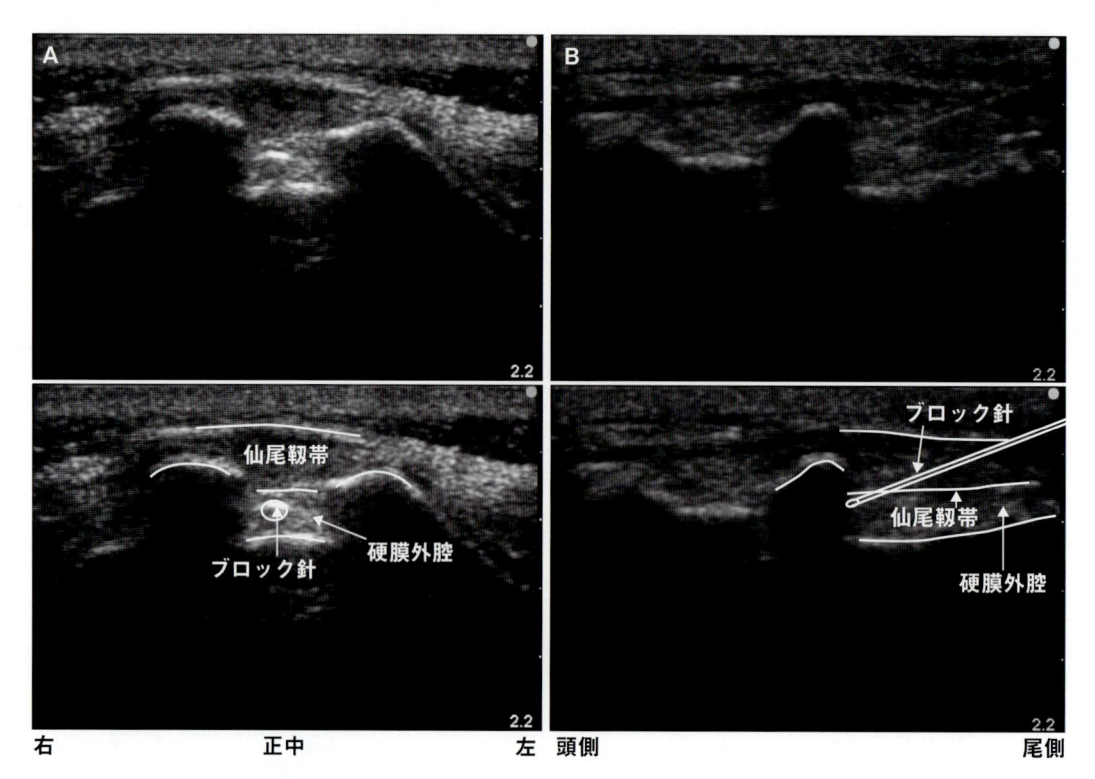

図4 ブロック針穿刺時の超音波画像
　　　（A）横断面像，（B）矢状断面像

(A) ブロック針が高エコー性に点状に描出される．ブロック針の先端の深さは分からない．
(B) ブロック針の長軸像が高エコー性に描出される．針は仙尾靱帯を貫いて，硬膜外腔に達している．

こともできる（図4A）．
③超音波画像で針先の位置を確認することは困難であるので，ブロック針が仙尾靱帯を貫通した感触が得られたところで，吸引試験を行ったのちに薬液を注入する．薬液の注入圧が低く，仙尾靱帯の硬膜外腔に薬液の低エコー像が広がることを確認する（図5A）．

2 平行法の手技

①仙骨裂孔の位置を確認し，正中仙骨稜のライン上にプローブを当て，仙骨裂孔の矢状断面像を描出する（図3C）．
②プローブ端の尾側からブロック針を刺入し，頭側に向けて進める（図2D）．プローブを調整して，ブロック針の長軸像が描出できたら，硬膜外腔の位置を確認したうえで，針の方向を調整する（図4B）．
③ブロック針を進めて，仙尾靱帯を貫通した感触が得られるか，もしくは，針の先端が硬膜外腔にあることを確認したら，吸引試験を行ったのちに薬液を注入する．薬液の注入圧が低く，仙尾靱帯の硬膜外腔に薬液の低エコー像が広がることを確認する（図5B）．

成人における仙骨管内部の描出は仙骨裂孔部に限られることが多く，仙骨管内におけるブロック針の描出は困難なケースも少なくない．また，ブロック終了後に薬液の広がりを詳細に評価することは，一般に困難である．

手技のコツ

超音波ガイド下法は，仙骨裂孔を触知しにくい症例において有用性が高いが[1]，このような症例では超音波画像が不明瞭なことも多い．しかしながら，ブロック針を明瞭に描出できない場合でも，超音波ガイド下に針を進めて，靱帯を貫通した感触を頼り

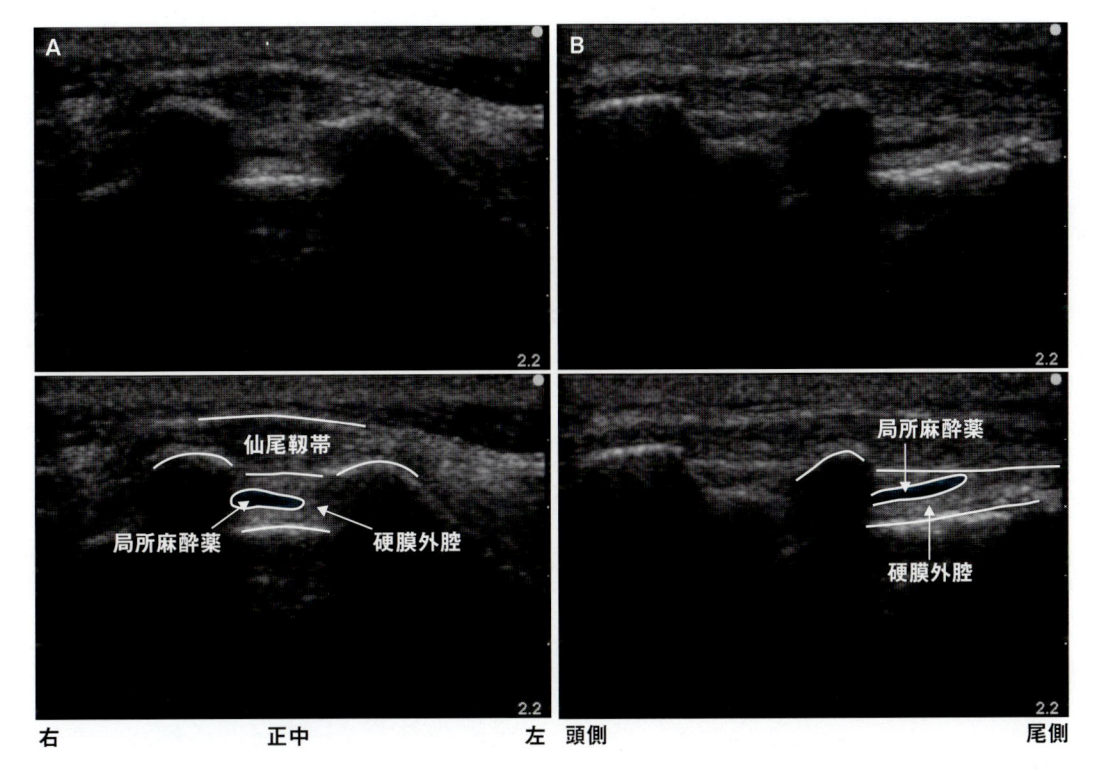

図5 局所麻酔薬注入後の超音波画像
　　　(A) 横断面像，(B) 矢状断面像

(A) 硬膜外腔に局所麻酔薬の低エコー像が広がる．リアルタイムに観察すると，注入と同時に広がる様子を観察できる．
(B) 硬膜外腔に局所麻酔薬の低エコー像が広がる．薬液が頭側へ広がる様子を観察できる．

に，薬液を注入してみる．薬液が抵抗なく注入されて，仙骨硬膜外腔に低エコー像の広がりを確認できれば，ブロックは成功であろう．Chenらの報告でも，仙骨管内のブロック針は描出困難でも，ブロックは100％成功している[2]．

ランドマーク法で失敗するケースに，薬液が皮下組織内に投与されることがある．超音波ガイド下法では皮下組織内に投与された薬液は，画像上の広がりですぐに判断できることが多い．

合併症

- 一般的な局所麻酔薬による合併症のほかに，硬膜穿刺，神経損傷，血管穿刺，硬膜外血腫，硬膜外膿瘍，局所麻酔薬中毒などがある．
- 成人の場合，硬膜嚢の下端は第2仙椎のレベルなので，一般的な注射針を用いて仙骨角のレベルから刺入すれば，硬膜を穿刺する可能性は低い．したがって，不必要な長い針の使用は避けたほうがよい．
- また，超音波ガイド下であっても血管穿刺や血管内注入を完全に避けるのは難しい．血液や髄液の逆流がないことを確認したうえで，ゆっくりと薬液を注入する．ブロック施行後は，患者の状態観察を十分に行う．

文献

1) Klocke R, Jenkinson T, Glew D. Sonographically guided caudal epidural steroid injections. J Ultrasound Med. 2003 ; 22 : 1229-32.
2) Chen CP, Tang SF, Hsu TC, et al. Ultrasound guidance in caudal epidural needle placement. Anesthesiology 2004 ; 101 : 181-4.

（堀田　訓久）

3 脊髄くも膜下ブロック★★★

はじめに

脊髄くも膜下ブロックでは硬膜外ブロックと同様に，通常は触診での穿刺部位の確認後，盲目的に針を進める。その際，針から手に伝わる黄色靱帯と硬膜の抵抗感に続き，脳脊髄液の逆流を確認する。この方法は広く安全性が確立しているが，穿刺困難症例や教育的な状況ではストレスが大きい。時に脊髄くも膜下ブロックを行わないという選択肢をとらざるをえない場合もある。脊髄くも膜下ブロックの穿刺前に超音波装置を用いて皮膚から脊柱管内までの距離を測定し，穿刺の難易度を確認しておくことで，脊髄くも膜下ブロックのイメージを容易に作り上げることが可能である[1,2]。

一方，リアルタイムの超音波画像ガイド下脊髄くも膜下ブロックの報告はあるが[3]，穿刺前評価のみで行うことと比べて明らかな利点が少ない。さらに針が細くて直進性に欠けるため，超音波画像で針を描出することは難しいこともあり，広く認知された手技ではない。

本項では超音波装置を補助に，腰部での脊髄くも膜下ブロック行う適応，準備，コツおよび注意点について，現時点での知見を紹介する。

適　応

通常の脊髄くも膜下ブロックを行う症例。
初心者への教育[3,4]，肥満患者[5,6]，脊椎側弯症患者[7]，小児[8,9]での穿刺では穿刺前イメージの可視化に使用できる。脊椎手術後の患者[10]も穿刺位置の確認に使用可能である。特に乳児では硬膜までの距離が短く，棘突起が短く骨化が進んでいないため容易に観察しやすい。

体　位

側臥位，腹臥位，坐位いずれでも可能であるが，前屈して，椎弓間隙をなるべく開いた状態とする。
妊婦や肥満患者は正中線を確実に判断するために，腹臥位または坐位が好ましい。

超音波プローブの位置と向き

1 短軸（水平断面像）走査

棘突起間で左右対称となるように操作することが基本となる。

2 長軸（矢状断面像）走査

正中線上で描出することが理想だが，肥満症例以外では棘突起の凹凸が操作の妨げとなる。多くの症例では傍正中の棘突起がない部位で，椎弓間隙からのぞきこむように観察することになる。棘突起が大きく正中部分が狭い場合も，正中線上での観察はほぼ難しくなる。

超音波プローブ周波数

2-5 MHz 前後のコンベックスプローブが観察しやすい。肥満のない成人症例の腰部や乳児では，7 MHz以上のリニアプローブでも観察可能である。リニアプローブでの観察は解像度が高いためカテーテルの位置，馬尾なども観察できる。

ブロック針穿刺法

基本的には穿刺前評価のためだけに超音波装置を使用することが無難である。超音波ガイドで針が骨に当たったときに修正していく技術は，通常の触診だけで穿刺する技術とあまり変わらないからである。

リアルタイムでの穿刺では，皮膚から硬膜外腔まで垂直で5 cmの距離を平行法でプローブの横から45°で穿刺すると，穿刺距離が$\sqrt{2}$倍の約7 cmとなる。よって長いブロック針を使用せざるをえない場合もある（表1）。

穿刺前超音波画像評価

超音波画像で皮膚から硬膜までの角度，精度の高い距離の測定，穿刺スペースの有無などMRIや3DCT

表1 リアルタイム超音波ガイド下脊髄くも膜下穿刺の方法

穿刺方法	長　所	短　所
長軸・平行法	●脊柱管全体を把握できる ●上下方向へのずれを修正しやすい	●穿刺距離が長くなる
長軸・交差法	●脊柱管全体を把握できる ●最短距離で穿刺できる	●針先の位置を確認しづらい
短軸・平行法	●正中部への穿刺を行いやすい	●穿刺距離が長くなる ●外側から穿刺することになるため棘突起間孔に入りづらいことがある ●上胸部では描出が難しい
短軸・交差法	●最短距離で穿刺できる ●正中部に穿刺しやすい	●針先の位置を確認しづらい

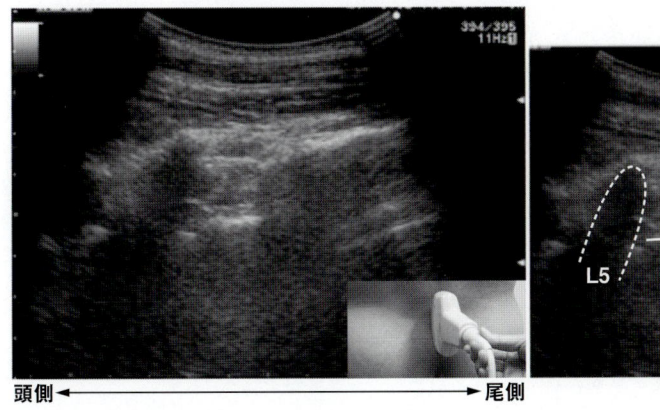

図1　仙骨と第5腰椎（L5）移行部の矢状断像
仙骨正中線上で頭側にスキャンする.

画像に劣らない情報を得ることができる[1~3,11]。超音波画像で硬膜をはっきりと認識できる場合は十分な穿刺スペースがある。

ブロック針サイズ

17-22 G, 80-100 mm の硬膜外針（Tuohy 針）または神経ブロック針を使用する。

局所麻酔薬投与量

脳脊髄液の逆流確認後は超音波画像を確認せずに投与する。薬液投与に伴うくも膜下腔の脳脊髄液の乱流を超音波画像で観察できる場合がある。その場合は必要量の局所麻酔薬を生理食塩液などで希釈して量を増やし、勢い良く投与すると観察しやすい。

実際の手技とプロトコール

基本的には硬膜外ブロックの下部胸椎〜腰椎の項と同様である。描出は長軸と短軸の2通りある。
①患者を腹臥位または座位として穿刺部を後ろに突き出した状態とする。側臥位でも可能である。
②正中部長軸像で仙骨尾側から頭側へ画像を描出しながら、仙骨上端と第5腰椎を同定する（図1）。
③頭側へプローブを移動させながら腰椎の高位を確認し、目的とする部位の棘突起間を画像の中心にする。
④穿刺目標となる硬膜および硬膜外腔をプローブの微調整で描出する。正中部では棘突起が観察される（図2A）。しかし、棘突起によりプローブの皮膚への密着が安定しない場合は、棘突起すぐ脇の傍脊椎部にプローブをずらす。そのままだと超

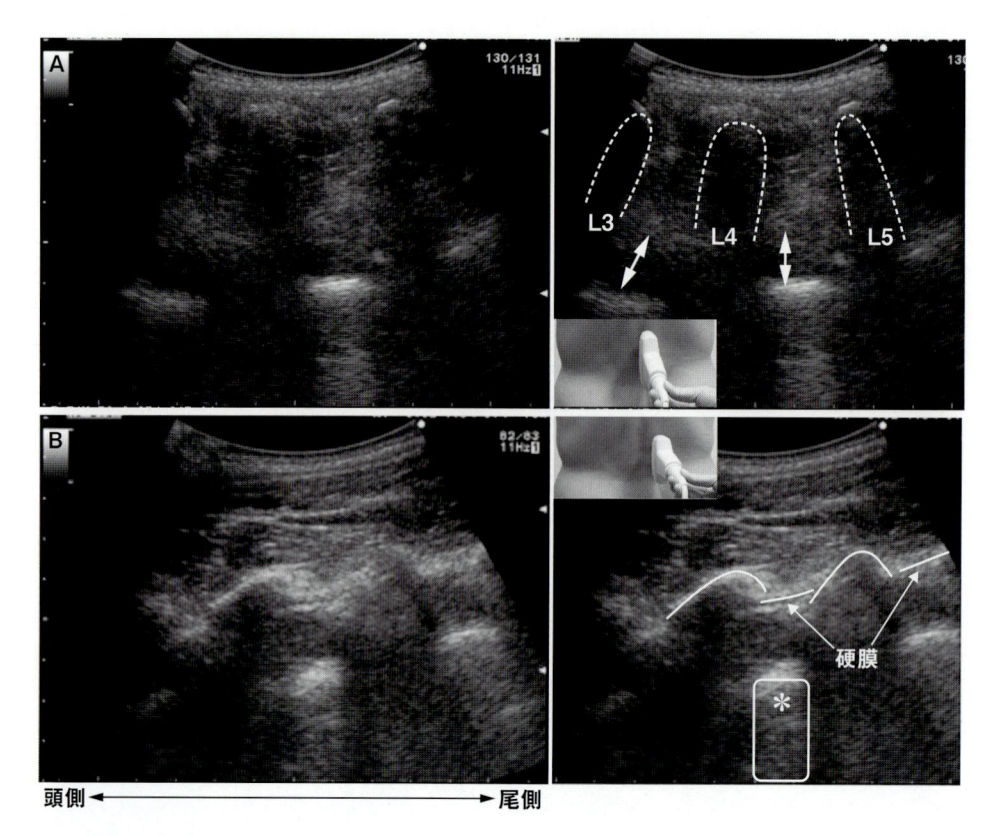

図2 腰椎矢状断像
(A) 棘突起直上からの観察では皮膚近傍から始まる棘突起の音響陰影が観察される.
(B) 椎弓が連続し（horse head sign；馬の頭部），その間から硬膜と椎体もしくは椎間板（＊）が観察される.

音波ビームは椎弓に当たるため，わずかに正中部に向けることで硬膜外腔を広く描出できる（図2B）。完全な正中部で観察するわけではない。

⑤硬膜外腔を左右に観察して正中と思われる部位を描出し，皮膚から硬膜までの距離を測定し，皮膚にマーキングする。

⑥プローブを90°回転させ，短軸像を観察する。棘突起や椎弓の直上では骨の音響陰影だけが観察され，硬膜は観察できない（図3A）。プローブを頭尾側にゆっくりとスライドまたは傾けると，左右対称に椎間関節が突起上に観察され，その突起の基部をつなぐように硬膜が数mm深層に観察される（図3B）。

⑦皮膚から硬膜までの距離を計測し，プローブの上下左右をマーキング，または金属鉗子などを差し込み刺入点を確認する。上下および左右のマーキングを結んだ線の交点からプローブの角度で穿刺することになるが，さらに数mm尾側からやや頭側に向けて穿刺したほうが分かりやすいことも多い。

⑧硬膜外腔を確認したらプローブをはずし，通常の方法で穿刺を行う。

手技のコツ

①棘突起または椎弓の傾きに沿って超音波ビームを頭側へ向けることで硬膜を広く観察することが可能となる。L5/S1の椎間では尾側に向けたほうが観察しやすい場合もある。

②穿刺距離が長くなるため，穿刺針が脊髄くも膜下腔まで届かないことがありえる。

③肥満患者[5,6]では硬膜までの距離が遠くなり，脂肪により適切な輝度調整も難しい。硬膜は椎弓よりもわずかに深く，横突起よりも少し浅いところに位置することから，硬膜とその深さを決定する（図4）。

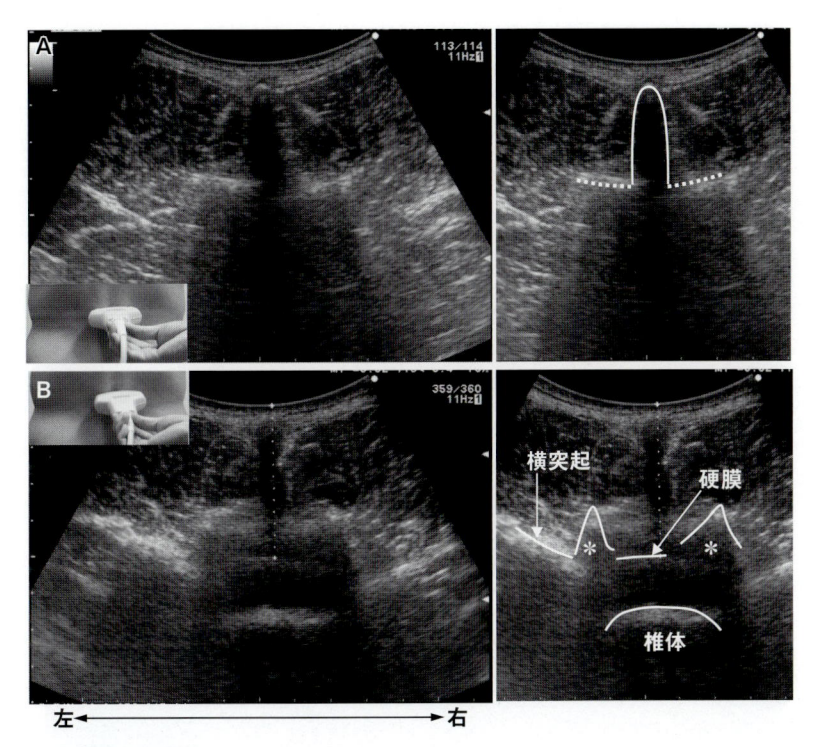

図3　腰椎水平断像
（A）棘突起と椎弓（破線）の音響陰影．
（B）左右対称な椎間関節（＊），硬膜，椎体．硬膜と椎体の間がくも膜下腔となる．

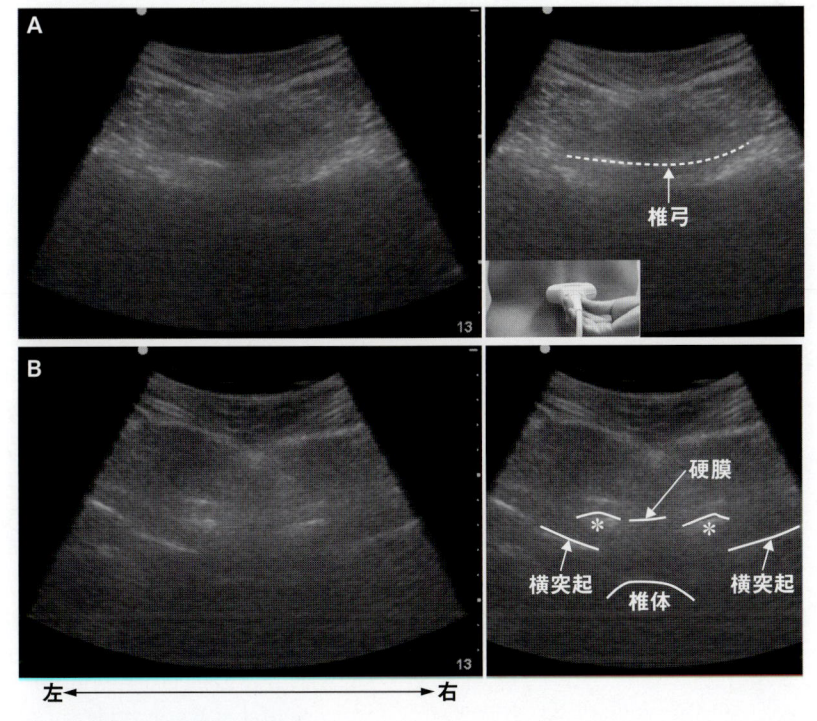

図4　肥満患者の腰椎水平断像
（A）椎弓に阻まれて硬膜は観察できない．
（B）左右の椎弓基部（椎間関節＊）と横突起の位置から硬膜を同定する．

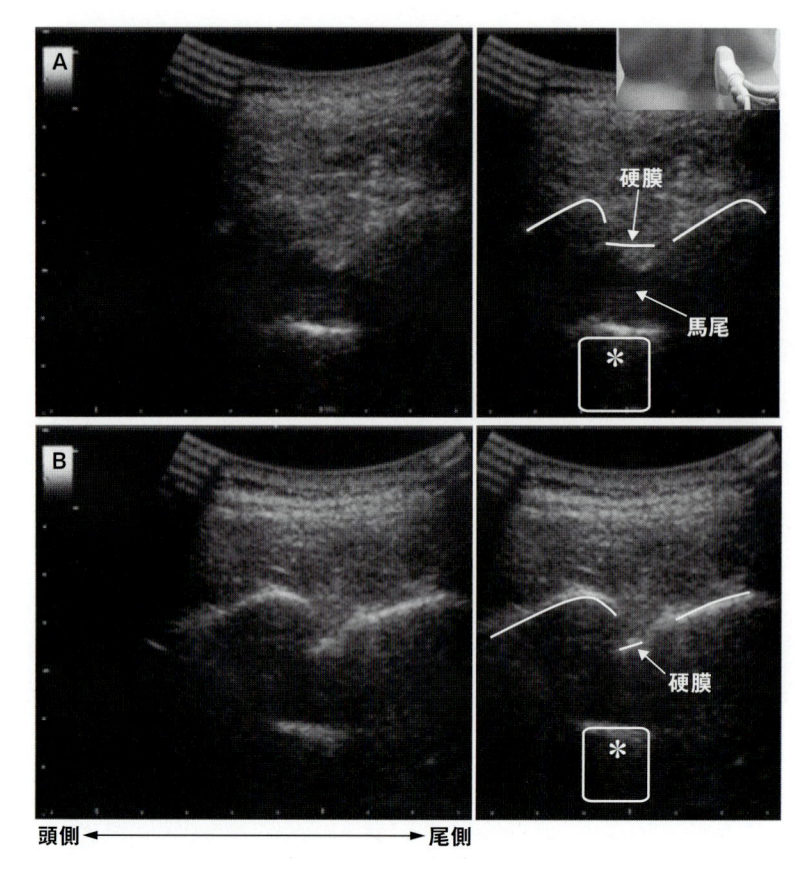

図5 体位による違い
(A) 腰椎前屈位では硬膜，脊髄くも膜下腔，馬尾を広い範囲で観察できる．
(B) 後屈すると硬膜の幅が狭くなり観察しづらくなる．
＊：椎体もしくは椎間板

④棘突起間の広さによって見え方が異なる。十分に広いと馬尾が脳脊髄液の中で揺れる様子も観察できる（図5A）。硬膜や椎体が観察されていれば穿刺には問題ない。硬膜を認識しやすい椎間からの穿刺を第一選択とする。

合併症

下肢の神経症状，血腫，感染，硬膜穿刺。

文献

1) Grau T, Leipold RW, Conradi R, et al. Ultrasound imaging facilitates localization of the epidural space during combined spinal and epidural anesthesia. Reg Anesth Pain Med 2001 ; 26 : 64-7.
2) Grau T, Leipold RW, Fatehi S, et al. Real-time ultrasonic observation of combined spinal-epidural anaesthesia. Eur J Anaesthesiol 2004 ; 21 : 25-31.
3) Karmakar MK, Li X, Kwok WH, et al. Sonoanatomy relevant for ultrasound-guided central neuraxial blocks via the paramedian approach in the lumbar region. Br J Radiol 2011 ; 18. (Epub ahead of print)
4) Tsui B, Dillane D, Pillay J, et al. Ultrasound imaging in cadavers : training in imaging for regional blockade at the trunk. Can J Anaesth 2008 ; 55 : 105-11.
5) 川口亮一，山内正憲，杉野繁一ほか．超音波画像を用いて硬膜外麻酔を行った2症例．麻酔 2007 ; 56 : 702-5.
6) Grau T, Leipold RW, Horter J, et al. The lumbar epidural space in pregnancy : visualization by ultrasonography. Br J Anaesth 2001 ; 86 : 798-804.
7) McLeod A, Roche A, Fennelly M. Case series : Ul-

trasonography may assist epidural insertion in scoliosis patients. Can J Anaest 2005 ; 52 : 717-20.
8) Tsui BC, Suresh S. Ultrasound imaging for regional anesthesia in infants, children, and adolescents : a review of current literature and its application in the practice of neuraxial blocks. Anesthesiology 2010 ; 112 : 719-28.
9) Tachibana N, Yamauchi M, Sugino S, et al. Utility of longitudinal paramedian view of ultrasound imaging for middle thoracic epidural anesthesia in children. J Anesth 2012 ; 26 : 242-5.
10) Yamauchi M, Honma E, Mimura M, et al. Identification of the lumbar intervertebral level using ultrasound imaging in a post-laminectomy patient. J Anesth 2006 ; 20 : 231-3.
11) Marhofer P, Greher M, Kapral S. Ultrasound guidance in regional anaesthesia. Br J Anaesth 2005 ; 94 : 7-17.

（山内　正憲）

6 頭頸部と四肢末梢神経ブロック

1 大後頭神経ブロック★★

はじめに

　大後頭神経ブロックは，小後頭神経ブロックとともに後頭部・頸部領域の痛みの治療に用いられてきた[1~4]。従来のランドマーク法では，後頭部の上項線で後頭動脈の拍動を触知し，その内側を穿刺するか，後頭隆起の外側約2.5 cmの圧痛点を穿刺する。ドプラー血流計の有用性が報告[5]されているが，この領域で超音波画像を用いた大後頭神経ブロックは実際には難しい。それはこの領域では，大後頭神経は，多様に分枝して皮膚表面へ近接しているので超音波画像が得られにくく，さらに毛髪がプローブと皮膚の密着を阻害するので超音波画像の描出が困難なことが多い[6]ためである。本項で紹介する新しい方法は，超音波画像装置を用いて，大後頭神経を従来のアプローチより中枢側（C2椎弓背面）で描出し，正確に神経の位置の確認したうえで局所麻酔薬を注入する方法である。したがって少量の局所麻酔薬を用いて選択的な遮断が期待できる[7,8]。

● 解　剖

◆ 頸椎の脊髄神経後枝
―後頭下神経（C1），大後頭神経（C2），第3後頭神経（C3）―
　C1-8の前根および後根は，合流して脊髄神経を構成したあと，前枝と後枝に分岐する。頸神経前枝は頸神経叢（C1-4）および腕神経叢（C5-8，Th1）を形成して前・側頸部および上肢の皮膚知覚や筋肉の運動を支配する。頸神経後枝は，原則的に神経叢や交通枝を構成せず，内側枝と外側枝に分岐する。しかし第1頸神経（C1）は，純運動神経であり，後枝である後頭下神経も通常は皮枝を分岐しない。また大後頭神経（C2），第3後頭神経（C3）は内側皮枝であり，後頭部に分布する。それぞれの頸神経は，一般的に外側皮枝を出さない[9,10]。

　従来の神経ブロックの著書には，大後頭神経ブロックと小後頭神経ブロックが併記されていることが多い。末梢部の小後頭神経は，上項線上で大後頭神経の2-3 cm外側を走行するためそれらの神経の分布領域は隣接するが，大後頭神経はC2の後枝由来であるのに対し，小後頭神経はC2の前枝由来であり，浅頸神経叢を経由して胸鎖乳突筋外縁から頭側へ走行し，耳介後部，側頭部を支配する。したがって両神経の性質は若干異なる点に注意されたい（図1）。

◆ 頸椎の脊髄神経後枝の走行
　後頭下神経（C1後枝）は，後頭下三角で椎骨動脈と環椎の間から後頭下部へ現れ，後頭下筋群に筋枝を出す。大後頭神経（C2後枝）は，下頭斜筋下縁とC2横突起間から出現し，下頭斜筋の背面を内側上方へ走行し，さらに大後頭直筋，小後頭直筋の背側を頭側へ上行し，頭半棘筋を貫いて，後頭部の皮膚に分布する。第3後頭神経（C3後枝）は，C2/3椎間関節を経てC2棘突起の下頭斜筋の付着部から小後頭直筋の背側を走行して，項部と後頭部の狭い範囲を支配する（図1）。頭半棘筋の深層にある下頭斜筋を底辺とした大後頭直筋，上頭斜筋で囲まれた部分を後頭下三角と呼ぶ（suboccipital triangle）（図2）。

◆ 後頭下三角の解剖
　大後頭直筋，小後頭直筋，上頭斜筋および下頭斜筋は，筋の起始と終結に応じて，頭部の伸展および同側への回旋，頭部の外側への屈曲，環椎の回旋などの運動機能を分担する（表1）。それぞれの筋肉は，環椎（C1）の横突起，軸椎（C2）の棘突起または環椎の後結節周辺，後頭骨の上・下項線周辺を3つの頂点として三角形を形成する。この後頭下三角にはこれら4つの筋に分布する後頭下神経のほか，大後頭神経や第3後頭神経が交叉分布する（図1）。さらに後頭下三角の内縁では，環椎後弓や椎骨動脈

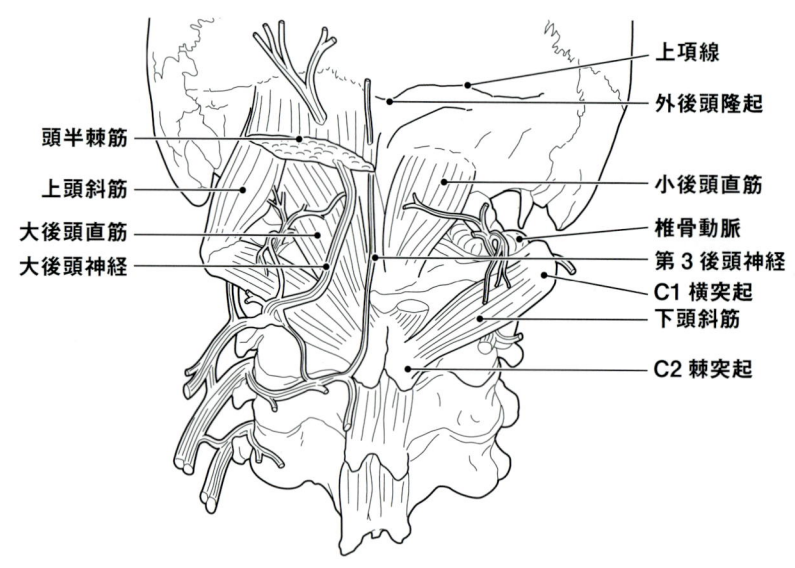

図1 大後頭神経周辺の解剖

大後頭神経は第2頸神経後枝であり，環椎と下頭斜筋の間から出て僧帽筋を貫き項筋群以外にも後頭の皮膚に分布する．
(北山眞任，佐藤　裕，廣田和美．大後頭神経ブロック．小松　徹，佐藤　裕，瀬尾憲正，廣田和美編．超音波ガイド下脊柱管・傍脊椎ブロックと超音波画像ポケットマニュアル．東京：克誠堂出版；2010．p.71-9より引用)

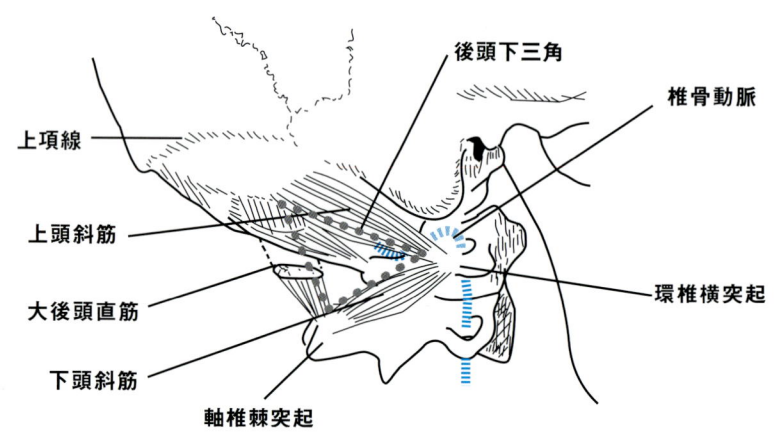

図2 後頭三角を構成する後頭下筋群の解剖

頸椎を外側から観察し，各筋群の起始と付着点を示す．
(石川春律，廣澤一成訳．頭部の筋．山田英智監訳．図解解剖学事典(第2版)．東京：医学書院；1983．p.78より改変引用)

表1　後頭下三角周辺の筋肉と機能

筋	起始点	付着点	神経支配	運動機能
大後頭直筋	軸椎（C2）棘突起	後頭骨下項線中央部	後頭下神経（C1後枝）	頭部背屈 同側への回旋
小後頭直筋	環椎（C1）後突起	後頭骨下項線内側1/3	後頭下神経（C1後枝）	頭部背屈
上頭斜筋	環椎（C1）横突起	後頭骨上・下項線中間	後頭下神経（C1後枝）	頭部背屈と側屈
下頭斜筋	軸椎（C2）棘突起	環椎（C1）横突起下背側	後頭下神経（C1後枝）	顔面の同側への回旋

（北山眞任，佐藤　裕，廣田和美．大後頭神経ブロック．小松　徹，佐藤　裕，白神豪太郎，瀬尾憲正，廣田和美編．超音波ガイド下脊柱管・傍脊椎ブロック．東京：克誠堂出版；2011．p.81-7より引用）

（環椎横突孔を貫通し大孔に向かって内側に走行）や後頭動脈下降枝が頭半棘筋の直下を走行する。したがって超音波ガイド下大後頭神経ブロックでは，後頭下三角周辺の超音波画像の評価が必須である。

● 適　応

後頭部領域の痛み，緊張型頭痛，頸肩腕症候群，外傷性頸部症候群，頸椎症に伴う後頭部痛[1〜4]，群発頭痛[11]や大後頭神経痛の診断（＝選択的ブロック）[7]。

● 体　位

従来法と同様に腹臥位が望ましい。頸部を軽く屈曲させて項部を展開する。毛髪の影響は従来法に比べて少ない。ブロック側の胸部に枕を入れて頸部を回転するとプローブを固定させやすく，穿刺時に針を安定させやすい。

● 超音波プローブの位置と向き

外後頭隆起から正中付近にプローブを当て，超音波画像によりC2の棘突起を同定する（図3）。棘突起上が内側にくるようにプローブを外側にずらす（図4）。プローブの外側をやや頭側にずらし，C1横突起（図4▶）に起始する下頭斜筋の長軸像を描出するように回転する（図4▶）。C1横突起は，超音波画像上でも確認が難しいので，乳様突起を外縁

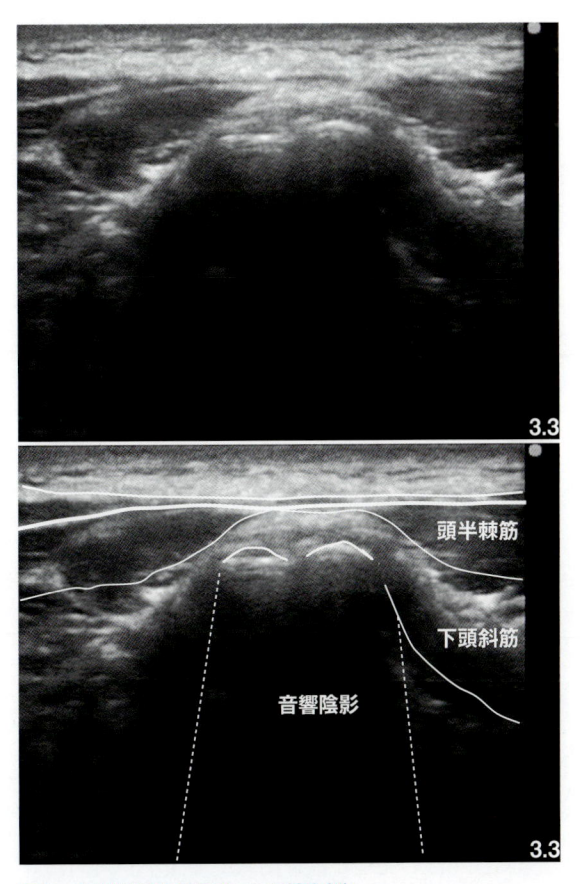

図3　穿刺前超音波画像（C2棘突起）

頸部後方から水平断でプローブを当てると，二股になった棘突起（カブトムシの角の様な形）の表面が，凹型に輝度の高い線として描出される．その後面（前方）は音響陰影となる．棘突起には左右外側から頭半棘筋，下頭斜筋の筋膜が付着する．

（北山眞任，佐藤　裕，廣田和美．大後頭神経ブロック．小松　徹，佐藤　裕，白神豪太郎，瀬尾憲正，廣田和美編．超音波ガイド下脊柱管・傍脊椎ブロック．東京：克誠堂出版；2011．p.81-7より引用）

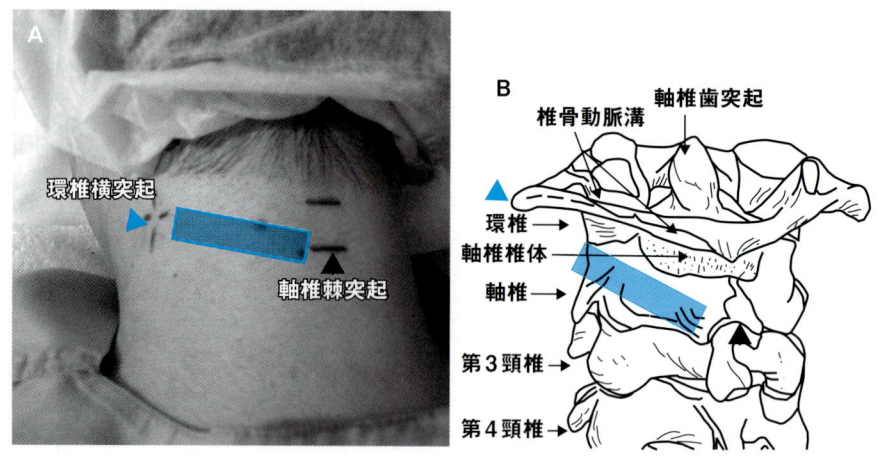

図4 （A）超音波プローブの体表での方向，（B）頸椎の模式図

C2 棘突起上の▶と C1 横突起上の▶を結んだ線上にプローブを当てる．▶は超音波画像で容易に鑑別されるが，▶は，確認が難しい場合もある（乳様突起の 1 cm 程度下方）．
（北山眞任，佐藤 裕，廣田和美．大後頭神経ブロック．小松 徹，佐藤 裕，白神豪太郎，瀬尾憲正，廣田和美編．超音波ガイド下脊柱管・傍脊椎ブロック．東京：克誠堂出版；2011．p.81-7 より引用）

超音波プローブ周波数

10-14 MHz 以上の高周波リニア型プローブを使用する．成人で 20 mm 前後の浅い部位が目標なので，解像度の高いプローブが望ましい．

ブロック針穿刺法

下頭斜筋と伴に C2 椎弓を描出し，原則としてプローブの外側から（C1 横突起から C2 棘突起に向けて），平行法で針を進める．浅い角度で穿刺すると針先を描出しやすくなる．針先が下頭斜筋を貫通しても C2 椎弓に阻まれるので脊髄穿刺は避けられる．逆方向（C2 棘突起側から C1 横突起に向けて）の穿刺は，針の先端が椎骨動脈や後頭下三角内に向かうので危険である．

ランドマーク法・神経刺激法による確認

本法は，超音波画像上で下頭斜筋をメルマークとして大後頭神経をより中枢側でブロックする方法である．超音波ガイドなしの施行は非常に危険であるので施行すべきでない．また神経刺激法は，筋収縮により針先がずれるおそれがあり使用しない．

穿刺前超音波画像評価

① C2 棘突起の同定（先述）：水平断の C2 棘突起は，その先端がカブトムシの角状の分岐を示し特徴的である（図3）．C2 棘突起を確認したらプローブを外側にスライドし，さらに軽く回転させて下頭斜筋の長軸像を描出する（図5）．この際，C2 椎弓板から棘突起への隆起をプローブ内側から見失わないようにする．
② 皮膚表面から皮下組織，僧帽筋（腱膜），頭半棘筋，下頭斜筋，軸椎（C2）椎弓板の順に超音波画像が構成されるが，椎弓板と下頭斜筋以外は境界が不明瞭な場合がある．
③ 下頭斜筋は椎弓板を円弧にした半月状に描出される．大後頭神経はその弦のほぼ中間に紡錘状の高エコー性構造としてその横断像が描出される（図5）．このレベルで，大後頭神経は下頭斜筋と交差し，下頭斜筋の背側を頭内側方向に走行するが，神経を連続して追跡するのは難しい．大後頭神経は超音波画像上で横径 4.0 mm 前後，縦径 1.8 mm 前後で，皮膚表面から 9.8-29.0 mm の深さに存在

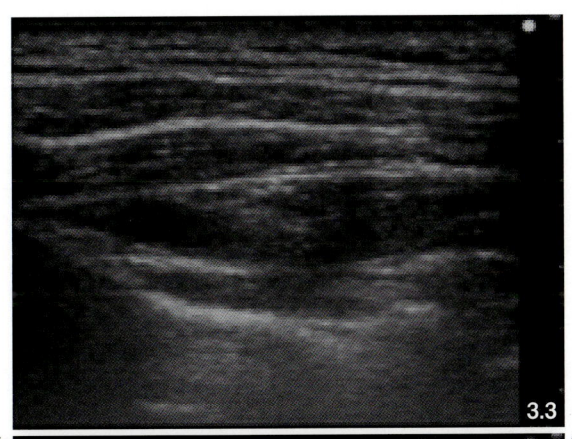

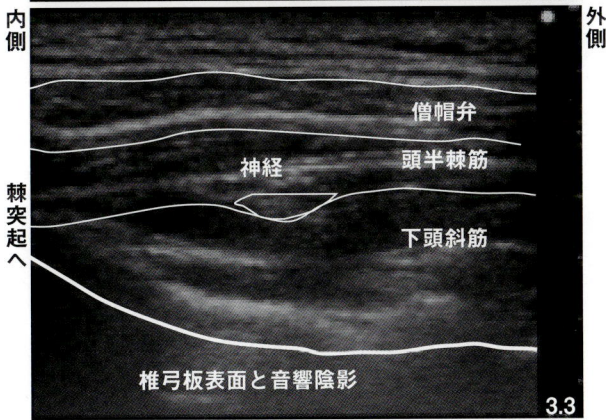

図5　穿刺前超音波画像（下頭斜筋長軸像）

皮膚表面から皮下組織，僧帽筋，頭半棘筋，下頭斜筋，C2椎弓板の表面が観察されその背側に音響陰影が重なる．頭半棘筋と下頭斜筋の間に紡錘状の高エコー性構造の大後頭神経を描出できるが，神経の走行は追跡できない．
(北山眞任, 佐藤　裕, 廣田和美. 大後頭神経ブロック. 小松　徹, 佐藤　裕, 白神豪太郎, 瀬尾憲正, 廣田和美編. 超音波ガイド下脊柱管・傍脊椎ブロック. 東京: 克誠堂出版; 2011. p.81-7 より引用)

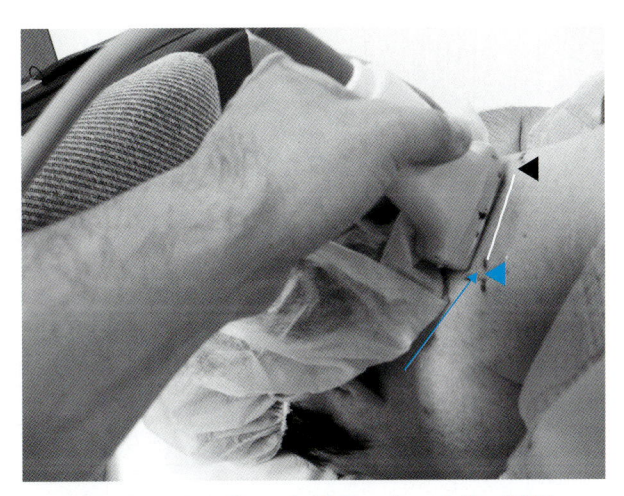

図6　穿刺時の超音波プローブの位置・ブロック針の穿刺法

▶: C2 棘突起上, ▶: C1 横突起上
(北山眞任, 佐藤　裕, 廣田和美. 大後頭神経ブロック. 小松　徹, 佐藤　裕, 白神豪太郎, 瀬尾憲正, 廣田和美編. 超音波ガイド下脊柱管・傍脊椎ブロック. 東京: 克誠堂出版; 2011. p.81-7 より引用)

● ブロック針サイズ

22-25 G，25-27 mm の注射針で十分可能である．カテラン針などの長い針は避けるべきである．

● 局所麻酔薬投与量

1-0.5％リドカインまたはカルボカイン 2-4 ml を使用する．必要に応じてデカドロンを添加する．診断目的で同神経の選択的ブロックを行う場合には，神経周囲にごく少量（0.1 ml 前後）投与する[7]．

● 実際の手技とプロトコール

①プレスキャンと後頭部の毛髪と皮膚の消毒．
　乳様突起と C2 棘突起の画像を指標にしてプローブの位置を決める．下頭斜筋は，頭部の回転で収縮することから，プレスキャンの段階で筋層の鑑別に有用と考えられる．
②超音波画像上に下頭斜筋長軸像と軸椎椎弓板を描出する．
③下頭斜筋の背側（浅層）の大後頭神経の境界が鮮明になるようにプローブを転回し，傾きを調節する．下頭斜筋を見失わないように微調整し，皮膚

する[8]．大後頭神経と交差する位置での下頭斜筋の厚みは 1 cm 以下である[6]．
④プローブを傾けることにより，後頭下三角内の椎骨動脈の拍動をカラードプラーで観察できる．椎骨動脈が被らず，大後頭神経と下頭斜筋が最適に描出できるプローブの位置を，本穿刺の直前に決めて参考のために静止画像を保存する．
（下頭斜筋の外側および頭側に椎骨動脈が走行するので，プレスキャンの段階で必ず確認する．）
⑤プローブ外縁から大後頭神経までの距離と角度を概算し，穿刺イメージを得る．

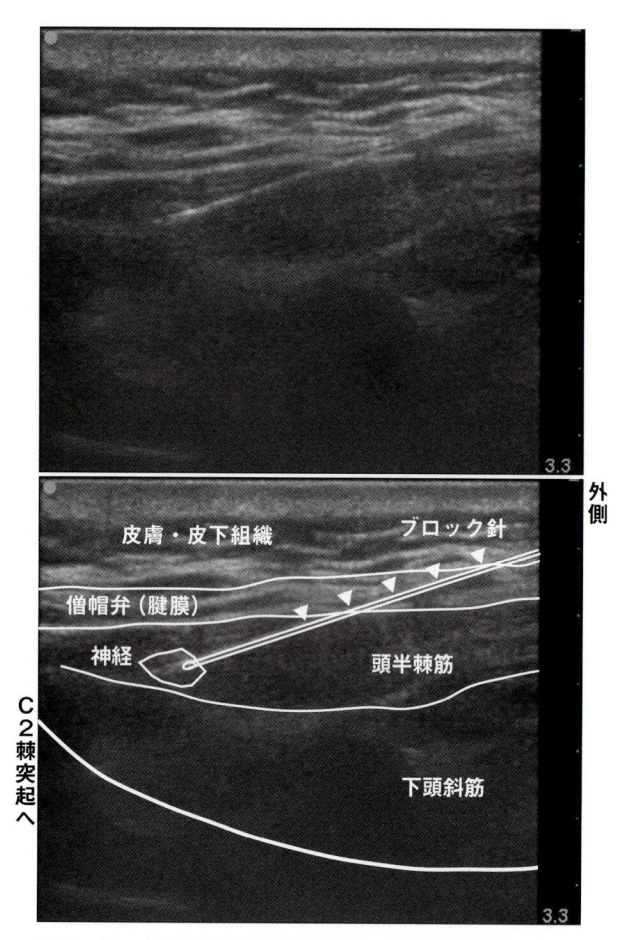

図7 ブロック針穿刺時の超音波画像（下頭斜筋筋膜面上のブロック針）

穿刺針の全体像を必ず描出する．針先が見えない場合や患者が放散痛を強く訴える際は無理に針を進めない．
(北山眞任，佐藤　裕，廣田和美．大後頭神経ブロック．小松　徹，佐藤　裕，白神豪太郎，瀬尾憲正，廣田和美編．超音波ガイド下脊柱管・傍脊椎ブロック．東京：克誠堂出版；2011．p.81-7 より引用)

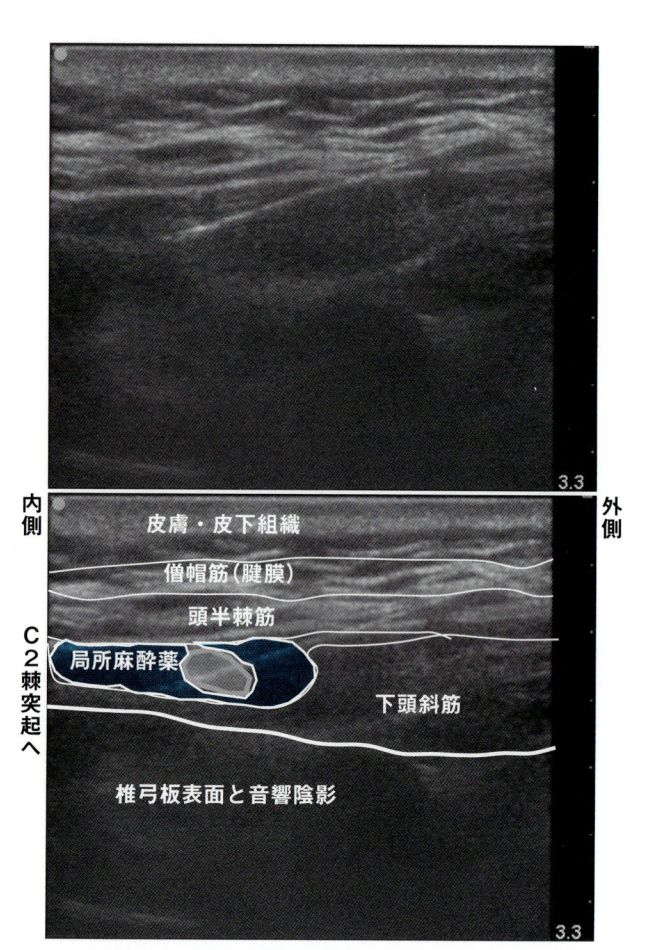

図8 局所麻酔薬注入後の超音波画像（神経周辺に浸潤した局所麻酔薬の超音波画像）

(北山眞任，佐藤　裕，廣田和美．大後頭神経ブロック．小松　徹，佐藤　裕，白神豪太郎，瀬尾憲正，廣田和美編．超音波ガイド下脊柱管・傍脊椎ブロック．東京：克誠堂出版；2011．p.81-7 より引用)

　　上にマーキングする．
④プローブ外側の皮膚から内側に向けて（図6），穿刺針を平行法で慎重に進める．
⑤頭半棘筋と下頭斜筋の筋層間または下頭斜筋の筋腹上に針先を慎重に誘導し，筋膜を貫く感覚で針を止める．また途中で放散痛や違和感を生じた場合，穿刺を止めて針先の位置を再確認する（図7）．
⑥血液の逆流のないことを確認し，局所麻酔薬を少量注入する（約 0.5 ml）．筋膜間に薬液が広がるように針先を微調整して 0.5-1.0 ml ずつ注入する．
⑦頭半棘筋と下頭斜筋間の局所麻酔薬の広がりを確認して終了する（図8）．

手技のコツ

①C1 横突起の位置が分かりにくい場合は，乳様突起を指標にする．
　また下頭斜筋は，頭部の回転で収縮するので，プレスキャンの段階で筋層の鑑別に有用と考えられる．
②超音波画像上，下頭斜筋・C2 椎弓板の重なる位置での穿刺が望ましい．
③神経の描出が不明瞭な場合，頭半棘筋および下頭斜筋の筋膜間に局所麻酔薬を注入する．ただし放散痛がある際には針先の位置を少しだけずらす．
④下頭斜筋の外側および頭側に椎骨動脈が走行するので，プレスキャンの段階で必ずその位置を確認

しておく（図9）。

● 合併症

椎骨動脈穿刺，血腫，脊髄穿刺などの重大な合併症を起こす可能性がある．後頭三角周辺の超音波画像が描出しづらい場合は無理に施行しない．

（本項は，北山眞任，佐藤　裕，廣田和美．大後頭神経ブロック．小松　徹，佐藤　裕，白神豪太郎，瀬尾憲正，廣田和美編．超音波ガイド下脊柱管・傍脊椎ブロック．東京：克誠堂出版；2011．p.81-7 を一部変更）

文献

1) 増田　豊，岡本健一郎．後頭神経ブロック．若杉文吉監．ペインクリニック 神経ブロック法．東京：医学書院．2000；p.74-6.
2) Rathmell JP, Pollack JP. Occipital nerve block. In： Hadzic A, editor. Text book of regional anesthesia and acute pain management. New York；McGrew-Hill Medical Publishing；2007. p.324-6.
3) Young WB, Marmura M, Ashkenazi A, et al. Expert opinion：greater occipital nerve and other anesthetic injections for primary headache disorders. Headache 2008；48：1122-5.
4) Naja ZM, El-Rajab M, Al-Tannir MA, et al. Occipital nerve blockade for cervicogenic headache：A double-blind randomized controlled clinical trial. Pain Pract 2006；6：89-95.
5) Okuda Y, Ishikawa K, Usui Y,et al. Use of an ultrasound Doppler flowmeter for occipital nerve block. Reg Anesth Pain Med 2002；27：444-5.
6) 中本達夫．超音波ガイド下神経ブロックの現状と今後 超音波ガイド下後頭神経ブロック．ペインクリニック 2010；31：S590-600.
7) Eichenberger U. Ultrasound imaging of cervical spine and ultrasound guided blocks in this region. International Synposium on Spine and Paravertebral Sonography for anaesthesia and Pain medicine. 17-20.（Text book for work shop2009 Hong Kong）
8) Greher M, Moriggl B, Curatolo M, et al. Sonographic visualization and ultrasound -guided blockade of the greater occipital nerve：a comparison of two selective techniques confirmed by anatomical dissection. Br J Anaesth 2010；104：637-42.

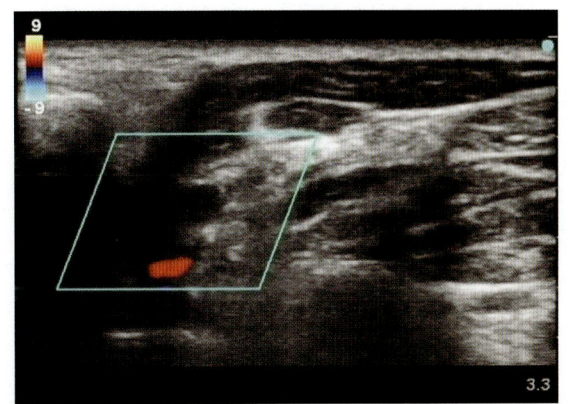

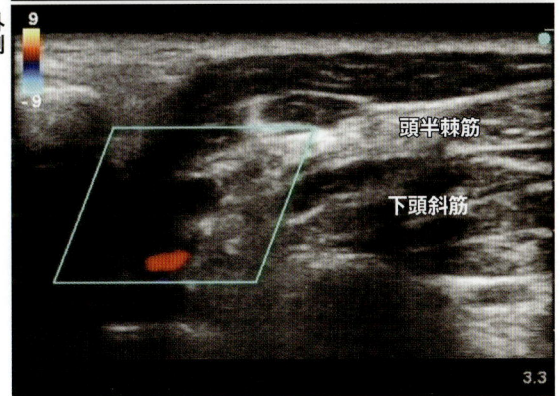

図9　プレスキャン時の椎骨動脈の確認像

下頭斜筋の環椎横突起付着部の外側・深層に椎骨動脈の拍動とカラードプラー血流を確認できる．
（北山眞任，佐藤　裕，廣田和美．大後頭神経ブロック．小松　徹，佐藤　裕，白神豪太郎，瀬尾憲正，廣田和美編．超音波ガイド下脊柱管・傍脊椎ブロック．東京：克誠堂出版；2011．p.81-7 より引用）

9) 熊木克治．末梢神経系 II脊髄神経 1. 脊髄神経後枝．日本人のからだ―解剖学的変異の考察．佐藤達夫，秋田恵一監．東京：東京大学出版；2008. p.519-24.
10) Clemente CD. Suboccipital region：nerves and muscle chart（plate341）. In：Clemente CD, editor. Anatomy A regional atlas of the human body 5th ed. USA：Lippincott Williams & Wilkins；2006.
11) Busch V, Jakob W, Juergens T, et al. Occipital nerve blockade in chronic cluster headache patients and functional connectivity between trigeminal and occipital nerves. Cephalalgia 2007；27：1206-14.
12) 北山眞任,佐藤　裕,廣田和美．大後頭神経ブロック．小松　徹，佐藤　裕，白神豪太郎，瀬尾憲正，廣田和美編．超音波ガイド下脊柱管・傍脊椎ブロック．東京：克誠堂出版；2011. p.81-7.

（北山　眞任，佐藤　裕，廣田　和美）

2 （浅・深）頸神経叢ブロック 浅★・深★★★

はじめに

超音波ガイド下注入を安全・確実に行うためには，層構造を意識した超音波解剖学の理解が必要となる．頸部の神経ブロックでは，椎前筋群（頭・頸長筋），斜角筋群（前・中斜角筋），頸部交感神経節（上頸神経節・星状神経節），そして神経叢（頸・腕神経叢）の解剖学的位置関係が重要である．

解 剖

頸椎周囲の筋群と頸部交感神経幹は椎前葉（深頸筋膜）によって，また総頸動脈，内頸静脈，迷走神経は頸動脈鞘によって包まれている．頸神経叢はC1-4の前枝からなり，椎前葉内の深頸神経叢と椎前葉外の浅頸神経叢に分類される．椎前葉内の筋群は深頸神経叢に，椎前葉外の胸鎖乳突筋と僧帽筋は深頸神経叢と副神経に，そして頸部の血管は上頸交感神経節と迷走神経に支配されている（図1 A, B）．また胸鎖乳突筋の後縁より皮下組織に走行する浅頸神経叢は大耳介神経，小後頭神経，頸横神経，そして鎖骨上神経に分岐する（図1 C）．

適 応

1 麻酔

頸動脈血栓内膜剝離術などの頸部手術時の麻酔として，筋弛緩と鎮痛を得るためには深頸神経叢ブロックが適応となる[1]．

2 ペインクリニック

出血傾向があれば浅頸神経叢ブロック，出血傾向がなければ深頸神経叢ブロックを行う．

頸椎椎間板ヘルニア，頸椎症そして帯状疱疹後神経痛などによる神経根症状に対して，C2-4領域では頭長筋と中斜角筋の筋溝内注入による深頸神経叢ブロック[2,3]を，C5-7領域では前斜角筋と中斜角筋の筋溝内注入による腕神経叢ブロック[4]を行う．深頸神経叢だけでなく頭頸部の交感神経系もブロックするときには頭長筋内注入[3,5,6]を行い，深頸神経叢と腕神経叢を同時にブロックするときには中斜角筋内注入を行う．また頭頸部と肩腕部の交感神経節を同時にブロックするときには頸長筋内注入[7]を行う（図2）．

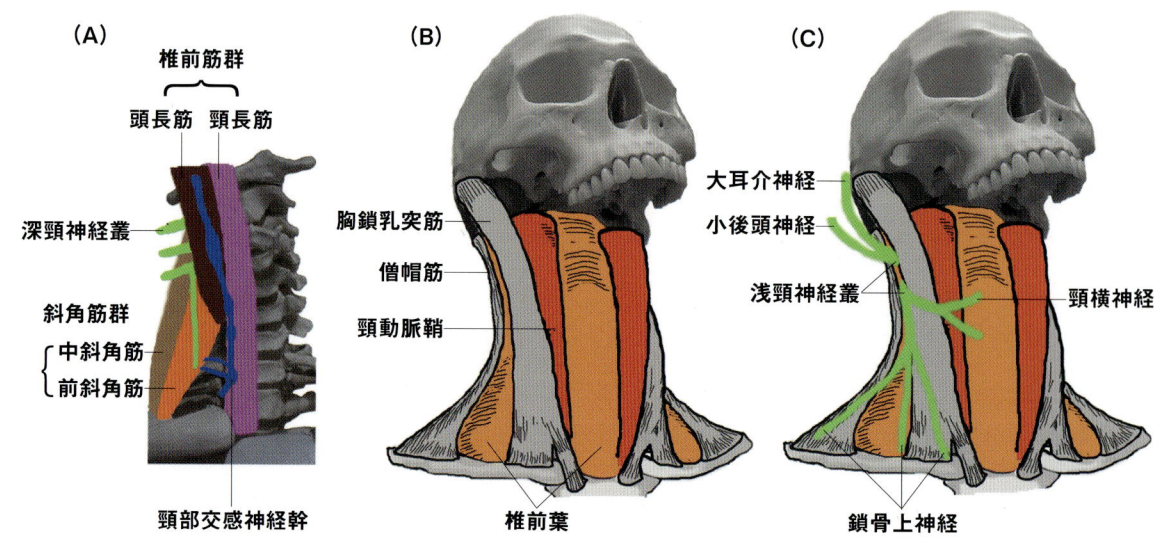

図1 頸神経叢の解剖
（A）椎前葉内（深頸神経叢），（B）椎前葉，（C）椎前葉外（浅頸神経叢）

椎前葉内の筋群は深頸神経叢に支配され（A），椎前葉外の後頭部と頸部の皮神経は浅頸神経叢に支配されている（C）．椎前葉は胸鎖乳突筋と僧帽筋に覆われている（B）．

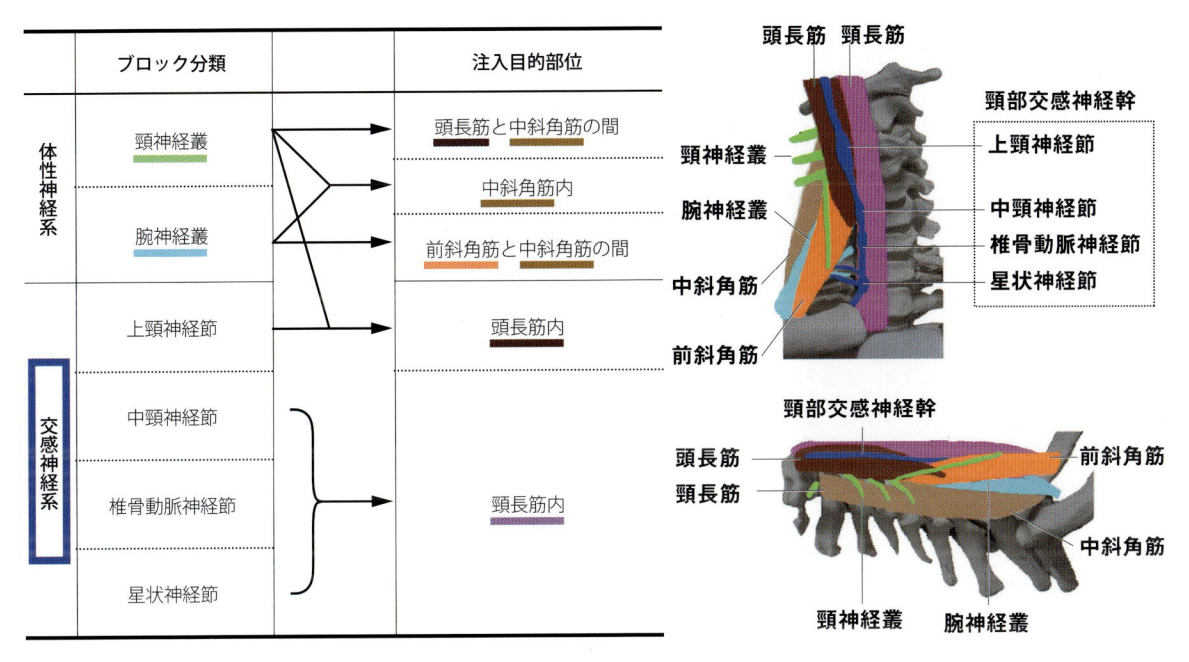

図2 ペイン外来における神経ブロックの分類

選択的深頸神経叢ブロックでは頭長筋と中斜角筋の筋溝，また選択的腕神経叢ブロックでは前斜角筋と中斜角筋の筋溝が注入目標部位となる．頸神経叢と腕神経叢の同時ブロックでは中斜角筋内，頸神経叢と上頸交感神経節の同時ブロックでは頭長筋内，星状神経節ブロックでは頭長筋内が注入目標部位となる．

体位

ブロック側が上になるように患者を側臥位にする（図3 A）。

超音波プローブの位置と向き

斜角筋間アプローチによる超音波ガイド下腕神経叢ブロックと同様の位置にプローブを置く（図3 B）。C7神経根レベルには前結節はなく，後結節のみが確認できる。プローブを頭側へ平行移動するとC6前結節に付着する前斜角筋と，後結節に付着する中斜角筋に挟まれたC6神経根が確認できる。またC6前結節に付着する頭長筋も確認できる（図4 B）。頭長筋に注目しながらプローブを頭側へ平行移動すると頭長筋は徐々に太くなっていく。一方，前斜角筋は徐々に細くなっていき，C4レベルではほぼ確認できなくなる（図4 A）。C4前結節に付着する頭長筋と，後結節に付着する中斜角筋の間に挟まれたC4神経根が確認できる（図4 C）。

超音波プローブ周波数

11 MHz以上のリニアプローブを使用する。

ブロック針穿刺法

浅頸神経叢ブロックも深頸神経叢ブロックもC4レベルで，平行法によって行われる。

針先の位置により椎前葉外と椎前葉内に分類できる。椎前葉外のうち，針先が皮下組織と胸鎖乳突筋の間（図5 A①）では浅頸神経叢ブロックとなる。針先が胸鎖乳突筋と椎前葉の間（図5 A②）では，以前は解剖学的に浅頸神経叢ブロックに分類[8]されていたが，Panditら[9]によって局所麻酔薬が椎前葉内の深頸神経叢に作用することが分かり，現在では深頸神経叢ブロックに分類されている[10]。椎前葉内のうち，針先が頭長筋内では上頸交感神経節と深頸神経叢が同時にブロックされ（図2，5 B①），頭長筋と中斜角筋の間では深頸神経叢がブロックされ（図2，5 B②），そして中斜角筋内では深頸神経叢と腕神経叢が同時にブロックされる（図2，5 B③）。

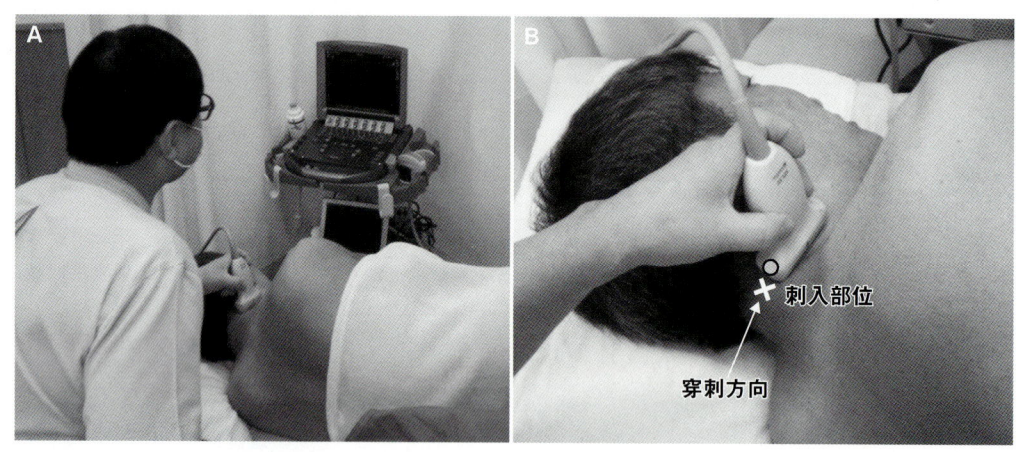

図3 超音波プローブの当て方
(A) 全体像，(B) プローブの位置

(A) ブロック側が上になるように患者を側臥位にする．患者の背側に施行者は座り，腹側に超音波診断装置を置く．
(B) 腕神経叢ブロック斜角筋間アプローチと同様の位置にプローブを置く．

●穿刺前超音波画像評価 (図6)

　胸鎖乳突筋と僧帽筋を同時に包む被包葉（浅頸筋膜）の存在は否定的[11]であるが，胸鎖乳突筋を包む筋膜は確認できる．胸鎖乳突筋筋膜と椎前葉の間に頸動脈鞘があり，総頸動脈はC4レベルで内・外頸動脈に分岐し，内頸静脈はプローブによる軽い圧迫で見えなくなる．頸部交感神経幹は椎前葉の背側，頭長筋の腹側にある．前結節に付着する頭長筋と後結節に付着する中斜角筋に挟まれている頸神経叢を確認できる．

●ブロック針サイズ

　一般的に非透視下ブロックでは穿刺部位から注入目標部位までの距離は短いほうがよいとされている．平行法による超音波ガイド下ブロックではプローブの端が穿刺部位となり，注入目標部位が近位になると穿刺角度が大きくなるため，超音波ビームがブロック針をとらえにくくなる（図7A②）。一方，注入目標部位が遠位になると穿刺角度が小さくなるため，ブロック針をとらえやすくなる（図7A③）。したがって使用するブロック針は非透視下ブロック時より長い25 G，40 mmを用いている．

●局所麻酔薬投与量

　頸神経叢ブロックは全て単回投与法で行っている．皮下組織と胸鎖乳突筋の間へは5 ml，胸鎖乳突筋と椎前葉の間へは10-20 ml，そして頭長筋内へは5-10 mlの局所麻酔薬を，目的によって1％メピバカインまたは0.375％レボブピバカインから選択して注入している．

●実際の手技とプロトコール

①穿刺部位と注入目的部位の延長線上に超音波診断装置を設置するとブロック針の走行が確認しやすくなる（図3A）。
②リニア型プローブから出る超音波ビームはプローブ短軸の全幅から出ているのではなく，中央から約2 mmの厚みだけである（図7A①）。したがって穿刺したブロック針がこの幅内にあれば，超音波画像で全長を確認できる（図7A②，③）が，少しでもプローブが傾斜すると目標部位が見えていてもブロック針が途中で見えなくなる（図7B④）。
③穿刺中に針先の位置を常に確認できればよいが，プローブの位置と針の方向を常に維持することは難しい．針先が超音波画像から逸脱している場合はプローブの回転と傾斜によって超音波ビームの

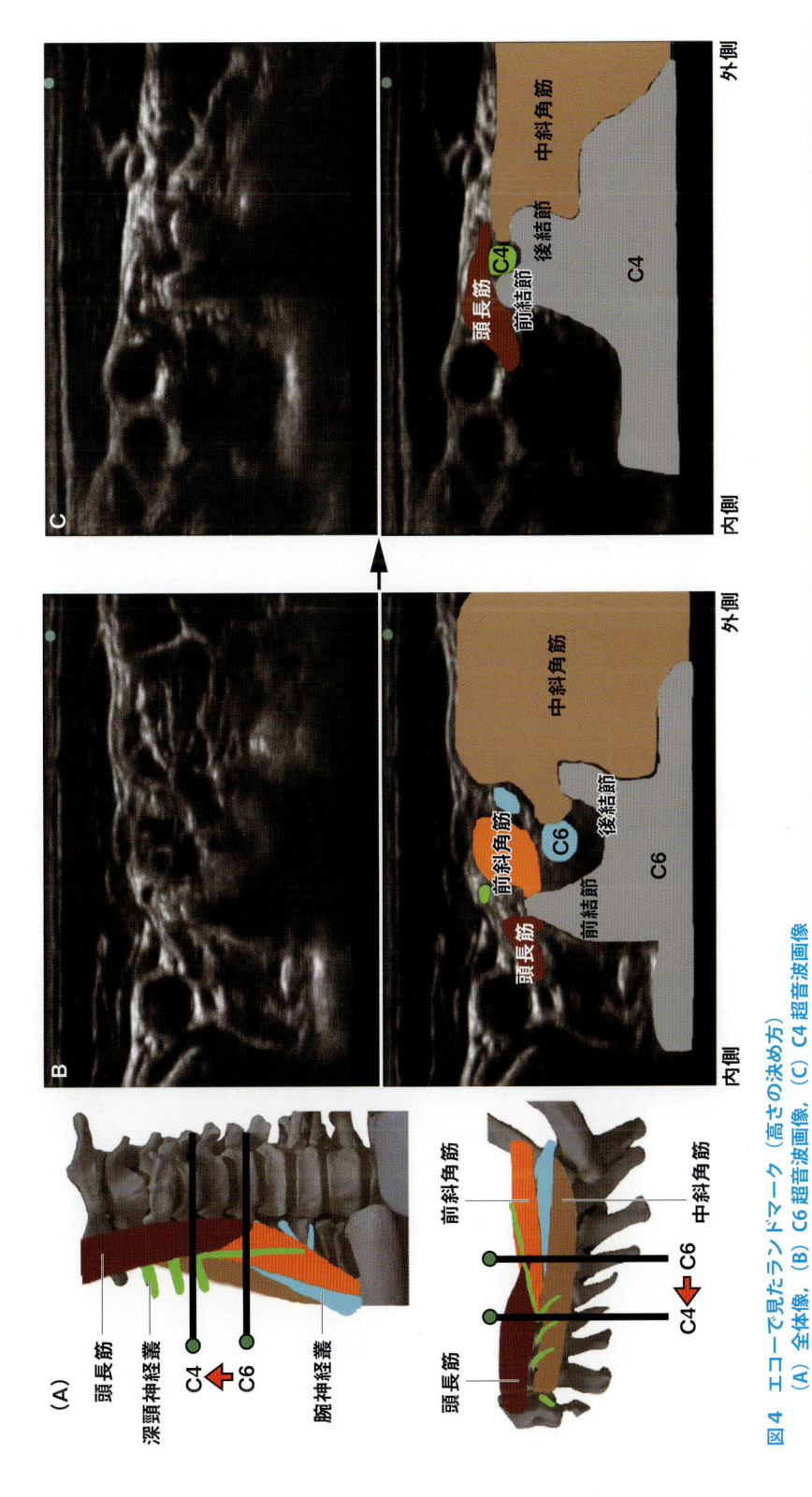

図4 エコーで見たランドマーク（高さの決め方）
(A) 全体像，(B) C6 超音波画像，(C) C4 超音波画像

C6 レベルで前結節に付着する前斜角筋と頭長筋を確認する (B)．プローブを頭側へ平行移動すると前斜角筋は徐々に細くなり C4 レベルで見えなくなる一方，頭長筋は太くなっていく (A)．C4 前結節に付着する頭長筋と，後結節に付着する中斜角筋の間に挟まれた C4 神経根が確認できる (C)．

6　頭頸部と四肢末梢神経ブロック　205

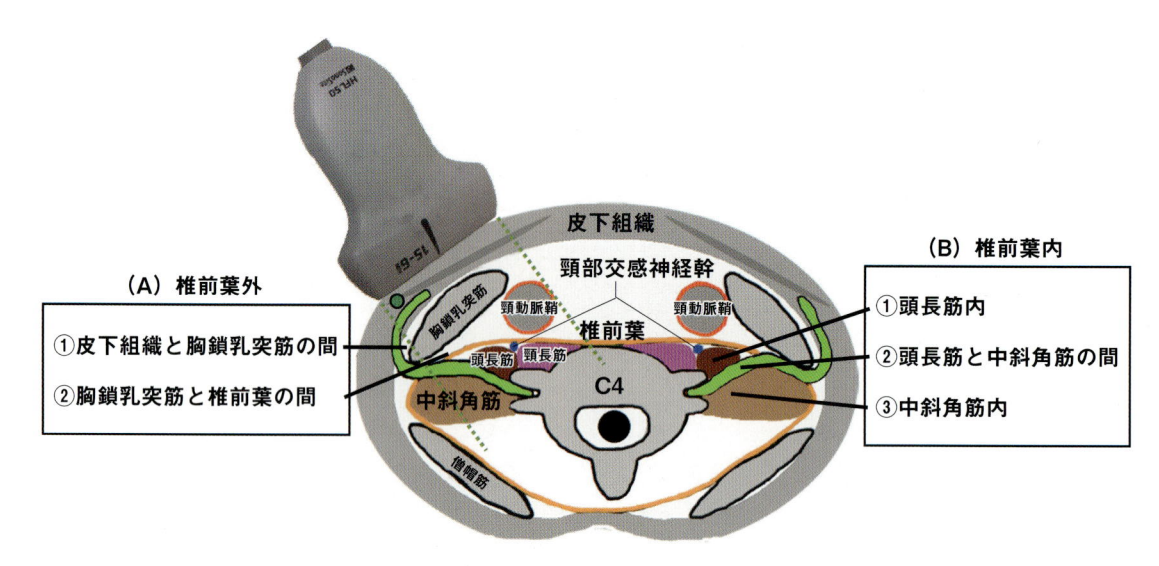

図5 ブロック針の穿刺方向と，深さの決め方

椎前葉外のうち，針先が皮下組織と胸鎖乳突筋の間では浅頸神経叢ブロック（A①），針先が胸鎖乳突筋と椎前葉の間では深頸神経叢ブロックとなる（A②）．椎前葉内のうち，針先が頭長筋内では上頸交感神経節と深頸神経叢の同時ブロック（B①），頭長筋と中斜角筋の間では深頸神経叢ブロック（B②），そして中斜角筋内では深頸神経叢と腕神経叢の同時ブロックとなる（B③）．

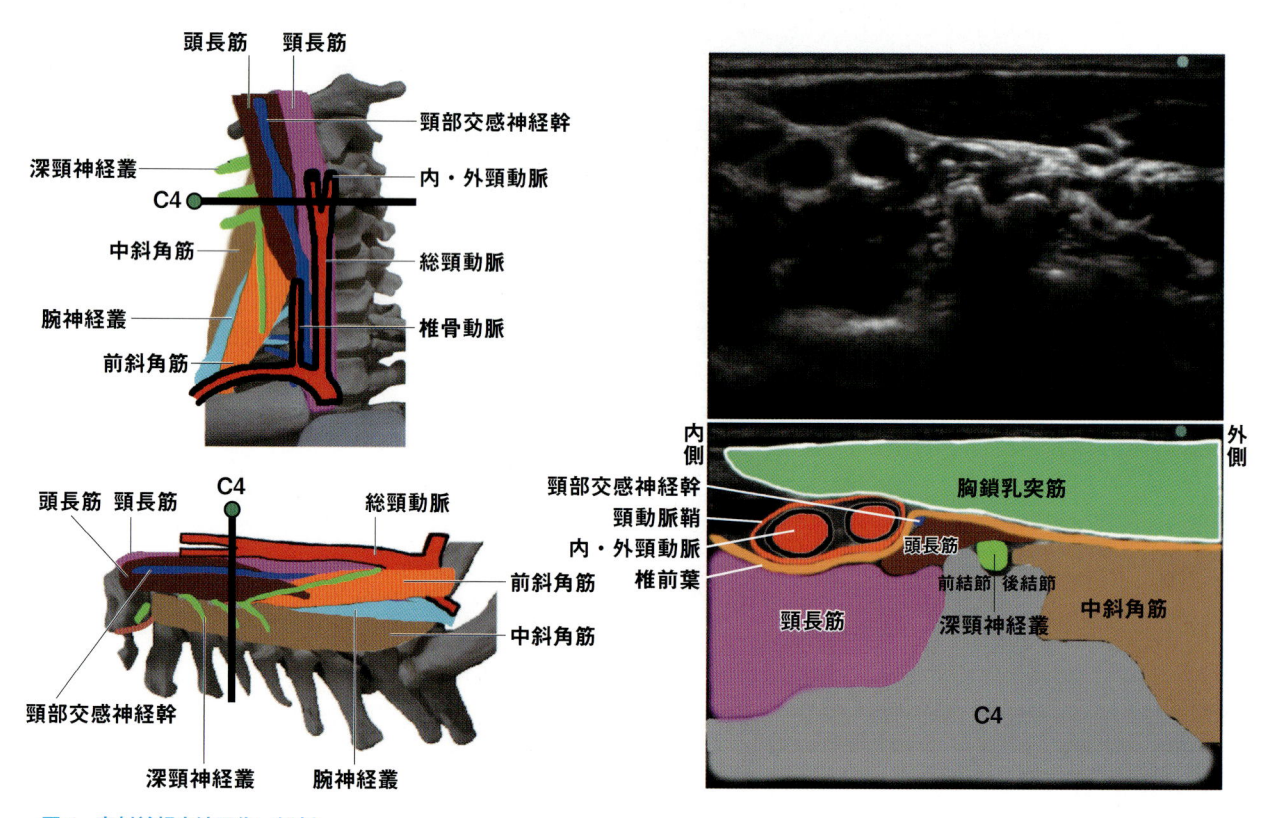

図6 穿刺前超音波画像・解剖

胸鎖乳突筋筋膜と椎前葉の間に頸動脈鞘があり，C4レベルで総頸動脈は内・外頸動脈に分岐する．頸部交感神経幹は椎前葉の背側，頭長筋の腹側に位置する．頸神経叢は前結節に付着する頭長筋と後結節に付着する中斜角筋に挟まれている．

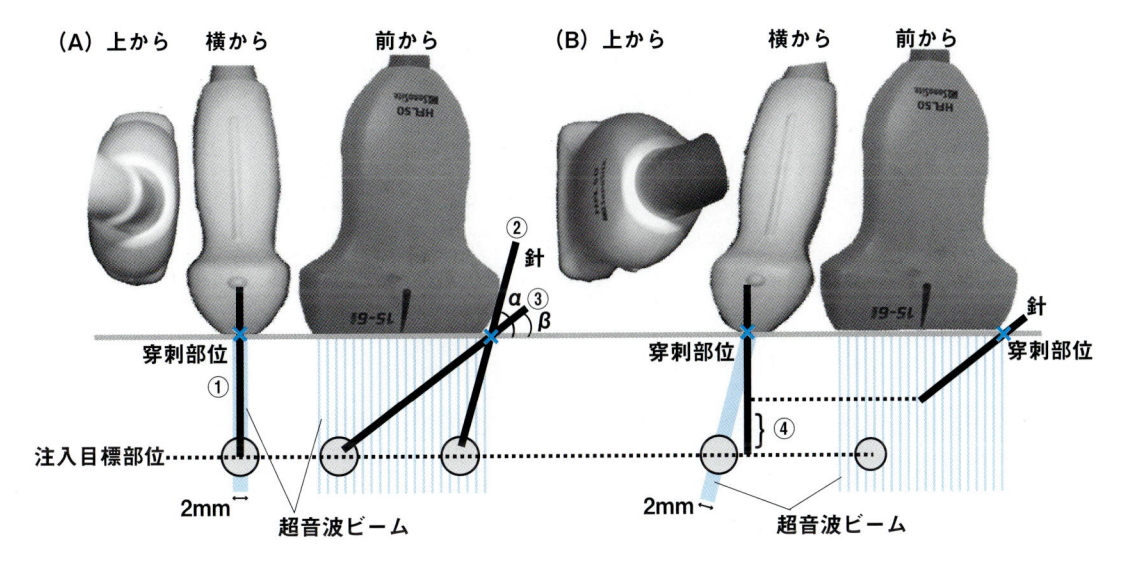

図7 プローブとブロック針の関係
(A) 直角，(B) 傾斜

超音波ビーム幅は中央約2mmの厚みだけであり，ブロック針がこの幅内にあれば (A①) 全長を確認できる (A②，③) が，プローブが少しでも傾斜するとブロック針が途中で見えなくなる (B④)．注入目標部位が穿刺部位に近いと穿刺角度が大きくなりブロック針をとらえにくく (A②)，遠いと穿刺角度が小さくなりブロック針をとらえやすくなる (A③)．

方向を補正したり，少量の薬液注入によって針先の位置を確認する．針先の位置が把握できなければ針を進めてはいけない．

④針先が頭長筋内に達したら（図8A），局所麻酔薬5mlの分割注入によって頭長筋が膨らむことを確認する（図8B）．局所麻酔薬と造影剤の混合液を頭長筋内に注入したのちに3D-CTで確認した（図8C）．

合併症

● Choquetら[10]は局所麻酔薬の筋肉内注入による石灰沈着性筋壊死の可能性[12]と頸神経叢ブロックの合併症の系統的レビュー[1]から頭長筋内注入について批判的であり，胸鎖乳突筋と椎前葉の間への注入を推奨している．しかし石灰沈着性筋壊死が起こるのは長時間作用性局所麻酔薬の持続注入のためであり，また系統的レビューで報告されている椎前葉内注入では非透視下での大量局所麻酔薬注入であるので，椎前葉外注入より副作用が多かったものと考えられる．これらの報告よりも少量の短時間作用性局所麻酔薬の超音波ガイド下頭長筋内注入では，出血傾向がなければ安全に施行できると考えられる[13]．

● したがって合併症を回避するには，患者の状態と目的によって頸神経叢ブロック時の薬液注入部位を決めることが重要である．出血傾向のある患者でブロックが必要な場合には皮下組織と胸鎖乳突筋の間に注入する浅頸神経叢ブロックを選択する．出血傾向がなく手術時の麻酔として行うときには胸鎖乳突筋と椎前葉の間に長時間作用性局所麻酔薬を中等量注入する．そしてペインクリニック外来では頭長筋内へ短時間作用性局所麻酔薬を少量注入する．しかし出血傾向がなくても緊急時に静脈と気道の確保が難しいと考えられる症例では椎前葉内への注入は避ける．

文献

1) Pandit JJ, Satya-Krishna R, Gration P. Superficial or deep cervical plexus block for carotid endarterectomy: a systematic review of complications. Br J Anaesth 2007 ; 99 : 159-69.

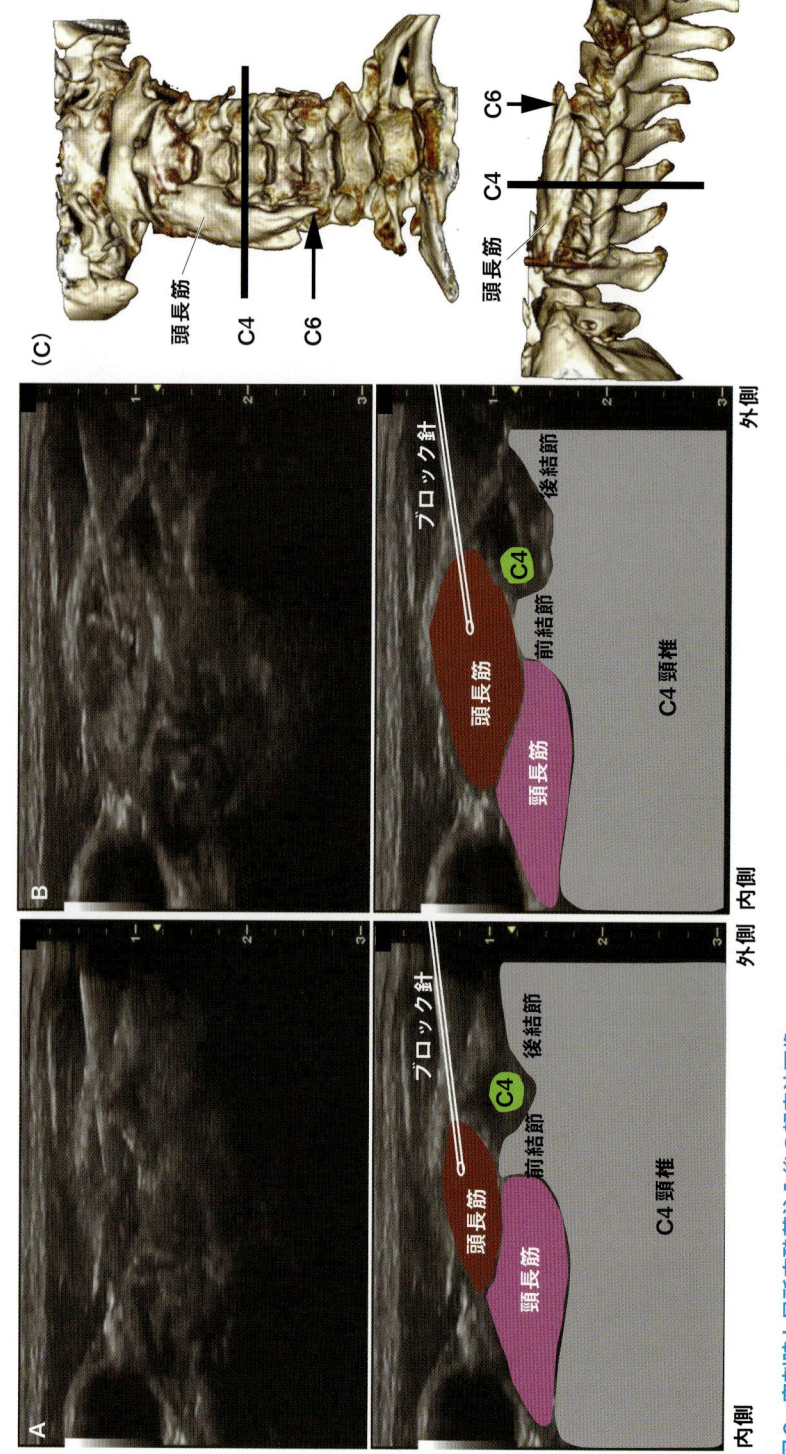

図8 穿刺時と局所麻酔薬注入後の超音波画像
(A) ブロック針穿刺時，(B) 局所麻酔薬注入後，(C) 頭長筋造影（3 D-CT）

(A) 頭長筋内に達したブロック針．
(B) 局所麻酔薬5 ml注入によって膨らんだ頭長筋．
(C) 局所麻酔薬と造影剤混合液の頭長筋内注入後の3 D-CT像．

2) Roessel T, Wiessner D, Heller AR, et al. High-resolution ultrasound-guided high interscalene plexus block for carotid endarterectomy. Reg Anesth Pain Med 2007;32:247-253.
3) Chan VW. Applying ultrasound imaging to interscalene brachial plexus block. Reg Anesth Pain Med 2003;28:340-3.
4) Usui Y, Kobayashi T, Kakinuma H, et al. An anatomical basis for blocking of the deep cervical plexus and cervical sympathetic tract using an ultrasound-guided technique. Anesth Analg 2010;110:964-8
5) 臼井要介, 白川 香, 水谷彰仁. 浅・深頸神経叢ブロック. 柴田康之編. 末梢神経ブロックQ&A. 東京：総合医学社；2010. p.545-51.
6) 臼井要介, 小林俊哉, 柿沼宏幸ほか. 深頸神経叢ブロック. ペインクリニック 2008；29：1475-82.
7) Shibata Y, Fujiwara Y, Komatsu T. A new approach of ultrasound-guided stellate ganglion block. Anesth Analg 2007;105:550-1.
8) 佐藤 裕. 浅頸神経叢ブロック. 小松 徹, 佐藤 裕, 瀬尾憲正, 廣田和美編. 超音波ガイド下区域麻酔法. 東京：克誠堂出版；2007. p.197-200.
9) Pandit JJ, Dutta D, Morris JF. Spread of injectate with superficial celvical plexus in humans：anatomical study. Br J Anaesth 2003;91:733-5.
10) Choquet O, Dadure C, Capdevila X. Ultrasound guided deep or intermediate cervical plexus block: the target should be the posterior cervical space. Anesth Analg 2010;111:1563-4.
11) Nash L, Nicholson HD, Zhang M. Does the investing layer of the deep cervical fascia exist? Anesthesiology 2005;103:962-8.
12) Zink W, Bohl JR, Hacke H, et al. The long term myotoxic effects of bupivacaine and ropivacaine after continuous peripheral nerve blocks. Anesth Analg 2005;101:548-54.
13) Usui Y, Kakinuma H, Matsuno K. In response. Anesth Analg 2010;111:1564-5.

（臼井　要介，白川　香，水谷　彰仁）

3 末梢神経ブロック★

A 上肢

はじめに

上肢の個々の神経に対するブロックは腕神経叢ブロックで抜け落ちた神経を追加でブロックする際に有用である。過去には肘関節や手関節部において解剖学的なランドマークを頼りにブロックが行われたが、手技の難しさや神経学的な合併症、血管穿刺など問題が多かった。現在では正中神経、橈骨神経、尺骨神経を前腕で超音波ガイド下にブロックをすることが可能であり、レスキューブロックや手指の疼痛管理に利用されている。Fredricksonらは、鎖骨下腕神経叢ブロックに末梢の正中、尺骨、橈骨神経ブロックを追加することで、ブロック作用発現までの時間を短縮し、手の手術後の上腕の筋力回復を早めることができたと報告している[1]。

適応

手の疼痛管理。腕神経叢ブロックで抜け落ちた神経のレスキューブロック（図1）。

体位

上肢外転位とする。

超音波プローブの位置と向き

上肢のすべての末梢神経ブロックではプローブを腕と直行するように置き、神経の短軸像を描出する。

正中神経では前腕内側、肘と手首の中間よりやや遠位。

尺骨神経は前腕内側、肘と手首の中間。正中神経と尺骨神経は同一画面上に確認できる。

橈骨神経では肘関節外側。

超音波プローブ周波数

高周波数リニアプローブを使用する。小児ではホッケースティックタイプの小さいプローブが便利である。

ブロック針穿刺法

神経を短軸で描出し、平行法で穿刺する。

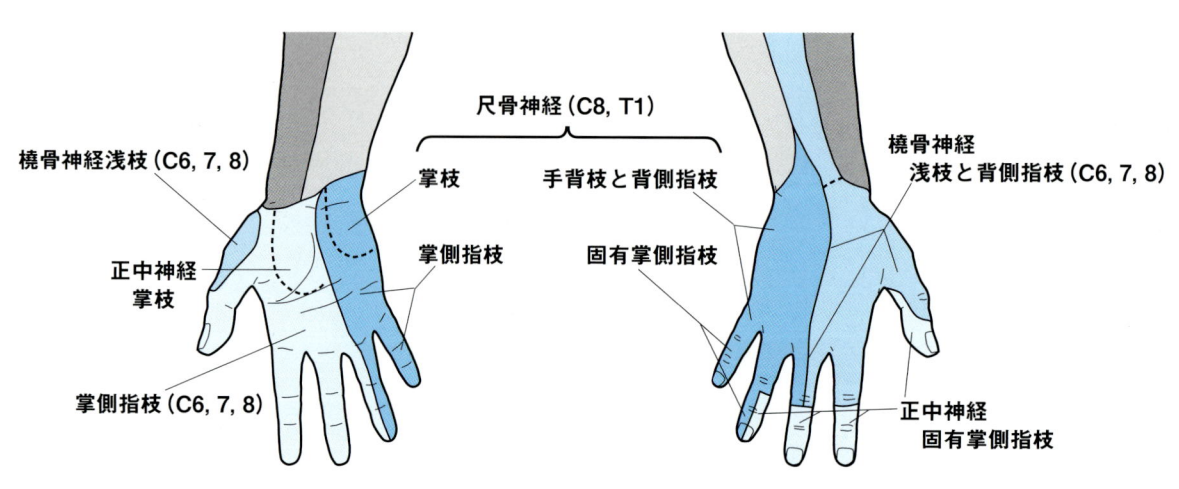

図1 上肢の皮膚神経支配

それぞれの神経の支配領域は広範囲に重複している．
注：手背の尺骨および橈骨神経支配区分にはバリエーションがあり，しばしばここに示した第4指ではなく第3指中央に沿う．

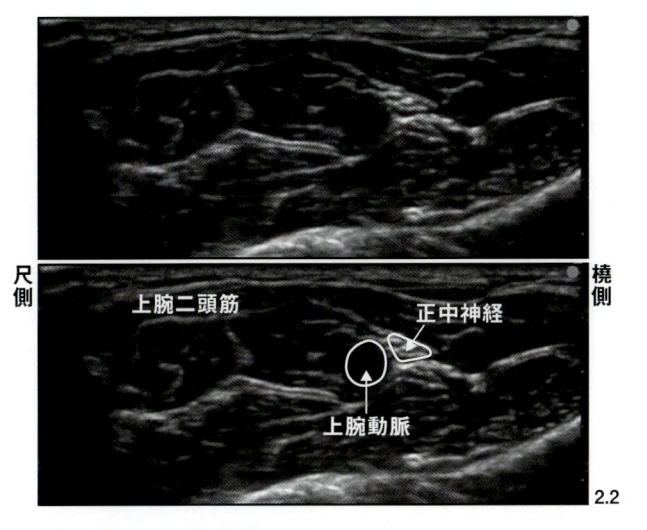

図2 正中神経(肘関節内側)
上腕動脈内側に正中神経を認める.

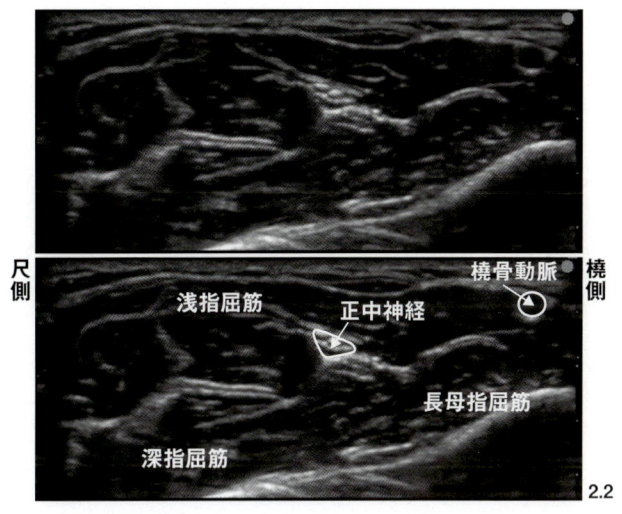

図3 正中神経(前腕内側)
浅指屈筋の内側に高エコー性の正中神経を認める.

穿刺前超音波画像評価

①正中神経:腕神経叢の内側根と外側根が合流したもので,上腕動脈に伴走して肘まで下行する.肘関節直上では上腕動脈の内側に高エコー性の円形構造物として確認できる(図2).前腕近位から遠位では浅指屈筋と深指屈筋の間に容易に確認できる(図3).手関節部では多くの腱との鑑別が難しい(図4).

②尺骨神経:腕神経叢の内側神経束の続きとして上腕二頭筋内側溝を下行する.上腕の中間で伸側に至り,肘部で上腕骨内側上顆の後面にある尺骨神経溝を通る(図5).尺骨神経を最も見つけやすいのは,前腕近位で上腕動脈から分岐した尺骨動脈が内側へ走行する途中で高エコー性の尺骨神経と伴走する部位である(図6).前腕中間位では正中神経と尺骨神経はともに浅指屈筋と深指屈筋の間の筋膜内にあり,同時に描出することが可能である(図7).

③橈骨神経:腕神経叢の後束の直接的な続きである.腋窩で上腕動脈の後面に高エコー性の円形構造物として確認できるが,遠位に向かって追いかけるとすぐに上腕動脈と別れ,上腕深動脈と伴走しつつ橈骨神経溝の中を通って上腕骨の背面に回る.肘外側では上腕筋と腕橈骨筋の間に確認することができる[2](図8).肘よりも遠位では橈骨神経が

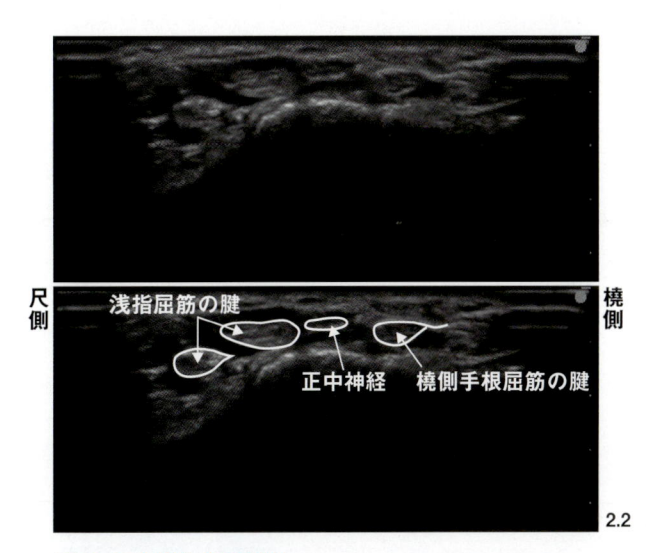

図4 正中神経(手関節)
正中神経は,浅指屈筋,深指屈筋,長母指屈筋,橈側手根屈筋などの腱と超音波画像上の判別が難しい.腱は中枢側にプローブを動かして筋肉になるかどうかで鑑別できる.

浅枝,深枝に分岐し,確認が難しくなる.前腕中間部では橈骨神経浅枝を橈骨動脈の横に確認できることもある.

ブロック針サイズ

21,22 G,50-100 mm の短ベベル針を使用する.

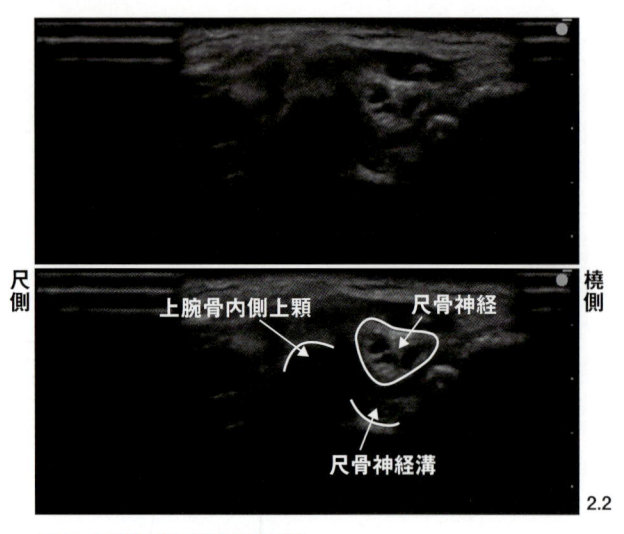

図5　尺骨神経（尺骨神経溝）
上腕骨の尺骨神経溝を尺骨神経が通過する．プローブが皮膚から浮きやすく，観察が難しい場合がある．

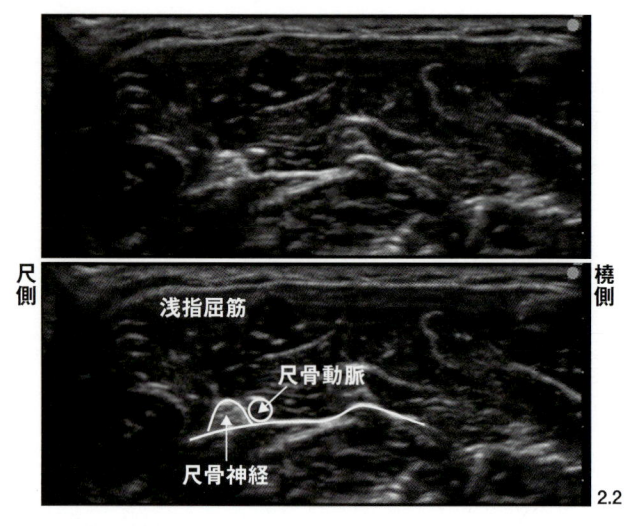

図6　尺骨神経（前腕内側）
浅指屈筋の深層に尺骨動脈と伴走する高エコー性の尺骨神経を認める．

● 局所麻酔薬投与量

各神経に局所麻酔薬を5mlずつ，薬液の広がりを見ながら投与する。

● 単回投与ブロック

通常単回投与法で行う。

● 実際の手技とプロトコール

1 正中神経

①正中神経は前腕の中間かやや遠位で最も良く観察でき，このレベルでブロックすればよい[3]。手関節部でブロックするよりも，手掌枝のブロックが抜け落ちることが少なく，肘関節部でブロックするよりも前腕の筋力低下が少ないというメリットがある。

②浅指屈筋と深指屈筋の間に尺骨動脈と尺骨神経を見つけ，同じ筋膜上でやや橈側に正中神経を見つける。針の穿刺は橈骨動脈，尺骨動脈を穿刺しないように気をつけながら平行法で行う。

2 尺骨神経

①尺骨神経ブロックは前腕の肘と手関節の中間で行

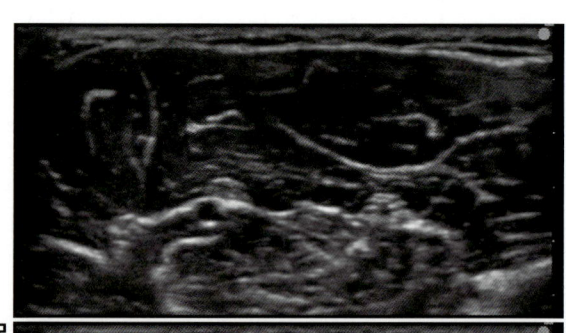

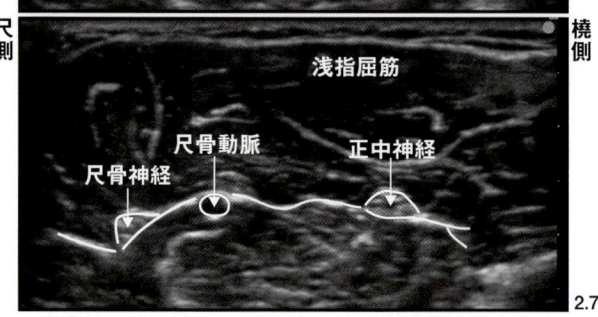

図7　正中・尺骨神経（前腕内側）
浅指屈筋と深指屈筋の間に正中神経と尺骨神経を同時に確認できる．この部位では尺骨神経と尺骨動脈は離れているが，遠位にプローブをずらすと，尺骨神経と尺骨動脈は伴走する．

212　II 各論

う[3]。この部位では尺骨神経と尺骨動脈が近い部位にあり，神経を見つけるメルクマールとして尺骨動脈を利用できる．肘関節よりでは神経と動脈が離れ，神経を見つけることが難しくなる．手関節よりでは神経と動脈が接しているためブロック施行時に動脈穿刺の危険性がある．また，手関節の上5cmで尺骨神経の背側枝が分岐するので，この枝をブロックするためにもあまり手関節に近くないほうがよい．

②尺側から平行法で穿刺する．一度の穿刺で尺骨神経と正中神経の両方をブロックすることが可能である．

3 橈骨神経

①橈骨神経は前腕では浅枝と深枝に分岐し細くなるため，超音波での確認が難しくなる．そのため，ブロックは肘関節部より近位で施行する[2,3]．橈骨神経浅枝は前腕橈側の感覚を支配しており，深枝は前腕の伸筋を支配している．橈骨神経浅枝のみをブロックできれば，運動機能を温存できるという利点がある．

②肘関節部で橈骨神経は橈骨の上で上腕筋と腕橈骨筋の間に高エコー性の円形構造物として観察できる．中枢側にたどると上腕骨の裏側に回り込むため，ブロックを行うのが難しくなる．肘関節付近でプローブの保持が容易なところを探し，平行法でブロックを行う．橈骨神経浅枝は橈骨動脈に伴走して腕橈骨筋に沿って下行する．橈骨動脈に沿った高エコー性の構造物を見つけられれば，その部位でブロックすることも可能である．

● 合併症

動脈穿刺，神経損傷．

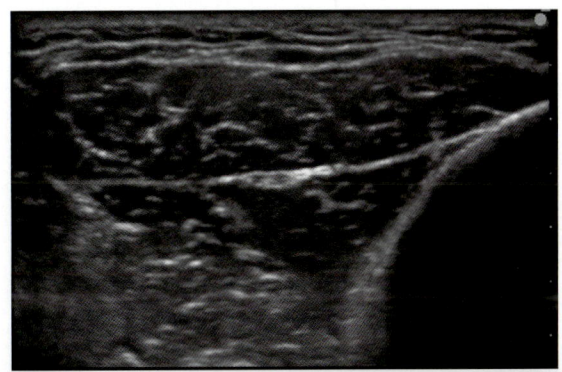

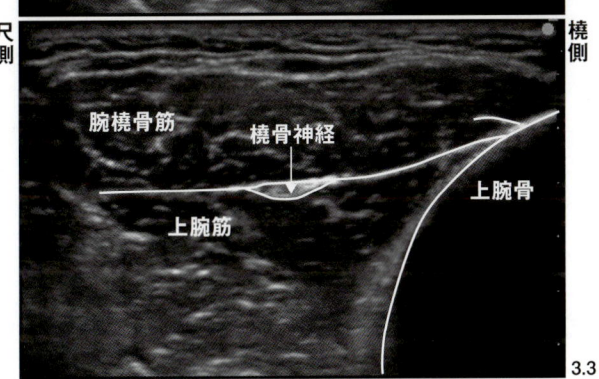

図8 橈骨神経（肘関節外側）
上腕筋と腕橈骨筋の間に橈骨神経を認める．

文献

1) Fredrickson MJ, Ting FS, Chinchanwala S, et al. Concomitant infraclavicular plus distal median, radial, and ulnar nerve blockade accelerates upper extremity anaesthesia and improves block consistency compared with infraclavicular block alone. Br J Anaesth 2011；107：236-42.
2) Foxall GL, Skinner D, Hardman JG, et al. Ultrasound anatomy of the radial nerve in the distal upper arm. Reg Anesth Pain Med；2007；32：217-20.
3) McCartney CJ, Xu D, Constantinescu C, et al. Ultrasound examination of peripheral nerves in the forearm. Reg Anesth Pain Med 2007；32：434-9.

（橋本　篤）

B 下 肢

はじめに

近年重症虚血肢における末梢神経ブロックの有用性が報告されている。

われわれの施設でも坐骨神経ブロック（主に膝窩法）による虚血肢の疼痛管理を行っている。しかし中枢側での末梢神経ブロックは局所麻酔薬の濃度により膝関節，足関節の運動麻痺を引き起こし，転倒の原因になることがある。またカテーテルによる持続疼痛管理は外来治療には向かない。

従来下肢の末梢神経ブロックは腰部硬膜外ブロックや，仙骨部硬膜外ブロックで代用されることも多く，施行される場合には，ランドマーク法と神経刺激法を中心として行われてきた。下肢の末梢神経ブロックは，腰神経叢と坐骨神経叢による神経支配を理解することから始まる。大腿神経，坐骨神経，閉鎖神経は前項に記述されているので，本項では下肢の末梢神経ブロックを解剖学図を基に超音波装置を使用し解説する。

解 剖

1 腰神経叢と坐骨神経叢

腰神経叢は第12胸神経から第1-4腰神経からなり，大腿神経，外側大腿皮神経，閉鎖神経，陰部大腿神経のほかに，腹部や陰部の皮膚知覚枝である腸骨鼠径神経，腸骨下腹神経も分枝している。大腿神経は末梢側では伏在神経と呼ばれるようになる。

坐骨神経叢は第4-5腰神経，第1-3仙骨神経からなり，坐骨神経（脛骨神経，総腓骨神経），上・下殿神経，後大腿皮神経を分枝している。脛骨・総腓骨神経からは，腓腹神経，浅腓骨神経，深腓骨神経などが分枝する（図1〜3）。

◆伏在神経（図4）

伏在神経は大腿神経の枝で下腿内側から足背内側の知覚をつかさどり，筋枝は膝関節の知覚の枝を分枝する。

一般的に膝の上部内側でプローブを水平に当て，縫工筋の下部に確認することができる。膝より末梢側では，大伏在静脈に沿って走行していることが多い[1]。

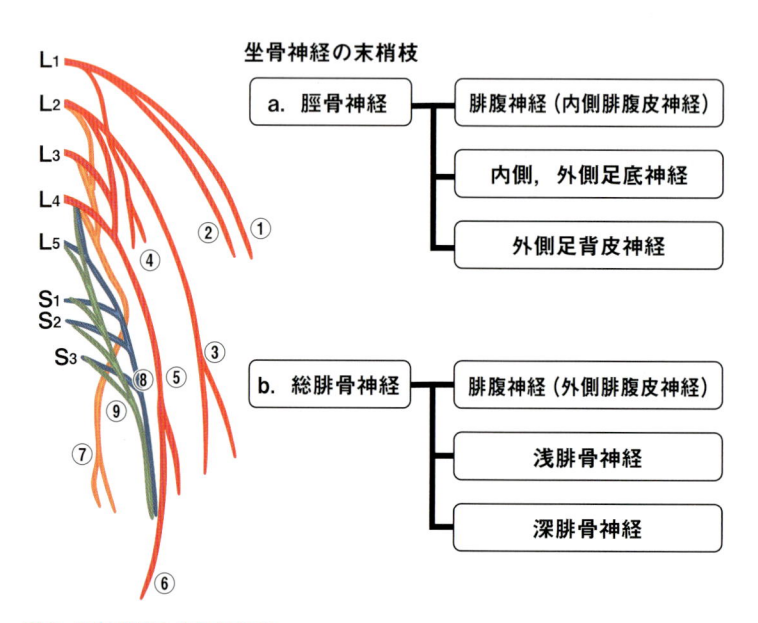

図1　腰神経叢と坐骨神経叢
① 腸骨下腹神経（T_{12}, L_1），② 腸骨鼠径神経（T_{12}, L_1），③ 外側大腿皮神経（L_2, L_3），④ 大腿神経（L_2, L_3, L_4），⑤ 伏在神経（大腿神経の末梢枝），⑥ 閉鎖神経（L_2, L_3, L_4），⑦ 陰部大腿神経（L_1, L_2），⑧ 後大腿皮神経（S_1, S_2, S_3），⑨ 坐骨神経〔a. 脛骨神経（L_4, L_5, S_1, S_2, S_3），b. 総腓骨神経（L_4, L_5, S_1, S_2）〕

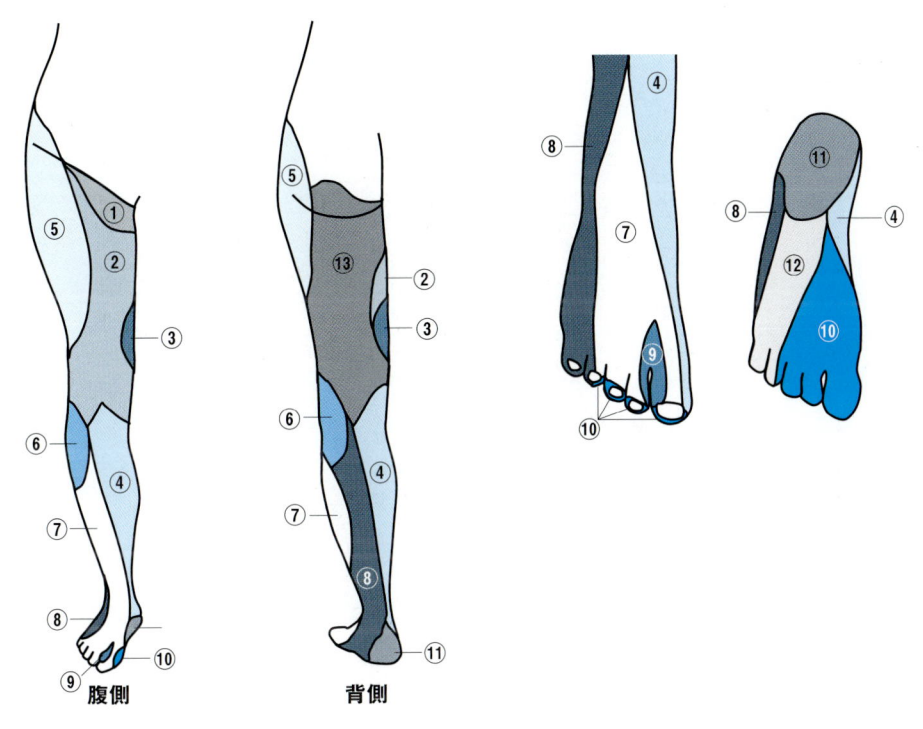

図2 下肢・足部の皮膚知覚分布
① 陰部大腿神経，② 大腿神経，③ 閉鎖神経，④ 伏在神経，⑤ 外側大腿皮神経，⑥ 総腓骨神経，⑦ 浅腓骨神経，⑧ 腓腹神経，⑨ 深腓骨神経，⑩ 内側足底神経，⑪ 踵骨神経，⑫ 外側足底神経，⑬ 後大腿皮神経

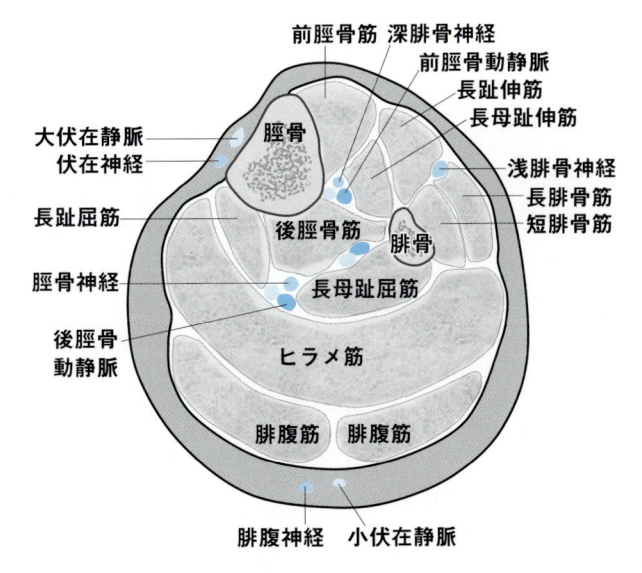

図3 右下腿下部での水平断面図

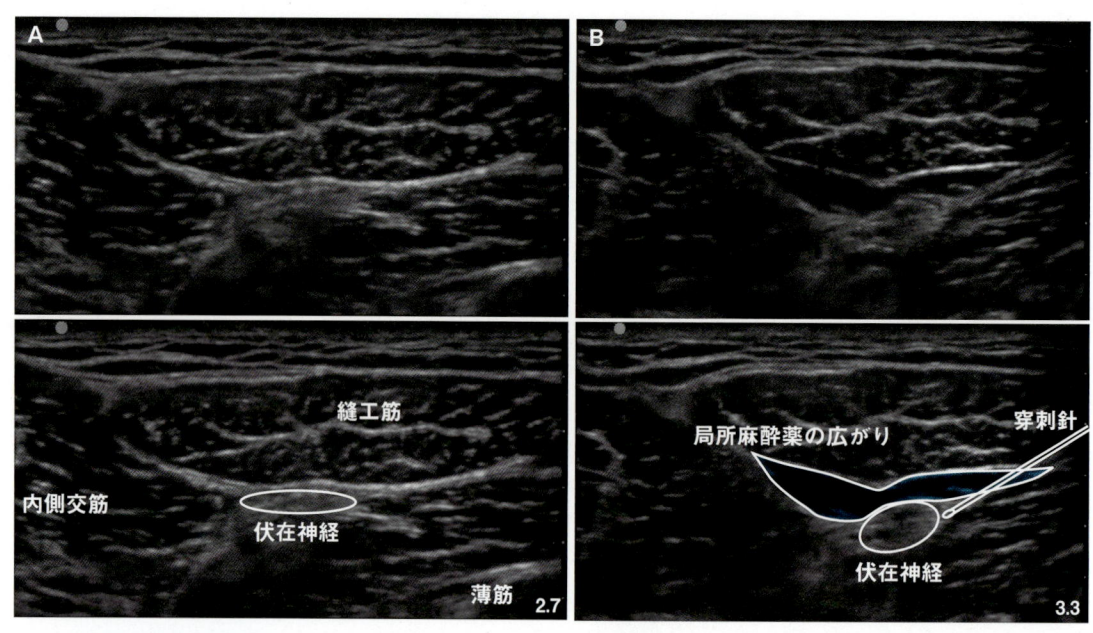

図4 伏在神経の超音波画像
　　　(A) 穿刺前，(B) 局所麻酔薬注入後

◆坐骨神経末梢枝（図5）

　坐骨神経は大坐骨孔から骨盤外に出てきて梨状筋の腹側を通り大殿筋の後方を通り，大腿部へ向かう。大腿部では半膜様筋と大腿二頭筋の間を通り膝窩部へ下降する。膝窩溝の約7-13 cmの間で総腓骨神経，脛骨神経に分枝する[2]。

①脛骨神経

　脛骨神経は膝窩部で総腓骨神経と分かれ（図5C），内側腓腹皮神経を分枝する。脛骨神経は主に足底の知覚をつかさどっており，足関節部（踵部）で内側足底神経，外側足底神経に分枝している。プローブの当てる位置は下腿後面で中央から下腿1/3の位置で，後脛骨動静脈をランドマークとしてそれに沿って走行する脛骨神経を確認することができる（図6）。

②総腓骨神経（図5C）

　総腓骨神経は膝窩部で脛骨神経から分かれ外側腓腹皮神経を分枝したのち，足背部の知覚である浅腓骨神経，深腓骨神経に分枝する。

③浅腓骨神経，深腓骨神経

　浅・深腓骨神経は総腓骨神経の分枝であり，腓骨頭の下部で浅腓骨神経と深腓骨神経とに分かれる。浅腓骨神経は下腿外側，腓骨前面の長・短腓骨筋と長趾伸筋の間を下降する（図7）。深腓骨神経は下腿前面を前・後脛骨筋と長拇趾伸筋の間を前脛骨動静脈に沿って下降する（図8）。プローブを下腿中央から下腿下部約1/3の位置で当て，脛骨と腓骨，前脛骨動静脈をランドマークとして，プローブを上下（中枢側⇔末梢側）に移動させ，神経を探すが発見困難なことも多い[3]。

●適　応

　膝より末梢側の閉塞性動脈硬化症，Burger病，糖尿病，膠原病などによる虚血性疼痛。

　下肢，指趾切断による幻肢痛（phantom pain）。

　ただし重度の虚血（血流障害）が存在する場合，穿刺することにより傷を作り，そこから潰瘍，壊死が進行する可能性があるので注意が必要である。

●体　位

　伏在神経：仰臥位，股関節をやや外転する。

　脛骨神経（内側腓腹皮神経，外側・内側足底神経，外側足背皮神経），総腓骨神経（外側腓腹神経，浅腓骨神経，深腓骨神経）：脛骨神経，総腓骨神経（分

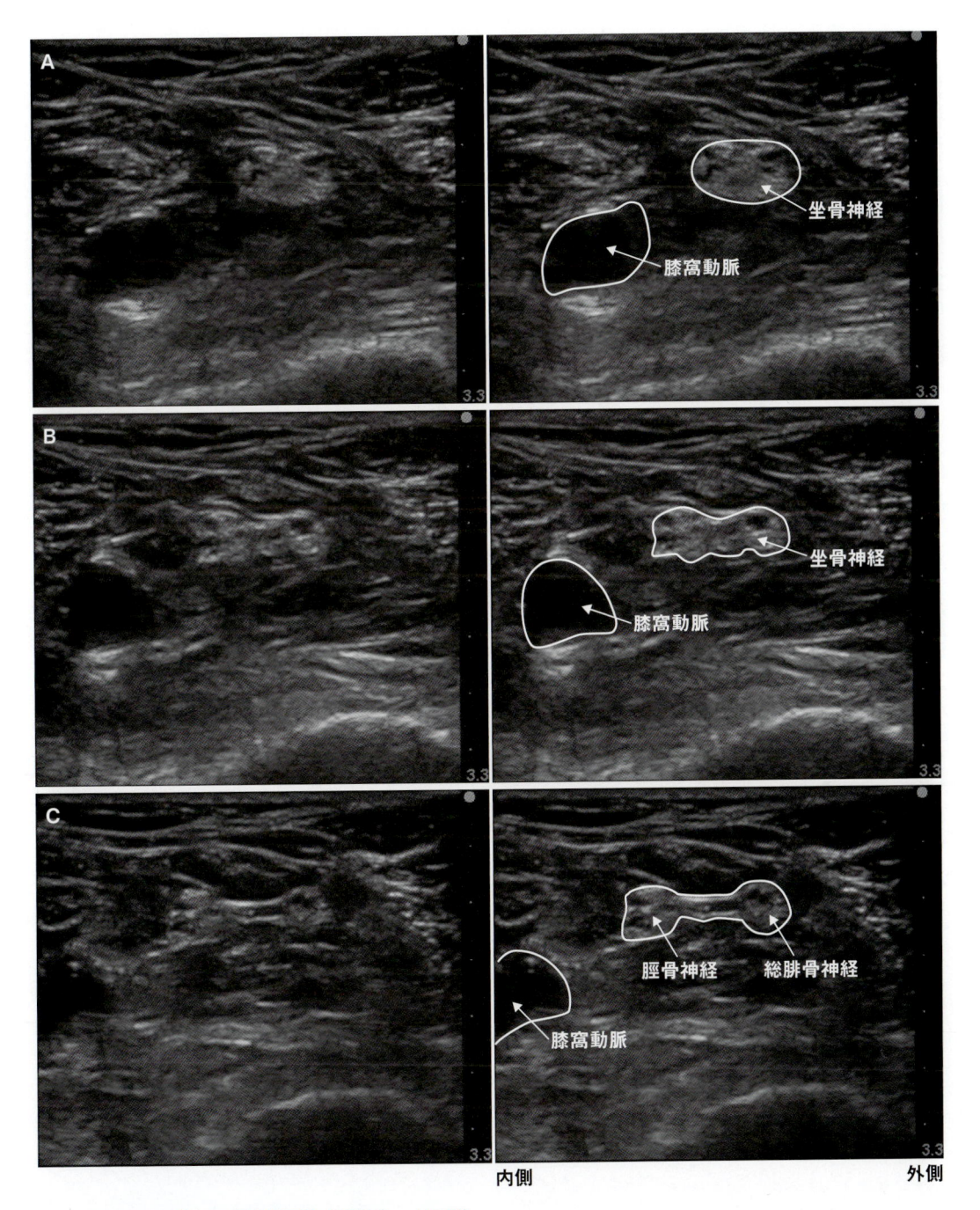

図5 膝窩部坐骨神経の超音波画像（短軸像，水平断）
　　プローブの位置
　　（A）膝窩線より中枢側 10 cm，（B）膝窩線より中枢側 5 cm，（C）ほぼ膝窩線上

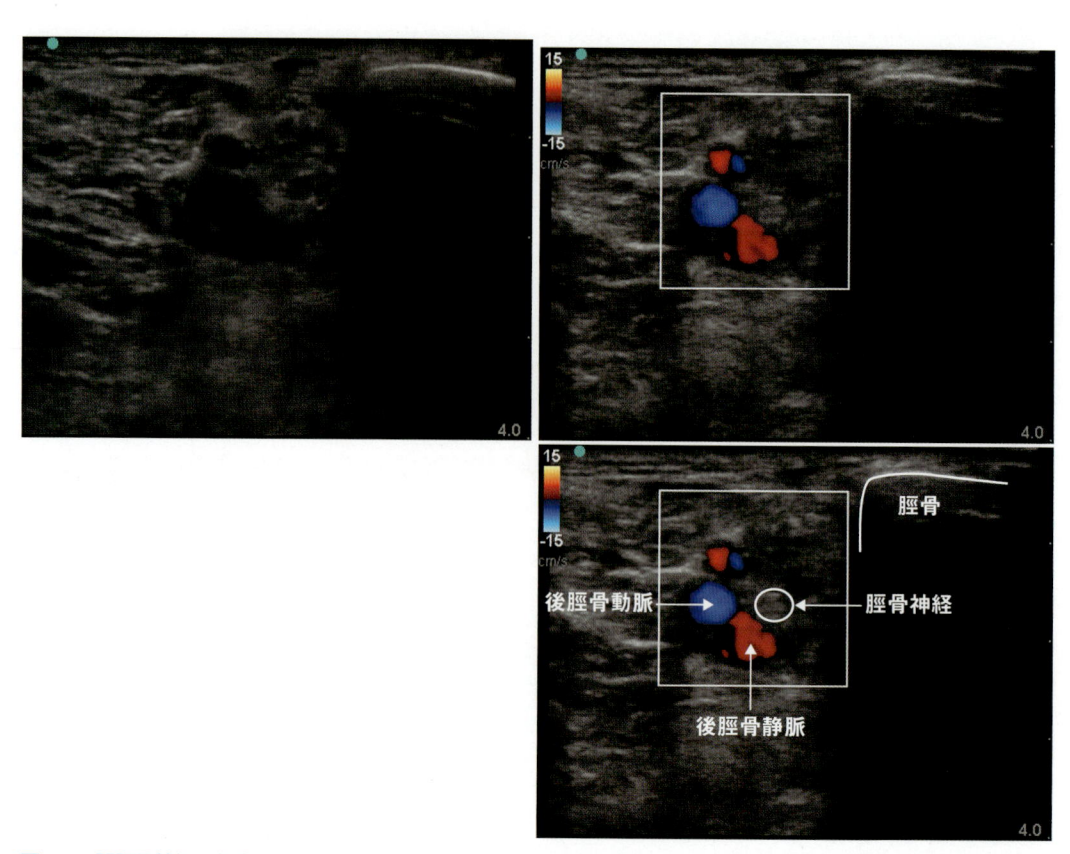

図6　下腿脛骨神経の超音波画像

枝）のブロックは，膝窩部で行う場合，腹臥位が望ましいが，仰臥位のまま膝を立てることや截石位用の足台を使用してもよい。下腿で穿刺する場合は仰臥位で行う。

🔵 超音波プローブの位置と向き

伏在神経：膝関節やや中枢側，大腿骨内側部。

脛骨神経，総腓骨神経：膝窩部でブロックを行う場合は，膝窩動脈をランドマークとし，坐骨神経から脛骨神経と総腓骨神経が分枝してから内側が脛骨神経，外側が総腓骨神経である。

脛骨神経を下腿で穿刺する場合は下腿（膝関節）を外転させ，脛骨後方からプローブを当て，後脛骨動静脈をランドマークに穿刺する。

総腓骨神経から浅腓骨神経，深腓骨神経と分枝する。浅腓骨神経を描出するのは困難であるが，腓骨の前面で長（短）腓骨筋と長趾伸筋の間のコンパートメントに薬液を注入することでブロックが成功す

ることもある。

深腓骨神経は，下腿前面やや外側より脛骨，腓骨の間より前脛骨動静脈を確認し並走する高輝度の神経である。

🔵 超音波プローブ周波数

高周波（8-12 Hz 以上）リニアプローブを使用する。

🔵 ブロック針穿刺法

比較的浅いところに位置するので平行法で穿刺する。

🔵 ランドマーク・神経刺激法による確認

神経自身が細いので，不明なときは神経刺激装置を併用するが不明なことも多い。

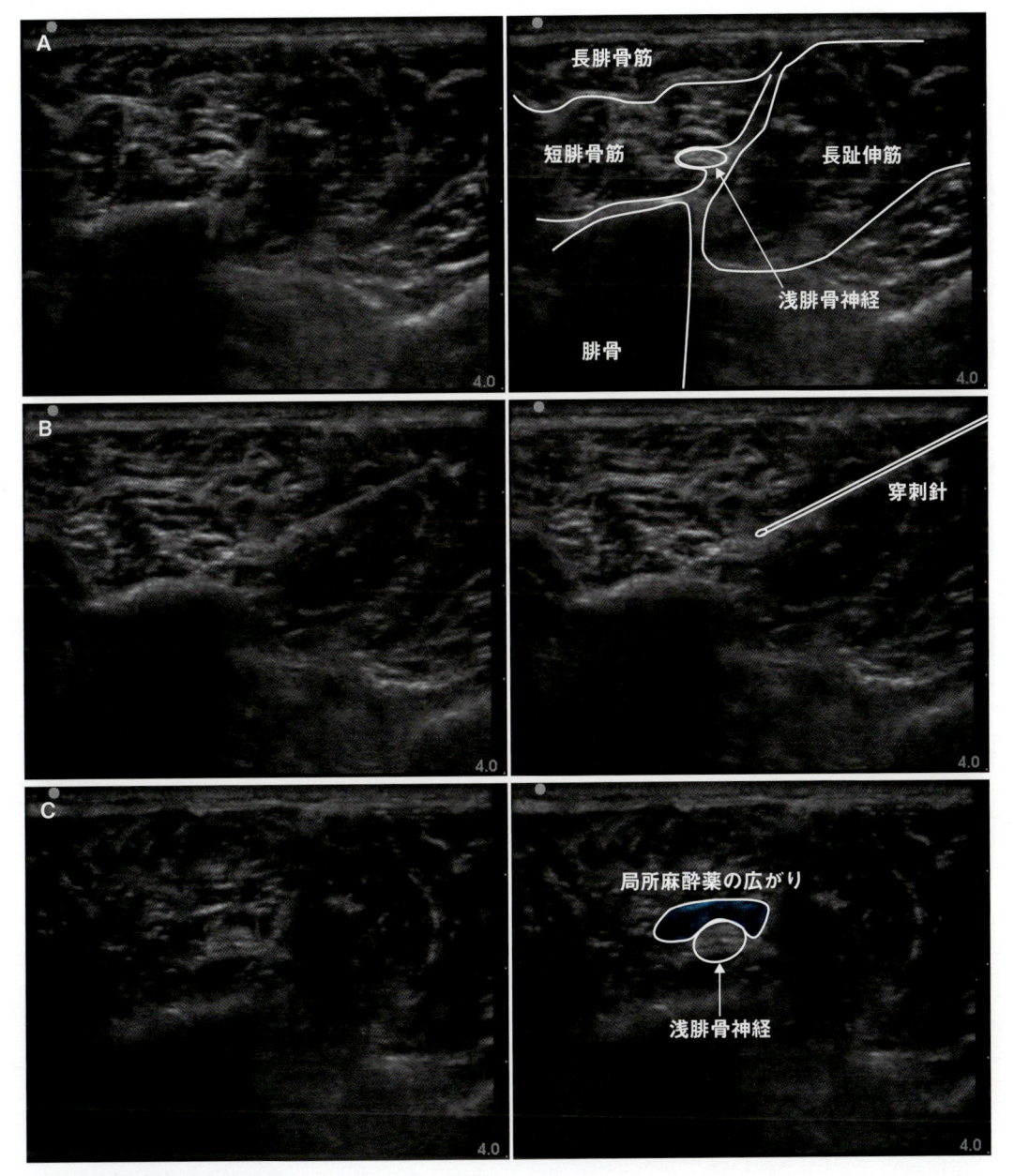

図7 浅腓骨神経の超音波画像
　　（A）穿刺前，（B）ブロック針穿刺時，（C）局所麻酔薬注入後

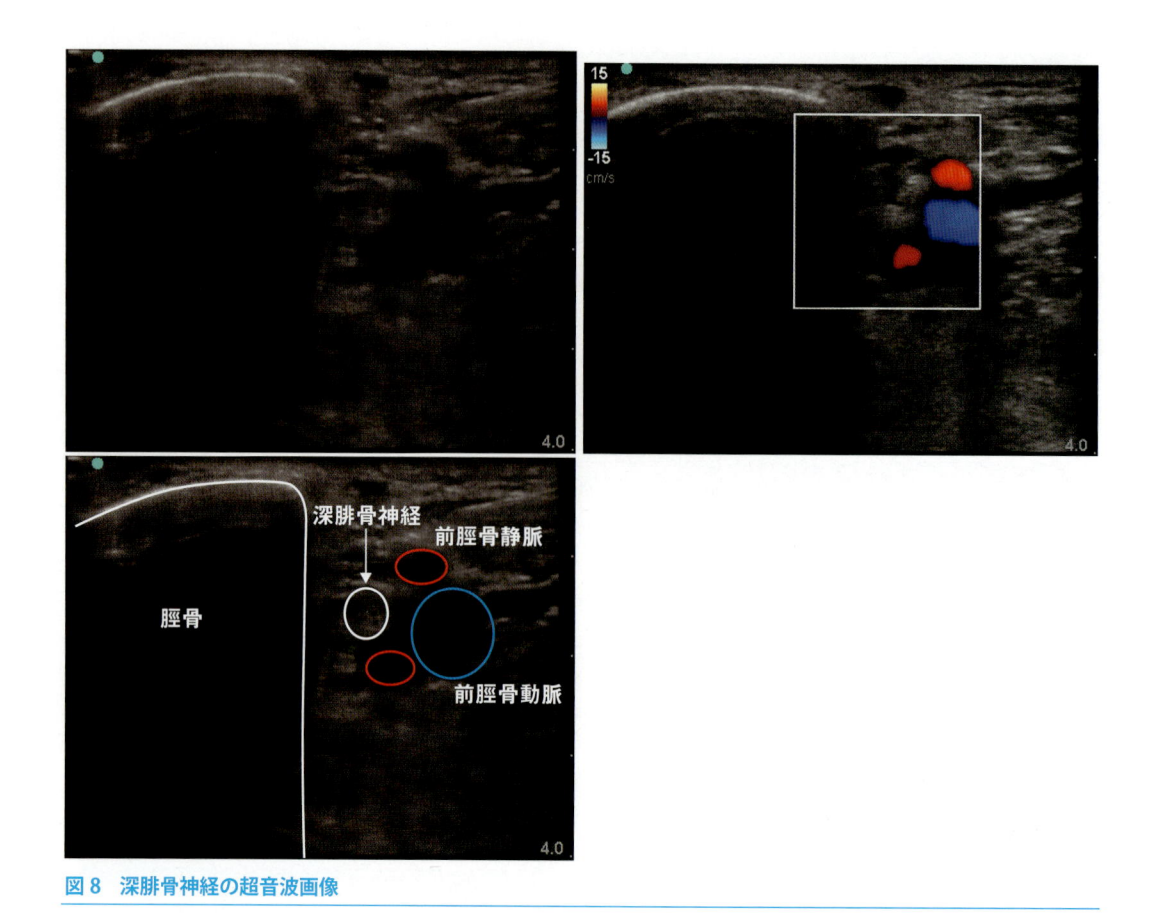

図8 深腓骨神経の超音波画像

ブロック針サイズ

穿刺針は22Gより細いブロック針が望ましいが，下腿での穿刺は伸筋，屈筋が多く筋膜を貫かなければならないことが多く，穿刺針は鈍針より鋭針のほうが標的部に到達が容易であることが多い。

局所麻酔薬投与量

運動麻痺により筋力低下を来して転倒，外傷の原因にもなりうるため，局所麻酔薬の濃度は，メピバカイン1％以下，ロピバカイン0.25％以下を使用する。

糖尿病や血行障害を来している患者においては神経自身の反応（過敏性）が不明なことが多いため，最初はtest doseとして，メピバカイン0.5％以下で開始する。

伏在神経は3-5 ml必要だが，それ以外は1-2 mlで神経の周囲（下腿で穿刺する場合はランドマークである動静脈の周囲）の局所麻酔薬の広がりを確認できればよい。

実際の手技とプロトコール

下肢（足部）の神経支配は複雑であるため，一つの末梢神経ブロックのみで除痛を図ることができない場合も少なくない。よって複数の神経ブロックの組み合わせや，中枢側でのブロックが必要となる。

合併症

各末梢神経自身が細かったり，不明なこともあるので，時間をかけすぎず，中枢側でのブロックを考慮したほうがよいこともある。また比較的浅部での場合や，血流障害のため，潰瘍，壊死の形成につながることもあるので，高濃度の局所麻酔薬の使用や

アルコールの使用は注意が必要である。

おわりに

ペインクリニック領域の下肢のブロックでは，従来，腰部・仙骨硬膜外ブロックが行われることがほとんどであった。近年はさまざまな理由で抗凝固薬や，抗血小板薬を内服している患者が多い。当院では下肢の超音波ガイド下末梢神経ブロックによる疼痛管理の経験を積んできたが，それに伴って感染や神経麻痺などの合併症もまた生じることも分かってきた。合併症の原因は，機械的，あるいは薬物的な神経損傷（神経麻痺）であるのかまだはっきりとはしていないが，それらを解決していくことで，今後，さまざまな疼痛コントロールに超音波ガイド下神経ブロックが応用されるであろう。

文献

1) Horn JL, Pitsch T, Salinas F, et al. Anatomic basis to the ultrasound-guided approach for saphenous nerve blockade. Reg Anesth Pain Med 2009；34：486-9.
2) Perlas A, Brull R, Chan VW, et al. Ultrasound guidance improves the success of sciatic nerve block at the popliteal fossa. Reg Anesth Pain Med. 2008；33：259-65.
3) Antonakakis JG, Scalzo DC, Jorgenson AS, et al. Ultrasound does not improve the success rate of a deep peroneal nerve block at the ankle. Reg Anesth Pain Med 2010；35：217-21.

（伊藤　洋）

7 関節内注入

1 膝関節包穿刺

はじめに

　膝蓋骨頭側からアプローチする膝関節包穿刺は膝蓋骨上脂肪体と大腿骨前脂肪体の間にある膝蓋上嚢が目標部位となる[1]。従来の穿刺方法では非透視下に四頭筋腱外側から針を水平方向に進める。膝蓋骨の内側を背側へ圧迫し外側が浮き上がれば穿刺は容易[2]だが，浮き上がらない場合は困難となる。膝関節組織のうち脂肪体，関節包，前方滑膜へ針先が触れることが空間的局在性のある激痛の原因となる[3]。非透視下では針先が腹側に向くと膝蓋骨上脂肪体に，背側に向くと大腿骨前脂肪体に入る可能性があり，これが穿刺時激痛の原因となりうる。また脂肪体内注入時の抵抗感は関節包内と似ているため，穿刺時抵抗感を指標にすることは正確性に欠ける。
　本項では，膝蓋骨頭側で四頭筋腱と直交する方向にプローブを置き，四頭筋腱と外側広筋斜走線維の間から穿刺する方法について説明する。

解　剖[4]

　内・外側側副靱帯は膝関節の内外側を補強する（図1A）。脛骨大腿関節面にある前・後十字靱帯は大腿骨に対し脛骨の前・後方向への滑り出しを阻止し（図1B），内・外側半月板は大腿骨と脛骨の間で緩衝役となる（図1C）。大腿骨の腹側にある大腿骨前脂肪体（図1D）と膝蓋骨の背側にある膝蓋骨上・下脂肪体（図1F）は膝蓋大腿関節の緩衝役となる。膝関節腔は線維性の関節包で包まれ，その内面は袋状の滑膜によって裏打ちされている。大腿骨前脂肪体と膝蓋骨上脂肪体の間に関節包の一部である膝蓋上嚢が頭側へ伸びる（図1D-F）。
　膝関節筋は多くは直接，一部では膝蓋上滑液包[5]という独立した滑液包を介して，膝蓋上嚢上部に付着する。伸展時に膝関節筋は収縮し関節包を頭側へ引き上げる（図2G）。深層は中間広筋，中間層は内・外側広筋の縦走線維，そして浅層は大腿直筋が集合して四頭筋腱となり膝蓋骨に付着し（図2H-L），深層縦走腱膜を経て膝蓋腱となり脛骨粗面に付着する。膝蓋骨下脂肪体と膝蓋腱の間には膝蓋腱下滑液包，膝蓋腱と脛骨粗面の腹側には前脛骨滑液包がある（図2M, N）。
　内側側副靱帯を覆うように，後方から半腱様筋，内側から薄筋，そして前方から縫工筋が重なりながら脛骨近位内側に付着し鵞足を形成し，脛骨との間に鵞足部滑液包がある（図3O-Q）。腸脛靱帯は大腿骨外側上顆の腹側を走行し，一部は膝蓋骨外側に線維を送り，脛骨近位外側に付着する（図3R）。
　前膝蓋骨滑液包は深層縦走腱膜，中間層斜走腱膜，表層横走筋膜，そして皮膚の4層構造の間にそれぞれ腱膜下，筋膜下，そして皮下の3つの滑液包がある[6]（図4）。

適　応

　膝関節包穿刺の適応は関節液吸引による検査と，変形性膝関節症または関節リウマチの膝関節痛に対する関節包内ヒアルロン酸注入による治療がある。

準備品

　清潔用具：セッシ，ガーゼ，綿球，ヒビテンアルコール。
　各種シリンジ：吸引用，ヒアルロン酸用，局所麻酔薬用（1%メピバカイン3 ml）。
　各種針：皮下麻酔用に27 G，関節注入用に出血傾向がなければ21 G，あれば23 G。

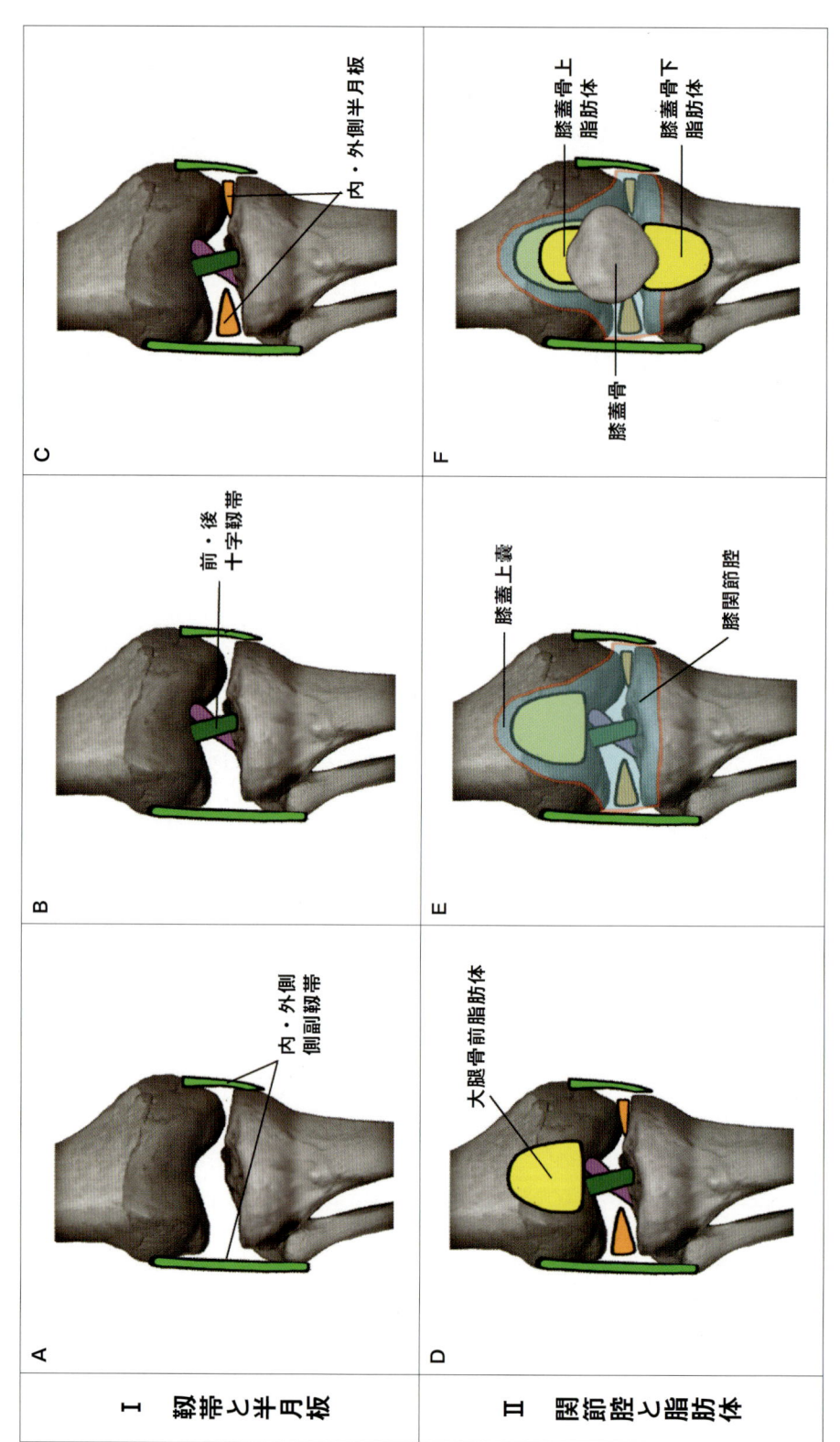

図1 膝関節の支持と緩衝

側副靱帯は左右方向（A），十字靱帯は前後方向（B），半月板は上下方向（C）で，脛骨と大腿骨間の動きを制御している。関節包の一部である膝蓋上嚢（E）は大腿骨前脂肪体（D）と膝蓋骨上脂肪体（F）に挟まれ，膝蓋骨と大腿骨間の緩衝役となっている。

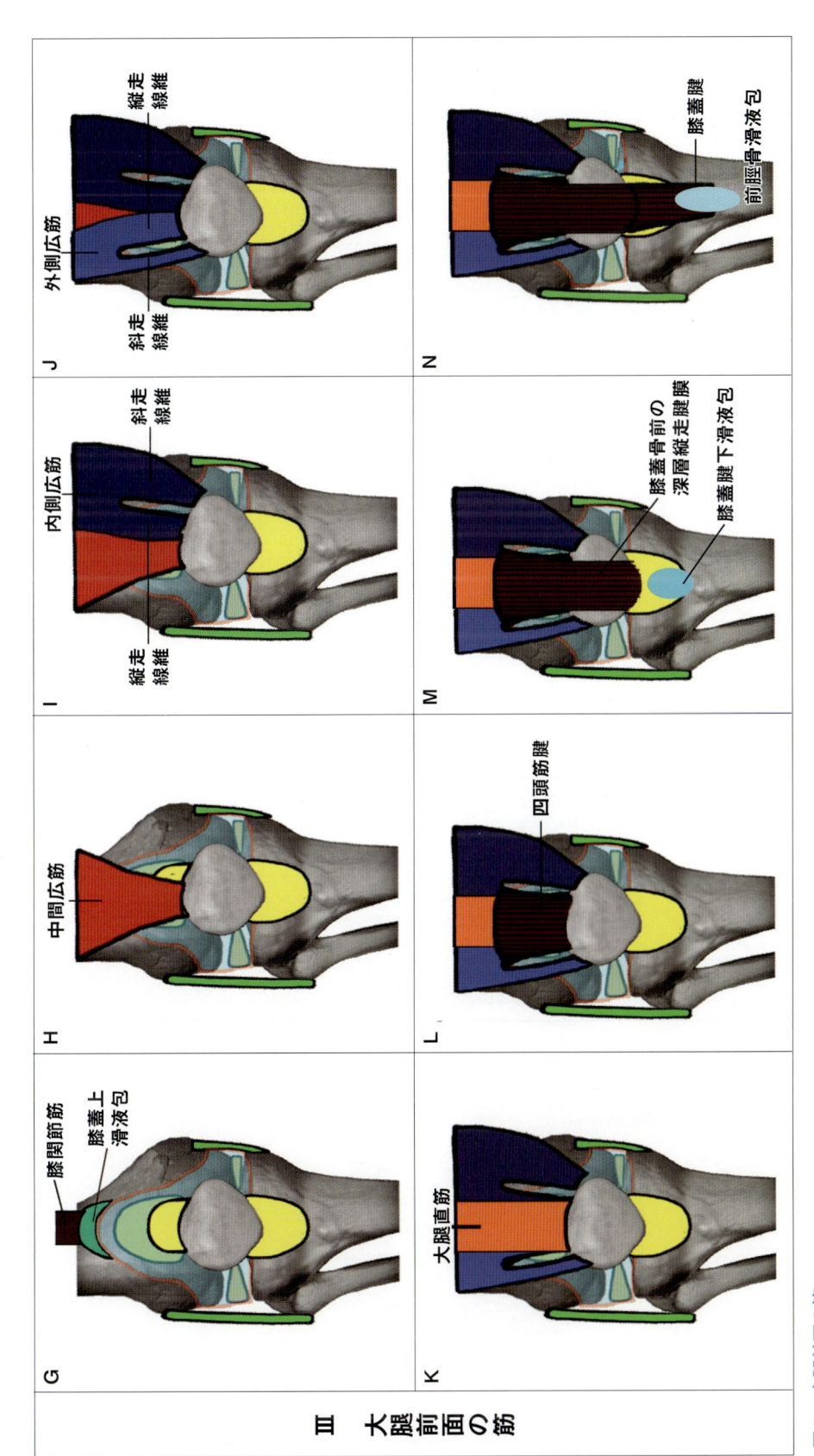

図 2 大腿前面の筋

膝関節筋は直接膝蓋上嚢の上部に付着することが多いが，膝蓋上嚢との間に独立した膝蓋上滑液包が存在する場合がある（G）．四頭筋腱（L）は深層の中間広筋（H），中間層の内・外側広筋縦走線維（I, J），そして浅層の大腿直筋（K）の3層からなる．四頭筋腱尾側延長線上にある縦走腱膜（M）は膝蓋骨前面に密着し，膝蓋腱の一部となり脛骨粗面に付着する（N）．膝蓋腱下滑液包（M）と前脛骨滑液包（N）はそれぞれ膝蓋骨下脂肪体と膝蓋腱，膝蓋腱と皮下組織の間にある（L-N）．

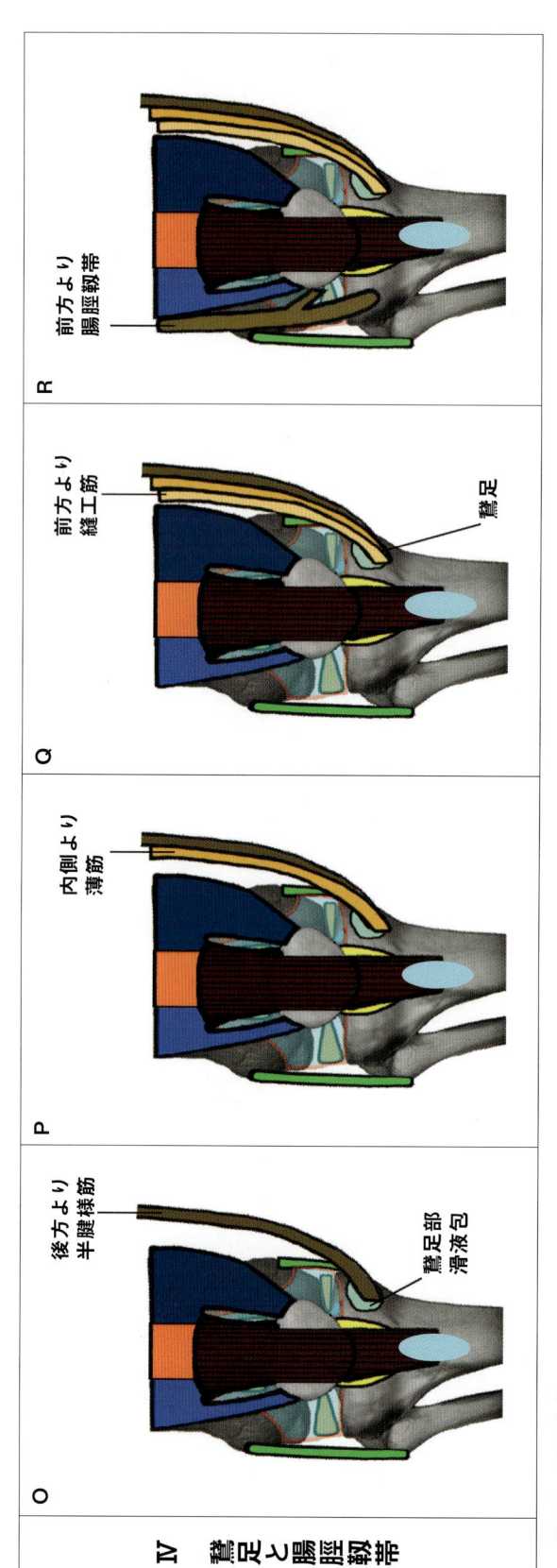

図3 鵞足と頸腸脛靱帯

内側側副靱帯を覆うように、後方より半腱様筋 (O)、内側より薄筋 (P)、前方より縫工筋 (Q) によって膝関節内側は補強される。3つの筋が重なり合い鵞足として脛骨近位内側に付着し、脛骨前面との間に鵞足部滑液包がある (O〜Q)。腸脛靱帯は一部は膝蓋骨外側に付着し、脛骨近位外側に付着する (R)。

226 Ⅱ 各論

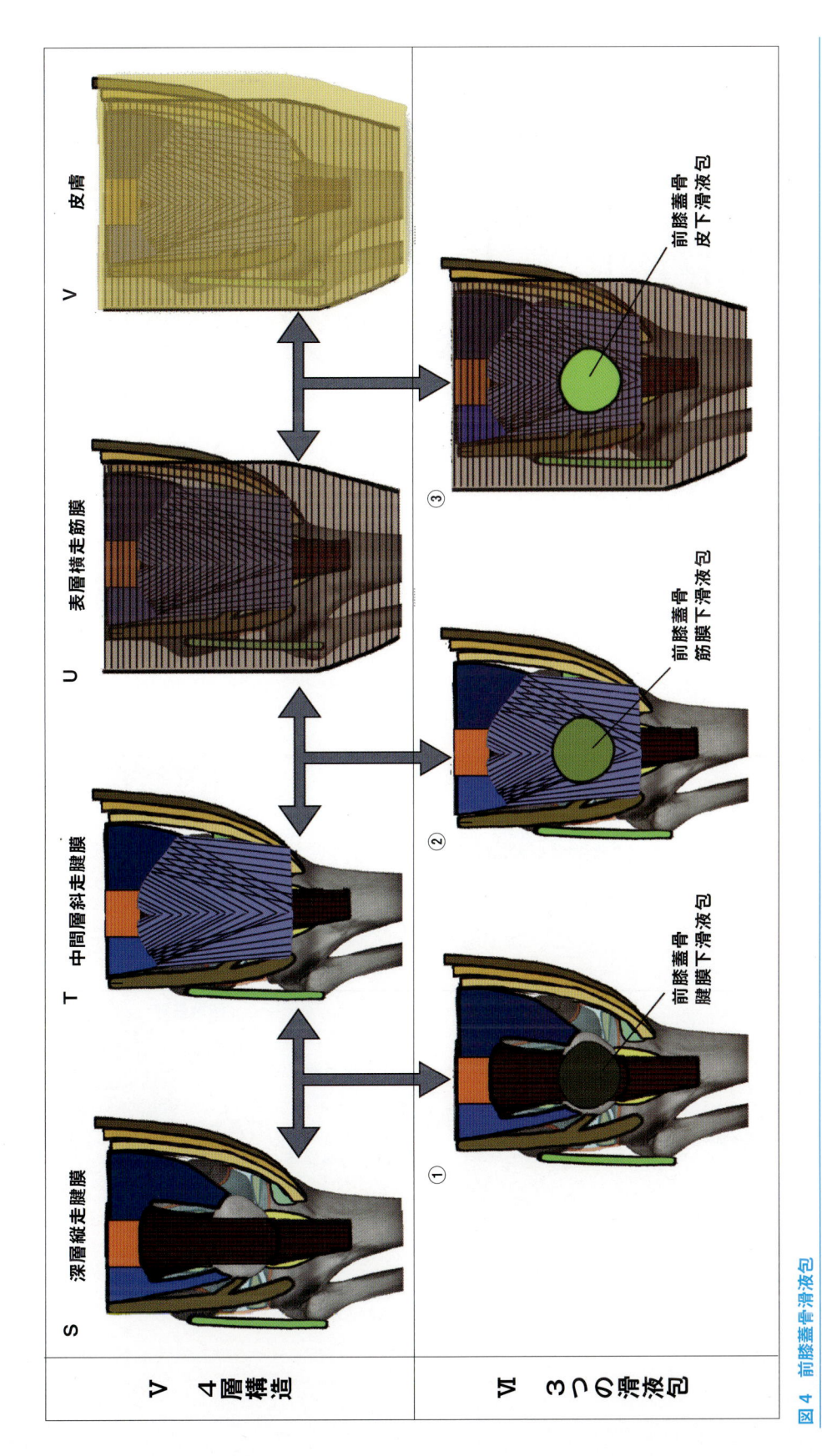

図4 前膝蓋骨滑液包
3つの前膝蓋骨滑液包は4層の膜のそれぞれの間に存在する.

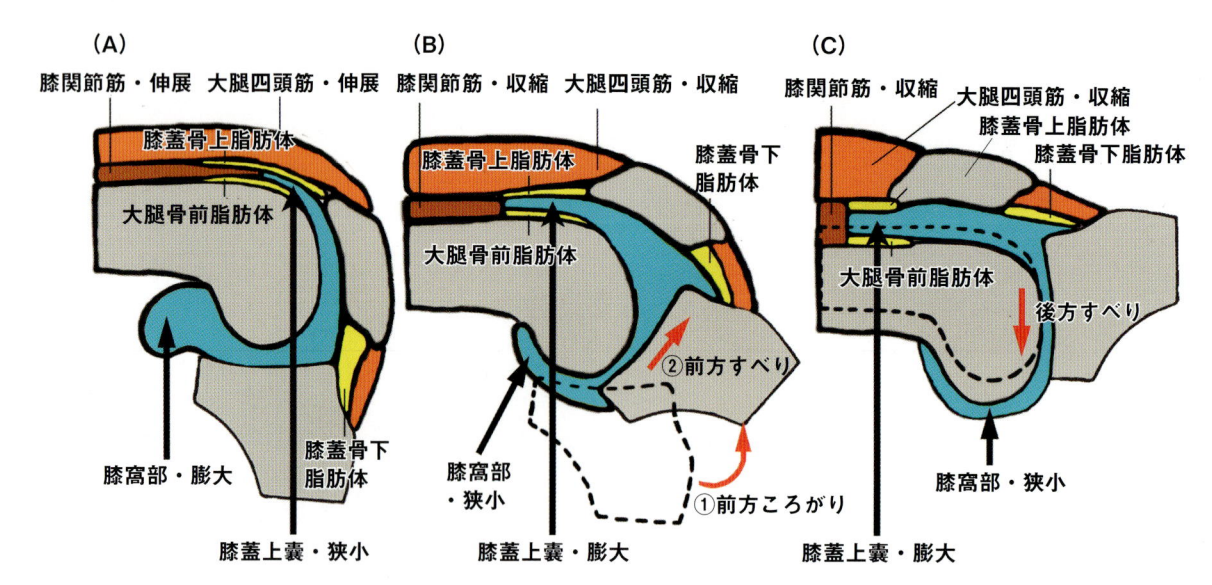

図5 膝の屈曲・伸展による膝蓋上嚢の変化
　　（A）屈曲，（B）大腿骨に対する脛骨伸展：前方ころがり＋前方すべり，（C）脛骨に対する大腿骨伸展：後方すべり

膝蓋上嚢は屈曲で狭くなり伸展で広くなる．

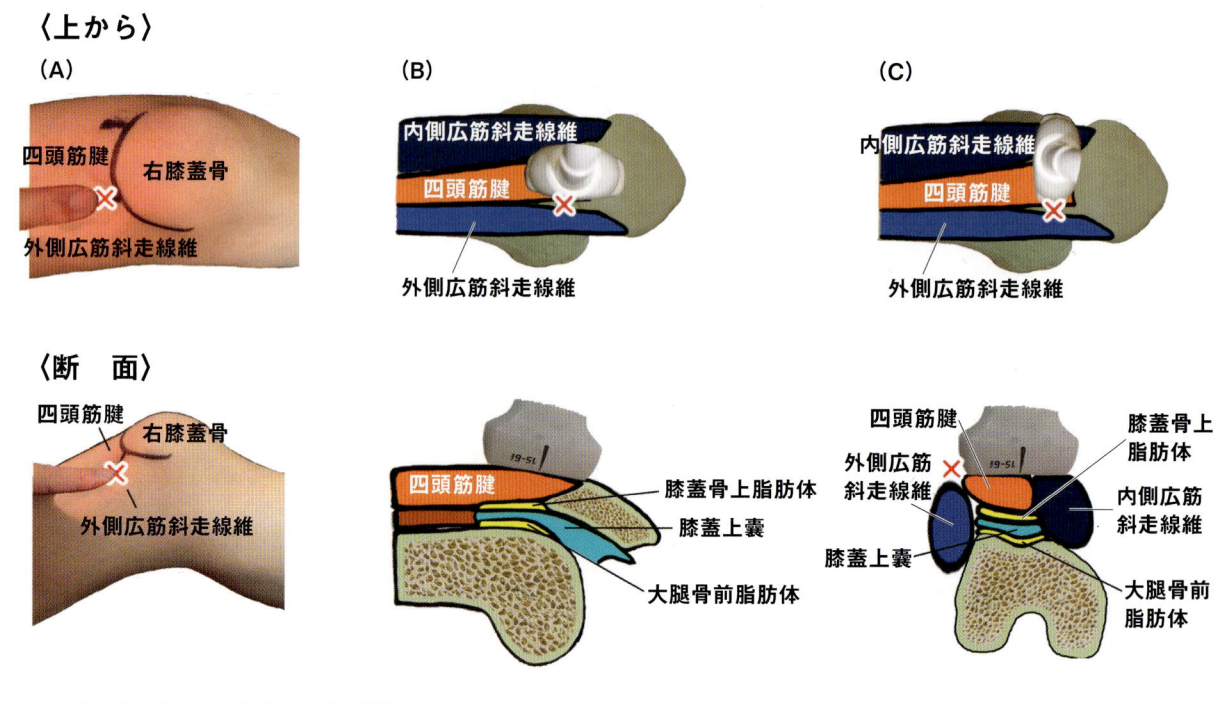

〈上から〉

〈断面〉

図6 体表ランドマークとプローブの位置
　　（A）ランドマーク，（B）長軸，（C）短軸

穿刺部位の体表ランドマークは膝蓋骨頭側に付着する四頭筋腱と外側広筋斜走線維の間となる（A）．プローブを四頭筋腱線維と平行に置くと長軸（B），垂直に置くと短軸（C）となる．
✕：穿刺部位

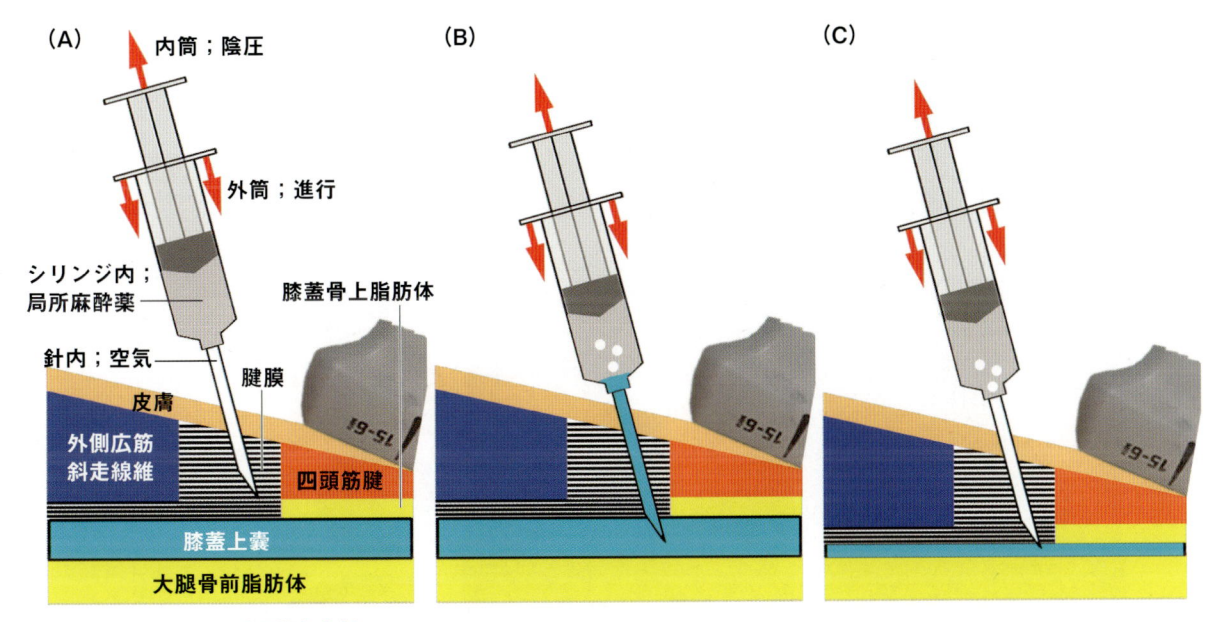

図7　抵抗消失法による膝関節包穿刺
　　(A) 針先の腱膜内固定，(B) 液体貯留あり，(C) 液体貯留なし

針内部に空気を入れたシリンジの内筒に陰圧をかけながら外筒を押し進めると (A)，針先が膝蓋上嚢内に達したとき，関節液があると空気の後に液体が引かれ (B)，ないと空気のみが引かれる (C)．

● 穿刺時体位

　大腿後面の筋群が収縮すると脛骨，膝蓋腱，そして膝蓋骨に連動して四頭筋腱が伸展し，大腿骨との間にある膝蓋上嚢は狭くなり，膝関節包内の液体は膝窩へ移動する（図5 A）．大腿四頭筋が収縮すると膝蓋骨と膝蓋腱に連動し，脛骨は大腿骨に対し前方ころがりと前方すべりが起こり[7]，膝関節筋も収縮し膝蓋上嚢は頭側に引っ張られ，膝関節包内の液体は腹側へ移動する（図5 B）．さらに大腿四頭筋が収縮すると大腿骨は脛骨に対し後方すべりが起こり[7]，膝蓋上嚢はさらに広がる（図5 C）．これらより穿刺時には膝を伸展させる．

● ランドマークによる確認

　四頭筋腱と外側広筋斜走線維の筋溝をマジックでマークする（図6 A）．

● 超音波プローブの位置と向き

　四頭筋腱と膝蓋骨を結ぶ位置に四頭筋腱の線維と平行にプローブを置き（図6 B：長軸），膝蓋骨頭側でプローブを90°回転させ四頭筋腱の線維と直交するように置く（図6 C：短軸）．これが穿刺時のプローブの位置となる．

● 超音波プローブ周波数

　11 MHz以上のリニアプローブを使用する．

● ブロック針穿刺法

　関節注入用針の内部には空気を入れておく．四頭筋腱と外側広筋斜走線維の間から膝蓋上嚢へ向けて穿刺し，筋膜に針先が固定したら内筒に陰圧をかけながら外筒を進める（図7 A）．針先が関節包と滑膜を貫き膝蓋上嚢に達すると抵抗感が消失する．膝蓋上嚢に液体が貯留している場合は針先の空気がシリンジ内に現れたのちに液体が吸引され（図7 B），液体が貯留していない場合は空気のみが吸引される（図7 C）．

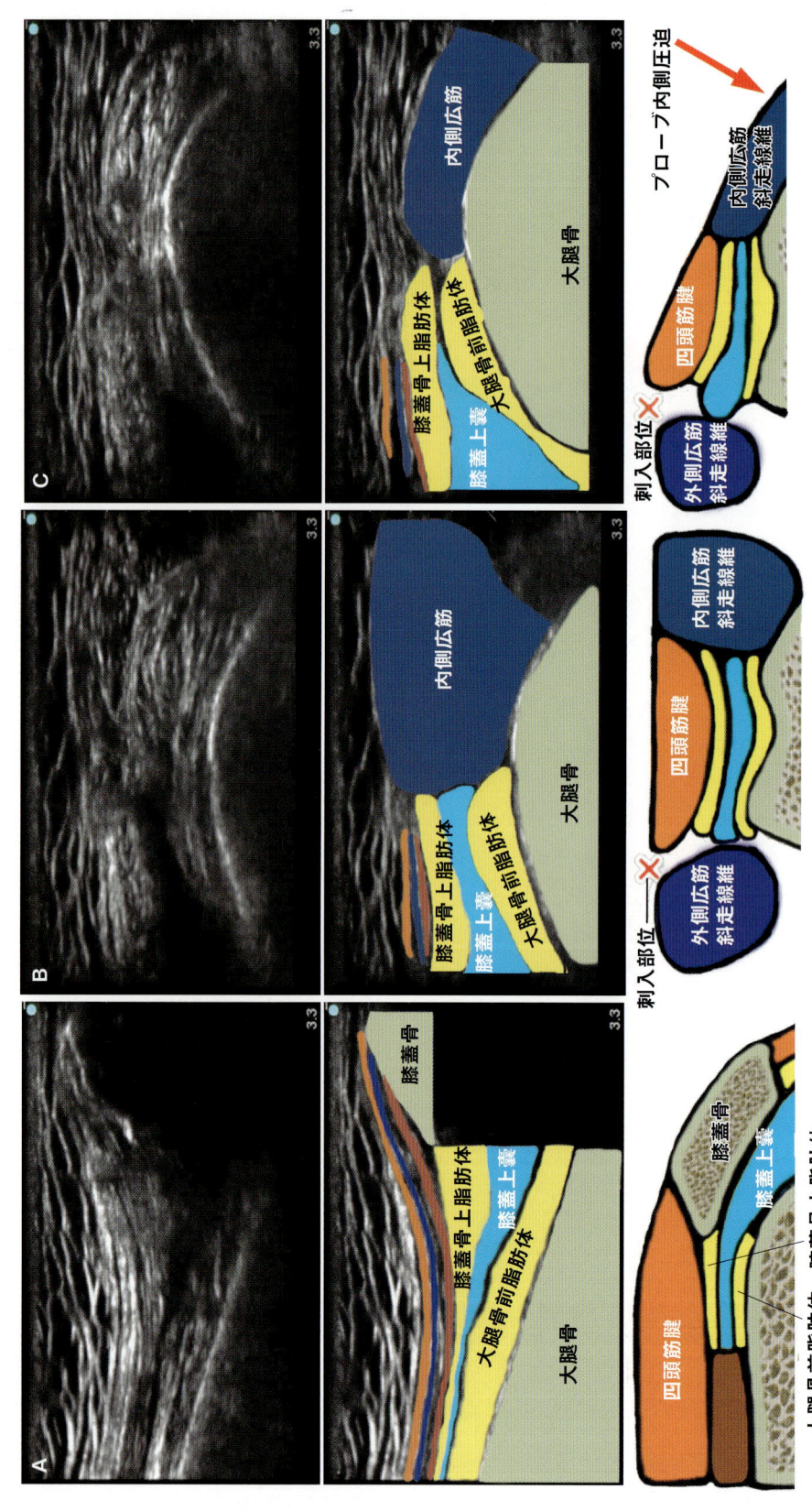

図8 プローブ圧迫の有無
(A) 長軸，(B) 短軸・圧迫なし，(C) 短軸・圧迫あり

大腿骨腹側と四頭筋腱背側にある不均一なエコー像はそれぞれ大腿骨前脂肪体と膝蓋骨上脂肪体であり，その間にある均一な低エコー像が膝蓋上嚢である．短軸像でプローブを皮膚上に軽く置く場合 (B) に比べ，内側広筋側から外側に圧迫すると，膝蓋上嚢内の液体は外側に溜まる (C)．本症例の関節液吸引量は 2 mL．

230　II 各論

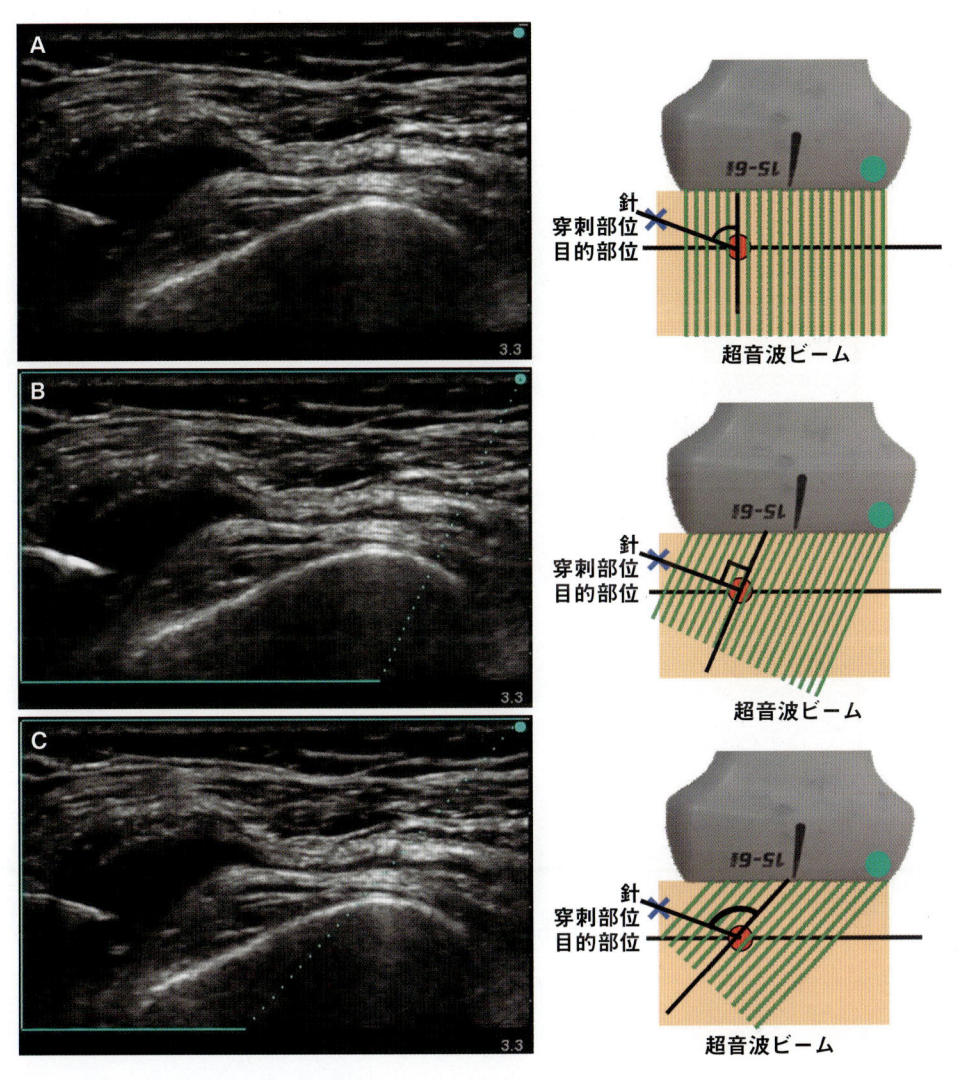

図9 ブロック針穿刺時の超音波画像
(A) MB OFF, (B) MB ON (Shallow), (C) MB ON (Steep)

通常，超音波ビームはプローブ面から真下に出ているが，ソノサイト社のMBソフトを使用すると超音波ビームの角度を3段階 (shallow, medium, steep) に変えられる．超音波ビームの角度を調節し，針との角度が90°に近づくと針はよく見えるようになるが (B)，角度が小さくても (A)，大きくても (C) 見えにくくなる．

穿刺前超音波画像評価

長軸の超音波画像で四頭筋腱背側の膝蓋骨上脂肪体と大腿骨腹側の大腿骨前脂肪体の間にある膝蓋上嚢を確認する[8] (図8A)．プローブを持っていない手で膝蓋骨を包んで握ると，膝蓋骨上脂肪体と大腿骨前脂肪体が別々に動くため膝蓋上嚢が確認しやすくなる．

短軸の超音波画像で膝蓋骨上脂肪体，大腿骨前脂肪体，内側広筋に囲まれている膝蓋上嚢を確認する (図8B)．正常でも滑膜内には2-3 mlの関節液がある[4]ため，プローブを内側から外側へ圧迫すると膝蓋上嚢内の液体が外側に溜まる (図8C)．

実際の手技とプロトコール

①本法では穿刺部位とプローブの距離が遠いためプローブカバーは使用せず，皮膚を消毒後にプロー

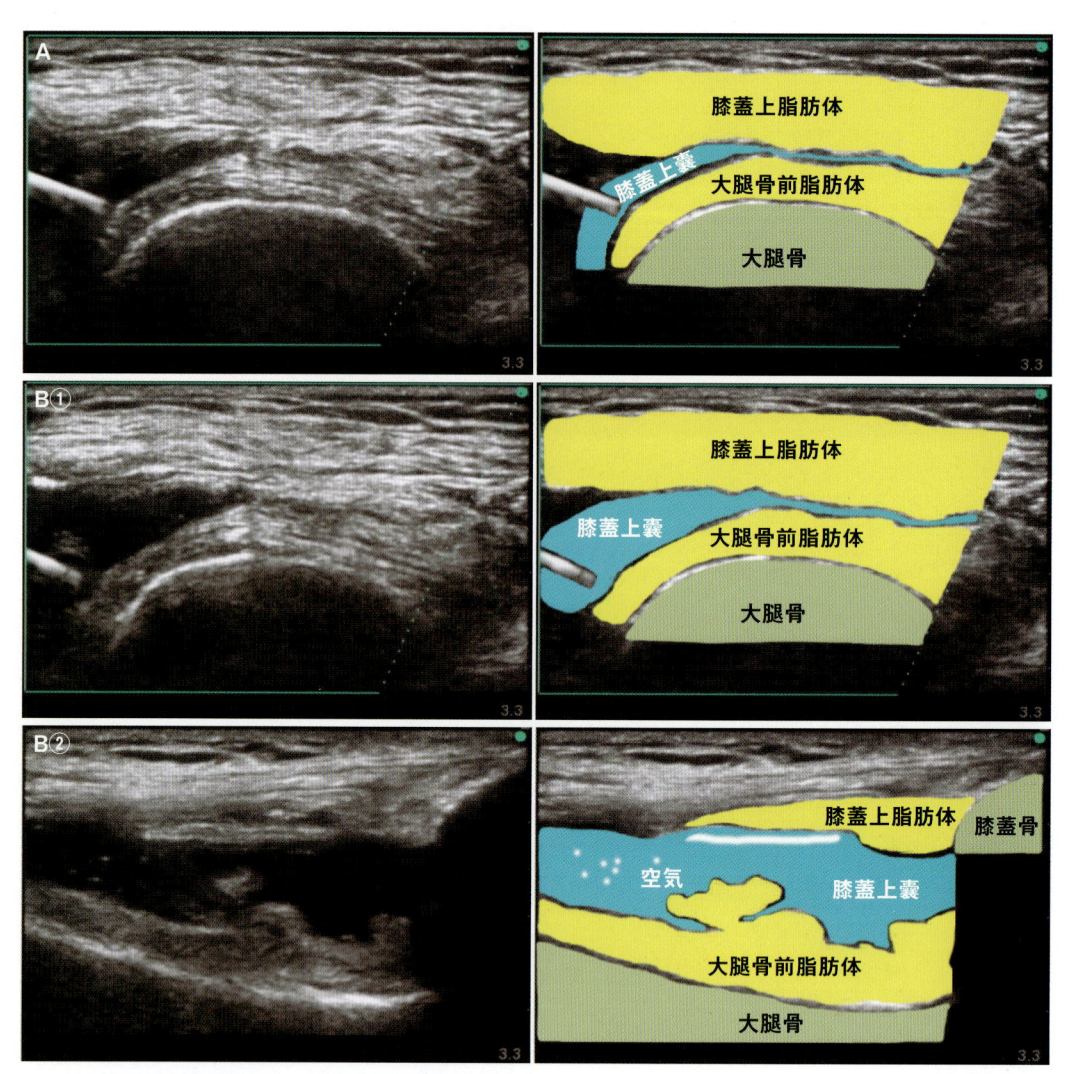

図10 吸引後・局所麻酔薬注入後の超音波画像
(A) 関節液吸引後，(B) 局所麻酔薬注入後①短軸②長軸

関節液を吸引すると膝蓋上嚢が縮小する（A）．局所麻酔薬とヒアルロン酸の注入時に少量の空気が関節上嚢内に入ることがあり，バブル状の小さな高エコー像として確認できる（B）．

ブも直接消毒している．また穿刺部位と注入目標部位の距離が近いため，平行法でも穿刺角度が大きくなり超音波ビームが針をとらえにくい（図9A）．針と直交するように超音波ビームの方向を斜めに変更できると，針はとらえやすくなる（図9B，C）．

②超音波画像で針先が確認できなくても，抵抗消失法によって針先が関節包内に入ったことは容易に確認できる．関節包内に液体がある場合，セッシで針をつまみ吸引用シリンジに交換し液体を吸引する．超音波画像上に液体が見えても吸引しきれないことがある．増殖した滑膜に針先が当たっている場合があるため，針先の位置を変えて再度吸引してみる．またまれに膝蓋上嚢と独立した膝蓋上滑液包にも液体が貯留している場合があり，この場合は，プローブを長軸にして押してみると関節包から離れた場所に液体が確認できる．再度短軸にして膝蓋上滑液包内に穿刺して吸引する．

③吸引後に再度セッシで針をつまみ，局所麻酔薬用シリンジ，ヒアルロン酸用シリンジの順につなげて注入する．注入後に膝蓋骨を包むように揉むと膝蓋上嚢内に注入した薬液が確認できる（図10）．

合併症

- われわれの施設では，膝関節痛に対してヒアルロン酸だけでなく少量の局所麻酔薬を注入している．ステロイドは骨壊死や感染を起こす可能性があり[9]使用していない．
- 本法では針が脂肪体内に入りにくいが，関節包と前方滑膜を貫通時に疼痛が出現することがあるため，関節包到達時に局所麻酔薬を少量注入している．

文献

1) Martinoli C, Bianchi S. Normal US Findings and Scanning Technique. Ultrasound of the musculoskeletal system. Berlin: Springer；2007. p.650-71.
2) 腰野富久. 関節液検査. 膝診療マニュアル（第5版）. 東京：医歯薬出版；2001. p.7-10.
3) Dye SF, Vaupel GL, Dye CC. Conscious neurosensory mapping of the internal structures of the human knee without intraarticular anesthesia. Am J Sports Med 1998；26：773-7.
4) 岩田康男. 膝関節の臨床解剖. ペインクリニック 2002；23：456-69.
5) Yamamoto T, Akisue T, Marui T, et al. Isolated suprapatellar bursitis: computed tomographic and arthroscopic findings. Arthoscopy 2003；19：1-5.
6) Aguiar RO, Viegas FC, Fernandez RY, et al. The prepatellar bursa：cadaveric investigation of regional anatomy with MRI after sonographically guided bursography. AJR Am J Roentgenol 2007；188：355-8.
7) Neumann DA. 島田智明訳. 脛骨大腿関節の関節包内運動. 嶋田智明, 平田総一郎監訳. 筋骨格系のキネシオロジー. 東京：医歯薬出版；2006. p.466-8.
8) 皆川洋至. 膝関節前方走査. 超音波でわかる運動器疾患. 東京：メジカルビュー社；2010. p.232-53.
9) 鳥巣岳彦. ステロイド剤の関節内注射. 関節外科 2002；21：180-4.

（臼井　要介，白川　香，水谷　彰仁）

2 肩関節内注入

はじめに

　無症候性の腱板完全断裂が60歳以上で約28％にある[1]ため，MRIなどにより得られる静止画だけでは痛みの原因は診断できない。また非透視下の肩関節内薬液注入により痛みが軽減しない場合，針先が目標部位にあっても診断が間違っていて効果がないのか，針先が目標部位になく診断が合っていても効果がないのか，針先位置の客観性に乏しいため分からない。

　超音波診断装置は静止画だけでなく動画の情報も得られるため，関節を動かしながら痛みの原因部位を推測できる。そして推測した目標部位にリアルタイムに薬液を注入し，その広がりも確認できる。薬液が目標部位に広がり痛みが軽減した場合は推測が当たり，痛みが不変の場合は間違いとなる。

　本項では，超音波ガイド下肩関節内注入について説明する。

● 解剖学的と機能学的肩関節

　肩関節を解剖学的と機能学的に大別し，隣接する骨間とその緩衝役の滑液包にそれぞれ分類する。解剖学的には胸鎖関節，肩鎖関節，そして肩甲上腕関節がある（図1A）。肩甲上腕関節は狭義の肩関節といわれ，関節包に包まれ内側は滑膜に裏打ちされている。関節包の穴であるWeitbrecht孔は関節包と肩甲下滑液包の交通路であり，上腕骨挙上時に生じる関節包内圧の調節役[2]と考えられる（図1B）。

　上腕骨挙上は解剖学的肩関節だけでなく，肩甲下窩-胸郭間，烏口突起-鎖骨間などと連動して肩甲上腕リズム[3]として現れる（図2A）。機能学的肩関節には外転時に大結節と肩峰間の緩衝役になる肩峰下滑液包と，内旋時に小結節と烏口突起間の緩衝役になる烏口下滑液包（図2B）などがある。

● 超音波解剖学的肩関節

　肩関節を4つの層に分類する。

◆ 肩甲上腕関節腔（第1層）

　関節包は肩甲上腕関節腔を包み，上腕二頭筋長頭腱滑液包と肩甲下滑液包と交通している。前者は大結節と小結節の間（結節間溝）にあり，後者は肩甲下窩と肩甲下筋の間にある（図3A）。

◆ 腱板（第2層）

　肩甲下筋は肩甲下窩から小結節に付着する。棘上筋は棘上窩から，棘下筋は棘下窩から，そして小円筋は肩甲骨外側端から大結節に付着する。これらの筋は一塊の腱板となり，上肢骨挙上時に骨頭を臼蓋に引きつける（図3B）。

◆ 第2肩関節滑液包（第3層）

　第2肩関節滑液包は機能学的肩関節である。肩峰下滑液包は棘上筋の表層にあり，烏口下滑液包は肩甲下筋の表層にある。この2つの滑液包は交通することもある（図4C）。

◆ 三角筋（第4層）

　三角筋がこれらを包んでいる（図4D）。

● 適　応

　病態によって注入部位を決める（表1）。

◆ 石灰沈着性腱板炎

　時間的経過で4期に分ける[4]。なんらかの原因で腱板内に石灰が発生し炎症が起こる（1期：腱板内）。その後石灰は腱板を断裂し（2期：滑液包下），滑液包内に入り込み（3期：滑液包内），吸収される（4期：吸収）。石灰は超音波画像で高エコー像にみえる。音響陰影がない場合は石灰がジェル状のため吸引できるが，音響陰影がある場合は石灰が固形状のため吸引できないことが多い[5]。1，2期で炎症が強ければステロイドを使用し，滑液包内での自然吸収を促進させるために腱板穿刺によって石灰の滑液包への交通路をつくる。3，4期では滑液包内の炎症により癒着がある場合は注入圧によって剝離する。

◆ 腱板断裂

　腱板断裂は部分断裂と完全断裂に大別され，さらに前者は表層，中間，深層に分類される[6]。棘上筋と肩甲下筋の表層部分断裂による肩峰下滑液包炎に

(A) 骨間：関節

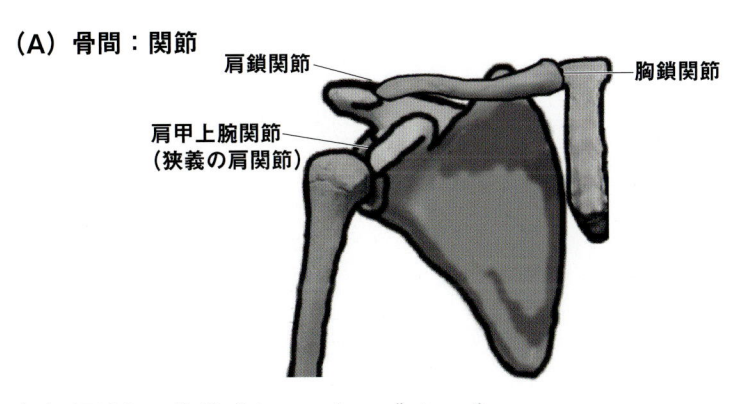

(B) 滑液包：複筒式ショックアブソーバー

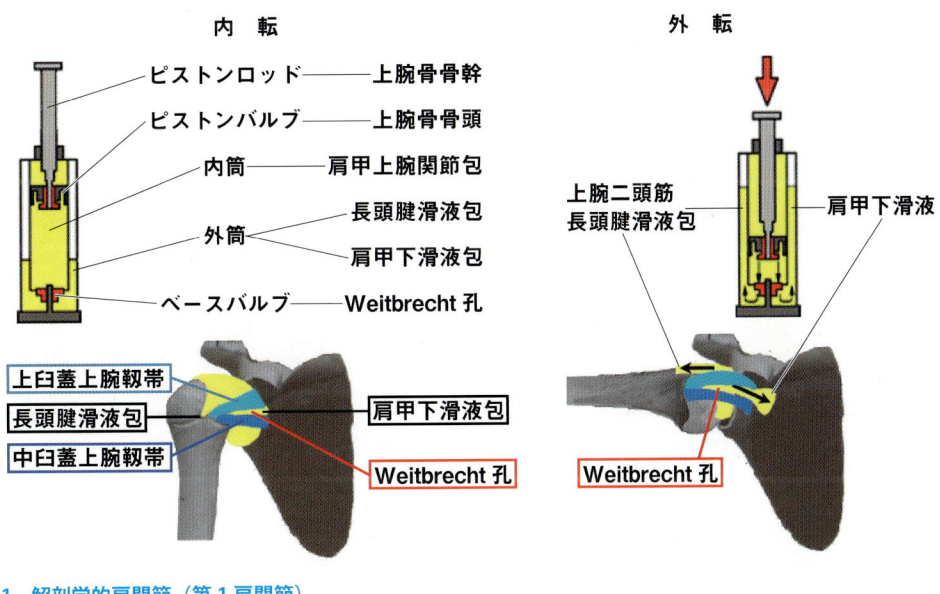

図1　解剖学的肩関節（第1肩関節）
　　　（A）骨間，（B）滑液包

(A) 解剖学的には胸鎖関節，肩鎖関節，肩甲上腕関節がある．
(B) 肩甲上腕関節包は上腕二頭筋長頭腱滑液包と肩甲下滑液包と交通があり，Weitbrecht 孔は関節包内圧の調節役である．

は肩峰下滑液包内注入を行う。完全断裂を疑う場合は後方より肩甲上腕関節包内に注入し，肩峰下滑液包内への流出の有無を確認する。

◆ **滑液包炎・癒着**

さまざまな理由で滑液包内に炎症が起こり，その後癒着によって緩衝機能が低下する場合がある。外転時に肩峰と大結節が接近し疼痛が出現する場合は肩峰下滑液包内注入を行い，内旋時に烏口突起と小結節が接近し疼痛が出現する場合は烏口下滑液包内注入を行う。

◆ **凍結肩**

凍結肩を疑う場合は後方より肩甲上腕関節包内に注入し，内旋時での肩甲下滑液包への流入の有無を確認する。流入がない場合は前方より肩甲下滑液包内注入を行う。

● 体　位

前方肩甲下滑液包内注入は仰臥位で行い，それ以外の注入と検査は坐位で行う[7,8]。

(A) 骨間：肩甲上腕リズムのイメージ（肩甲胸郭部間，烏口鎖骨間メカニズム）

(B) 滑液包：短筒式ショックアブソーバー

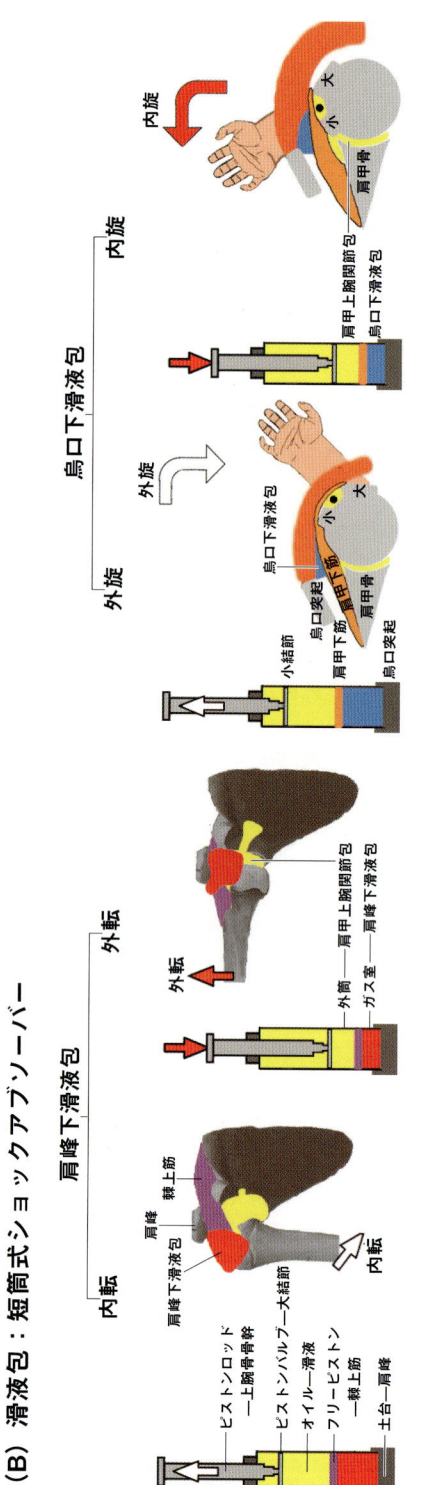

図2 機能学的肩関節（第2肩関節）
(A) 骨間，(B) 滑液包

(A) 上腕骨挙上は解剖学的肩関節だけでなく肩甲下窩と胸郭，烏口突起と鎖骨の間などとともに連動して動き，肩甲上腕リズムとして現れる．
(B) 肩峰下滑液包は外転時に肩峰と大結節との間で，また烏口下滑液包は内旋時に烏口突起と小結節の間で緩衝役となる．

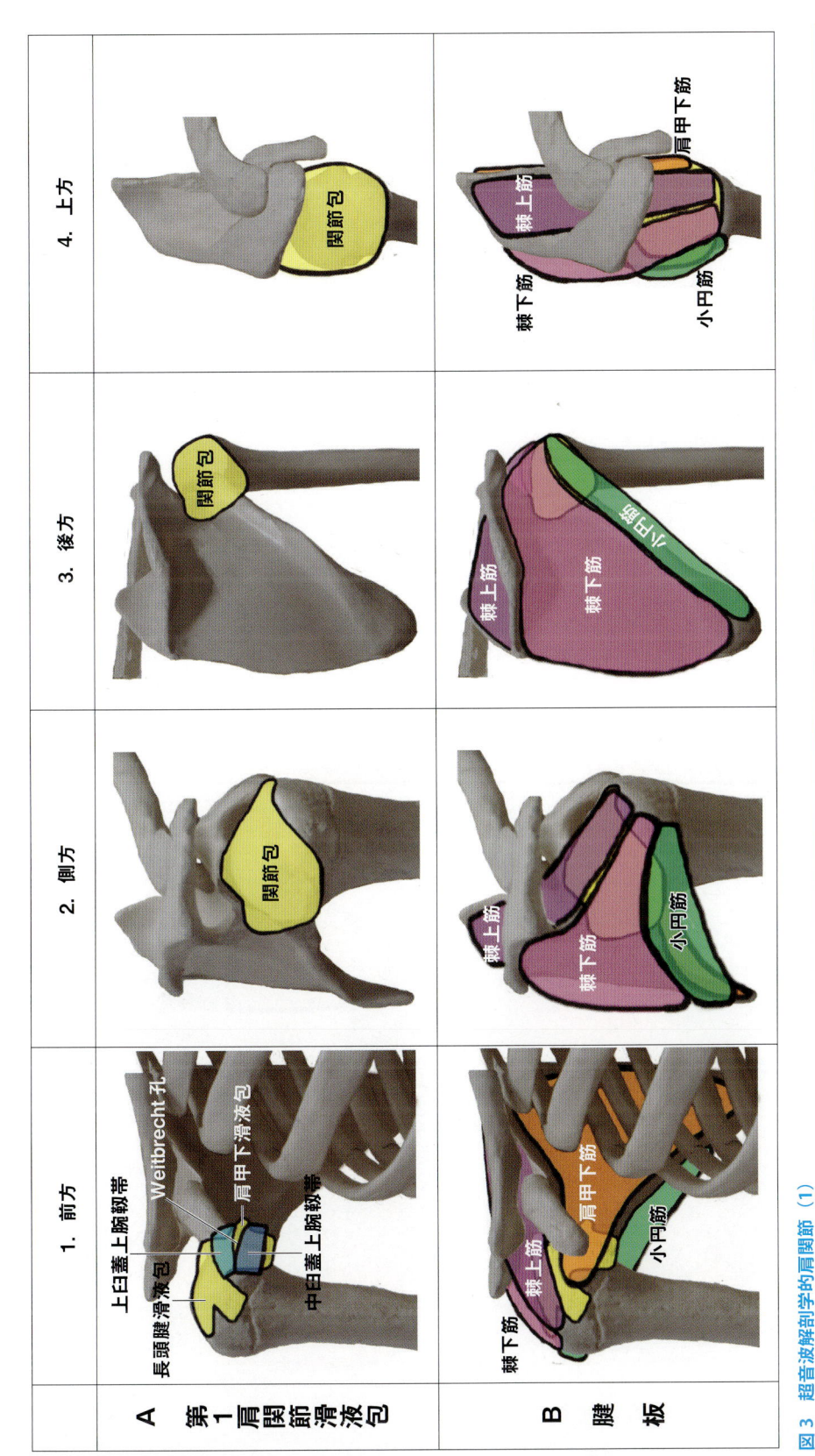

図 3 超音波解剖学的肩関節 (1)
(A) 第1層：肩甲上腕関節包は、上・中臼蓋上腕靱帯間にある Weitbrecht 孔を介して肩甲下滑液包と交通をもつ．
(B) 第2層：4つの筋肉からなる腱板は肩甲骨から骨頭を鷲づかみにしている．

7 関節内注入　237

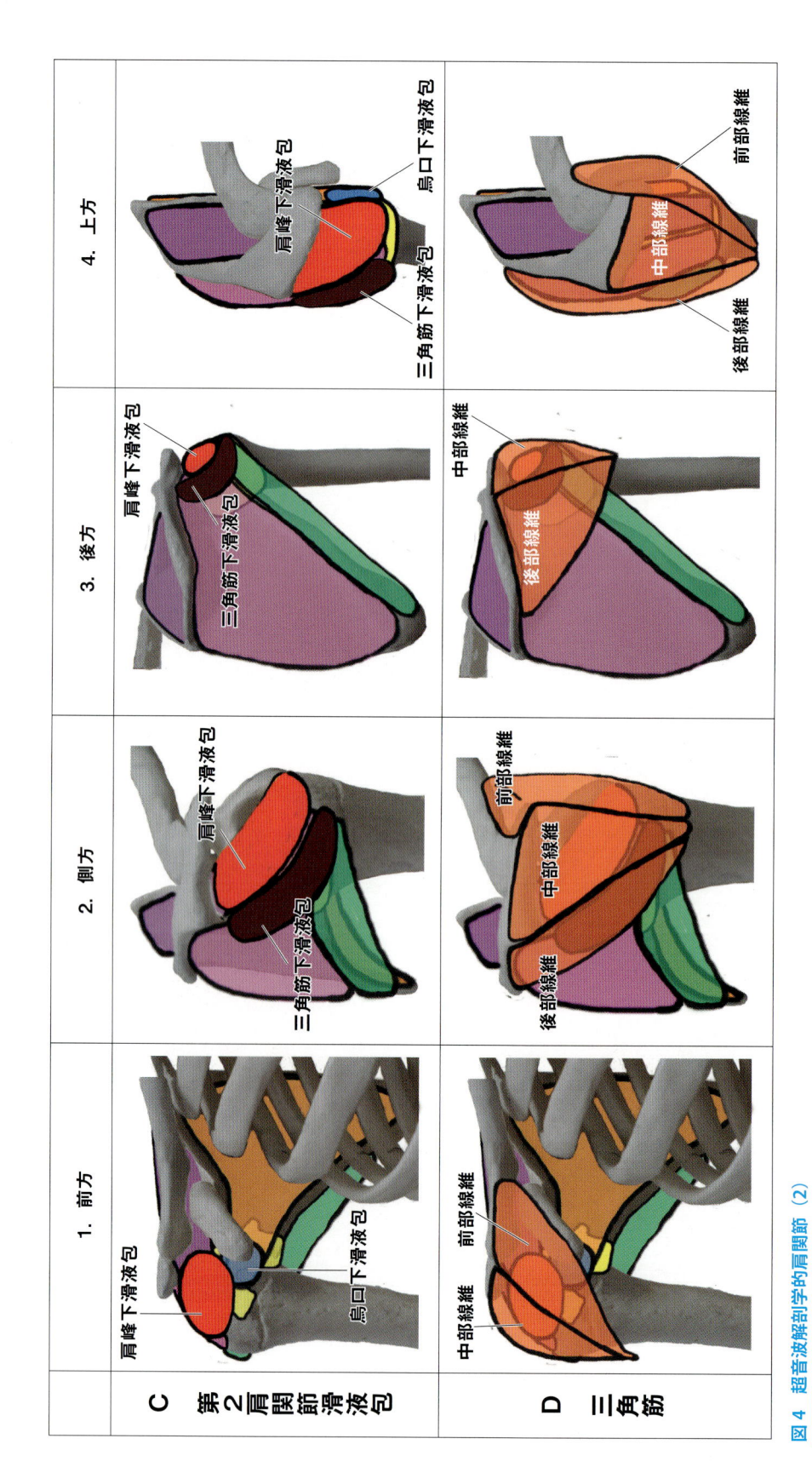

図4 超音波解剖学的肩関節（2）
(C) 第3層：肩峰下滑液包は肩峰と棘上筋の間に，烏口下滑液包は烏口突起と肩甲下筋の間に，そして三角筋下滑液包は棘下筋と小円筋の表面にある．
(D) 第4層：これらを三角筋が覆っている．

表1　病態と注入部位

疾患名		病　態	注入部位	目　的
A. 石灰沈着性腱板炎	A1	1期：腱板内限局	各腱板内	石灰吸引・消炎（ステロイド）・鎮痛（局所麻酔薬）
	A2	2期：腱板滑液包間	各腱板内，各滑液包内	第2肩関節滑液包と交通をつくり石灰吸収の促進
	A3	3期：滑液包内	各滑液包内	石灰吸引・消炎・鎮痛
	A4	4期：石灰吸収	各滑液包内	消炎・鎮痛
B. 滑液包炎	B1	第1肩関節滑液包炎症・狭窄	肩甲下滑液包内 上腕二頭筋長頭腱滑液包内	消炎・鎮痛・ショックアブソーバーの再構築・肩甲上腕リズムと可動域の再構築
	B2	第2肩関節滑液包炎症・狭窄	肩峰下滑液包内 烏口下滑液包内 三角筋下滑液包内	
C 腱板断裂	C1	部分断裂　表層 　　　　　中間 　　　　　深層	各滑液包内→B2	鎮痛・ショックアブソーバーの再構築 腱板内穿刺により表層部分断裂となるので不可 除外診断
	C2	完全断裂	後方肩甲上腕関節腔内	診断・治療：薬液注入後，第2肩関節滑液包流入あり
D. 凍結肩	D	Weitbrecht 孔狭窄？	後方肩甲上腕関節腔内 前方肩甲上腕関節腔内→B1	診断：薬液注入後，内旋時肩甲下滑液包内流入なし 治療：薬液注入による Weitbrecht 孔拡大

注入部位は病態を推測して決める．

体表ランドマーク・超音波プローブの位置・ブロック針穿刺法

1 後方肩甲上腕関節包内注入

肩峰背側で肩甲棘と平行にプローブを置く。尾側に平行移動していくと三角筋と棘下筋の深部で肩甲骨と骨頭の間に関節包がある。関節包後方線維は内旋すると緊張し外旋すると弛緩するため，外旋位にして平行法または交差法で針を進める（図5A①）。

2 肩甲下滑液包内注入

烏口突起と小結節に合わせてプローブを置く。肩甲下滑液包は外旋すると緊張し内旋すると弛緩するため，内旋位にして交差法で針を進める（図5A②）。

3 烏口下滑液包内注入

烏口突起と小結節に合わせてプローブを置く。烏口下滑液包は外旋すると緊張し内旋すると弛緩するため，内旋位にして平行法で針を進める（図5B①）。

4 肩峰下滑液包内注入

肩峰と大結節に合わせてプローブを置く。肩峰下滑液包は内転すると緊張し外転すると弛緩するため，外転位にして平行法で針を進める（図5B②）。

超音波プローブ周波数

周波数11 MHz 以上のリニアプローブを使用する。

超音波画像評価・局所麻酔薬投与量

1 後方肩甲上腕関節包内注入

①穿刺前

三角筋と棘下筋の深部に肩甲上腕関節包がある。関節包後方線維を弛緩させるために穿刺時は外旋位とする（図6A）。

②穿刺・注入時

平行法または交差法で針を進めるが，どちらの方法でも刺入角度が大きくなるため針は確認しにくい。周囲組織の動きと少量の薬液注入で針先を確認する。関節包内に針先が入ると注入時の抵抗感がなくなる。0.25％メピバカイン 10-20 ml を注入する（図6B）。

③注入後

関節包外注入の場合，薬液は内外旋に関係なく同じ部位にあるが，関節包内注入の場合は，内旋時に狭くなり外旋時に広がる（図6C）。

2 肩甲下滑液包内注入

①穿刺前

〈ランドマーク〉

〈プローブ〉

〈適応〉

- 腱板完全断裂の診断と治療（C2）
- 凍結肩の診断（D）

- 凍結肩の治療（D）
  - ａ ・肩峰下滑液包炎（B1）
  - ｂ ・長頭腱滑液包炎（B1）

- 石灰沈着性肩甲下筋炎（A3, 4）
- 烏口下滑液包炎（B2）
- 肩甲下筋表層部分断裂（C1）

- 石灰沈着棘上筋炎（A3, 4）
- 肩峰下滑液包炎（B2）
- 棘上筋表層部分断裂（C1）

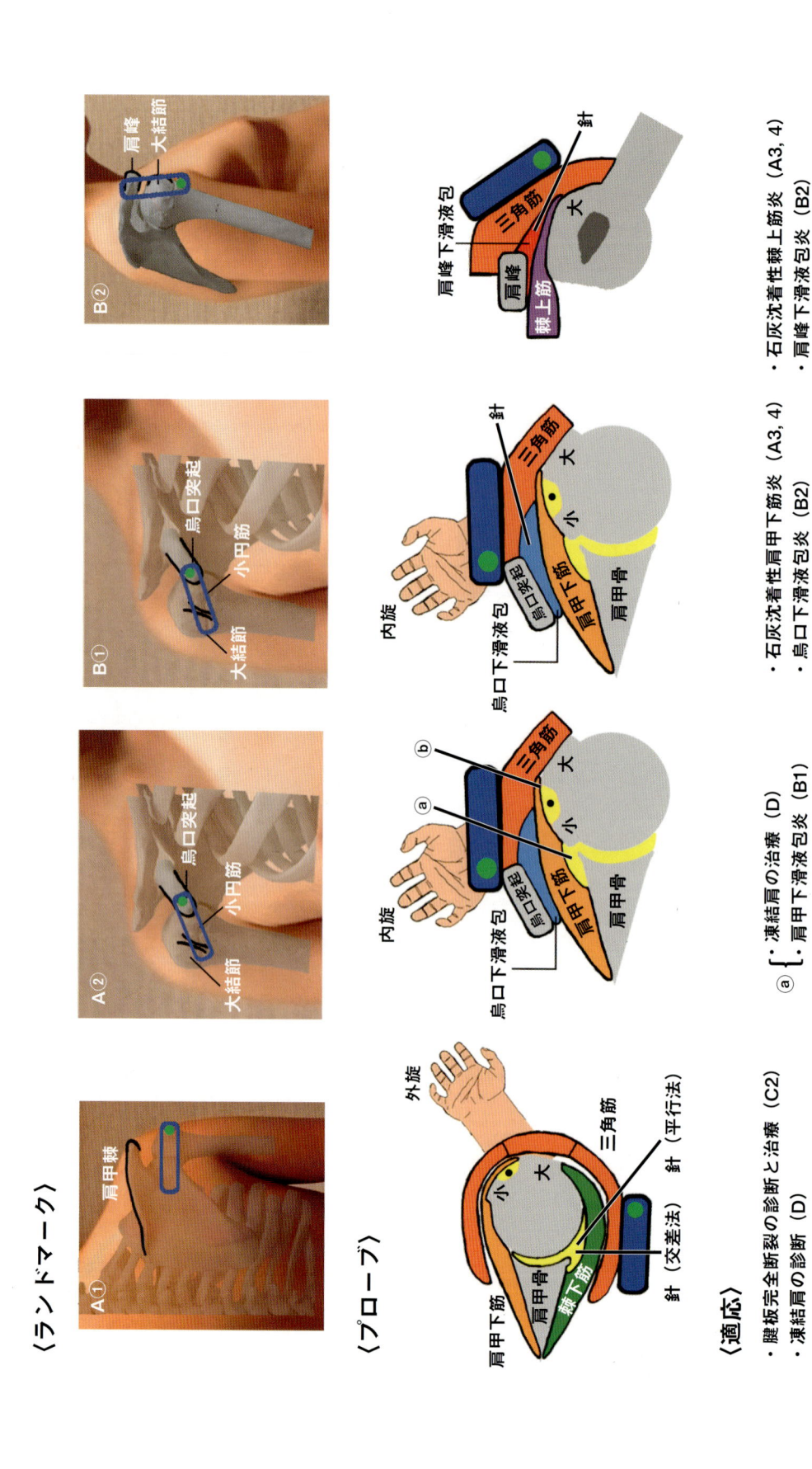

図5　体表ランドマーク・超音波プローブの位置・ブロック針の穿刺法
(A) 第1肩関節①後方②前方, (B) 第2肩関節①前方②側方

肩甲上腕関節包内注入はプローブを背側より肩甲骨と骨頭間に置き, 平行法または交差法で穿刺する (A①). 肩峰下滑液包内と烏口下滑液包内注入はプローブを烏口突起と小結節間に置き, それぞれ交差法 (A②), 平行法 (B①) で穿刺する (B①). 平行法 (A②), 肩峰下滑液包内注入はプローブを側方より肩峰と大結節間に置き, 平行法で穿刺する (B②).

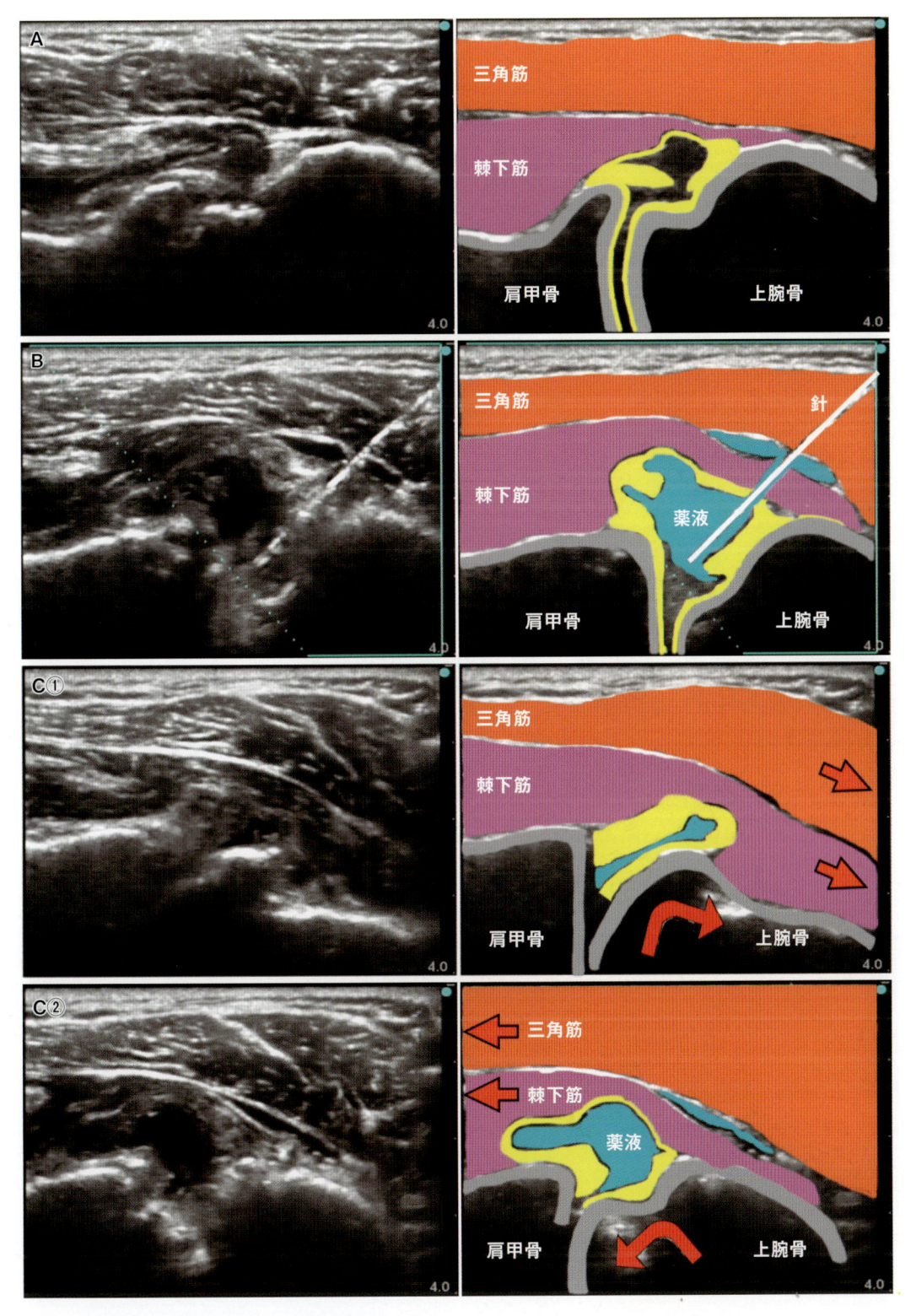

図6 後方肩甲上腕関節包内注入の超音波画像
　　　　(A) 穿刺前，(B) 穿刺・注入時，(C) 注入後①内旋②外旋

肩峰背側で肩甲棘と平行にプローブを置く．三角筋と棘下筋の深部に肩甲上腕関節包がある．交差法または平行法により穿刺し，針先を関節包内に位置させ注入する．内外旋により注入の成否が分かる．

7 関節内注入

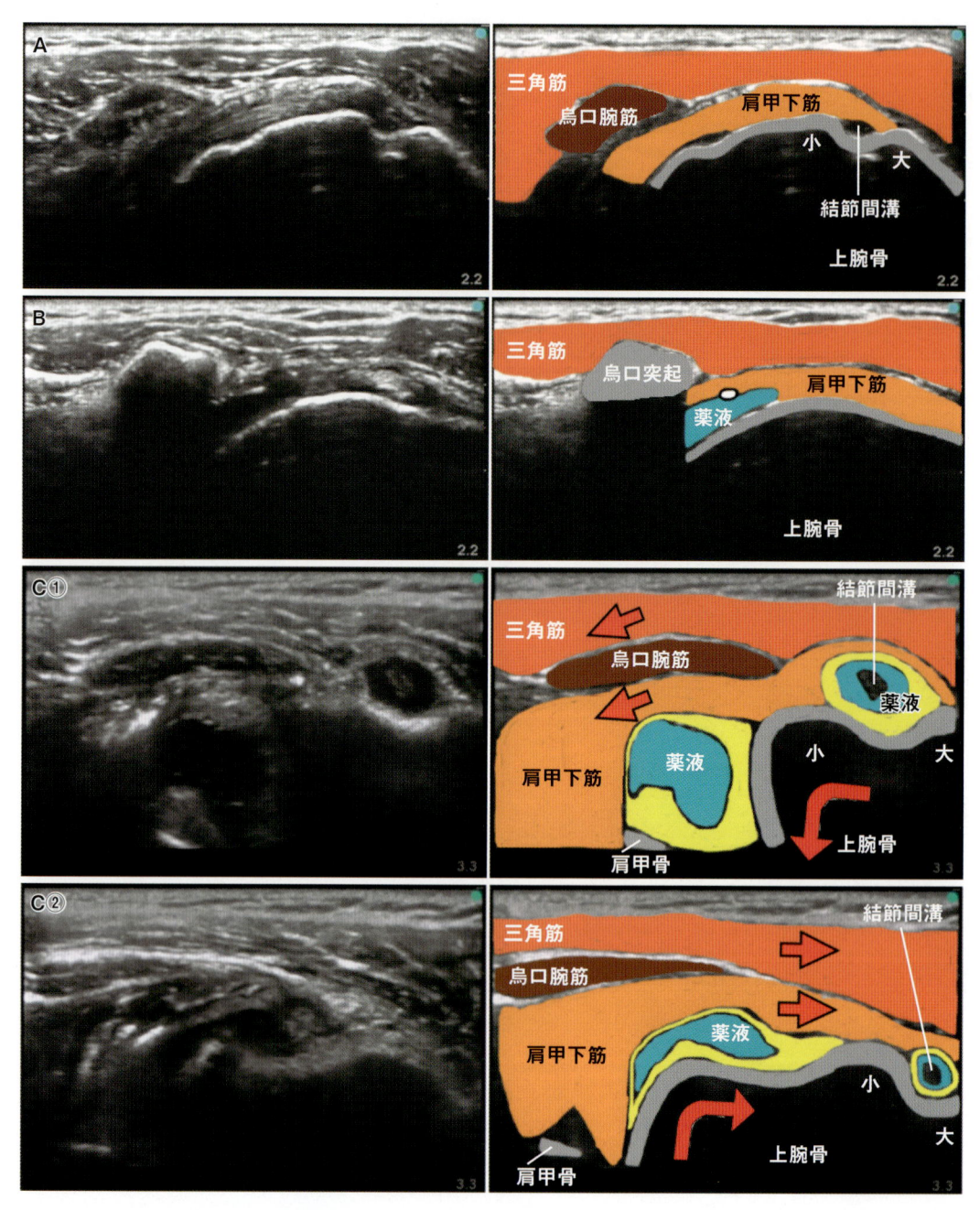

図7 肩甲下滑液包内注入の超音波画像
　　　（A）穿刺前，（B）穿刺・注入時，（C）注入後①内旋②外旋

烏口突起と小結節の間にプローブを置く．肩甲下筋の深部に肩甲下滑液包がある．交差法により穿刺し，針先を肩甲下滑液包内に位置させ注入する．内外旋により注入の成否が分かる．

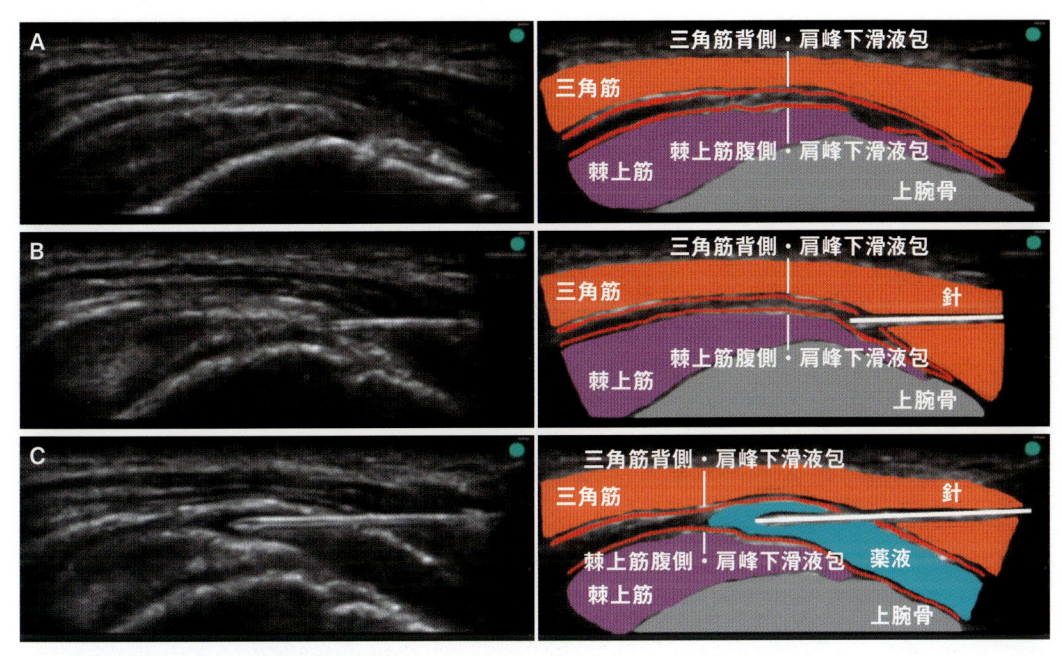

図8 肩峰下滑液包内注入の超音波画像（1）
（A）穿刺前，（B）穿刺時，（C）注入中

肩峰と大結節の間にプローブを置く．三角筋と棘上筋の間に肩峰下滑液包がある．平行法により穿刺し，針先を肩峰下滑液包内に位置させ注入する．

三角筋と肩甲下筋の深部に肩甲下滑液包がある．滑液包を弛緩させるために穿刺時は内旋位とする（図7A）．

②穿刺・注入時
交差法で針を進め，針先が滑液包内に入ったのち0.25%メピバカイン10-20 mlを注入する（図7B）．

③注入後
滑液包内注入の場合，滑液包は外旋時に狭くなり内旋時に広がる．また正常では長頭腱滑液包の膨大も確認できる（図7C）．

3 肩峰下滑液包内注入

①穿刺前
三角筋背側と棘上筋腹側にある高エコー領域の間に見える低エコー領域が肩峰下滑液包である（図8A）．

②穿刺・注入時
平行法で針を進め，針先が滑液包に入ったら0.25%メピバカイン10-20 mlを注入する（図8B, C）．

③注入後
滑液包内注入の場合，滑液包は内転時に狭くなり外転時に広がる．また短軸で，肩峰下滑液包は棘上筋から結節間溝の上で膨らみ，場合によっては肩甲下筋の上の烏口下滑液包まで膨らむ（図9D, E）．

実際の手技とプロトコール

適切な注入部位の選択が重要になる．

肘関節を90°屈曲した状態で，肩関節を①内旋，②外旋，③内旋＋屈曲，④内旋＋外転，⑤外旋＋外転させる．①でのみ疼痛が出現する場合は烏口下滑液包，また④でのみ疼痛が出現する場合は肩峰下滑液包が病因と推測する．②の外旋に制限があり①～⑤の複数で疼痛が出現する場合はまず後方より肩甲上腕関節包内注入を行う．注入後に肩峰下滑液包へ流出する場合は腱板完全断裂と診断し，内旋時に肩甲下滑液包へ流入がない場合はWeitbrecht孔閉塞の可能性がある．注入後に再度①～⑤を行い，注入前と比較し次回診療の参考とする．

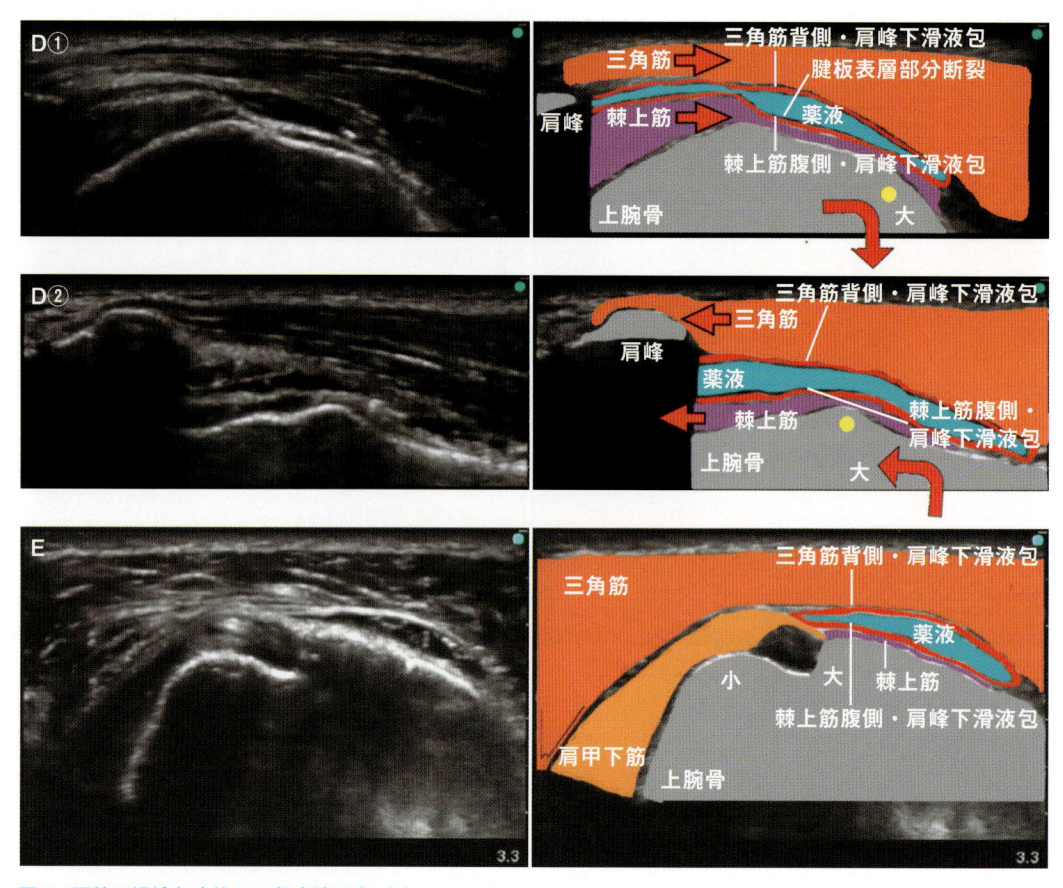

図9 肩峰下滑液包内注入の超音波画像（2）
(D) 注入後・長軸①内転②外転, (E) 注入後・短軸

内外転により注入の成否が分かる．

合併症

● 注入時痛
　肩甲上腕関節包と肩甲下滑液包は深部にあり，穿刺角度が大きくなるため針先が確認できず，筋肉内や滑膜内注入となり激痛の原因となる。

● 出血
　圧迫止血ができない深部への注入は，出血傾向のある場合は行わない。

● 迷走神経反射
　前方からの肩甲下滑液包内注入は，迷走神経反射が起こりやすいため仰臥位で行う。

文献

1) Sher JS, Uribe JW, Posada A, et al. Abnormal findings on magnetic resonance images of asymptomatic shoulders. J Bone Joint Surg Am 1995；77：10-15.
2) 橋本 淳，信原克哉．解剖と機能．肩診療マニュアル（第3版）．東京：医歯薬出版；2004. p.1-32.
3) McClure PW, Michener LA, Sennett BJ, et al. Direct 3-dimensional measurement of scapular kinematics during dynamic movements in vivo. J Shoulder Elbow Surg 2001；10：269-77.
4) 三笠元彦．石灰沈着性腱板炎．肩の痛み，東京：南江堂；1998. p.63-70.
5) 黒川正夫．肩関節．扇谷浩文，遠田栄一編．整形外科領域の超音波検査，東京：医歯薬出版；2007 p.16-22.

6) 橋本　淳, 信原克哉. 腱板断裂. 肩診療マニュアル（第3版）. 東京：医歯薬出版；2004. p.93-132.
7) 皆川洋至. 肩関節. 超音波でわかる運動器疾患. 東京：メジカルビュー社；2010. p.151-84.
8) 臼井要介, 白川香, 水谷彰仁. 超音波診断装置を用いた肩の痛みに対する診断と治療. ペインクリニック 2010；31：601-13.

（臼井　要介, 白川　香, 水谷　彰仁）

8 小児の超音波ガイド下神経ブロック

1 硬膜外ブロック

はじめに

　小児の硬膜外ブロックは全身麻酔下に行われるので，より注意深い穿刺手技の実践が求められる。硬膜外ブロックは術中の全身麻酔薬の必要量を減らし，術後の疼痛管理法としても有用であるが，成人と比べて以下のような問題点が存在する。①硬膜外腔の前後の幅が2mm程度と狭い。②体格の個人差が大きく，皮膚から硬膜外腔までの距離を年齢から予測するのが困難である。③小児，特に新生児は線維組織が少なく，抵抗消失法による感知が難しい。④年少児では神経障害の自覚症状を訴えることができない。このような問題点があることから，超音波を用いて局所解剖に関する画像情報を得ておくことは，非常に有益であると考えられる。骨化が完成していない小児は，成人と比べて超音波が脊柱管内部までとどきやすく，硬膜外腔の描出は比較的容易である。特に新生児や3ケ月未満の乳児では，超音波による脊柱管内部組織の視認性が良いとされている[1]。

解　剖

　硬膜外腔は，大後頭孔から仙骨裂孔にかけての脊髄および髄膜の周囲に存在し，その前方は椎間板および椎体，後方は黄色靱帯が形成している。小児の硬膜外腔の前後の幅は，2mm程度と成人に比べて狭く，通常の硬膜穿刺針ではベベル自体がその幅に収まらないので，小児用の硬膜外針が用いられる。一般に，新生児の脊髄円錐遠位端は第3腰椎レベルとされているが，側臥位での超音波検査では第2腰椎との報告もあり[2]，下位腰椎レベルでの穿刺が安全と考えられる。6～8歳くらいまでの小児は，硬膜外腔の脂肪組織が少ないので，薬液が広がりやすく，カテーテルの頭側への誘導がしやすい。また，年少児は腰椎の前弯が小さく，また，黄色靱帯は線維化が少なく柔らかい。乳児では骨化が完成していないために，針で脊椎を貫通してしまう可能性があり，針と骨との接触はなるべく避けたほうがよい。

適　応

　小児においても，胸部以下で術後痛が強いと考えられる手術が，硬膜外ブロックの適応であり，開胸手術や開腹手術などがこれにあたる。小児では全身麻酔下に行うことから，危険性と得られる利益を勘案した適応の判断が必要である。

　超音波ガイド下に穿刺を行っても，硬膜外針を常時描出しながら穿刺を行い，超音波画像のみで硬膜外穿刺を確認するのは，一般に難しいと考えられる。しかしながら，皮膚から硬膜外腔までの距離や穿刺経路を事前に見積もることができ，また，硬膜外腔の薬液の広がりやカテーテルを確認するのに活用できる。

体　位

　体位は側臥位で胸膝位とする。胸膝位は棘突起間や椎弓間隙を広くするとともに，皮膚からの脊柱までの距離を短縮させるので，描出される脊柱内部がより明瞭となる。しかしながら，頸部の前屈は，気管チューブの屈曲や位置異常を来すことがあるので，過度の前屈は避ける。

超音波プローブの位置と向き

　脊柱管内部の観察には，横断面像と矢状断面像を用いる。

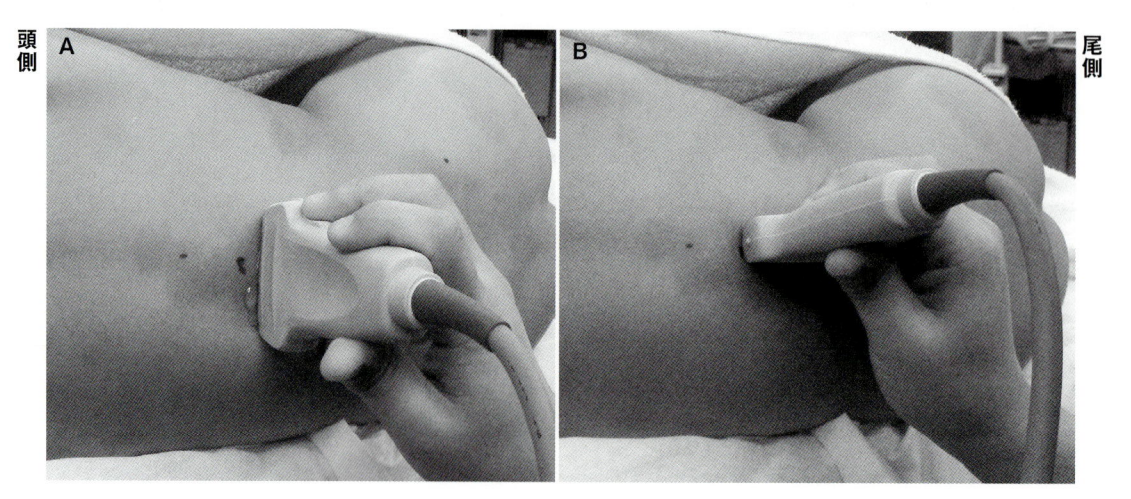

図1 超音波プローブの当て方
　　　（A）横断面像の描出，（B）矢状断面像の描出

（A）上下の棘突起の間で，体軸に対して垂直になるように当てる．脊柱管内部が描出されるようにプローブの向きを調整する．
（B）棘突起を結ぶライン上に当てる．少し外側にずらして，傍矢状断面を描出してもよい．ブロック針とプローブの位置関係は交差法となる．
（堀田訓久．腰部硬膜外ブロック．小松　徹，佐藤　裕，白神豪太郎，瀬尾憲正，廣田和美編．超音波ガイド下脊柱管・傍脊椎ブロック．東京：克誠堂出版；2011．p.165-71 より引用）

1 短軸（横断面像）走査

　横断面像を描出するには，上下の棘突起の間で，体軸に対して垂直にプローブを当てる（図1A）．プローブの傾きを調整して，視認性の良い画像を描出する．

2 長軸（矢状断面像）走査

　矢状断面像を描出するには，棘突起を結ぶライン上にプローブを当てる（図1B）．プローブをやや外側へスライドさせて，傍正中矢状断面像を描出すると，正中矢状断面像よりも脊柱管内部を広く観察することができる[1]．

超音波プローブ周波数

　小児の場合は，皮膚から硬膜外腔までの距離が短いので，高周波のリニアプローブが適している．体格が大きい年長児では成人同様のコンベクスプローブを用いることもある．

ブロック針穿刺法

　ここでは，棘突起間から硬膜外針を刺入する正中法において，交差法の画像を用いて行う手技を解説する．プローブは横断面像または傍矢状断面像を描出するように当て，脊柱管内部を描出する．硬膜外針は正中法で穿刺を行い，抵抗消失法で硬膜外腔を確認する．超音波画像は補助的な確認法として用いる．また，傍矢状断面像を描出するには，穿刺部位の外側で体軸と平行にプローブを当て，内側に少し傾ける．ブロック針自体の描出は困難となるが，硬膜外腔に広がる薬液を超音波画像上で確認することができる．

穿刺前超音波画像評価

　腰部硬膜外ブロックにおいても，穿刺前の超音波画像評価が重要である．横断面および矢状断面の画像を観察し，脊椎周囲組織の構造を把握する．画像所見をもとに穿刺部位および刺入方向を決定し，さらに，皮膚から硬膜外腔の距離を計測して，穿刺時の参考にする．患者体位は，胸膝位とすることで脊

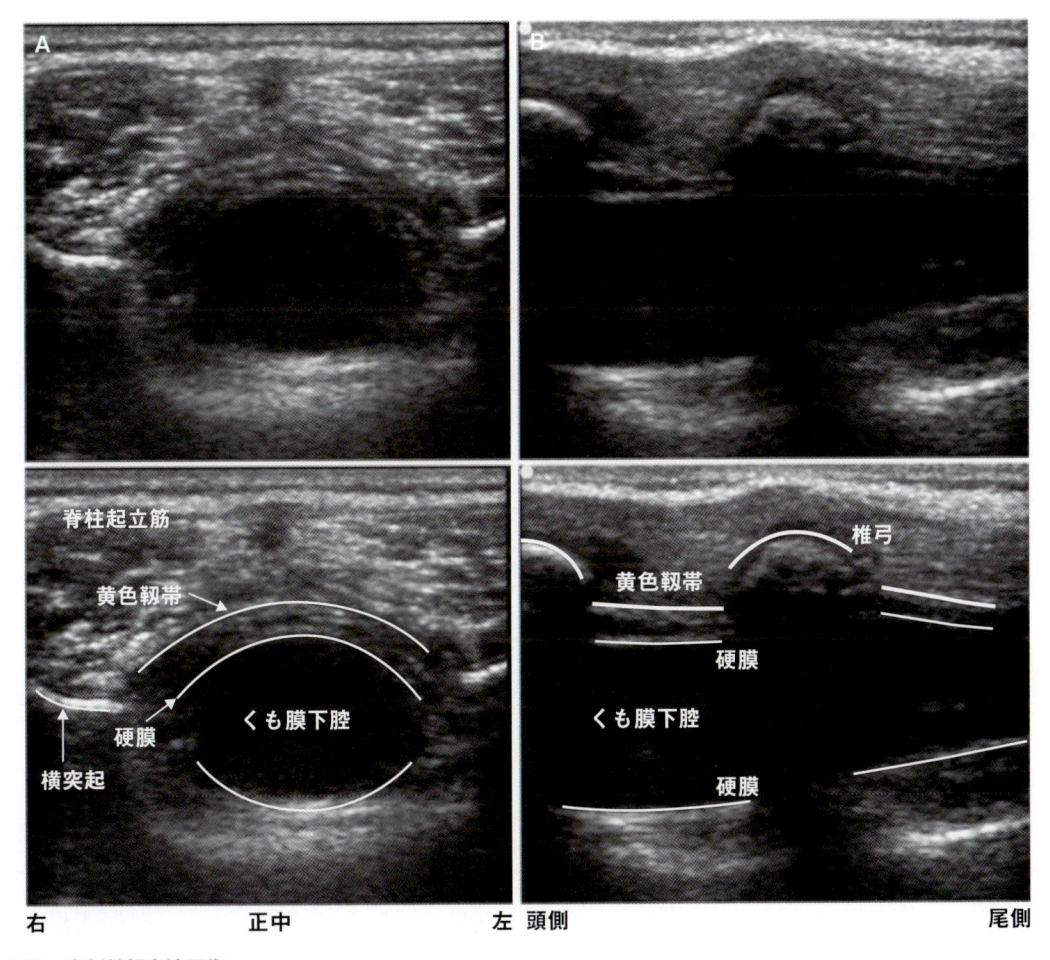

図2　穿刺前超音波画像
　　　（A）横断面像，（B）矢状断面像

脊柱管内部の低エコー像はくも膜下腔である．その周囲の高エコー像が硬膜となる．

椎の間隙が広くなり，皮膚から硬膜外腔までの距離が短縮する．

1 横断面像

　棘突起または棘間靱帯を中心として左右対称の像が得られる（図2A）．棘突起の左右外側には脊柱起立筋の低エコー像が存在する．棘間靱帯の深部で左右外側に伸びる高エコー像は，椎弓および横突起である．プローブを棘突起上に当ててしまうと，音響陰影により脊柱管内部が描出されない．棘間靱帯の深部に，ライン状の高エコー像が描出される．横突起のレベルの高エコー像は，黄色靱帯および背側の硬膜であり，硬膜は黄色靱帯よりも明瞭な高エコー像となることが多い．脳脊髄液で満たされるくも膜下腔は無エコーとなるが，その内部に馬尾の高エコー像が観察できることもある．さらにその深部に描出される高エコーのラインは，腹側の硬膜および椎体後面である．これらの高エコー像が描出されない場合は，超音波が脊柱管内部まで到達していないと考えられるので，プローブの位置や向きおよび患者の体位を調整する．

2 矢状断面像

　腰椎仙骨移行部から頭側に観察していくことにより，腰椎レベルを同定することができる．棘突起や椎弓といった骨組織の影響が不可避であり，椎弓の深部は音響陰影となる（図2B）．上下の椎弓をつなぐ高エコー像が黄色靱帯であり，その深部に脊柱

管内部が描出される．脊柱管の内部には，硬膜の高エコー像やくも膜下腔の無エコー像が確認できる．硬膜外腔は黄色靱帯と背側硬膜の間の低エコー像である．

ブロック針サイズ

19-18 G，50-70 mm の Tuohy 針を使用する．

局所麻酔薬投与量

ブロックされる脊髄分節の範囲は，局所麻酔薬の投与量により変化する．投与量は効かせたい分節と鎮痛の程度（手術侵襲か術後疼痛目的か）と局所麻酔薬の極量から勘案する．以下に，投与量の計算式の一例を提示する[3]．

投与量（ml）＝0.05 ml/kg/ ブロックに必要な分節数

持続ブロック

小児の腰部硬膜外ブロックは術後鎮痛に用いられることが多く，カテーテルを留置した持続ブロックが行われる．ブロック針は 19 または 18 G の Tuohy 針を用い，小児用の硬膜外カテーテルを留置する．超音波で硬膜外腔に挿入したカテーテルを観察できることもあるが，周囲組織とのエコーレベルが近く，判別が困難なことも多い[2]．カテーテルから薬液を注入し，硬膜外腔に低エコー像が広がれば，硬膜外腔に留置されていると判断できる．

実際の手技とプロトコール

①全身麻酔下で側臥位とし，腰椎の穿刺前超音波走査を行う．超音波画像所見をもとに，針の刺入部位を決定し，刺入方向をイメージする．プローブを体表面に対して垂直に当て，脊柱管内部の横断面像が描出されれば，ブロック針も体表面に対して垂直に刺入すればよいと考えられる．
②超音波で計測した皮膚から硬膜外腔までの距離を参考にして，上下の棘突起の間から正中法で Tuohy 針を穿刺する．プローブの操作は助手が行い，施術者はブロック針の操作と抵抗消失法の手技を行う．超音波画像は交差法となるので，針先が硬膜外腔へ到達する様子を描出することはできないが，プランジャーの抵抗消失と同時に，生理食塩液が硬膜外腔に広がる様子を観察できる（図3）．また，硬膜外腔に挿入したカテーテルの一部が観察できることもある．
③穿刺前評価で皮膚から硬膜外腔までの距離を計測しても，実際のブロック針の刺入長との間には，わずかな差があることも多い．その要因としては，プローブによる皮膚の圧迫によって計測距離が短く見積もられることや，実際の針の刺入経路が，画像で計測した最短経路ではない可能性などが考えられる．著者の経験でも超音波による計測よりもブロック針の刺入長の方が大きいことが多く，

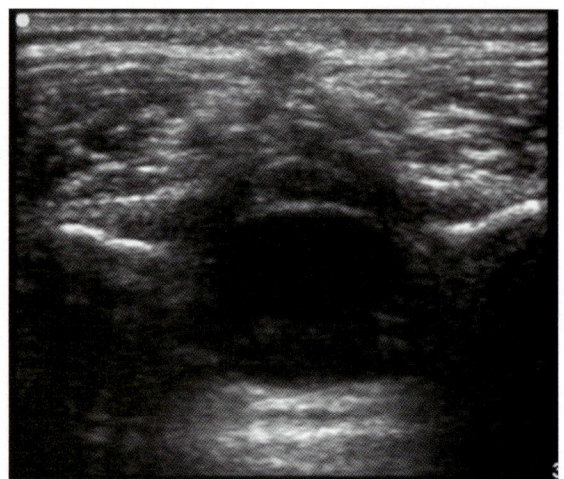

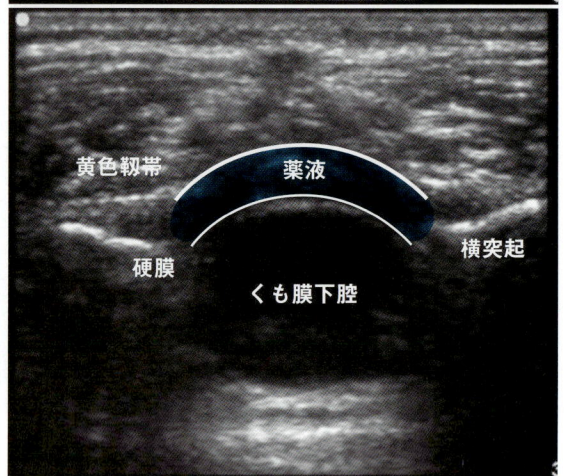

図3　薬液注入時の超音波画像
背側の硬膜と黄色靱帯の間に薬液の低エコー像が広がっている．

上記のメカニズムと一致する。

合併症

神経障害，硬膜外血腫，局所麻酔薬アレルギー，局所麻酔中毒，硬膜外膿瘍。

文献

1) Marhofer P, Bosenberg A, Sitzwohl C, et al. Pilot study of neuraxial imaging by ultrasound in infants and children. Paediatr Anaesth 2005；15：671-6.
2) Willschke H, Bosenberg A, Marhofer P, et al. Epidural catheter placement in neonates: Sonoanatomy and feasibility of ultrasonographic guidance in term and preterm neonetes. Reg Anesth Pain Med 2007；32：34-40.
3) Cote CJ, Todres ID, Goudsouzian NG, et al. A Practice of anesthesia for infants and children, 3ed ed. Philadelphia；1999：p.637.
4) Rapp HJ, Folger A, Grau T. Ultrasound-guided epidural catheter insertion in children. Anesth Analg 2005；101：333-9.

〔岡田　修，堀田　訓久〕

2 仙骨硬膜外ブロック

はじめに

　小児の仙骨硬膜外ブロックは，下腹部や会陰部，下肢の手術が良い適応であり，小児の手術で多用される区域麻酔である。本ブロックの手技は，体表ランドマーク法でも比較的容易であるが，超音波画像のガイド下に行うことで，手技の妥当性を画像所見として確認することができる。すなわち，仙骨硬膜外腔にブロック針が到達していることや局所麻酔薬が注入されている様子を，リアルタイムに観察することができる。また，ランドマーク法で失敗して仙骨裂孔が触知不能になった症例に超音波ガイド下法を用い，ブロックに成功したという報告[1]もあることから，穿刺困難症例に対する有用性が高いと思われる。

解 剖

　仙骨は5つの仙椎が癒合して一つの骨を形成しており，脊椎の中でも特殊な形をしている。仙骨背面の正中仙骨稜は棘突起が癒合したものであり，形成不全や個人差が見られる。正中仙骨稜の下端が仙骨裂孔であり，ここは仙骨管が尾側で開放する位置にあたる。仙骨裂孔は左右の仙骨角に挟まれ，仙尾靱帯で覆われている。骨癒合の完成していない乳幼児では，成人と比べると超音波による仙骨管内の描出が容易である。馬尾や髄液を含む硬膜嚢の下端の位置は，新生児では第4仙椎レベルであるが，1歳児では成人と同様の第2仙椎レベルとなる。左右の後上腸骨棘を結ぶラインは，第2仙椎の棘突起にあたる部位に相当し，硬膜嚢下端の体表ランドマークとされる。年少児では超音波により硬膜嚢を観察することもできるので，硬膜嚢下端から仙骨裂孔までの距離が短い新生児や乳児においては，本ブロックに超音波を用いる意義が大きい。

適 応

　全身麻酔で行う下腹部，会陰部，下肢の手術における補助鎮痛および術後鎮痛。

体 位

　側臥位で胸膝位とするか，腹臥位で下腹部の下に枕を入れる。

超音波プローブの位置と向き

　ブロック針は仙骨裂孔から穿刺し，頭側に向けて進める。プローブの当て方により，穿刺手技は交差法または平行法となる。プローブを当てる部位の体表ランドマークとしては，左右の仙骨角と，これらに挟まれる仙骨裂孔である。
　交差法：左右の仙骨角を結ぶライン上にプローブを当てる（図1A）。仙骨裂孔の横断面像が描出される。
　平行法：尾骨の頭側で，仙骨裂孔および正中仙骨稜上にプローブを当てる（図1B）。仙骨管の矢状断面像が描出される。

超音波プローブ周波数

　高周波（7-12 MHz）リニアプローブを使用する。

ブロック針穿刺法

　左右の仙骨角に挟まれる仙骨裂孔を刺入点として，頭側に向けてブロック針を進める。仙骨裂孔の横断面を描出した場合は交差法となり，矢状面を描出した場合は平行法の手技となる。

ランドマーク法・神経刺激法による確認

　体表ランドマークとして，仙骨角と仙骨裂孔を触知する。尾骨を確認したのちに，頭側を触知していくと，左右の仙骨角とそれに挟まれる仙骨裂孔を確認できる。

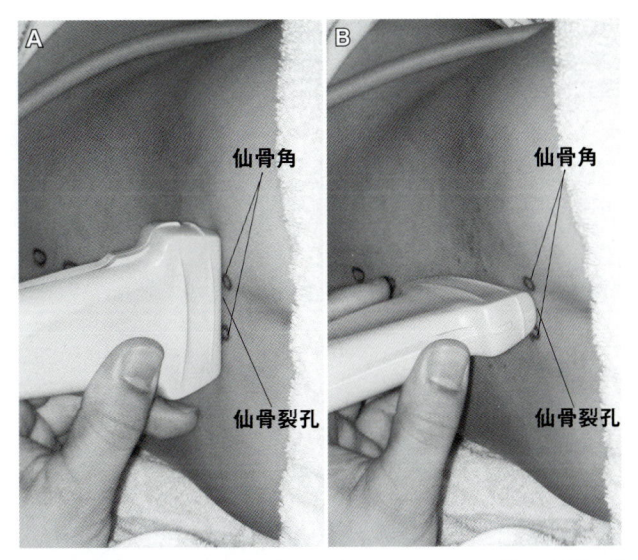

図1 超音波プローブの当て方・体表ランドマーク・ブロック針の穿刺法
(A)横断面像を描出する交差法，(B)矢状断面像を描出する平行法

左右の仙骨角に挟まれる仙骨裂孔にプローブを当てる．
ブロック針は仙骨裂孔から頭側に向けて刺入する．

穿刺前超音波画像評価

仙骨管の横断面像および矢状断面像を観察し，仙骨管の全体像を把握する．

1 短軸（横断面像）走査（図2A）

左右の仙骨角を結ぶライン状にプローブを当て，仙骨裂孔の横断面像を描出する．左右の仙骨角による高エコー像と，それに挟まれる仙尾靱帯の帯状の高エコー像を確認する．仙尾靱帯の深部に存在する明瞭な高エコー像が仙骨であり，仙尾靱帯と仙骨の間の低エコー領域が硬膜外腔となる．プローブを頭尾側に動かして調整を行い，硬膜外腔の前後の幅が十分に描出されるようにする．プローブを尾側に移動させると硬膜外腔の幅が狭くなっていき，仙尾靱帯が尾骨に付着するところで硬膜外腔が消失する．

2 長軸（矢状断面像）走査（図2B）

正中仙骨稜上にプローブを当て，仙骨管の矢状断面像を描出する．横断面像だけでなく矢状断面像も観察することで，仙骨管の全体像を把握するのに役立ち，刺入部位から硬膜外腔までの距離と方向を把握することができる．刺入時の角度のまま刺入すると，仙骨を貫通する場合もあるので注意が必要である．仙骨硬膜外ブロックにおける刺入角度の検討では，体表から21°の角度で92.3％の成功率であったと報告されている[2]．皮下組織の深部には，正中仙骨稜の高エコー像と，尾側に続く仙尾靱帯が観察される．仙尾靱帯は帯状の高エコー像で，尾側端が尾骨に付着する．これらの組織と仙骨の高エコー像に挟まれる楔型の低エコー領域が硬膜外腔である．仙骨管の頭側には硬膜嚢が存在する（図2C）．硬膜嚢は第2仙椎レベル付近が下端となる無エコー像である．仙骨裂孔から硬膜嚢下端までの距離が短い新生児や乳児では，硬膜穿刺を防ぐために，硬膜嚢の下端の位置を体表マーキングするとよい．

ブロック針サイズ

著者の施設では，22Gの静脈留置針を使用することがあり，留置後に外筒の可動性が良ければ，硬膜外腔内に留置されている所見の一つとして評価している．23Gの注射針を使用しても，仙尾靱帯を貫通する感触は得られる．新生児の場合は，針が仙骨を貫通する可能性があるので注意が必要である．

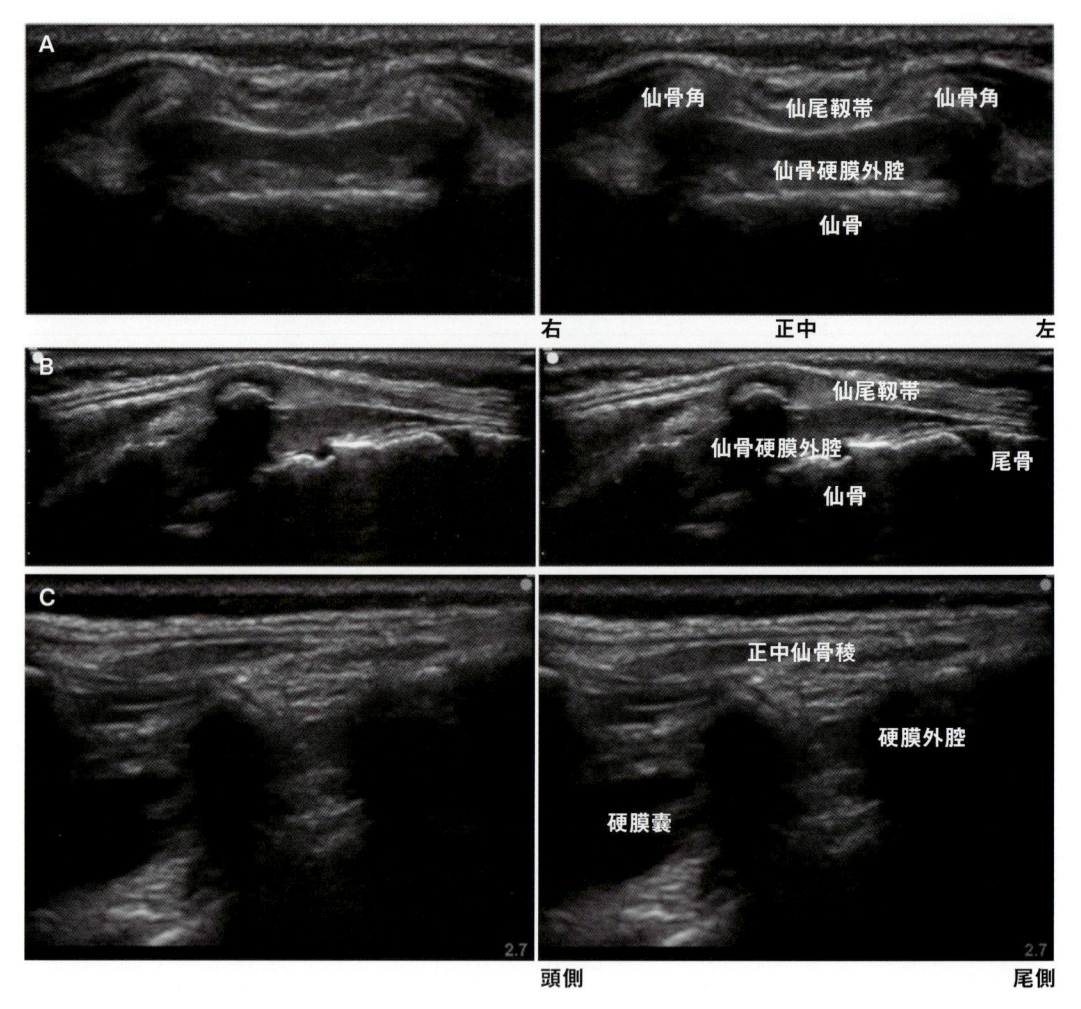

図2　穿刺前超音波画像
(A) 横断面像：仙尾靱帯と仙骨の間の低エコー領域が仙骨硬膜外腔である．
(B) 矢状断面像：仙尾靱帯は尾骨に付着しており，仙骨硬膜外腔は楔型をしている．
(C) 仙骨硬膜外腔の内部にくも膜下腔が低エコー領域として観察される．

局所麻酔薬投与量

0.25％ロピバカインなど，0.5-1.0 ml/kg（20 mlまで）を用いる。

単回投与ブロック

鼠径ヘルニアや停留精巣といった小手術では，補助鎮痛および術後鎮痛を目的として単回投与ブロックが行われる。

持続ブロック（図3）

開腹手術のような術後痛の強い手術では，術後鎮痛法としてカテーテルを留置すれば，持続ブロックを行うことができる。仙骨裂孔からカテーテルを挿入し，目的の脊椎レベルまで進めて用いる。実際に行う機会は少ないと思われる。

実際の手技とプロトコール

全身麻酔下で患者体位を側臥位とし，穿刺前の超音波画像評価を行う。このときに，仙骨角や硬膜囊

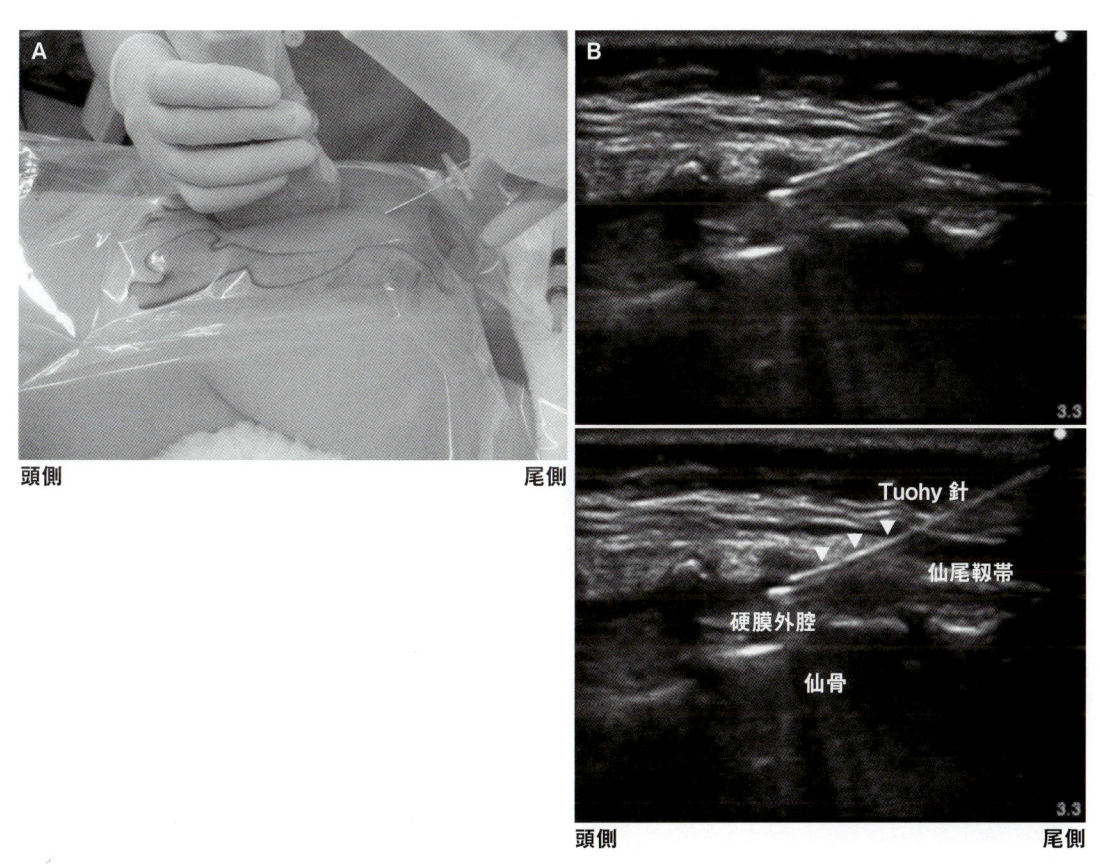

図3 持続ブロックのためのカテーテル留置
(A) 平行法でTuohy針を刺入している．
(B) Tuohy針の先端は硬膜外腔に到達している．

下端の位置を体表マーキングしてもよい．

1 交差法の手技

①プローブの位置は，左右の仙骨角を結ぶライン上とする．仙骨裂孔の横断面像を描出し，仙骨角，仙尾靱帯，硬膜外腔，仙骨を確認する．硬膜外腔の前後の幅（仙尾靱帯から仙骨までの距離）が十分得られるようにプローブの位置を調整する．

②プローブ尾側にあたる仙骨裂孔を刺入部位として，頭側に向けてブロック針を刺入する．超音波画像ではブロック針の刺入に伴う周囲組織の動きやブロック針の高エコー像が見られるが，針先の深さを正確に把握するのは困難である（図4）．

③ブロック針の刺入抵抗が低くなり，仙尾靱帯を貫通した感触が得られたら，吸引試験を行い，局所麻酔薬を1-2 mlずつ分割投与する．低エコー性の薬液が硬膜外腔に広がる様子が観察されればよい（図4）．このときに生理食塩液（0.2-0.3 ml）を使用して，超音波画像上で確認することもできる．もし，皮下組織に薬液が広がった場合は，硬膜外腔に到達するまで針を進める．

2 平行法の手技

①プローブの位置は，正中仙骨稜のライン上とする．仙骨管の矢状断面像を描出し，正中仙骨稜と尾側に続く仙尾靱帯を確認する．

②プローブ外縁の仙骨裂孔を刺入部位として，針の長軸像を描出しながら硬膜外腔に向けて進める．

③針の先端が仙尾靱帯を貫くと，刺入抵抗も軽くなるので，吸引試験をしたのちに薬液を投与する（図5）．筋膜間や神経鞘内に薬液を注入する末梢神経ブロックとは異なり，仙骨硬膜外ブロックでは薬液は粗な結合組織内を広がり，局所に長くとどまらない．そのため，薬液投与時に薬液の低エコー

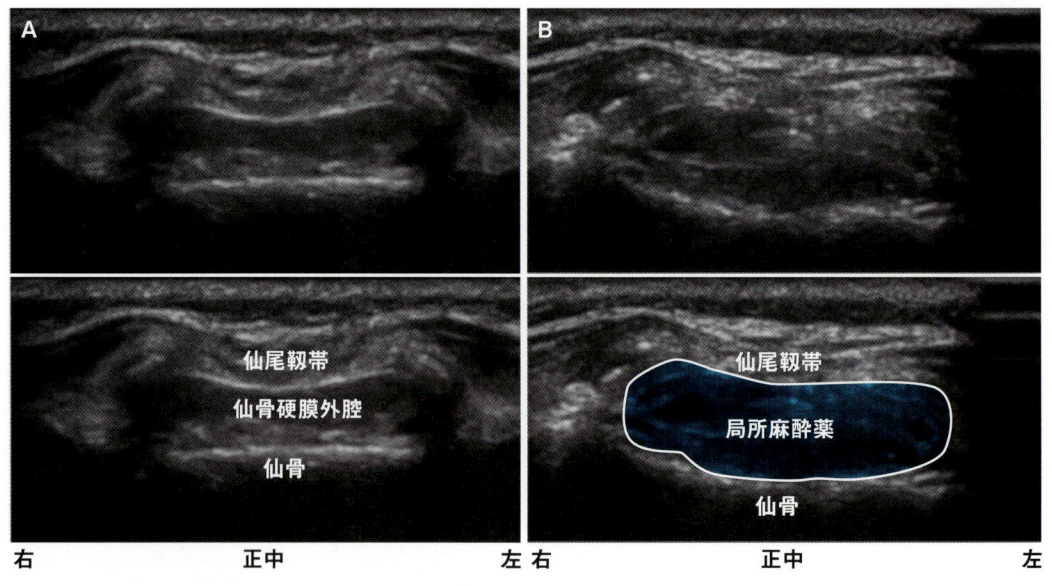

図4 超音波画像（交差法）
(A) ブロック針は短軸像となり，先端の位置は分からない．
(B) 局所麻酔薬を投与すると，低エコー像が硬膜外腔に広がる．

像を観察することができても，投与後に薬液の浸潤範囲を評価するのは困難である．

3 硬膜外カテーテルの挿入

小児用の硬膜外カテーテルセットを用いて仙骨裂孔から硬膜外カテーテルを挿入することができる（図3）。平行法でTuohy針を刺入し，硬膜外カテーテルを挿入する．超音波画像でカテーテルを確認できることもある．

4 交差法と平行法の利点と注意点

仙骨硬膜外ブロックは交差法，平行法いずれの方法でも実施可能であり，それぞれの手技の特徴を理解して選択すればよい．

交差法で針先が描出されなくても，画像上の薬液の広がりにより適切なブロックかどうかを判断することは可能である．針先を描出するためのプローブの調整は不要であり，結果的に短時間で実施できる利点もある．

一方，平行法では針を長軸で描出できる利点があるので，針先が仙尾靱帯を貫通する様子をリアルタイムに観察することができる．しかしながら，ブロック針の全長を常に描出し続けることは容易ではな

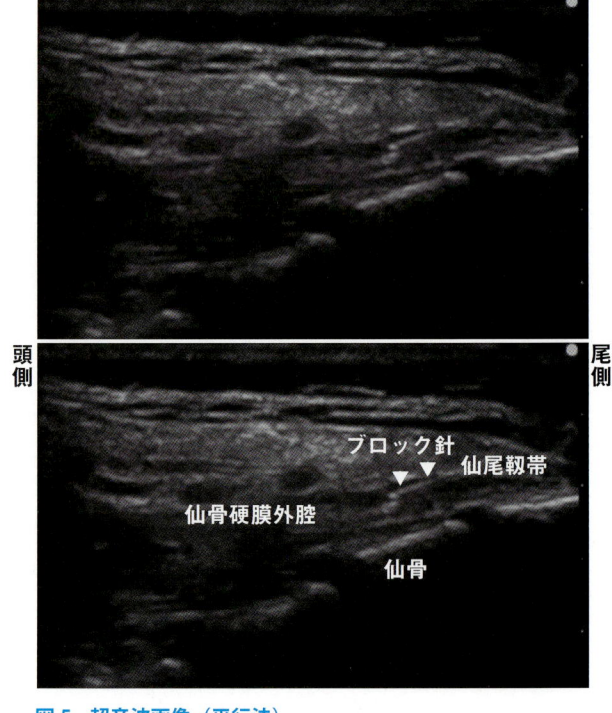

図5 超音波画像（平行法）
23Gの注射針を用いた平行法での穿刺画像．

く，プローブのわずかな動きでもブロック針の像を見失いやすい．したがって，交差法と同様に針が靱帯を貫通した感触が得られたところで薬液を投与してみるのも一法である．部分的な針の描出でも，投与した局所麻酔薬の広がりは画像上視認できるので，硬膜外腔に薬液が広がるのを確認できればよい．

合併症

神経障害，硬膜外血腫，局所麻酔薬アレルギー，局所麻酔中毒，硬膜外膿瘍．

文献

1) Schwartz D, Raghunathan K, Dunn S, et al. Ultrasonography and pediatric caudals. Anesth Analg 2008；10：97-9.
2) Park JH, Koo BN, Kim JY, et al. Determination of the optimal angle for needle insertion during caudal block in children using ultrasound imaging. Anaesthesia 2006；61：946-9.

（岡田　修，堀田　訓久）

③ 腸骨鼠径・腸骨下腹神経ブロック

はじめに

　腸骨鼠径・腸骨下腹神経ブロックは，小児手術で汎用されるブロックの一つである。仙骨硬膜外ブロックと比べると，仰臥位で行うことができ，下肢のしびれや運動麻痺を来しにくいといった利点がある。これらの神経は，上前腸骨棘の内側部において，腹横筋と内腹斜筋の間の筋膜面を走行しているので，この筋膜面に局所麻酔薬を投与する。また，超音波を用いた検討では，これらの神経の走行部位は，体表ランドマーク法で用いられてきた上前腸骨棘と臍を結んだラインの外側1/3または1/4よりも外側であることが知られている[1]。超音波による腹壁の筋層の描出は容易であり，比較的容易なブロックといえる。しかしながら，腹腔内穿刺の可能性があるので注意が必要である。

● 適応

　下腹部の手術（鼠径ヘルニアや停留精巣など）の補助鎮痛および術後鎮痛。

● 体位

　仰臥位とする。

● 超音波プローブの位置と向き

　臍と上前腸骨棘を結ぶラインを引き，そのライン上でプローブの外縁が上前腸骨棘上になるように当てる（図1）。

● 超音波プローブ周波数

　高周波（7 MHz以上）のリニアプローブを用いる。サイズの小さなリニアプローブを用いてもよい。

● ブロック針穿刺法

　平行法，交差法ともに可能であるが，小児では神

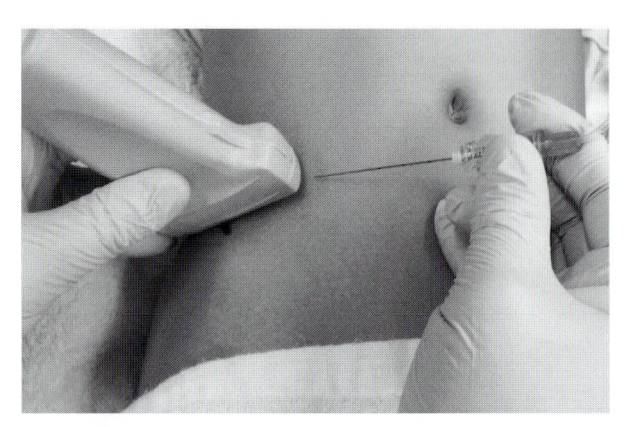

図1　超音波プローブの当て方・体表ランドマーク・ブロック針の穿刺法

上前腸骨棘と臍を結ぶライン上の腸骨棘付近にプローブを当てる．ブロック針はプローブの内側から外側に向けて刺入する．

経が走行する筋膜面は比較的浅く，平行法を推奨する。プローブの内側縁からブロック針を刺入し，外側方向に進めると，針は腸骨に向かうため，腹腔内を穿刺するリスクを低くすることができる。

● 穿刺前超音波画像評価

　上前腸骨棘付近の腹部前面にプローブを当てる（図1）。腸骨の内側では，皮下脂肪の深層に腹壁の筋群が描出される（図2）。これらの筋群は2層または3層構造を呈し，深層から腹横筋，内腹斜筋，外腹斜筋である。外腹斜筋が腱膜となる部位では2層構造となるが，プローブを頭側へ移動させると，3層構造を確認できる。

　腸骨鼠径・腸骨下腹神経は腹横筋と内腹斜筋の筋膜間を走行し，末梢では内腹斜筋を貫いて外腹斜筋腱膜との間を走行する。神経の横断面像は，筋膜間の高エコー像となるが，より内側を走行しているのが腸骨下腹神経であり，腸骨鼠径神経はその外側を走行している。腹横筋の深層には腹腔内臓器が観察される。

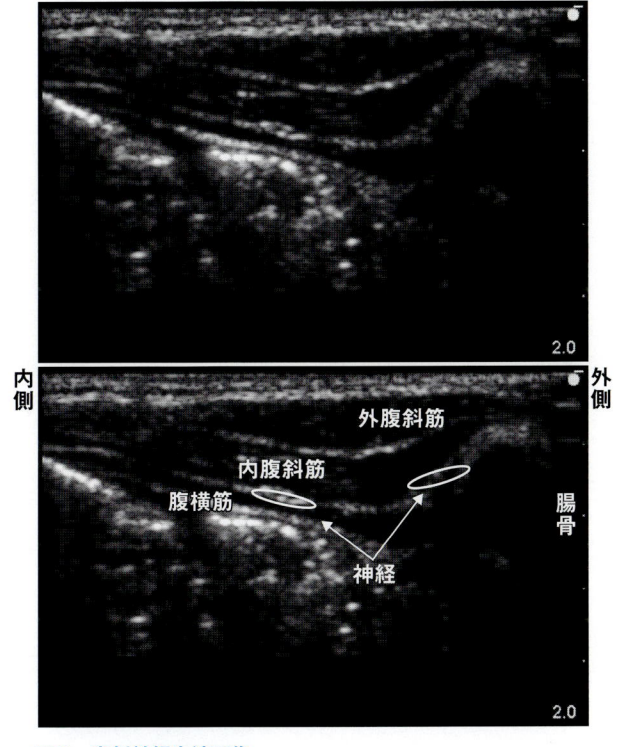

図2 穿刺前超音波画像

腸骨の内側に腹壁筋の3層構造が確認できる．神経は腹横筋と内腹斜筋の間の筋膜面を走行する．

ブロック針サイズ

21-23 G，3-5 cm 程度のブロック針を使用する。

局所麻酔投与量

0.25％ロピバカインなど，0.2-0.3 ml/kg 程度（10 ml まで）を用いる。

単回投与ブロック

全身麻酔を併用した単回投与ブロックが一般的に行われ，補助鎮痛および術後鎮痛法として用いられる．

実際の手技とプロとコール

①臍と上前腸骨棘を結ぶライン上で，上前腸骨棘付近にプローブを当て，上前腸骨棘および腹壁の筋群を描出する．腹横筋と内腹斜筋の間の筋膜を同定すると，筋膜間を走行する神経を確認できることが多い。

②プローブの内側縁付近を刺入部位として，平行法でブロック針を刺入する．ブロック針の先端が描出されるように調整しながら，腹横筋と内腹斜筋の筋膜間に針の先端を進める（図3）。筋膜を貫通したところで針を止め，吸引試験を行ったのちに少量の薬液を投与する．その後，予定された量

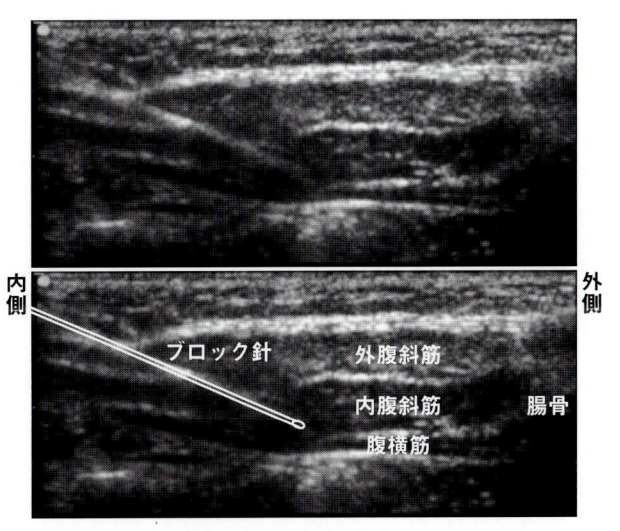

図3 ブロック針穿刺時の超音波画像

プローブの内側より刺入したブロック針の先端は，腹横筋と内腹斜筋の間の筋膜面に到達している．

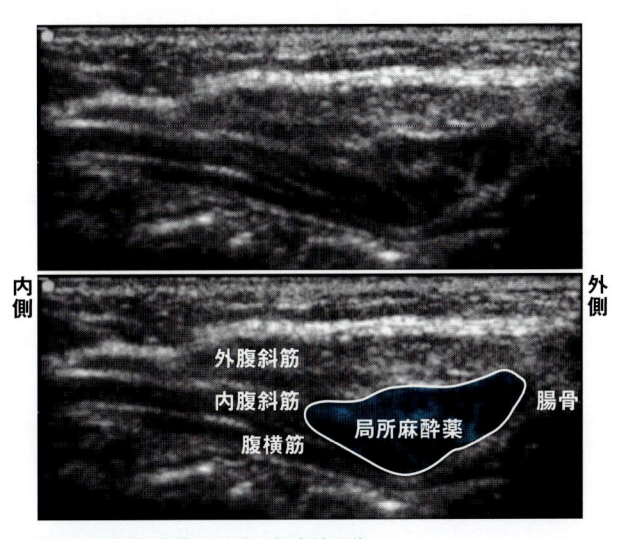

図4 局所麻酔薬注入時の超音波画像

腹横筋と内腹斜筋の筋膜間に薬液の低エコー像が広がる．

の薬液を投与する（図4）。
③薬液が筋肉内に広がる場合には，針の位置を調整して薬液の投与を行う．本ブロックは筋膜間に薬液を投与するコンパートメントブロックであり，神経の同定は必須ではない．

合併症

神経障害，大腿神経ブロック，局所麻酔薬アレルギー，局所麻酔中毒，腹腔内穿刺．

文献

1) Hong JY, Kim WO, Koo BN, et al. The relative position of ilioinguinal and iliohypogastric nerves in different age groups of pediatric patients. Acta Anaesthesiol Scand 2010；54：566-70.

（岡田　修，堀田　訓久）

9 各種手術と神経ブロック法

はじめに

本項では，各種手術において，どのような神経ブロックを単独または組み合わせで用いるかと，これらブロックが手術麻酔または術後鎮痛のどちらに適するかなどを示す。しかし，あくまでこれらは参考であり，下記に示した方法以外にも多数あるので，各施設において最適と思われる方法を独自に考案していただきたい。また，胸部または腰部硬膜外ブロックは多くの手術に用いられ，ほとんどの麻酔科医に周知されていると思われるので，ここでは触れないこととする。

● 頭頸部

1 意識下開頭術

意識下開頭術の麻酔管理は，手術野の痛みを完全に遮断することが重要なポイントであり，局所麻酔薬を用いた神経ブロック，特に眼窩上神経，大後頭神経ブロックが中心になる。不十分な場合には，局所に浸潤麻酔を併用するとともにプロポフォール，オピオイドを併用し鎮静，鎮痛を行う。

2 後頭部手術：皮膚腫瘍摘出術など

後頭部の中心寄りの部位であればC2レベルでの大後頭神経ブロックが中心となるが，耳介寄りの部位まで手術創が及ぶ場合は小後頭神経ブロックまたは浅頸神経叢ブロックを併用する。

3 頸部手術：甲状腺手術，内頸動脈内膜剥離術など

浅頸神経叢ブロックと深頸神経叢ブロックを併用して行う。ただし，術後鎮痛のみを期待するのであれば，浅頸神経叢ブロックで十分である。また，内頸動脈内膜剥離術の手術麻酔として，軽い鎮静下に浅頸神経叢ブロックが単独で施行されることも多い。深頸神経叢ブロックとの併用群に比べ鎮痛にやや劣るものの，十分に対応できる。甲状腺手術では，全身麻酔に併用されることが多い。甲状腺手術で両側の頸神経叢ブロックを行う施設もあるが，これらのブロックで横隔神経麻痺が生じる可能性があり，注意が必要である。

● 上 肢

1 肩関節手術：肩関節形成術，肩関節鏡手術など

肩関節にかかわる神経（図1）は，肩甲上神経（C4-6），肩甲下神経（C5, 6），筋皮神経（C5-7），腋窩神経（C5, 6）であるので，腕神経叢ブロックの鎖骨上・下または斜角筋間アプローチを用いる。

2 鎖骨手術：鎖骨骨折など

鎖骨および肩関節がかかわるので，肩関節への神経と鎖骨への神経をブロックする必要がある。よって，腕神経叢ブロックの斜角筋間アプローチに加え，鎖骨上神経（C3, 4）をブロックする目的で浅頸神経叢ブロックを併用する。

3 上腕手術：上腕骨骨折手術，上腕部腫瘍摘出術など

腕神経叢ブロックの鎖骨上・下または斜角筋間アプローチを用いる場合は，C8, T1から出る尺骨神経がブロックされないことが多いので注意する。腋窩アプローチを用いた場合は，筋皮神経と腋窩神経はすぐに神経束から離れ，これらの神経は正中，尺骨，橈骨神経，内側前腕皮神経が通る腋窩鞘内にはないので，それら神経を別々にブロックする必要がある。

4 肘手術：肘関節形成術，肘関節鏡手術など

肘関節の神経支配（図2）は，正中神経（C5-T1），尺骨神経（C8, T1），筋皮神経（C5-7），橈骨神経（C5-T1）であるので，腕神経叢ブロックの腋窩アプローチを用いる場合には，正中，尺骨，橈骨神経から離れた位置にある筋皮神経をブロックすることを忘れないようにする。

9 各種手術と神経ブロック法 261

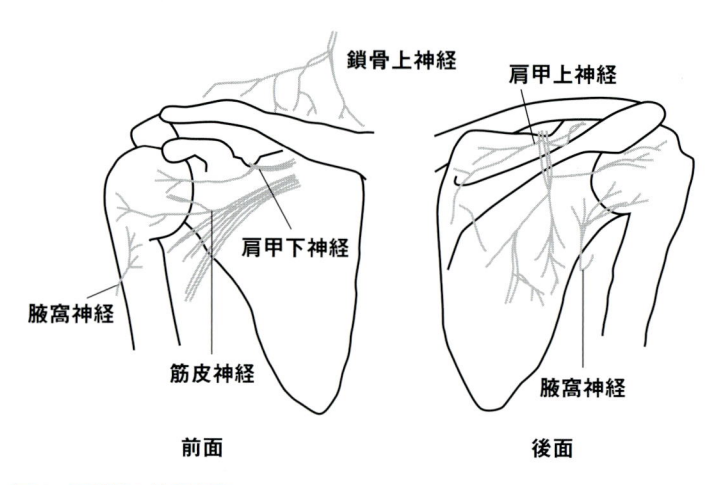

図1 肩関節の神経支配

(廣田和美，各種手術と神経ブロック法．小松 徹，佐藤 裕，瀬尾憲正，廣田和美編．超音波ガイド下区域麻酔法．東京：克誠堂出版；2007．p.205-8 より引用)

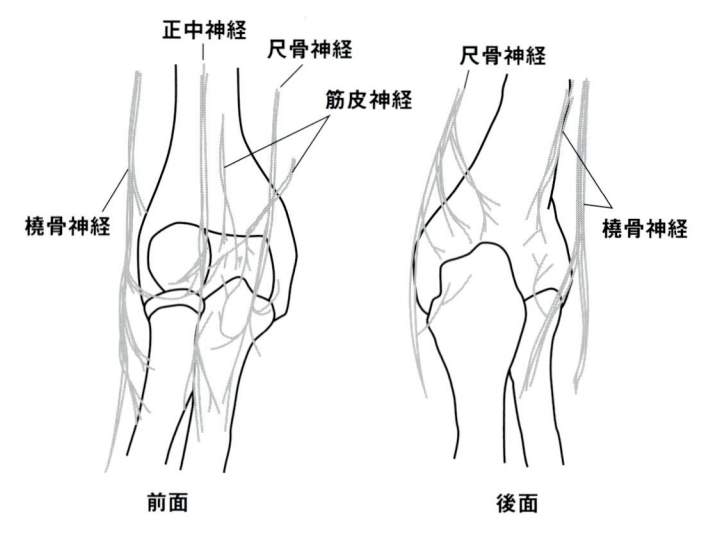

図2 肘関節の神経支配

(廣田和美，各種手術と神経ブロック法．小松 徹，佐藤 裕，瀬尾憲正，廣田和美編．超音波ガイド下区域麻酔法．東京：克誠堂出版；2007．p.205-8 より引用)

5 前腕手術：橈骨骨折手術，尺骨骨折手術，前腕部熱傷手術など

腕神経叢ブロックの腋窩アプローチが最も適している．そして，筋皮神経をブロックすることを忘れないようにする．または，筋皮神経の枝である外側前腕皮神経を肘部でブロックする．

6 手関節手術：手関節部骨折手術など

手関節の神経支配（図3）は，前骨間神経（正中神経の枝），後骨間神経（橈骨神経の枝），尺骨神経深枝，後前腕皮神経（橈骨神経の枝），橈骨神経関節枝であるので，腕神経叢ブロックの腋窩アプローチが最も適している．または，肘部で正中神経，尺骨神経，橈骨神経をブロックする．

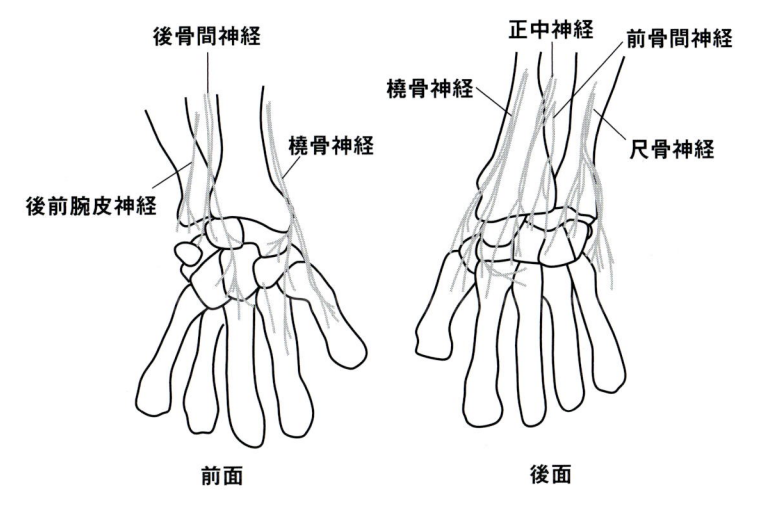

図 3　手関節の神経支配

（廣田和美，各種手術と神経ブロック法．小松　徹，佐藤　裕，瀬尾憲正，廣田和美編．超音波ガイド下区域麻酔法．東京：克誠堂出版；2007．p.205-8 より引用）

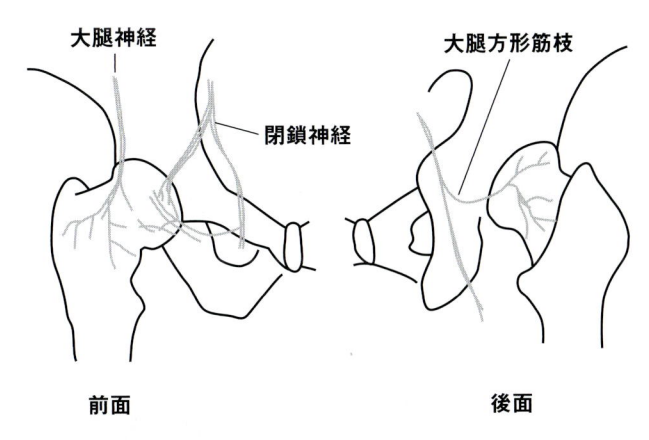

図 4　股関節の神経支配

（廣田和美，各種手術と神経ブロック法．小松　徹，佐藤　裕，瀬尾憲正，廣田和美編．超音波ガイド下区域麻酔法．東京：克誠堂出版；2007．p.205-8 より引用）

7 手指手術：手指骨折手術，手指靱帯手術など

腕神経叢ブロックのうちでは，腋窩アプローチが適している．その他，肘部または手関節部で正中神経，尺骨神経，橈骨神経をおのおのブロックする．

8 上肢手術の術後鎮痛

前腕や手指の再接着，関節手術などで術後数日鎮痛処置が必要な場合，腕神経叢ブロックの鎖骨上・下または斜角筋間アプローチで Tuohy 針を用いてカテーテル留置を行い持続神経ブロックとすると，カテーテルの固定が良い．

● 下　肢

1 股関節手術：股関節人工関節置換術，大腿骨頭置換術，股関節離断術など

股関節の神経支配（図 4）は，大腿神経，閉鎖神経，坐骨神経，仙骨神経叢からの大腿方形筋枝であるた

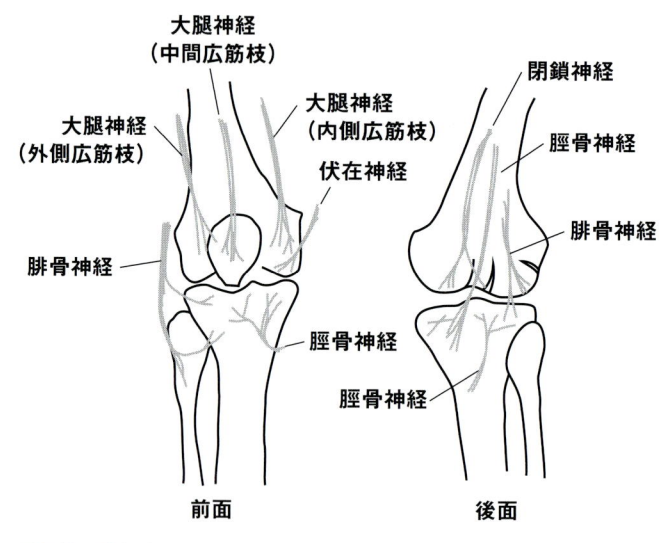

図5 膝関節の神経支配
（廣田和美，各種手術と神経ブロック法．小松　徹，佐藤　裕，瀬尾憲正，廣田和美編．超音波ガイド下区域麻酔法．東京：克誠堂出版；2007．p.205-8 より引用）

め，腰神経叢ブロックや大腰筋筋溝ブロック（T12-L4：外側大腿皮神経，大腿神経，陰部大腿神経，閉鎖神経の領域をブロック）と坐骨神経（L4-S3）ブロックの傍仙骨または殿下部アプローチの併用または仙骨硬膜外ブロックを行う．

2 大腿部手術：大腿骨骨幹部骨折手術，大腿部熱傷手術，大腿切断術など

腰神経叢ブロックや大腰筋筋溝ブロックまたは腸骨筋膜下ブロック（大腿神経と外側大腿皮神経をブロック）と坐骨神経ブロックの傍仙骨，殿下部または前方アプローチの併用で行う．

3 膝手術：膝関節人工関節置換術，膝関節鏡手術，膝前十字靱帯再建術

膝関節の神経支配（図5）は，大腿神経，閉鎖神経，脛骨神経（坐骨神経の枝），総腓骨神経（坐骨神経の枝），外側広筋枝である．よって，大腿神経ブロックと坐骨神経ブロック膝窩アプローチまたは前方アプローチの併用で行う．閉鎖神経ブロックを加えるとより良い．術後鎮痛にはTuohy針を用いて大腿神経近傍にカテーテルを留置し持続大腿神経ブロックで対処する．

4 下腿手術：下腿骨折手術，下腿切断術，下腿皮膚腫瘍摘出術など

大腿神経ブロック（場所によっては伏在神経ブロックでかまわない）と坐骨神経ブロック膝窩アプローチを併用する．大腿神経はその枝である伏在神経がブロックされればいいので，膝内側上部での伏在神経ブロックでもかまわない．

5 足関節手術：足関節骨折術など

足関節の神経支配（図6）は，深腓骨神経（坐骨神経の枝），脛骨神経（坐骨神経の枝），腓腹神経（坐骨神経の枝），伏在神経（大腿神経の枝）の神経支配を受けるので，大腿神経ブロックまたは伏在神経ブロックと坐骨神経ブロック膝窩アプローチを併用する．

6 足指手術：足指切断術など

大腿神経ブロックまたは伏在神経ブロックと坐骨神経ブロックの膝窩アプローチを併用する．なお，坐骨神経ブロック膝窩アプローチの代わりに，足関節部で坐骨神経の枝である浅腓骨神経，深腓骨神経，腓腹神経，後脛骨神経をおのおのブロックする方法もある．

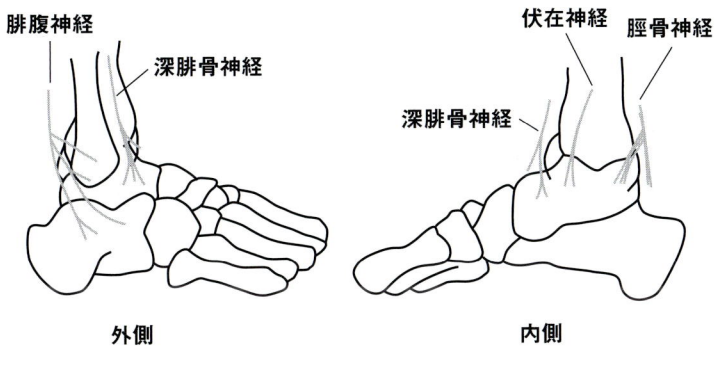

図6　足関節の神経支配

（廣田和美，各種手術と神経ブロック法．小松　徹，佐藤　裕，瀬尾憲正，廣田和美編．超音波ガイド下区域麻酔法．東京：克誠堂出版；2007．p.205-8 より引用）

7　下肢血管バイパス手術

大腿動脈-膝窩動脈または前脛骨動脈バイパスでは，大腿神経ブロックと坐骨神経ブロック膝窩アプローチを併用するが，大腿動脈を露出する際に，鼠径靱帯の上まで創が及ぶので，腸骨鼠径／腸骨下腹神経ブロックまたは腹横筋膜面ブロックも併用する。

● 体　幹

1　胸部手術：胸壁手術（乳房手術など），開胸術，胸腔鏡下手術など

胸部傍脊椎ブロックが適応となる。ただし，全身麻酔を併用することがほとんどである。開胸手術ではT5，6，乳房手術ではT3，4あたりをターゲットにブロックを施行する。Tuohy針を用いてカテーテルを留置しておくことで，持続ブロックによる術後鎮痛も可能である。

2　上腹部手術：肝切除術，胃切除術，腹腔鏡下胆嚢摘出術など

上腹部手術には，全身麻酔に両側上腹部腹直筋鞘ブロックまたは肋骨弓下腹横筋膜面ブロックを併用すると，良好な筋弛緩と腹壁の鎮痛を得られる。腹腔鏡下胆嚢摘出術において，胆嚢摘出後に肝剝離面に局所麻酔薬（ロピバカイン，レボブピバカインなど）を撒いておくと，術後オピオイド鎮痛薬使用量はかなり減量できる。

3　下腹部手術：開腹子宮全摘術，腹腔鏡下卵巣手術，前立腺摘除術など

下腹部手術には，全身麻酔下で，両側腹直筋鞘ブロック，腸骨鼠径／下腹神経ブロックまたは腹横筋膜面ブロックを併用すると，良好な筋弛緩と腹壁の鎮痛を得られる。子宮全摘術や卵巣手術では，摘出面，切離面に局所麻酔薬（ロピバカイン，レボブピバカインなど）を撒いておくと，術後鎮痛薬使用量は減量できる。また，前立腺摘除術では，術後に尿道刺激症状を強く訴える患者が多いので，仙骨硬膜外ブロックを併用しておくとよい。

4　腹部大動脈瘤手術

開腹下腹部大動脈瘤切除，Y字グラフト置換術では，全身麻酔下に上腹部腹直筋鞘ブロックと腹横筋膜面ブロックを併用することで，良好な筋弛緩と腹壁の鎮痛を得られる。Y字グラフト置換後に，残存大動脈壁に局所麻酔薬（ロピバカイン，レボブピバカインなど）を撒いておくと，術後オピオイド鎮痛薬使用量は減量できる。

5　腎・副腎摘除術，腎移植術

仰臥位開腹アプローチでは，腹部大動脈手術と同様に全身麻酔下に両側上腹部腹直筋鞘ブロックと腹横筋膜面ブロック併用で対処する。また，腎や副腎摘出部位に局所麻酔薬（ロピバカイン，レボブピバカインなど）を撒いておくと，術後オピオイド鎮痛

薬使用量は減量できる．側臥位での開腹アプローチや腹腔鏡下手術では，胸部傍脊椎ブロック（T8，9あたりで）が適応となる．傍脊椎ブロック以外では，肋骨弓下腹横筋膜面ブロックと下腹部腹横筋膜面ブロックを併用し，腎や副腎摘出後に摘出部位に局所麻酔薬（ロピバカイン，レボブピバカインなど）を撒くことでもある程度対処できる．

6 鼠径部手術：鼠径ヘルニア手術，停留睾丸手術など

腸骨鼠径・腸骨下腹神経ブロックに腹横筋膜面ブロックを併用すると，良好な鎮痛を得られる．陰部操作が加わる手術では，さらに陰部大腿神経ブロックを追加するか仙骨硬膜外ブロックを併用する．

7 TUR-Bt

TUR-Btでは，硬膜外麻酔または脊髄くも膜下麻酔下に閉鎖神経ブロックを併用する．

文献

1) 大瀬戸清茂，塩谷正弘，長沼芳和ほか編．ペインクリニック―神経ブロック法―（第2版）．東京：医学書院；2000．
2) 小松　徹，佐藤　裕，瀬尾憲正，廣田和美編．超音波ガイド下区域麻酔法．東京：克誠堂出版；2007．
3) 小松　徹，佐藤　裕，瀬尾憲正，廣田和美編．超音波ガイド下脊柱管・傍脊椎ブロックと超音波画像ポケットマニュアル．東京：克誠堂出版；2010．

（廣田　和美）

索　引

○和文

あ
アコースティックシャドウ　25
圧電現象　23
圧電効果　16
アナフィラキシー反応　39
アミド型　39
アロディニア　3

い
一次求心性ニューロン　4
インフォームドコンセント　42
陰部大腿神経　80
陰部大腿神経大腿枝　88

う
烏口下滑液包　234
内田六郎　17

え
腋窩静脈　74
腋窩神経　50
腋窩動脈　74
エステル型　39
遠位アプローチ　64

お
横隔神経　52
横隔神経麻痺　56
横筋筋膜　141
黄色靱帯　188
横突間靱帯　167
尾本良三　17
音響陰影　25

か
外後頭隆起　197
回折　22
外側足底神経　216
外側大腿皮神経　79
外側腓腹皮神経　104, 216
外腹斜筋　141
解剖学的肩関節　234
外肋間筋　167, 168
鵞足部滑液包　223
下殿神経　103
下殿動脈　110
下頭斜筋　195
金子二郎　17
下腹壁動脈　144

き
利き目　27
気胸　56
菊池喜充　17
基電流　29
機能学的肩関節　234
逆圧電現象　23
吸収　21
弓状線　143
求心性神経線維　4
境界面画像　26
胸鎖関節　234
胸内筋膜　165
胸内筋膜下コンパートメント　165
胸腹神経　143
胸部傍脊椎ブロック　165
胸膜外コンパートメント　165
鏡面像　25
棘上筋　234
局所麻酔薬中毒　36
近位アプローチ　64
筋皮神経　50, 75

く
駆血帯　64
屈折　21

け
頸横神経　202
脛骨神経　103, 104
経皮的電気刺激　10
痙攣期　36

こ
ゲイン　24
肩関節内注入　234
肩甲下滑液包　234
肩甲下筋　234
肩甲上神経　49
肩甲上腕関節　234
肩甲上腕関節腔　234
肩甲上腕リズム　234
肩鎖関節　234
剣状突起　141
腱板　234
腱板完全断裂　234
肩峰下滑液包　234
腱膜　141

こ
後期抑制期　36
後脛骨動静脈　216
後結節　53
交差法　27
後大腿皮神経　104, 214
後頭下神経　195
後頭下三角　195
興奮期　36
後方TAPブロック　153
硬膜　188
硬膜嚢下端　252
コンベクスプローブ　23

さ
臍棘線　159
最内肋間筋　167
鎖骨下アプローチ　64
坐骨結節　115
鎖骨上神経　52, 202
坐骨神経　103
里村茂夫　17
三角筋　234
散乱　21

し

刺激頻度 32
シーソーサイン 138
時値 29
膝蓋腱 229
膝蓋腱下滑液包 223
膝蓋骨 223
膝蓋骨上脂肪体 223
膝蓋上嚢 223
膝窩動静脈 130
膝窩溝 130
膝関節包穿刺 223
四頭筋腱 229
斜角筋間溝 53
尺骨神経 50, 74
尺骨神経溝 211
尺骨動脈 213
術後遷延痛 6
上・下殿神経 214
小結節 234
小後頭直筋 195
上前腸骨棘 159
上殿神経 103
上殿動脈 110
上腹壁動脈 144
上肋横突靱帯 167
上腕筋 211
上腕骨内側上顆 211
上腕深動脈 211
上腕二頭筋内側溝 211
初期抑制期 36
侵害受容器 4
神経幹部 49
深頸神経叢 202
神経束部 49
神経根部 49
信号の後方増強 25
深指屈筋 211
深腸骨回旋動脈 144

深腓骨神経 104, 214, 216

す

髄鞘 9
スカウトスキャン 26

せ

正中神経 50, 74
正中仙骨稜 182, 252
脊髄くも膜下ブロック 188
脊髄後角細胞 4
セクタプローブ 23
浅頸筋膜 204
前脛骨滑液包 223
前脛骨動静脈 216
浅頸神経叢 202
前結節 53
先行鎮痛 3
前・後十字靱帯 223
仙骨角 182
仙骨硬膜外ブロック 182
仙骨神経叢 92, 103
仙骨裂孔 182, 252
浅指屈筋 211
前膝蓋骨滑液包 223
浅腓骨神経 104, 214, 216
仙尾靱帯 182, 252
前方ころがり 229
前方すべり 229

そ

総腓骨神経 103, 104
側方陰影 25
組織減衰率 20

た

大結節 234
大後頭神経 195
大後頭神経ブロック 195
大後頭直筋 195
大坐骨孔 110
第3後頭神経 195
大耳介神経 202

大腿骨小転子 125
大腿骨前脂肪体 223
大腿骨大転子 115
大腿神経 79
大腿動脈鞘 82
大腿二頭筋 104, 115
大腿二頭筋腱 130
大殿筋 115
ダイナミックレンジ 24
第2肩関節滑液包 234
大伏在静脈 214
大腰筋 79
多重反射像 25
田中憲二 17

ち

遅延画像 25
恥骨結合 141
中枢性感作 4
超音波探傷器 16
腸脛靱帯 223
腸骨下腹神経 81, 88, 144
腸骨筋膜下ブロック 88
腸骨鼠径神経 81, 88, 144

つ

椎前神経節 4
椎前筋群 202
椎前葉 202
椎傍神経節 4

て

テトラカイン 39
デプス・ゲイン・コンペンセーション 24
デプス・ペネトレーション 24

と

橈骨神経 74
橈骨神経浅枝 211
橈骨神経溝 211
頭・頸長筋 202
動的走査法 14

頭半棘筋 195
ドプラー効果 16
な
内・外側側副靱帯 223
内・外側半月板 223
内側足底神経 216
内側上腕皮神経 50, 77
内側前腕皮神経 50, 77
内側腓腹皮神経 104, 216
内腹斜筋 141
内肋間筋 167, 168
に
乳様突起 197
二次求心性ニューロン 4
ぬ
抜山平一 17
は
白線 141
馬場一憲 17
馬尾 188
バランス麻酔 3
針の切り口 27
パルス幅 32
パワー 24
反回神経麻痺 56
半月線 153
半腱様筋 104
半腱様筋腱 130
反射 21
半膜様筋 104, 130
ひ
膝折れ 86
腓腹神経 107, 214
被包葉 204
ふ
フォーカス 24
腹横筋 141
腹横筋膜面ブロック 153
複合性局所疼痛症候群 58

伏在神経 214
腹直筋 141
副閉鎖神経 99
ブピバカイン 39
プレスキャン 26
プレマッピング 10
プロカイン 39
分岐部 49
へ
平行法 27
閉鎖神経 80
併用透視ガイド下法 18
ペースメーカー 33
ほ
傍脊椎腔 165
ホルネル徴候 56
み
ミクログリアの活性化 4
宮崎東洋 18
め
メピバカイン 39
よ
腰神経叢 79
抑制系介在神経細胞のアポトーシス 4
ら
ランビエ絞輪 9
り
梨状筋 104
梨状筋下孔 104
梨状筋上孔 103
梨状筋症候群 104
リドカイン 39
リニアプローブ 23
ろ
肋下神経 143
肋間上腕神経 50
肋間神経血管隙 166
肋骨弓下 TAP ブロック 153

ロピバカイン 39
わ
和賀井敏男 17
腕橈骨筋 211
腕神経叢 49

○欧文

A
absorption 21
anoci-association 3
aponeurosis 141
axonotmesis 39
B
bevel 27
C
C1 横突起 197
C2 椎弓 198
C2 棘突起 198
camel hump sign 176
Capdevila X 88
Chan VW 58
Chayen D 92
chronaxie 29
Colladen Jean-Daniel 16
combined lumbosacral plexus block 92
compound imaging 93
Cork RC 18
Crile G 3
Curie Pierre 16
D
Dales B 88
diffraction 22
Doppler Christian Andreas 16
double bubble sign 68
double-layer sign 148
dual guidance 98
dual guidance 法 10

Dussik Karl Theodor 16

E
Eichenberger U 18
endothoracic fasica 165
ERAS 5
extrapleural compartment 165

F
fascia iliaca compartment block 88
FICB 88
Fornage B 17
Fresnel の公式 21

G
Grau T 18
Greher M 18

H
hand-eye-coordination 27
Hara K 18
Hayashi H 18
Hirschel G 73
horse head sign 176
Howry D 16
hydro-dissection technique 153

I
In-Plane 法 27
intercostal neurovascular space 166
IP 法 27

K
Kapral G 17, 58
Karmakar MK 18
Kennelly AE 17
Koller Karl 9
Kulenkampff D 29, 58

L
Labat G 98
Läwen Arthur 165
linea alba 141

M
man-machine system 26
Marhofer P 17
MB ソフト 231
multimodal analgesia 6

N
neuropraxia 39
neurotmesis 40
NMDA 受容体 4
NMDA 受容体拮抗薬 7
NSAIDs 6

O
OOP 法 27
Ootaki C 18
Out-of-Plane 法 27

P
Pauchet 98
piezoelectric effect 23
PM 33
posterior TAP block 153
preemptive analgesia 3
preventive analgesia 3

R
reflection 21
refraction 21
reverse piezoelectric effect 23
rheobase 29

S
Sakura S 18

Sample WF 17
scattering 21
Schleich CL 9, 147
Schmerzlose Operationen 9
Sellheim Hugo 165
Shibata Y 18
Sim's position 115
Snellius の屈折の公式 21
Solbati I 17
Sound Navigation And Ranging 16
Spallanzani Lazzaro 16
spinoumbilical line 159
subcostal TAP block 153
subendothoracic compartment 165

T
TAP block 153
THI 92
thoracic paravertebral block 165
Ting PL 17, 73
tissue harmonic imaging 92
torsades de pointes 37
TPVB 165
transversus abdominis plane block 153
trident sign 176

V
Vaughan-Williams 分類 37

W
Wassef MR 98
Weitbrecht 孔 234
Winnie AP 52, 58, 92

<御断り>

　著者らは本書の内容の正確さに最大限の注意を払いましたが，超音波ガイド下神経ブロックの技術の習得はチャレンジと考えます．施行者の技量に依存する新しい多くの医用技術と同様に，この技法を実際の患者さんに応用するに当たっては，十分なインフォームドコンセントのもとで適応を厳格にして細心の注意をもって行うよう希望します．この本の内容に従った臨床応用の結果については，施行者が一切の責任を負うことをあらかじめ付記します．

新超音波ガイド下区域麻酔法
―超音波画像を利用した神経ブロック法のすべて―　　〈検印省略〉

2012年 6月 1日　第1版第1刷発行
2015年10月 8日　第1版第2刷発行

定価（本体 12,000 円＋税）

編集者　小松　徹，佐藤　裕
　　　　白神豪太郎，廣田和美
発行者　今井　良
発行所　克誠堂出版株式会社
　　　　〒113-0033　東京都文京区本郷 3-23-5-202
　　　　電話（03）3811-0995　振替 00180-0-196804
　　　　URL　http://www.kokuseido.co.jp

ISBN978-4-7719-0395-1 C3047 ￥12000E　　　印刷　日経印刷株式会社
Printed in Japan　© Toru Komatsu, Yutaka Satoh, Gotaro Shirakami, Kazuyoshi Hirota, 2012

・本書の複製権・翻訳権・上映権・譲渡権・公衆送信権（送信可能化権を含む）は克誠堂出版株式会社が保有します．
・本書を無断で複製する行為（複写，スキャン，デジタルデータ化など）は，「私的使用のための複製」など著作権法上の限られた例外を除き禁じられています．大学，病院，診療所，企業などにおいて，業務上使用する目的（診療，研究活動を含む）で上記の行為を行うことは，その使用範囲が内部的であっても，私的使用には該当せず，違法です．また私的使用に該当する場合であっても，代行業者等の第三者に依頼して上記の行為を行うことは違法となります．
・JCOPY ＜（社）出版者著作権管理機構　委託出版物＞
本書の無断複写は著作権法上での例外を除き禁じられています．複写される場合は，そのつど事前に（社）出版者著作権管理機構（電話 03-3513-6969, Fax 03-3513-6979, e-mail：info@jcopy.or.jp）の許諾を得てください．